교합과 교정치료

Occlusion & Orthodontics

교합과 교정치료

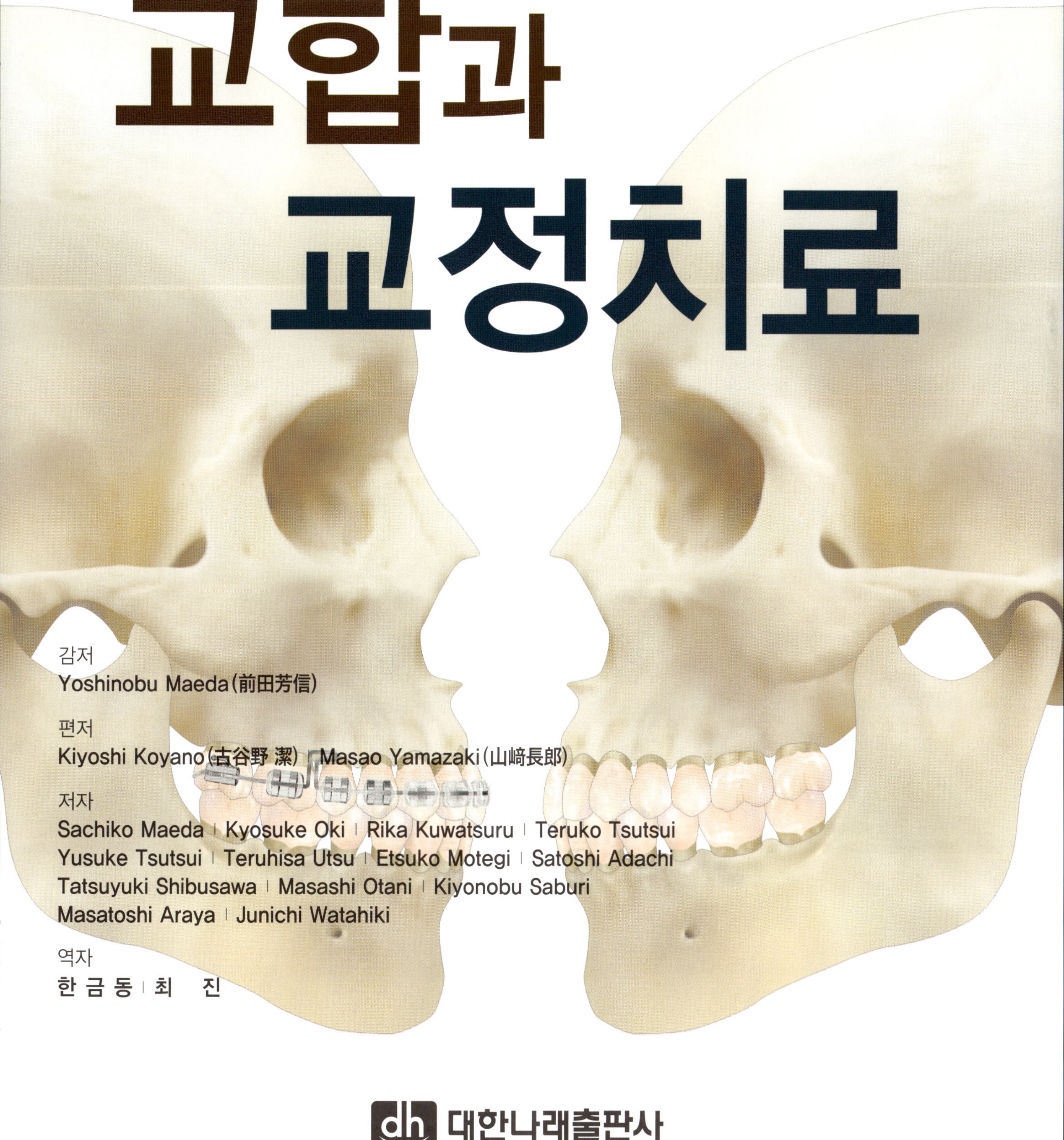

감저

Yoshinobu Maeda(前田芳信)

편저

Kiyoshi Koyano(古谷野 潔) | Masao Yamazaki(山﨑長郎)

저자

Sachiko Maeda | Kyosuke Oki | Rika Kuwatsuru | Teruko Tsutsui
Yusuke Tsutsui | Teruhisa Utsu | Etsuko Motegi | Satoshi Adachi
Tatsuyuki Shibusawa | Masashi Otani | Kiyonobu Saburi
Masatoshi Araya | Junichi Watahiki

역자

한금동 | 최 진

dh 대한나래출판사

DaehanNarae Publishing, Inc.

SK V1 Tower 1507
Younmujang 5 gagil 25, Sungdong-gu,
Seoul 04782, Korea
TEL: +82-2-922-7080
FAX: +82-2-922-0841
E-mail: nrpub@naver.com
Website: www.nrbooks.kr

Original Japanese Title: 別冊 the Quintessence 咬合 YEARBOOK 2018/2019 - 咬合と矯正歯科治療
[監著] 前田芳信 [編著] 古谷野 潔 [編著] 山﨑長郎

교합과 교정치료

Occlusion & Orthodontics

발행일 2021년 11월 5일
저자 Yoshinobu Maeda 외
역자 한금동 · 최진
발행인 최용원
편집디자인 유문형
표지디자인 유문형
교정 · 교열 윤수현
발행처 **대한나래출판사** (등록 제2012-000051호/1994.6.10)
주소 서울시 성동구 연무장 5가길 25, 성수역 SK V1 Tower 1507호 (성수동 2가 315-61)
전화 (02) 922-7080
팩스 (02) 922-0841
이메일 nrpub@naver.com
홈페이지 www.nrbooks.kr

ISBN 978-89-5741-825-3

정가 70,000원

Printed in Korea

발간에 부쳐

이번에 '교합과 치과 교정치료'를 주제로 하는 책에 참여하는 기회를 얻었다. 필자 자신은 보철을 전공한 사람으로, 교정은 아내인 Sachiko Maeda 선생의 영역이므로 어쩌면 무덤덤하게 생각하는 편이었지만, 이 책은 보철을 비롯한 다른 영역에서 '교합'이 차지하는 위치에 대해서도 재고할 기회가 되었다.

독자 여러분도 임상에서 공통으로 분명 느끼고 계시리라 생각하는 것은 '교합의 중요성은 항상 느끼고 있지만 명확한 가이드라인이나 기준이 없다'는 점일 것이다. 아니면 '교합에 관해 역사적으로 많은 개념이 제시되었지만 정말로 과학적 근거는 있는가?' 또는 '장기적인 경과를 동반하는 증례의 결과는 많은가?'라는 의문을 가지면서 지내는 것은 아닐까 한다.

보철 영역에서는 이러한 의문에 대해 지금까지 몇 가지의 도전이 있었지만 유감스럽게도 필자의 오래된 친구인 Taylor의 논문이나 Kleinberg의 텍스트 등에서도 대답을 발견해 낼 수는 없었다.

한편 필자가 경애하는 많은 임상가가 지금까지도 나름대로 많은 훌륭한 임상 결과를 보고하고 있는 것도 사실이다.

그렇다면 이 간격을 어떻게 메울까? 그 실마리는 필자가 항상 주장하고 있는 '누가 해도 똑같이 할 수 있는 공통점을 찾는 것' 그리고 '다양한 기관에 걸치는 역학적인 데이터의 수집에 기초한 검증'에 있는 게 아닐까 생각한다.

치과 교정치료에 관해 말하자면 의치나 임플란트 보철처럼 부여하는 교합에 자유도는 적다. 게다가 악골의 발육이나 시간 흐름에 따른 치아 위치의 변화 등 '교합을 설정해 유지하는 환경'에는 더 어려운 점도 있다. 또한 거기에서는 '해부학적' 혹은 '역학적'인 요소뿐만 아니라 '생리학적'인 요소를 고려할 필요도 있다.

이 책에서도 교합을 상 · 하악 치열의 정적인 관계로만 파악하는 것이 아니라 턱관절을 포함한 동적인 위치 관계로서 파악해야 하는 점을 여기저기에서 접할 수 있다. 그럼 구체적으로 어떻게 교합을 부여하면 되는가.

필자는 교합에 관한 정답이나 방법은 하나가 아니라 일상의 식생활을 포함한 기능을 해부학적, 역학적, 생리학적으로 불쾌감 없이 완수할 수 있는 범위 안에 들어가는 것이 목표가 된다고 생각한다.

독자 여러분은 위와 같은 배경을 다시 확인하고 '치과 교정치료와 교합의 공통점은 어딘지' 그리고 각자의 일상 임상에서 '교합에서 도달해야 하는 목표를 어디로 할지'를 생각하면서 읽어 주시면 감사하겠고, 그것이야말로 이 책을 기획하는 의도라고 생각한다.

오사카대학 대학원 치학연구과 특임교수

Yoshinobu Maeda (前田芳信)

집필자 일람(존칭 생략)

Satoshi Adachi (足立 敏) • 오사카부 미노오시 아다치 교정치과

Masatoshi Araya (荒谷昌利) • 사이타마현 가스카베시 아라타니 덴탈클리닉

Teruhisa Utsu (宇津照久) • 도치기현 우쓰노미야시 우쓰 교정치과

Kyosuke Oki (大木郷資) • 규슈대학 대학원 치학연구원 구강기능수복학 강좌

Masashi Otani (大谷 昌) • 오사카부 오사카시 오타니 덴탈클리닉

Rika Kuwatsuru (桑鶴利香) • 규슈대학 대학원 치학연구원 구강기능수복학 강좌

Kiyoshi Koyano (古谷野 潔) • 규슈대학 대학원 치학연구원 구강기능수복학 강좌

Kiyonobu Saburi (佐分利清信) • 아이치현 나고야시 사부리 치과

Tatsuyuki Shibusawa (渋澤龍之) • 도쿄도 메구로구 시부사와 교정치과

Teruko Tsutsui (筒井照子) • 후쿠오카현 기타큐슈시 쓰쓰이 치과 · 교정치과의원

Yusuke Tsutsui (筒井祐介) • 후쿠오카현 기타큐슈시 쓰쓰이 치과 · 교정치과의원

Sachiko Maeda (前田早智子) • 오사카부 오사카시 오랄케어스테이션 혼마치 치과

Yoshinobu Maeda (前田芳信) • 오사카대학 대학원 치학연구과 특임교수/오사카부 오사카시 오랄케어스테이션 혼마치 치과

Etsuko Motegi (茂木悦子) • 도쿄치과대학 치과교정학 강좌

Masao Yamazaki (山﨑長郎) • 도쿄도 시부야구 하라주쿠 덴탈오피스

Junichi Watahiki (綿引淳一) • 도쿄도 주오구 AQUA 니혼바시 DENTAL CLINIC

역자 서문

교정치료와 턱관절질환의 상관관계가 크지 않다는 것이 여러 연구 결과에서 보고되고 있지만, 교합 관계를 변화시키고 보다 안정된 결과를 얻기 위해 노력하는 교정치료에서 교합에 대한 고려는 필연적이라 할 수 있다. 이처럼 '교합과 교정치료'는 매우 논란이 많은 영역이기도 하지만, 그만큼 매우 중요한 분야이기도 하다. 우리나라 치과계에서도 '교합과 교정치료'에 대해 많은 치과의사가 연구하고 있고, 최근 들어 그 관심도 날로 높아지고 있다.

치과치료의 목표는 병직 원인을 제거하고 생체(악안면)의 형태와 기능을 회복하는 한편, 심미성을 확보하고 나아가 그 결과가 오랫동안 유지되도록 하는 것이라 할 수 있다. 치과치료에서도 다양한 진단과 치료 기법들이 제안되어 실천되고 있다. 임상이 발전을 거듭하면서 보다 전문화되고 세분화되어 가는 추세이지만, 한편으론 각 분야의 전문가들이 협진하거나 의뢰를 하고 공통의 치료 목표를 공유하면서 최선의 결과를 이끌어 내려고 노력하기도 한다.

교정과 보철치료 역시 안정적이고 심미적인 결과를 추구하며 커다란 발전을 이루고 있는 전문 분야이다. 이들은 모두 교합과 매우 밀접한 연관이 있는 분야이기도 하지만, 서로 매우 다른 방향에서 접근이 이루어지는 특성이 있어 치료 목표에 대한 다른 해석을 가져오기도 한다. 교합의 중요성은 임상 연차가 증가할수록 점점 느끼게 되는 것 같다.

이 책은 교정과 교합에 관해 오랫동안 연구하고 실천해 온 여러 임상가의 주장이 교정전문의와 일반 임상의의 입장으로 나누어 소개되어 있다. 교정치료만으로 환자의 교합 상태를 안정적으로 이끌어 낼 수 있을 때도 있지만, 최종적으로는 다양한 분야(치주, 보존, 근관, 보철, 임플란트 등)의 협진으로 마무리해야 하는 증례들도 있다. 최적 교합에 대한 정적인 기준과 동적인 기능에 대한 고민과 노력이 전문 분야에서만 머무르지 않고 보철, 치주, 외과 등 포괄적 관점에서 진단과 치료를 의사들과 마무리해 가는 다양한 임상가들의 경험과 증례가 소개되어 있어, 교정과 의사뿐 아니라 보다 포괄적인 치료에 관심이 있는 치과의사들에게 큰 도움이 되리라 생각한다.

마지막으로 출판에 애써 주신 대한나래출판사 관계자 여러분에게 감사의 마음을 전한다.

2021년 10월

역자 일동

역자 약력

한 금 동

- 전남대학교 치과대학 졸업
- (현) 일곡열린치과의원 원장

최　진

- 전남대학교 치과대학 졸업
- 일본 심미치과협회 회원
- Basic Dental Practice Group(BDPG) 정회원
- (현) 서울미르치과의원 원장

CONTENTS

제1장 총론

제2장 교정치과의사의 관점에서 본 교합론
교합과 치과 교정치료, 이렇게 생각한다

제3장 일반 치과의사의 관점에서 본 교합론

교합과 치과 교정치료, 이렇게 생각한다

제 1 장

총론

1

치과 교정치료와 교합에 대한 Q&A

달성해야 하는 적절한 교합은 있는가?
그것이 장기간 안정적이라고 말할 수 있는가?

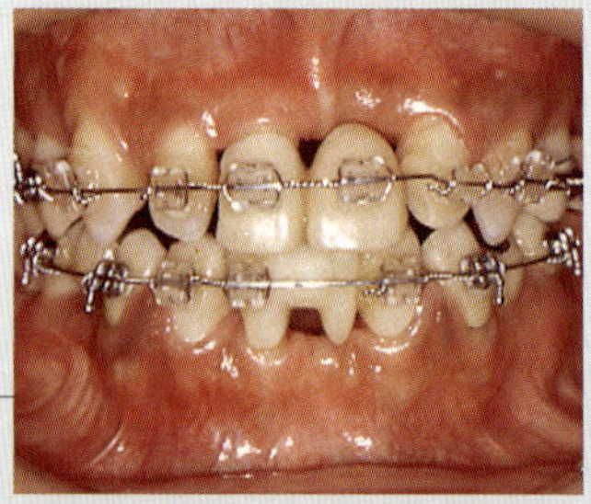

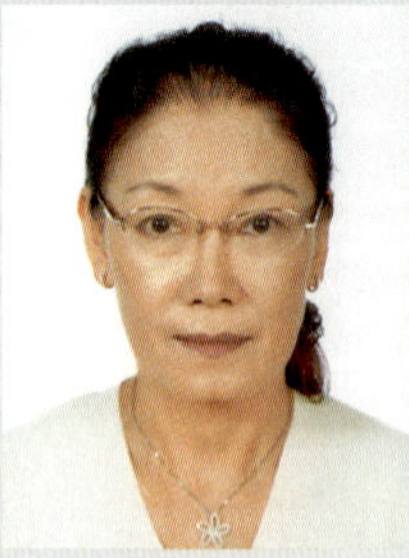

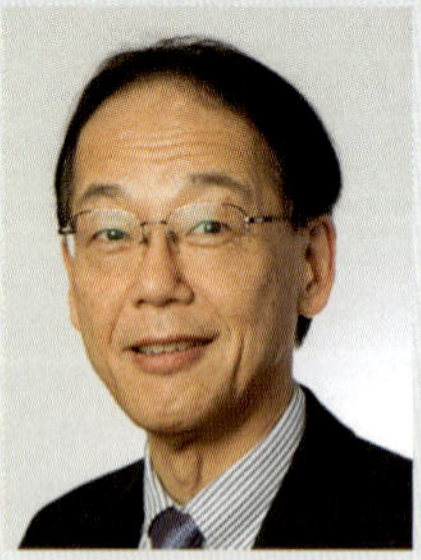

Sachiko Maeda (前田早智子)[*]/
Yoshinobu Maeda (前田芳信)[*1]

[*1] 오사카대학 대학원 치학연구과 특임교수
[*,*1] 오랄케어스테이션 혼마치 치과
[*] 연락처: (우)541-0053 오사카부 오사카시
주오구 혼마치 3-6-4 혼마치가든시티 4F

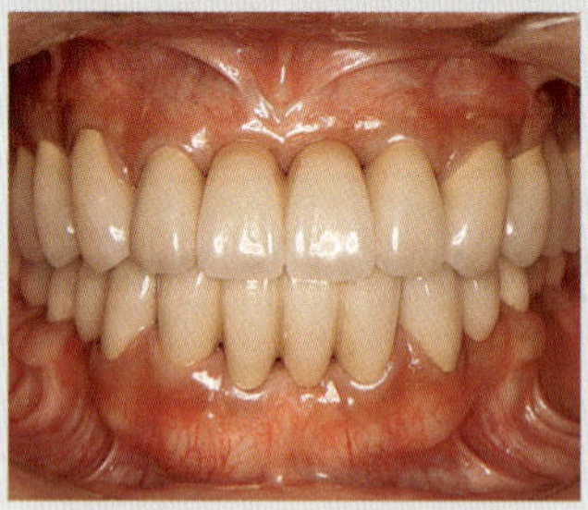

시작하며

이 책에서는 치과 교정치료의 교합에 관해 다룬다. 치과 교정치료는 원래 발육기의 교합 유도와 같이 성장 발육과 함께 변화하는 악골과 치열의 관계 속에서, 적절한 인접치 및 대합치와의 접촉 관계를 모든 자연치에 육성하고 구성하려는 것이었다.

교정의 선조라고도 할 수 있는 Angle은 미네소타에 있을 때는 보철을 가르치고 있었지만, 나중에 자연치의 교합과 그것을 정상교합으로 하는 치료 방법에서 어떠한 교합으로 이끌어야 하는지를 부정교합의 분류에서부터 형태적으로 나타내고 있다. 성장기라면 어느 정도의 자유도를 가지고 있어 이상적인 교합 관계를 만들어 낼 수 있다고 한다[1].

그러나 저출산 고령화와 함께 치과 교정치료의 대상이 성인으로도 급속하게 확대하여 때에 따라서는 치주질환을 동반하는 치열이나 결손보철 치아를 포함한 치열의 교합 구성을 생각할 필요성도 생긴다. 어떤 경우에도 애초에 '달성해야 하는 적절한 교합은 있는가?', '그것이 장기간 안정적이라고 말할 수 있는가?'처럼 소박하지만 가장 중요한 질문이 생기는 것은 당연하고 지금까지도 반복해 논의되고 있다. 그리고 아직은 이러한 질문에 대한 명확한 대답이 없다는 것을 예측할 수 있다.

교합에 관해서는 과학적 근거로 볼 만한 결정적인 정론은 없고 치과의학의 여명기부터 현재에 이르기까지 다양한 설이 논의되고 있을 뿐이다. 여기서 다루는 치과교정학 분야도 그와 같아서 모든 사람이 납득하는 대답을 줄 수 있는 것은 아직 없다. 그런데도 필자는 감히 '논의 속에서 공통 사항을 찾는 것은 의미가 있다'라고 생각한다.

여기서는 문헌이나 치과교정학 대가의 교과서를 섭렵해 지금까지 거론된 다양한 설을 정리하고 그 공통 사항을 찾아감으로써 향후의 지침에 도움이 되고자 한다. 따라서 이 주제의 총설을 의뢰받은 것에 대해, Q&A 형식으로 이 종잡을 수 없는 세계를 향해 다가가는 것이 좋겠다고 생각했다.

Q1 지금까지 교합은 이론을 중심으로 논의되었는데 원래 교합 이론에 과학적 근거(evidence)는 있는 것일까?

A1 임상 경험에 기초한 것은 많지만 과학적 근거가 되는 것은 거의 없다

Taylor 등의 2005년 문헌 고찰[2]에도 있듯이 오랫동안 교합 이론으로서 다루어지고 교육되고 논의되어 온 교합이지만, 유감스럽게도 이른바 과학적인 재현성이 있는 근거가 되기에는 부족하다. 교합 이론은 Gysi[3]로 대표되는 이른바 인공치의 교합 이론이 주로 다뤄져 의치의 안정을 목적으로 하는 양측성 평형교합, 편측성 평형교합에서 시작해 견치유도, 군기능 등으로 대표되는 자연치열의 교합으로 이어져 왔다고 할 수 있다(그림 1).

한편 교합이 관여하는 병태도 치과의 주요 질환으로서 우식과 치주질환에 의한 다수치의 상실이나 결손 치열에서, 현재는 우식과 치주질환의 예방, 억제의 개념이 정착해 다수치 잔존 상태로 변했다. 이와 함께 턱관절에서의 문제가 표면화하여 한때는 교합이 턱관절질환 발생의 주요 요인이라고 여겼던 시기를 거쳐, 현재는 연동 혹은 서로 영향을 주지만 이른바 '교합에 의한 치료'로 그 문제를 해결하는 것은 일차선택이 아니라고 인식하기에 이르렀다.

이처럼 교합은 치과치료나 유지관리(maintenance)에서 중요한 인자이지만 과학적 검증이 어려워 비교 연구 등의 데이터가 부족한 채로 항상 개념으로서 논의되는 상태가 계속되고 있다.

교정도 마찬가지여서 20세기 초까지는 대부분의 부정교합 문제를 발치로 해결해 왔지만 Angle의 등장으로 발치하지 않고 모든 치아에 의해 정상교합을 추구하는 것이 주류가 되었다[1]. 그러나 그 후 비발치 치료의 문제가 표면화해 Case 등[4]과의 사이에 있었던 유명한 발치 비발치 논쟁이 일어났다. 이 문제는 현재까지 계속되고 있지만 역시 과학적 검증이 어렵기 때문에, 치료 후 교합의 안정성이나 TMD와의 연관성 등 개념론의 영역을 벗어나지 않는다.

현재는, 주체이자 치료를 받는 환자의 교합에 관한 의식이나 원하는 바가 변화해 가는 것도 중요한 요인이다. 예전에는 치료에 대해 기능적인 문제의 해결이 주가 되었지만 현재는 환자가 겉모습과 심미성뿐만 아니라 결과의 지속성까지 요구하게 되었다.

보철물에서 교합 개념의 예

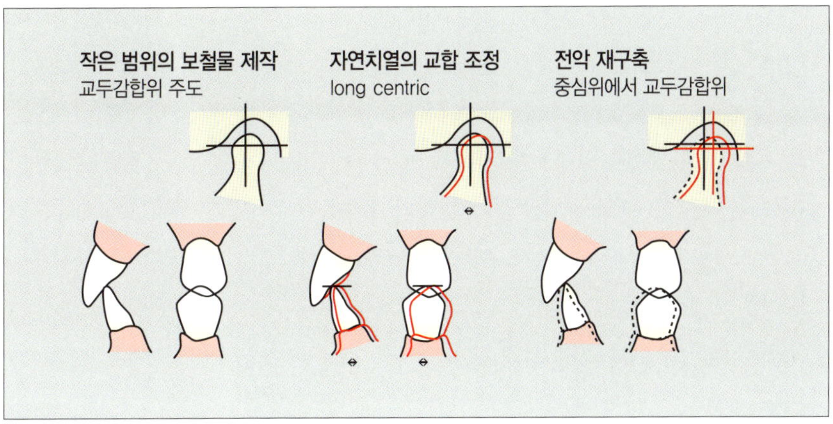

그림 1. 보철물에서 교합 개념의 예(참고문헌 3에서 변경 인용).

Q2 치과 교정치료에서는 어떤 교합을 목표로 하는가?

A2 '최적 교합(optimal occlusion)'이 목표이지만 구체적인 지침은 적다. 형태(static occlusion)에 주목한 것과 기능(functional occlusion)에 주목한 것이 있다

원래 소아를 대상으로 한 치과교정학 교과서에서는 주로 성장 발육, 부정교합의 분류 · 해설, 검사 · 분석 방법, 진단 방법, 치료 방법에 대한 기록이 많고, 그에 비하면 치료의 목표로서 이른바 '최적 교합(optimal occlusion)'의 구체적인 지침은 적다. 그중에서 대표적인 것으로는 형태에 주목하고 각각의 치아에 관한 기준이나 턱 · 치열 사이의 상대적 관계(static occlusion)를 다룬 Angle의 제1대구치 관계 및 Andrews의 'Six keys to optimal occlusion', 그리고 하악의 기능 운동에 주목한 교합(functional occlusion)을 중시한 것을 들 수 있다.

1) Angle의 부정교합 분류

Angle은 상악 제1대구치 근심협측교두가 하악 제1대구치 협측구에 교합하고 모든 치아가 매끄러운 교합 곡선상에 있는 상태가 정상교합이라고 했다[1]. 그리고 그 밖의 것을 부정교합으로 한 Angle의 부정교합 분류를 제시했다(표 1)[5].

2) Andrews의 'Six keys to optimal occlusion'

Angle의 시대로부터 반세기 후, 치과 교정치료 후에 Angle의 분류로는 정상교합이라고 할 수 있음에도 불구하고 부적절한 교합을 가진 증례가 표면화해, 새로운 지침의 필요성이 인식되기 시작했다. Andrews는 치과 교정치료를 받지 않은 정상교합 120 증례의 모형으로부터 'Six keys to optimal occlusion'을 끌어냈다(표 2)[6].

3) Ingervall[7]의 기능적인 최적 교합

Ingervall은 치아의 배열에는 형태와 기능, 다시 말해서 교합과 하악 운동 사이에 확실한 조화를 얻을 수 있어야 하며, 조화가 부족한 경우에는 형태 · 기능적 장애의 우려가 있다고 했다. 그리고 기능적으로 적절한 교합에 관해 아래와 같이 제시했다.

① 폐구할 때 교합 간섭이 없을 것

습관적 폐구 운동 사이에는 하악이 교두감합위로 직접 이행해야 한다. 이상적인 증례에서 근육위는 감합위와 일치한다. 이 위치를 결정하기 위해 근전도 측정이 필요하다. 참고점으로서 이른바 후퇴위를 이용하고, 근육의 조화가 필요하다고 해서 감합위를 만드는 사람도 있다. 후퇴위는 terminal hinge position과 대체로 일치하고 교두감합위와의 거리는 평균 1mm(0~2mm의 폭)로 소아는 성인과 거의 같다.

② 감합이 안정되어 있을 것

교두감합위에서 치아의 접촉이 동시에 일어날 뿐만 아니라 양측에서 많은 치아가 관여함으로써 불필요한 근육 긴장이 없는 상태에서 하악골이 두개에 대해 안정을 취한다. 교합력은 가능하면 치축 방향에 일치해야 한다. 이것으로 치아의 경사나 간섭이 일어날 위험을 줄일 수 있다(그림 2).

③ 활주 운동을 할 때 교합 간섭이 없을 것

평형측에서 일어나는 간섭은 근육의 기능 패턴을 저해해 bruxism을 일으킨다. 이러한 간섭은 기능 부전이 있는 환자뿐만 아니라 정상 기능을 가진 사람에게도 보인다. 치과 교정치료의 목표는 정상 치열에서 일반적인 군기능을 목표로 하지만 견치유도를 목표로 하는 일도 있다.

그 때문에 Ingervall[7]은 치과 교정치료 전 · 후에 표 3

표 1. Angle의 부정교합 분류

Class Ⅰ: 상 · 하 대구치의 대합 관계는 정상이지만 치아는 올바른 교합선상에 없다.
Class Ⅱ: 하악 대구치가 상악 대구치에 대해 원심 위치에 있다.
Class Ⅲ: 하악 대구치가 상악 대구치에 대해 근심 위치에 있다.

(참고문헌 5에서 인용)

표 2. Andrews의 'Six keys to optimal occlusion'

① 구치 관계: 상악 제1대구치 원심협측교두의 원심면이 하악 제2대구치 근심협측교두의 근심면과 교합 접촉한다.
② 치관의 경사(근원심경사): 각 치아의 치경부는 절단부보다 원심측에 있지만 그 정도는 치아의 종류에 따라 다르다.
③ 치관의 경사(순설 · 협설 경사): 전치(절치부)는 지나친 맹출을 막기 충분한 경사를 가진다. 상악 구치에는 설측 경사가 있어 그 경사도가 견치에서 제2소구치까지는 일정하면서도 유사하지만, 대구치에서 약간 증가한다. 하악 구치의 설측 경사도는 견치부터 제2대구치에 걸쳐 점점 증가한다.
④ 회전(rotation)치아가 없다.
⑤ 틈이 없다.
⑥ 교합평면이 평탄하다.

(참고문헌 6에서 인용)

교합이 안정된 상태란?

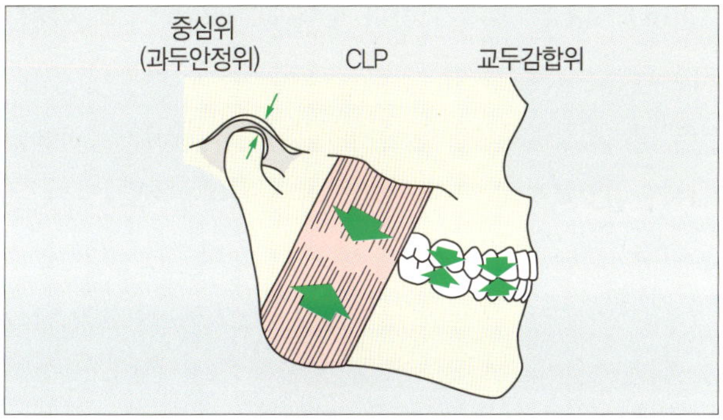

그림 2. 교두감합위와 근육위가 일치하면 과두는 과두안정위에 있다. CLP: Clenching position(참고문헌 3에서 변경 인용).

표 3. Ingervall에 의한 치과 교정치료 전 · 후에 해야 하는 기능 분석

① 교두감합위 및 후퇴위는 같은 시상면에 있고, 그 거리는 약 1mm 이하에 있는가.
② 교두감합위에서는 치아 대부분이 양측성으로 안정되어 접촉하고, 교두감합위와 후퇴위 사이에 있는 교합위에서 양측성의 측방 치아 접촉이 있는가.
③ 양측성의 활주 운동을 하고 작업측에서 복수 치아의 접촉과 전방 운동을 할 때 복수 전치의 접촉이 있고 평형측의 간섭이 없는 상태인가.

(참고문헌 7에서 인용)

과 같은 기능 분석을 할 것을 주장했다. 그 목적은 치료법을 결정하기 위한 것과 치료의 결과를 평가하기 위해서이며, 기능장애를 막는 데 있다.

4) Clark 등[8]의 기능 교합에 관한 문헌 고찰

Clark 등은 교합에 관한 문헌 고찰 안에서, 오늘날의 교정에서 '이상적인' 교합이란 Angle과 Andrews의 생각에 기초한 것으로, 특히 치아와 치열의 해부학적 관계에 초점이 맞춰 있다고 했다. 이러한 이상적이고 정적인 교합은 Ingervall이 주장한 것 같은 이상적으로 기능적인 교합과 양립하고 있다고 추측할 수 있으나(Andrews 1976[9], Roth 1976[10]), 비작업측에서 일어나는 치아의 접촉이 있어도 무증상인 사람도 많다는 보고(Tipton & Rinchuse 1991[11])도 많아서 반드시 그렇지는 않다고 했다. 현재 존재하는 과학적 근거로는 확정할 수 없지만 이상적인 기능 교합으로서 다음과 같은 특징을 알 수 있었다.

① 후퇴위에서 양측성의 치아 접촉이 있다.
② 후퇴위와 감합위는 일치하거나 1mm 이하의 차이가 있다.
③ 측방 운동을 할 때 작업측에서 치아 접촉이 있다. 견치유도나 군기능도 가능하다.
④ 측방 운동을 할 때 비작업측에서는 치아 접촉이 없다.

Q3 **교정에서는 '교합치료'를 어떻게 평가하고 있는가? 보철에서의 '교합치료' 개념과는 괴리가 있는가?**

A3 **치과 교정치료에서 '교합치료'는 부정교합의 개선과 거의 같은 뜻이다. 보철과의 차이는 환자가 '심미성'을 요구하므로 성장 발육 · 가변성이 적은 자연치 · 시간 비용을 고려해야 한다는 점이다**

치과 교정치료에서 '교합치료'는 부정교합의 개선과 거의 같은 뜻이다.

보철치료에서는 이른바 심미 보철 이외에도 환자가 원래 가지고 있던 기능이나 심미성이 손상되고 있는 것에 대처한다. '보철치료'에서는 적극적으로 부정교합을 의식하는 일이 없고 '교합치료'에서는 '저작의 편리성', '위화감이나 불쾌감이 없는 상태'를 치료 후에 달성하는 것, 바꾸어 말하면 '음(−)'의 상태로부터 '0'에 접근하는 것이 목표이다. 따라서 환자의 손상된 원래 교합을 되찾는 방법으로써 새롭게 하악위를 재설정하는 것이 중요해진다.

교정에서도 치료 목적은 환자가 이제껏 가졌던 치아 맞물림으로부터 그것과는 다른 새로운 치아 맞물림 · 교합을 만드는 것이다. 그러나 환자는 원래 어떤 부정교합이 있었다고 해도 그것 때문에 스스로가 씹고 말하는 구강의 기능에 대해 기능 이상을 호소하는 일은 별로 없다. 실제로 개방교합이나 반대교합으로 인해 씹는 데 어려움은 있지만 일상생활에 지장은 없으므로 지금 있는 교합보다 더 좋은 상태(주로 심미성)로 만들고자 하는 것이다. 술자로서는 심미성을 배려하면서 기본적으로 앞의 Q2에서 다룬 Angle(표 1)과 Andrews(표 2) 및 Ingervall(표 3)의 지침에 따른 교합을 목표로 한다.

보철과의 큰 차이는 치과 교정치료 환자가 주로 소아이므로 성장 발육이 있다는 것이 치료를 쉽게도 만들고 어렵게도 만든다는 점이다. 그리고 교정의 기본은 모두 자연치로 교합을 만들므로 교합의 소재인 치아의 형태나 크기를 바꿀 수 없어 보철보다는 자유도가 낮다. 또한 치료의 시간 비용이 많은 것도 어려운 점이다. 보철이라면 조정할 때 어느 정도 결과를 판정할 수 있지만 교정을 할 때는 1mm의 변화라도 그 결과를 보는 데 1개월부터 수 개월이 필요하다.

둘 사이의 공통점은 치료 결과가 장기적으로 변화하지 않는 상태를 목표로 한다는 것이다.

Ingervall[7]은 '교정 교합과 보철 교합'의 차이에 대해서 다음과 같이 서술했다.

"치과 교정치료는 악골 내의 치아 위치를 바꿔 교합을 개선한다. 교정의는 총의치를 위해 치아를 배열하는 보철의와 같다. 양쪽 모두 최적의 심미성과 기능성 교합을 확보하도록 주어진 바깥 프레임(outer frame) 안에 치아를 위치시켜야 한다. 그러나 그 일은 교정 쪽이 더 어렵다. 치과 교정치료의 가장 좋은 시기는 치열이 발달해 급속한 발육이 일어나고 있는 때이므로 프레임의 변화가 진행 중일 때 그러한 치료를 하게 된다. 그에 비해 보철치료는 프레임이 결정되고 나서 이루어진다.

성장기 환자에 대한 치과 교정치료는 성인이 된 후의 바깥 프레임과 조화를 얻을 수 있는 교합이 되도록 치아를 배열하는 것이다. 바깥 프레임이란 치열이나 악골의 형태뿐만 아니라 턱관절의 해부학적 형태와 저작근의 활동성으로 결정된다. 치아는 형태와 기능, 즉 교합과 하악운동 패턴이 조화를 이루도록 배열되어야 한다. 치과 교정치료에서 저작 시스템의 최종적인 조절을 하지 않고 끝내는 것은 없다."

Q4 교정 교육에서 교합은 어떻게 다루어져 왔는가? 변화하고 있는가?

A4 **교정 교과서에서는 occlusion보다 malocclusion이 주어이며, 성장 발육에 관한 서술과 부정교합의 문제점, 그리고 치료론이 대부분을 차지한다. 최근에는 심미성의 개선을 중시하는 논조가 많다**

여기서는 몇 가지 교정 교과서의 교합에 관한 서술을 시대순으로 살펴보고자 한다(그림 3).

1) Shinjirou Takahashi(高橋新次郎). 신편 치과교정학(1960년)[12]

상 · 하악을 다물어 상 · 하 치아가 자연스럽게 접촉하고 하악이 가장 안정된 상태에 있을 때를 '안정교합'이라 부른다. 이때 상 · 하 치아의 교합 사면은 가장 넓은 면으로 접촉하고 하악과두는 관절와의 후방에 유지된다. 안정교합이 해부학적으로 정상이라고 생각되는 교합 상태에 일치할 때 '정상교합'이라 이름을 붙여 'Takahashi의 부정교합 분류'로 제시했다. 이상적인 정상교합 이외에 개성 정상교합이나 기능 정상교합을 인정하고 있다.

2) Graber TM. Current orthodontic concepts and techniques. 2nd ed. Philadelphia: WB Saunders, 1969[13][Fujio Miura(三浦不二夫) 등: 공역][14]

치과 교정치료를 통한 정상교합은 ideal arch 혹은 Angle의 line of occlusion의 개념으로 달성한다. Ideal arch의 개념은 건축물의 아치와 치열궁의 비교에 의해 태어났다. 건축물과 마찬가지로 각각의 치아를 치열궁의 구성요소로 하면 각각의 치아가 인접치로부터 전해지는 압력으로 지지를 받고 있다. 각각의 치아가 해부학적 및 기계적으로 균형을 잡을 수 있는 배열일 때 힘이나 저항의 작용선이 균형을 유지하고 완전한 치열궁을 형성한다. 기능 분석에 관해서는 환자에게 기능 운동을 시키면서 시진이나 촉진으로 턱관절의 이상이나 조기 접촉을 판정한다. 또한 세팔로 분석으로 안정위를 결정해 그것을 기능적인 본거지(home base)로 하고, 중심교합과 중심위 사이의 부조화를 판별한다(Miura 등의 번역서에서 변경 인용).

3) Moyers RE. Hand book of orthodontics. 3rd ed. Year book medical publishers Chicago, 1973[15](Fujio Miura: 감역)[16]

이 당시 치과 교정치료의 대상은 성장기 어린이였기 때문에 교합에 관해서는 신생아부터 유치열기, 혼합치열기, 영구치열 완성기에 도달하는 교합의 성장 변화가 설명되어 있다. 유치열이 완성되었을 때 최대의 교합 접촉을 얻을 수 있어 치근이나 턱관절에 가해지는 영향이 최소가 되는 이상적인 교합위가 습득되고 교두감합위와 이상적인 교합위는 일치하지만, 나이가 들어 감에 따라 차이가 생긴다고 되어 있다. 또한 Moyers는 '교합의 항상성'이라는 개념을 제시해 교합의 안정성은 치아에 가해지는 모든 힘을 종합한 결과라고 했다. 그리고 이상적인 교합은 성장의 하나로서 자연스럽게 나타나는 것으로 성장 후에 얻는 것은 매우 어렵지만, 모든 교합치료는 부조화한 비정상 교합위를 이상적인 교합위로 바꾸는 것이라고 되어 있다(Miura 등의 번역서에서 변경 인용).

4) Thurow RC. Atlas of orthodontic principles. 2nd ed. St. Louis: Mosby, 1977[17][Toshihiko Sakamoto(坂本敏彦): 교열, Hideo Mitani(三谷英夫): 역][18]

교합은 2개의 턱관절과 32개의 치아를 관절 단위로 하는 관절이며 끊임없이 변화하는 환경(관절, 근육, 기도 조절기구, 상피조직, 치근막)에서 입력되고, 또한 그것에 반응할 수 있는 고도의 감수성을 가지는 생체 활동이다. 상 · 하 유절치가 맹출해 교합 접촉한 순간부터 치아와 치주조직이 새로운 감각 수용기가 되어, 하악 운동을 정밀하게 조정하는 치아의 새로운 지각 피드백 현상이 나타난다. 치주조직, 근육, 관절로부터의 입력은 자동적인 피드백 루프에 포함된다. 지각 피드백의 대부분은 잠재의식하에 이루어지지만 동시에 의식적인 제어도 가능하다. 이러한 제어의 양면성과 함께 지각력 · 통증 · 불쾌감 등 개인차가 큰 것이 얽혀 임상적인 대응이 어려워진다. 치과 교정치료의 목표는 건강하고 정상인 치열 교합을 얻는 것이지만 자연의 치열이 만드는 것 같은 정밀한 교합 관계를 교정장치로 창조하는 것은 불가능하다. 그러나 교정장치가 그와 같은 세밀한 조정은 불가능하다 해도 교정치료의 목표에는 주의 깊은 기능적인 적합이 필요하다. '정상성'의 정의를 질환의 상태를 나타내지 않는 기능적인 효과로 규정하면 복수의 기능 패턴을 정상으로서 인정할 필요가 있다(Mitani 등의 번역서에서 변경 인용).

5) Nanda R. Biomechanics and Esthetic Strategies in Clinical Orthodontics. St. Louis: Elsevier, 2005[19]

Malocclusion을 알기 위해서는 normal occlusion이란 무엇인지를 알 필요가 있다. 현재의 교합 개념은 해부학적으로 좋은 것은 올바른 기능을 가진다는 가정에 근거한다. 그러나 올바른 기능성 교합의 정의는 아직도 확실치 않다. 보통은 mutually protected occlusion을 올바른 목표로 간주한다. 중심교합위(centric occlusion, 이하 CO로 줄임)와 중심위(centric relation, 이하 CR로 줄임)의 일치를 주창하는 사람도 있지만 약 1.5mm까지의 작은 오차는 허용된다. 측방 운동을 할 때는 견치유도 및 군기능이 추천된다. 평형측 접촉은 유해하다. 이와 같은 운동을 할 때의 접촉에 대해서는 임상 검사가 필요하다.

교정도 마찬가지지만 일반 치과에서도 CR의 타당성과 중요성은 논쟁의 표적이다. CO와 CR의 차이는 기록해야 하지만, CR을 기록하고 이전(transfer)할 때에 잘못이 발생하는 것을 고려한다면 교정치료에서 교합기에 모형을 부착하는 것이 필수라고 할 수는 없다.

6) Proffit WR, Fields HW, Saver DM. Contemporary Orthodontics, 5th ed. St. Louis: Mosby, 2013[20]

현재의 치과 교정치료의 목표는 환자 최대의 이익을 생각하면 연조직 패러다임이며 치아나 턱이 아니라 얼굴의 연조직 평가이다. 연조직 패러다임에 따르면 치료의 목표는 첫 번째가 심미성이지 이상적인 교합의 추구가 아니다. 두 번째는 기능적인 교합을 만드는 것인데, TMD는 TMJ 부근의 연조직이 장해를 받은 결과라고 생각되기 때문이다. 이처럼 장해를 최소로 하는 교합을 만들 필요가 있다.

성장이 끝나지 않은 청소년에서 턱관절의 해부학적 형태는 미발달 상태이며 관절 결절은 성인에 비해 뚜렷하지 않고, 또한 치열과 턱관절의 관계는 골격의 성장이 지속하고 있는 사이에 급속히 변화하기 때문에 교합기 위의 모형은 단지 과거 한순간의 기록이 된다. 성인에서 교합기에 부착한 모형은 긴장을 풀었을 때의 하악위와 습관성 하악위의 분명한 차이를 기록하는 데 유용하다.

과거에는 치아와 골격의 관계를 개선하면 연조직 관계는 저절로 개선된다는 암묵적인 가정이 있었다. 그러나 현재는 치아나 뼈를 어떻게 배치하면 연조직이 개선되는지가 과제이다.

교정 교과서에서 교합에 관한 서술의 변천

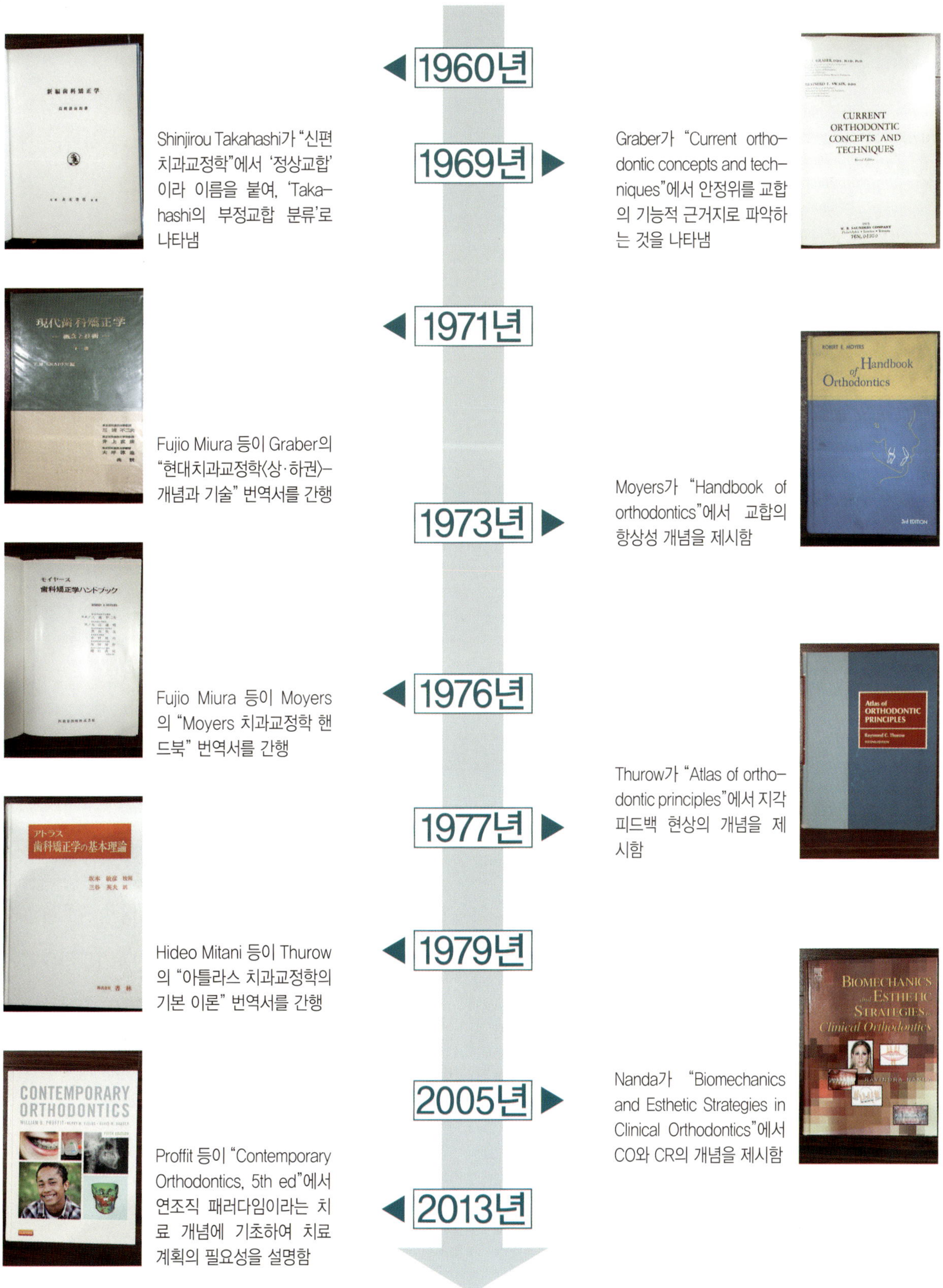
1960년
Shinjirou Takahashi가 "신편 치과교정학"에서 '정상교합'이라 이름을 붙여, 'Takahashi의 부정교합 분류'로 나타냄
1969년
Graber가 "Current orthodontic concepts and techniques"에서 안정위를 교합의 기능적 근거지로 파악하는 것을 나타냄
CURRENT ORTHODONTIC CONCEPTS AND TECHNIQUES
1971년
Fujio Miura 등이 Graber의 "현대치과교정학(상·하권)-개념과 기술" 번역서를 간행
現代歯科矯正学
1973년
Moyers가 "Handbook of orthodontics"에서 교합의 항상성 개념을 제시함
ROBERT E. MOYERS
Handbook of Orthodontics
3rd EDITION
1976년
Fujio Miura 등이 Moyers의 "Moyers 치과교정학 핸드북" 번역서를 간행
モイヤース
歯科矯正学ハンドブック
1977년
Thurow가 "Atlas of orthodontic principles"에서 지각 피드백 현상의 개념을 제시함
Atlas of ORTHODONTIC PRINCIPLES
Raymond C. Thurow
1979년
Hideo Mitani 등이 Thurow의 "아틀라스 치과교정학의 기본 이론" 번역서를 간행
アトラス
歯科矯正学の基本理論
2005년
Nanda가 "Biomechanics and Esthetic Strategies in Clinical Orthodontics"에서 CO와 CR의 개념을 제시함
BIOMECHANICS and ESTHETIC STRATEGIES in Clinical Orthodontics
2013년
Proffit 등이 "Contemporary Orthodontics, 5th ed"에서 연조직 패러다임이라는 치료 개념에 기초하여 치료 계획의 필요성을 설명함
CONTEMPORARY ORTHODONTICS

그림 3. 교정 교과서에서 교합에 관한 서술의 변천.

Q5 같은 교합 상태를 오랜 기간 안정시키고 유지하는 것은 가능한가? 교합은 변화하지 않는다고 말할 수 있는가?

A5 턱과 치열은 시간의 흐름에 따라 변화할 가능성이 있고, 그 때문에 교합은 생애를 통해 변화하는 것으로 인식할 필요가 있다

지금까지는 성장기를 지나면 치열에는 변화가 없다는 생각이 많았다. 그러나 악골 내에서 이동하지 않는 골유착 임플란트 보철치료의 장기 증례가 많아짐에 따라, 임플란트 보철과 인접치 사이 접촉의 이개(그림 4)[21]나 성장에 따른 임플란트의 저위 잔류[22] 등 치아의 이동이나 성장은 지속할 가능성이 있다는 사실이 명확해졌다. 이것은 부분 결손 증례에서도 보고되고 있다.

치열이 시간의 흐름에 따라 변화하는 것은 미시간대학의 관찰 연구로 밝혀졌다[23]. 관찰 기간이 짧은 보고에서는 그다지 변화하지 않는다는 예도 있지만, 앞에서 서술한 많은 보고를 봐도 장기적으로 변화할 가능성이 있다는 사실은 부정할 수 없다. Behrents[24]는 1930~1940년에 볼톤 성장 연구의 피험자가 된 사람 중 100명 이상에서 40년 후의 세팔로그램을 비교해 성인기를 통해 얼굴이 성장을 계속했다는 것을 증명했다. 또한 이 성장에서는 수직고경의 변화가 전 · 후 변화보다 크고, 상 · 하악의 회전이 지속하고 있었다. 이 연구로부터 일생을 통해 치열 교합이 변화하는 것을 알 수 있다.

이 문제는 치과 교정치료 후 치열의 안정이나 relapse라는 문제로 이어진다. 어느 특정한 교합을 부여해 오랜 기간의 치열 안정을 얻을 수 있고 relapse를 억제할 수 있다는 장기간 비교 연구 등의 과학적 근거는 없고, 또한 앞에서 서술한 것처럼 악골, 치열, 턱관절 및 주위 근육에도 시간의 흐름에 따른 변화가 발생할 가능성이 있다는 사실로부터, 반대로 거기에 적응해 교합이 변화할 가능성도 있다. 환자에게 그것을 충분히 설명해 두는 것뿐만 아니라, 향후 일어날 변화를 예측해 보수(repair)를 추가함으로써 장기간 유지할 수 있도록 하는 것이 중요하다.

임플란트 보철과 인접치 사이 접촉의 이개

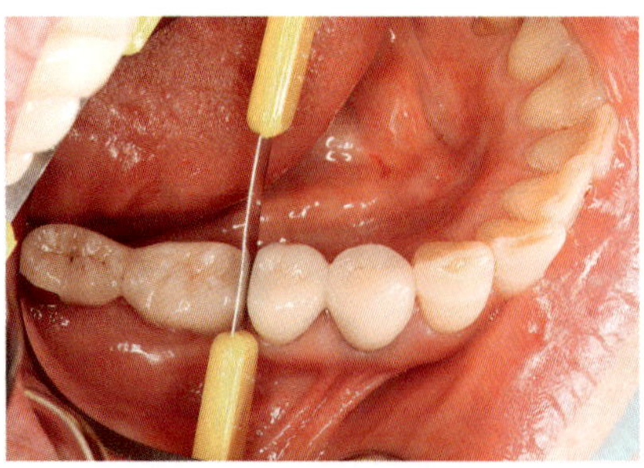

그림 4. 임플란트 보철과 인접치 사이 접촉의 이개.

Proffit[5,20]은 교정 후의 relapse가 발생하는 원인으로 아래의 세 가지를 들고 있다.

① 바람직하지 않은 성장 패턴의 지속

부정교합에 원래 골격성 이상이 있었던 경우는 고유의 성장 패턴이 유지되기 때문에 재발의 원인이 된다. Björk 등[25]의 연구에 따르면 하악의 만기 성장(late growth)에 의해 하악 전치뿐만 아니라 치열 전체가 원심 이동해 턱관절의 기능 이상이나 턱관절원판의 변위 및 하악 전치 만기 총생의 원인이 된다.

② 치주조직의 변화

치아의 이동은 치주조직 변화의 결과이다. 교정력이 사라져 교합력에 대해 자연스럽게 반응할 수 있게 되면 3~4개월 후에 치주조직의 개조(remodeling)가 끝나 치아의 동요가 없어진다. 다만 치은섬유는 반응이 늦기 때문에 1년이 지나도 치아 위치 불안정화의 한 요인이 된다.

③ 치과 교정치료 후의 새로운 치열 위치와 그것을 둘러싸는 연조직과의 관계가 불안정해서 연조직 압력에 영향을 받는다.

Q6 성인에서 보철치료가 필요한 경우에 치과 교정치료를 할 때의 교합은? 국소교정(LOT)의 교합에서는 무엇을 주의해야 하는가?

A6 증례에 따라 교합을 유지해야 하는지 바꾸어야 하는지는 다르지만, 모두 보철의와 교정의가 긴밀히 협력해 같은 교합을 목표로 하는 것이 필요하다. LOT에서는 교합을 바꾸지 않는 것이 원칙이다

성인에서 보철치료가 필요한 경우에 치과 교정치료에서는 interdisciplinary 치료의 원칙에 따라 보철의와 교정의가 치료의 처음부터 함께 관여해, 치료 전체의 이념과 구체적인 치료 목표의 교합을 같이 공유하는 것이 무엇보다 중요하다.

이러한 증례는 아래의 2종류로 나눌 수 있고, 각각 대응이 다르다.

【1】 부정교합이 있는 대부분의 치아가 건강한 자연치인 채로 치과 교정치료를 통한 교합의 재구축이 가능하지만, 소수치의 보철이나 심미 보철이 필요한 경우

【2】 우식이나 치주질환의 위험이 크고 또한 치아 결손이 많아, 교합의 재구축에 광범위한 보철이 필요한 경우

【1】에서는 원래의 하악위에 문제가 없으면 그것을 유지하면서, 또한 하악위를 바꾸는 경우도 교정의가 주가 되어 치료하고 필요한 보철치료의 조건에 맞춘다.

【2】에서는 보철의가 주치의로서 교합을 설정해, 교합의 재구축에 필요한 치아의 위치나 치주조직을 치과 교정치료로 조정한다.

국소교정(LOT)은 하악위를 바꾸지 않는 것이 원칙이며, 치료를 위한 교합 조정을 포함하여 재구축하는 교합 속에서 이동한 치아가 완수할 역할을 결정하고 치료 계획을 세운다. 그리고 치아 이동 중에 하악위가 변화하지 않도록 항상 지켜볼 필요가 있다.

【1】의 예로서, 치과 교정치료를 한 후에 결손 부위에 임플란트치료를 한 증례를 소개한다(그림 5). 복수의 소구치 및 견치의 결손과 대구치의 근심경사로 인해 과개교합을 보이는 증례로, 치과 교정치료로 교합거상과 결손 보철 부위를 조정하고 임플란트 보철로 치열을 회복했다. 그 결과 20년 이상 안정된 상태를 유지했다.

【2】의 예로서, 전악적인 치주치료와 보철치료가 필요했던 증례로, 모두 유수치에 의한 보철 수복을 도모하기 위해서 치과 교정치료를 한 증례를 소개한다(그림 6). 이 경우에는 초기 치료가 끝난 시점의 provisional restoration을 바탕으로, 지대치로서 적절한 위치와 치관의 삭제가 최소가 되는 치축 경사가 되도록 치과 교정치료를 통해 치아를 이동시켰다. 그 후 Nakamura등[3]이 주장한 것처럼 light guide tapping position과 clenching position이 일치하도록 조정하면서, 미세한 치아의 위치와 경사를 조정해 최종 보철했다(그림 7). 이 증례처럼 위약한 치주조직, 복잡한 보철물에서는 환자의 생활 상황이나 유지관리의 결여에 따라 유지가 어려울 수도 있다. 그러나 치과 교정치료로 치수가 유지되고 지대치가 적절한 장소에 있으므로 부분 보수가 쉬워져 장기 안정으로 이어진다.

전악의 치과 교정치료를 한 후에 결손 부위에 임플란트치료를 한 증례

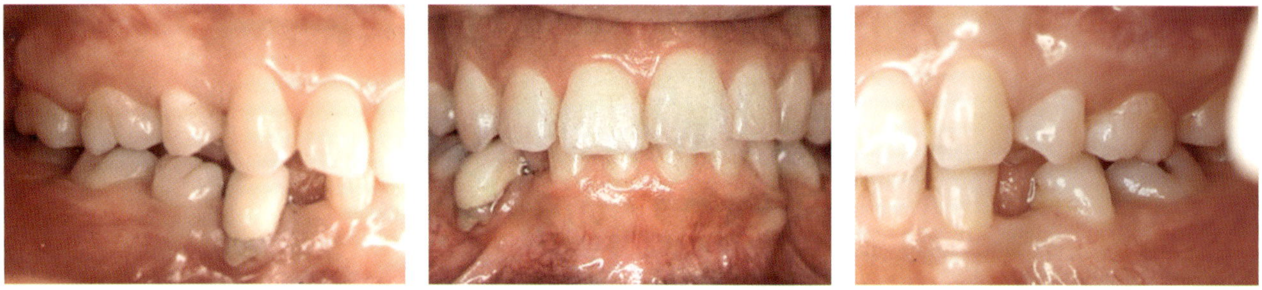

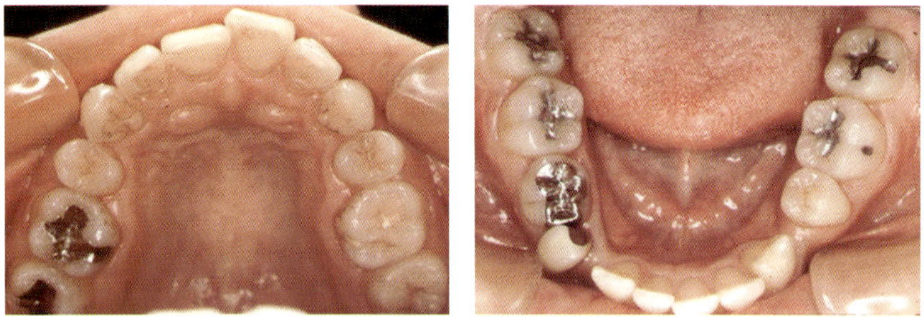

그림 5a. 23세 여성의 초진 시 모습. #14, 24, 34, 44 및 #43의 결손이 있고, 하악 우측에 #45의 선천 결손으로 인한 유치 만기 잔존이 있다. 하악 대구치는 근심 및 설측으로 경사하고, 전치는 과개교합을 보인다.

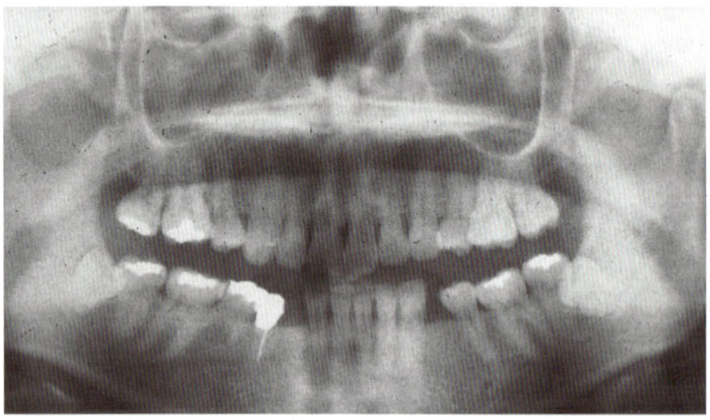

그림 5b. 초진의 파노라마 방사선사진. 결손 부위를 향한 하악 대구치의 근심경사가 크다.

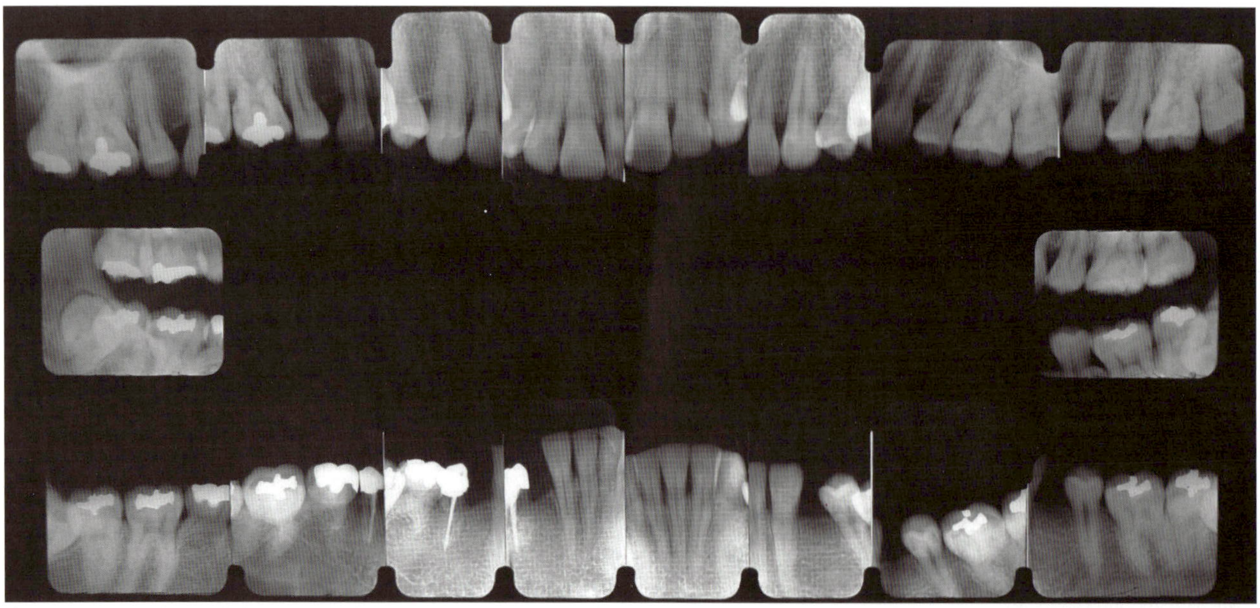

그림 5c. 초진의 전악 구강내 표준 방사선사진.

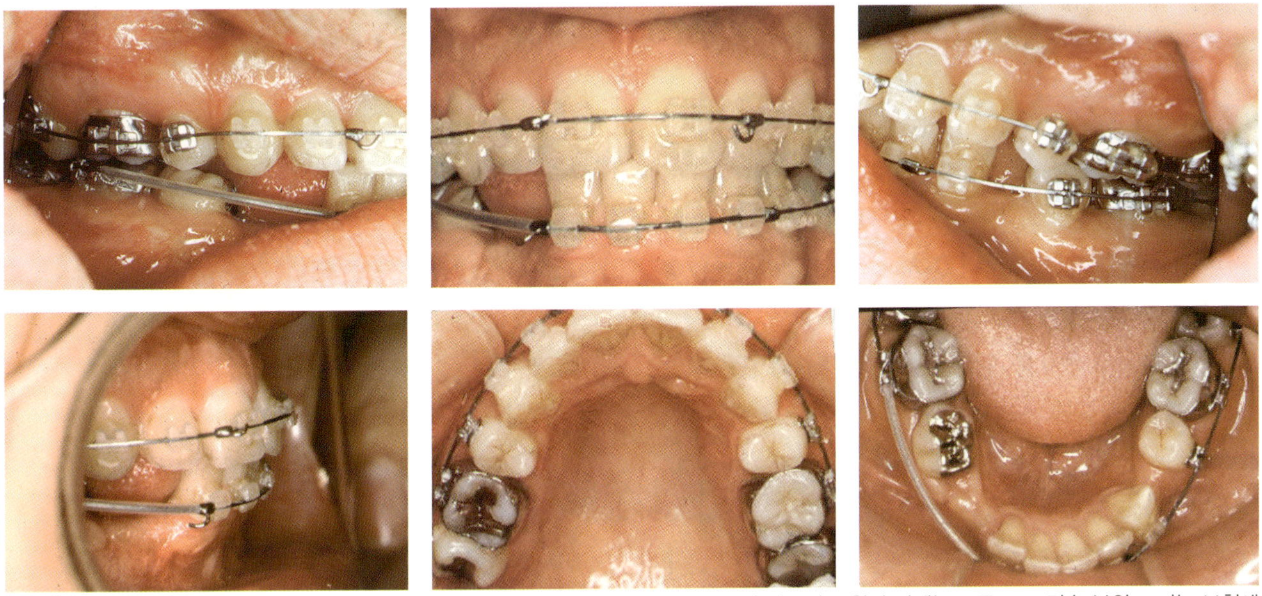

그림 5d. 치과 교정치료를 통해 대구치를 upright 하고 교합이 거상되었다. 이 시점에서 대구치 근원심 관계는 II급으로, 결손 부위 크기는 보철에 적절하지 않다.

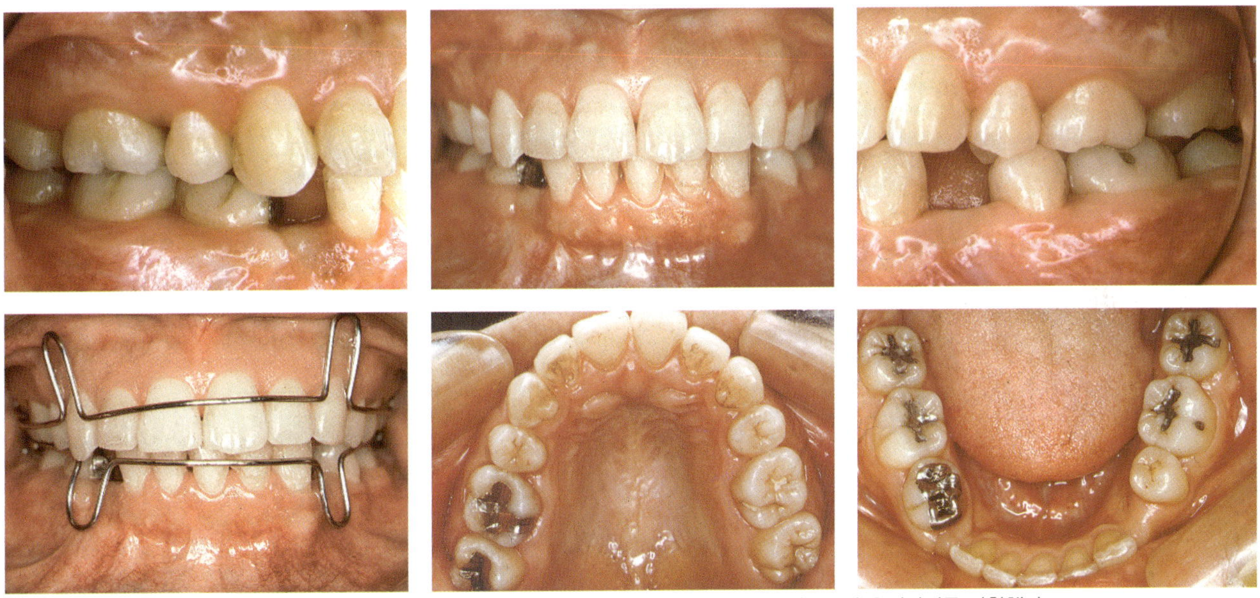

그림 5e. 치과 교정치료 후. 결손 부위에는 임플란트 보철이 예정되어 있다. 그사이 임시 보정으로서 유지장치를 장착했다.

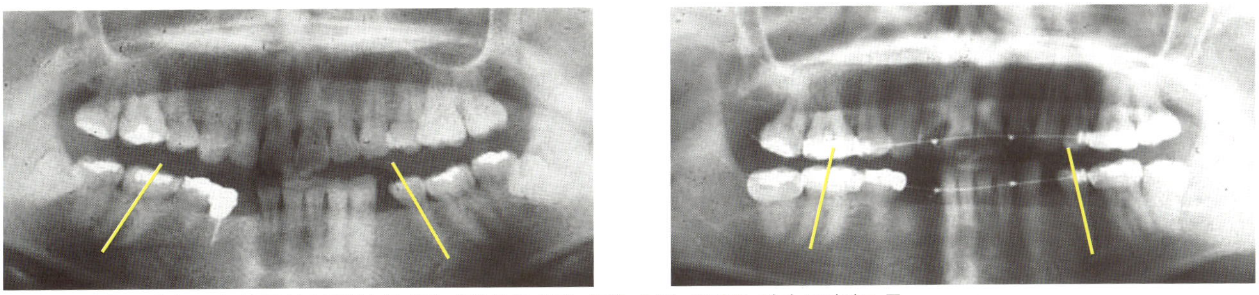

그림 5f. 치과 교정치료 전의 구치 근심경사 상태와 개선 후의 상태. 왼쪽: 초진, 오른쪽: 치과 교정치료 중.

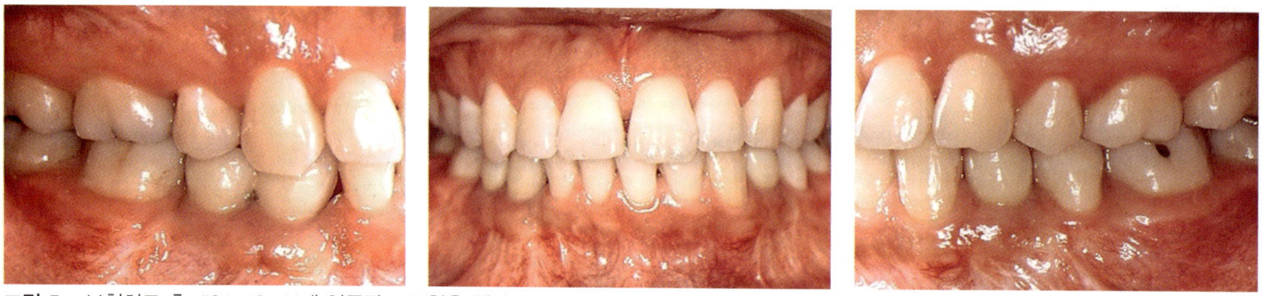

그림 5g. 보철치료 후. #34, 43, 44에 임플란트 보철을 했다.

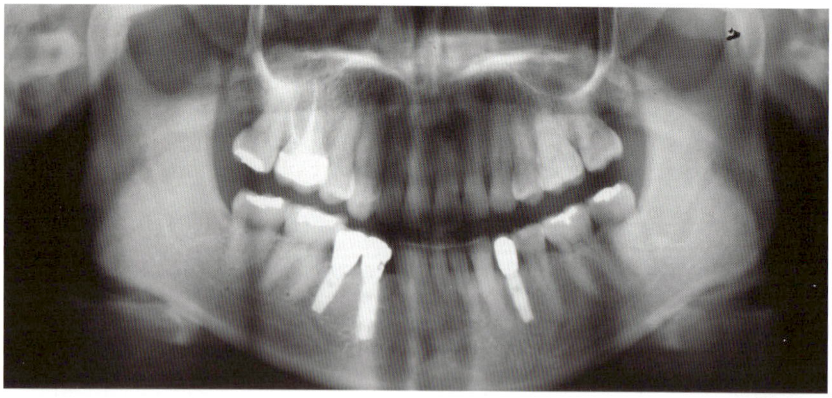

그림 5h. 보철치료 후의 파노라마 방사선사진.

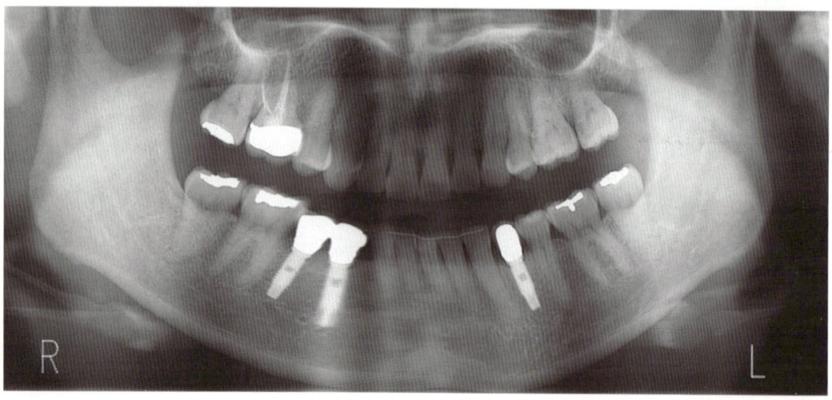

그림 5i. 보철 20년 후의 파노라마 방사선사진 (치주치료는 JIADS의 Yoshihiro Ono 선생님, 보철치료는 JIADS의 Kimio Nakamura 선생님에 의함).

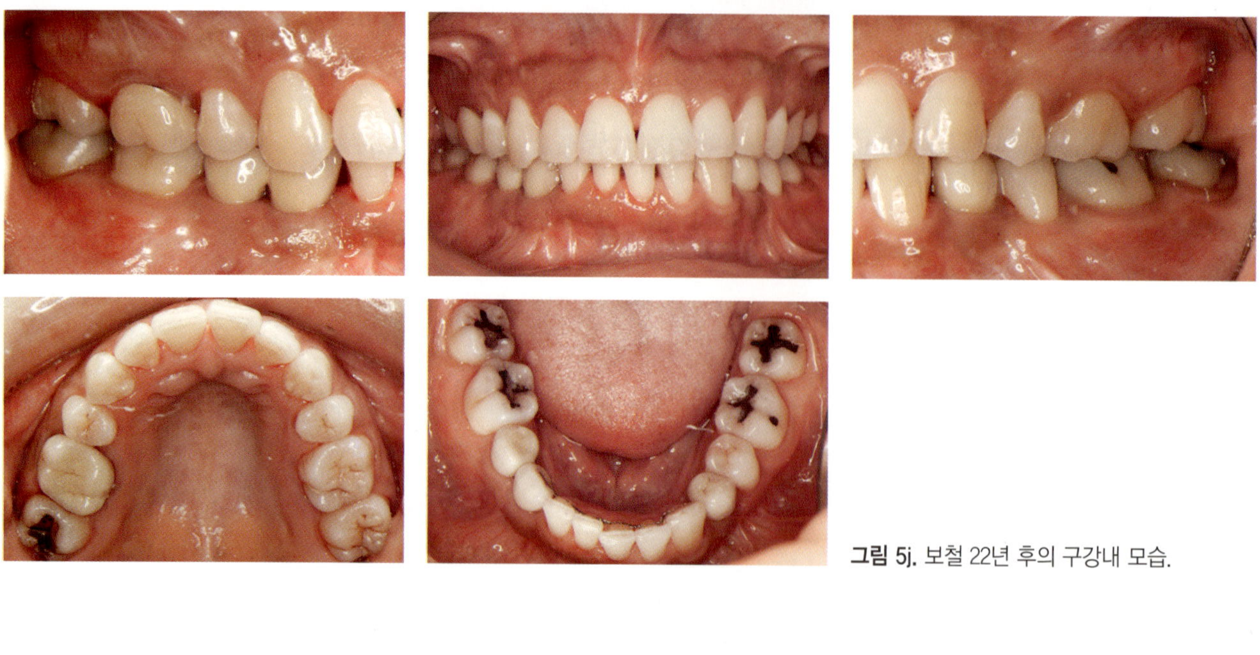

그림 5j. 보철 22년 후의 구강내 모습.

전악의 치과 교정치료 후에 전악의 보철치료를 한 증례

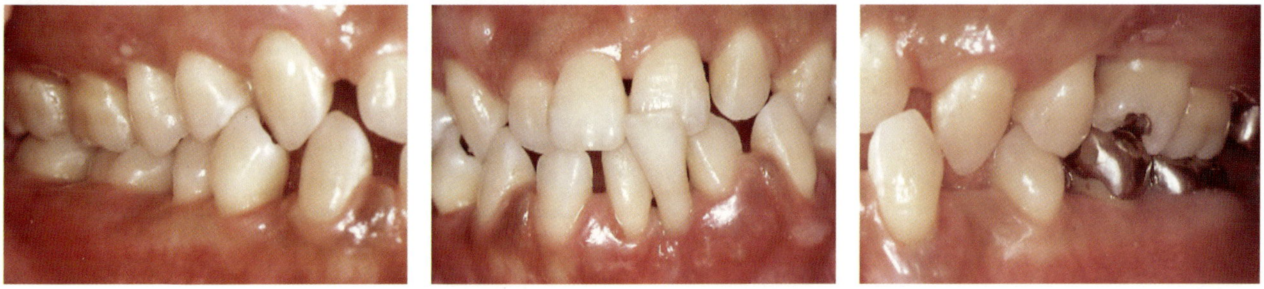

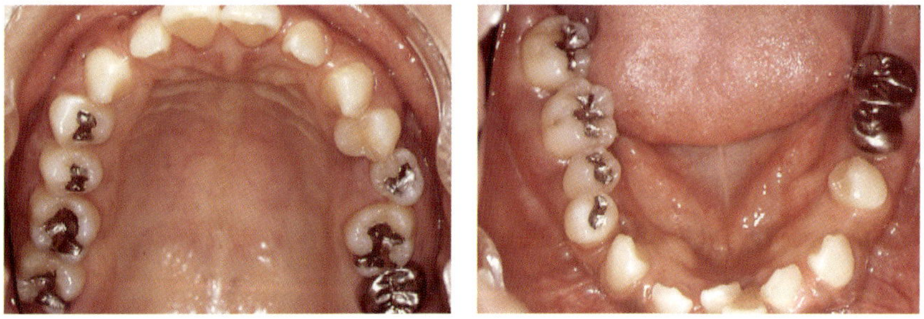

그림 6a. 35세 여성의 초진 시 모습. 세균 검사 결과 침습성 치주염으로 진단되었다. 상 · 하 치열에 심한 총생, 역 피개, 치축 경사, 치간 공극이 있었다. 또한 전악에 걸쳐 중도의 골흡수, 깊은 치주낭, 치주낭 검사의 출혈이 있었다.

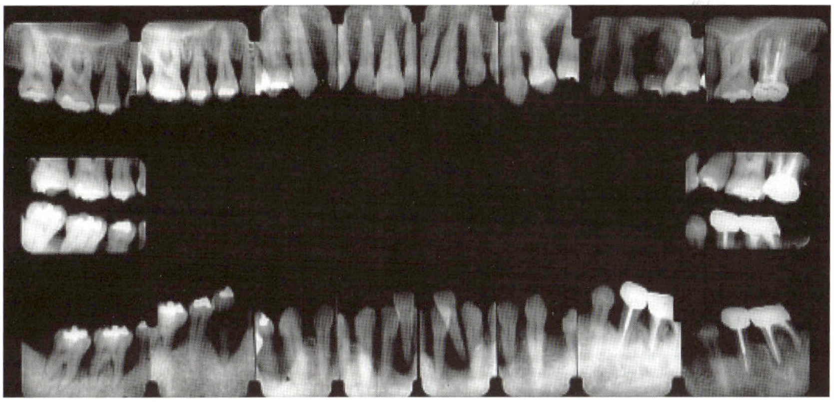

그림 6b. 초진의 전악 구강내 표준 방사선사진. 전악에 걸쳐 중도의 골흡수가 보였다.

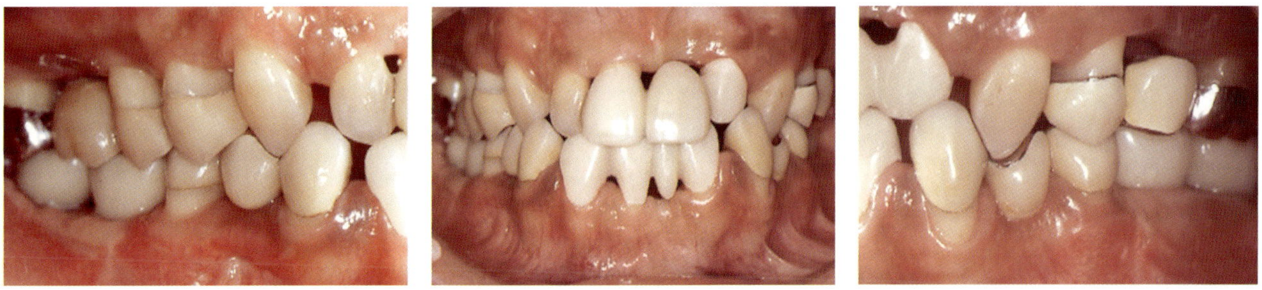

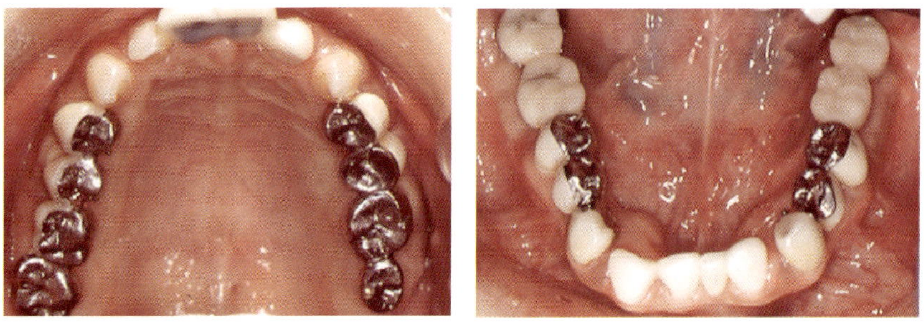

그림 6c. 초기 치료가 끝났을 때. 원래의 치관 형태나 치축을 재현한 provisional restoration이 장착되어 있다.

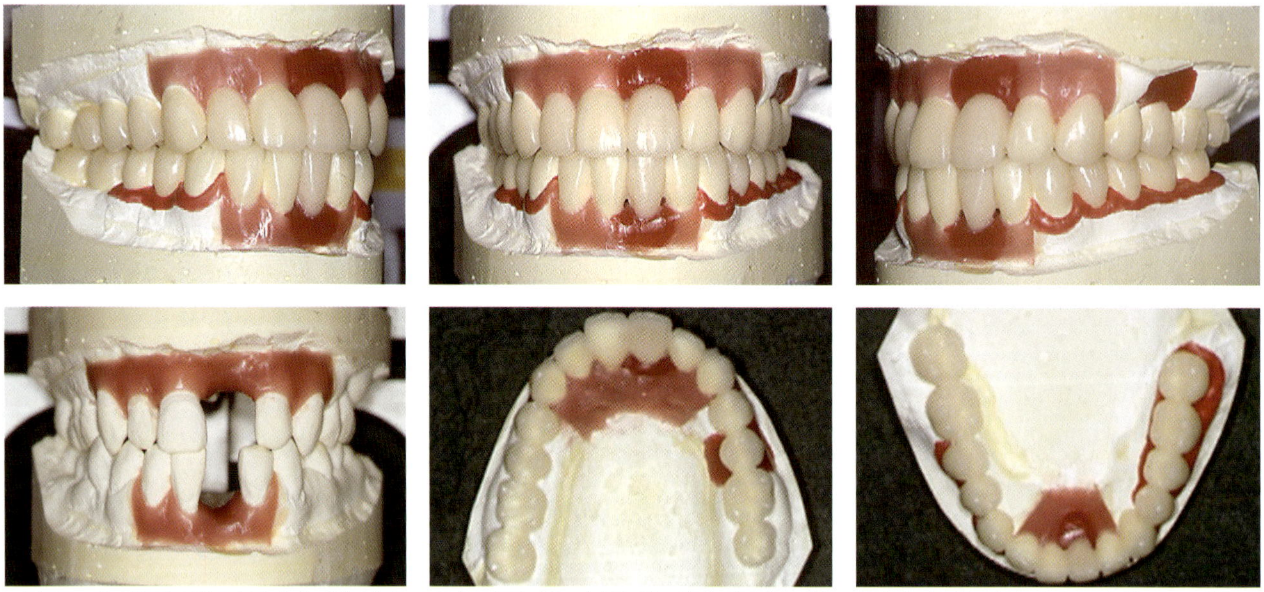

그림 6d. 진단용 왁스업. 이 증례에 대한 치과 교정치료의 목적은 진단용 왁스업에 기초한 보철로 심미성 및 기능성의 개선과 연결(splinting)을 쉽게 만드는 것이다. 다시 말하면, 다음과 같다. (1) 보존 가능한 치아 치축의 평행성을 얻고 치수 보호에 노력한다. (2) 치아의 위치를 조정하여 심미성, 기능성이 좋은 치관 수복에 기여한다.

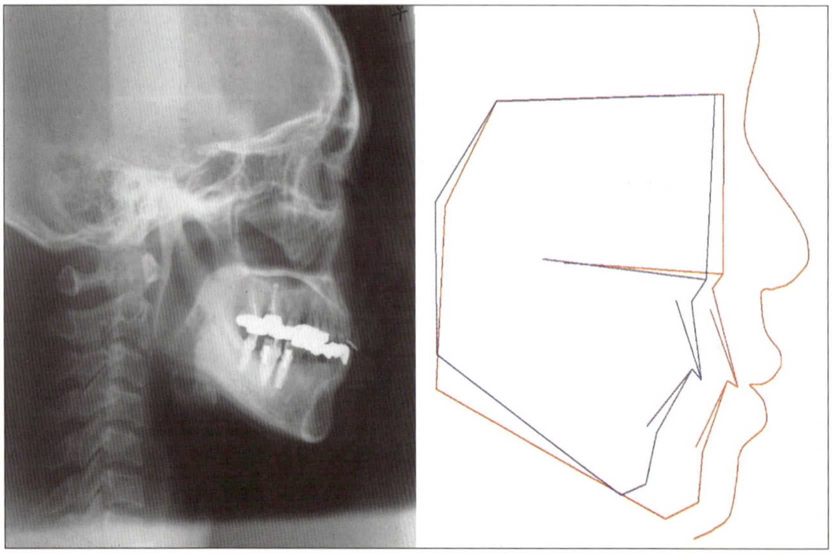

그림 6e. 세팔로그램 분석 소견에서는 ANB angle이 0°로 골격성 하악전돌 경향을 보였다.

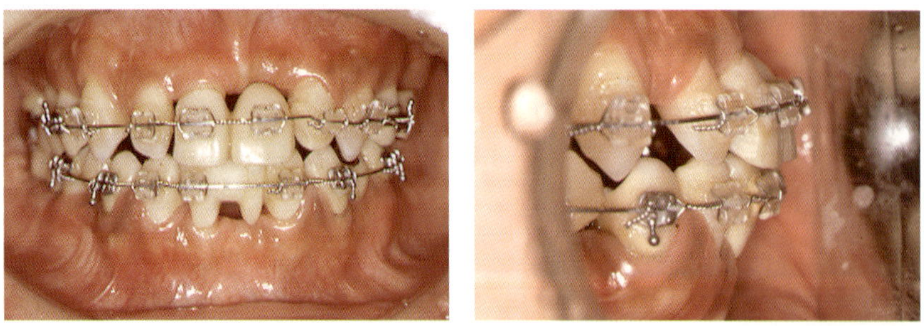

그림 6f. 치과 교정치료 중의 구강내 모습. 하악전돌을 고려해 상 · 하 절치의 위치나 치축을 결정할 필요가 있다.

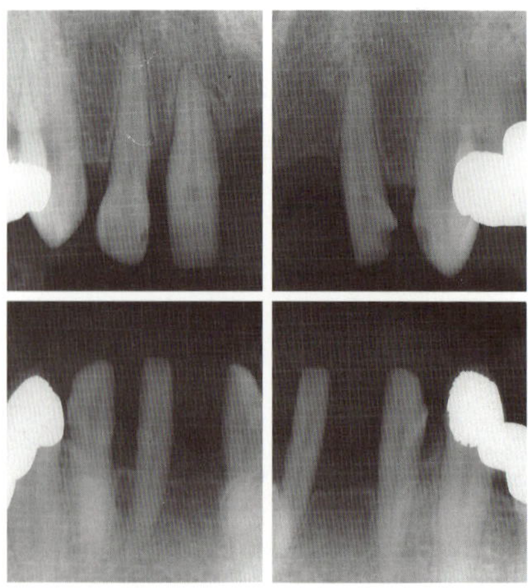

그림 6g. 구강내 표준 방사선사진에서, 치과 교정치료 후에 지대치 치축이 평행성을 보인다.

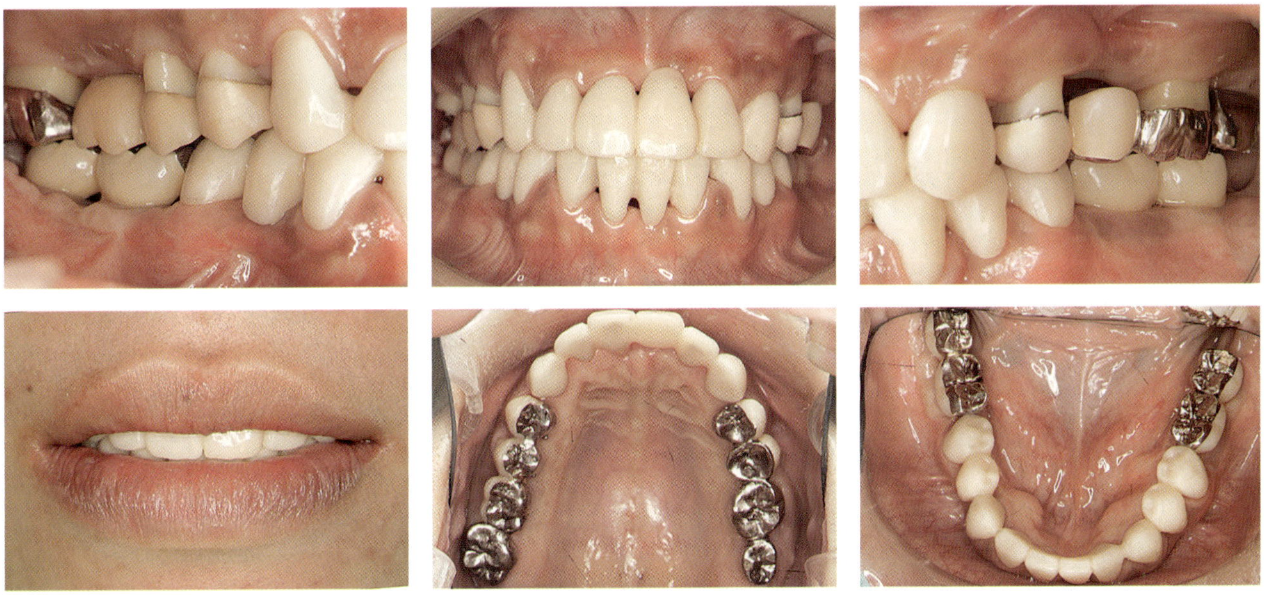

그림 6h. 최종 보철 전의 구강내 모습.

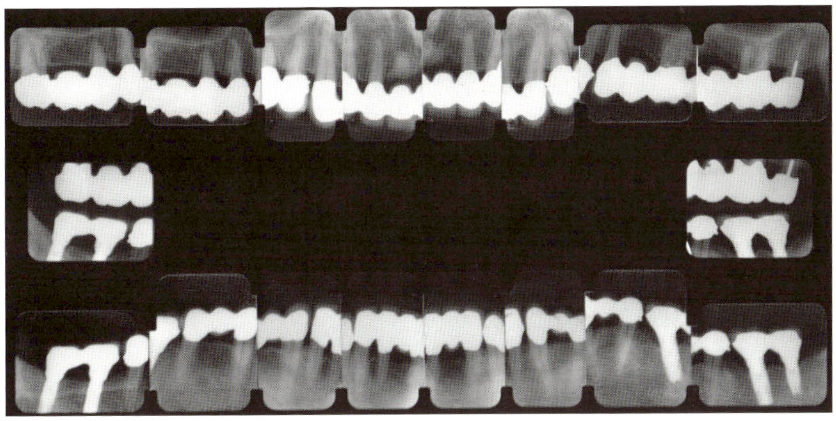

그림 6i. 보철 후의 전악 구강내 표준 방사선사진.

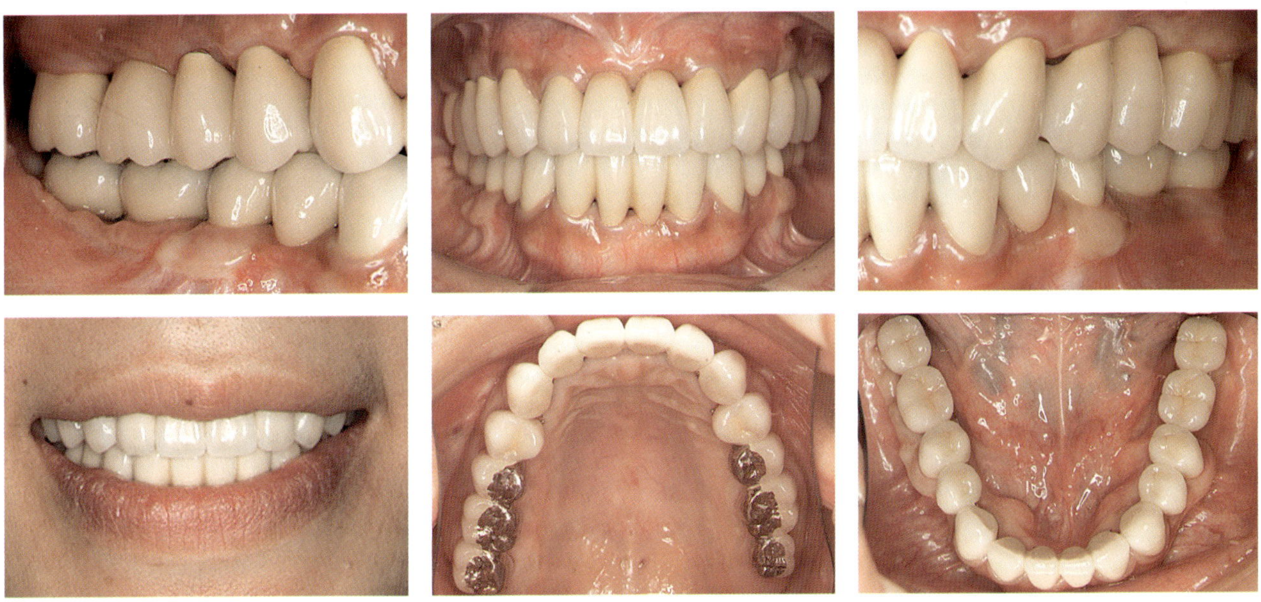

그림 6j. 보철이 끝난 후의 구강내 모습.

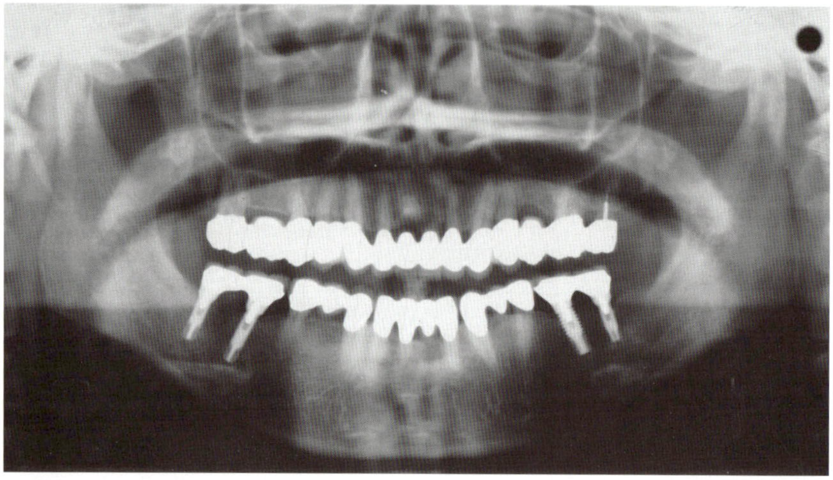

그림 6k. 보철이 끝난 후의 파노라마 방사선사진.

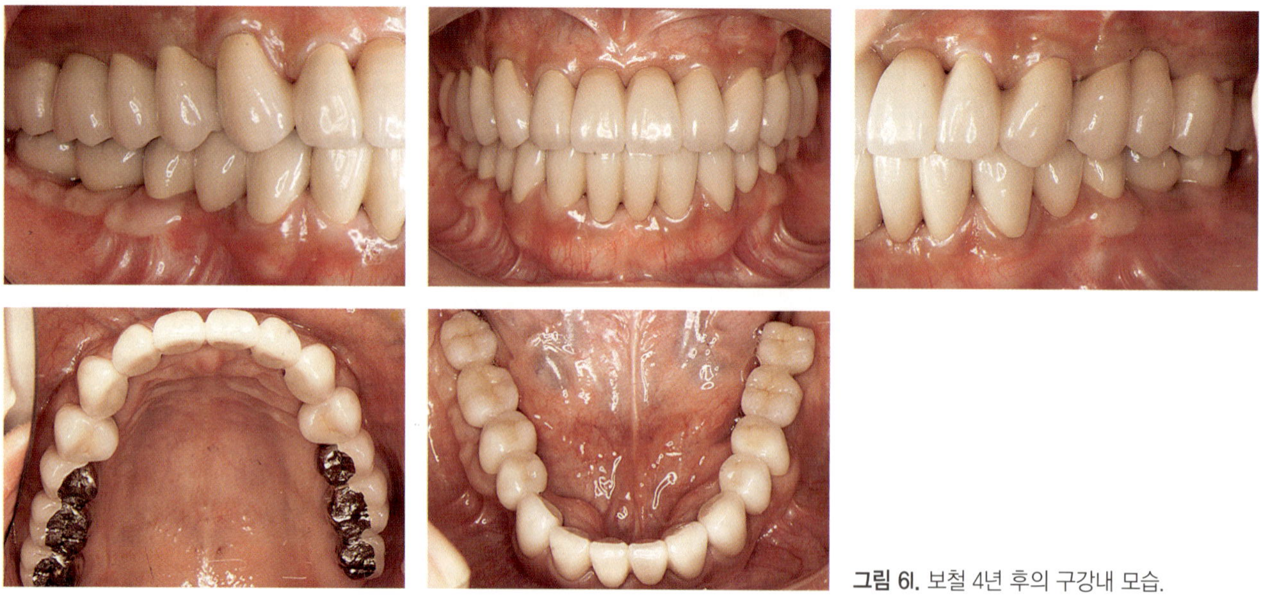

그림 6l. 보철 4년 후의 구강내 모습.

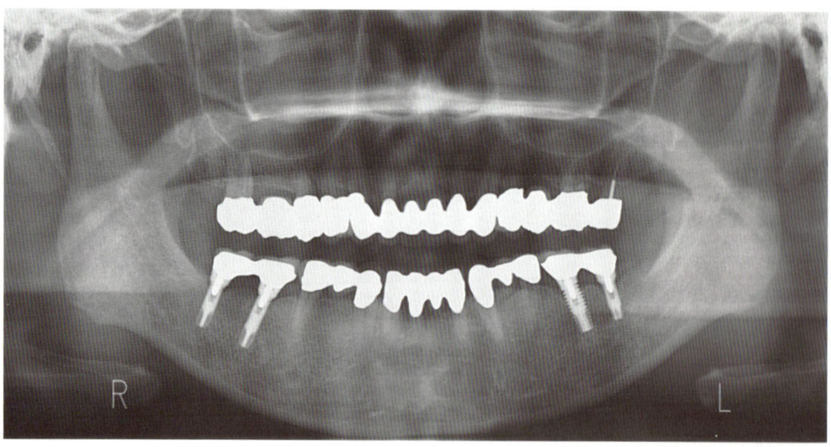

그림 6m. 보철 6년 후의 파노라마 방사선사진 (치주치료 및 보철치료는 기와카이 치과진료소의 Takeshi Sasaki 선생님에 의함).

LGTP와 CLP를 일치시키는 개념

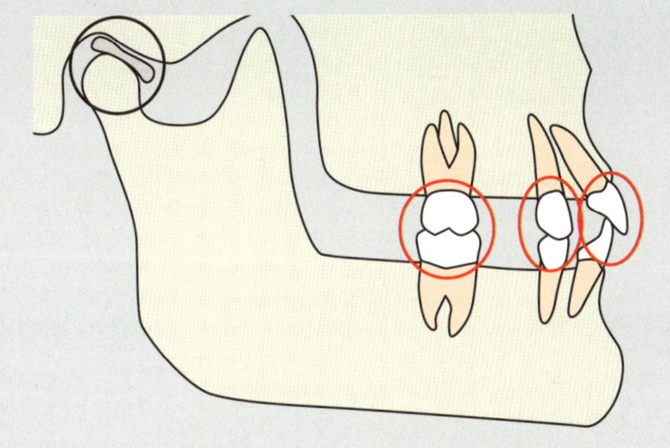

그림 7. LGTP와 CLP를 일치시키는 개념(참고문헌 3에서 변경 인용).

정리

보철의 교합론에서 다루는 것은 주로 턱관절이나 하악 운동이며, 어떠한 부정교합이 있어도 문제가 되는 것은 하악 운동이 장해를 받는 경우에만 국한되는 것 같다. 보철치료의 경우는 손상되어 버린 환자가 가진 원래의 교합을 재건해야 하므로, 이렇듯 하악위에 중점을 둔 교합론이 필요할 것이다.

교합치료가 형태와 기능의 개선이라면 치과 교정치료는 원래 씹히지 않는 기능이 주소가 되는 예는 적으므로 보철치료보다 형태를 중시하게 될지도 모른다. 그리고 형태의 개선에는 보철보다 훨씬 시간이나 비용이 든다. 치과 교정치료는 형태나 크기를 거의 조절할 수 없는 자연치를 사용해 교합 이론을 만족시키면서, 치주조직의 개조라는 막대한 시간이 걸리는 방법으로 환자가 요구하는 심미성이 뛰어난 치열 교합을 만드는 치료이다. 다만 보철의가 보철물을 넣은 후에 환자로부터 씹을 수 없다거나 아프다는 이야기를 듣고, 몇 번이나 교합 조정을 반복하는 고생이 교정의에게는 거의 없다. 자연치에 의한 치료가 적응을 만들어 내는 장점일 것이다.

기능의 개선에 대해서도 지금까지의 턱관절에 관한 교합론은 아직도 결론에 이르지 못했다. 한편 상·하 치열에 관한 교합론으로서 형태의 개선은 중요성을 더하고 있다. 현재는 형태의 심미성이라는 환자의 관점을 중시하는 시대이다. 현대 교정의 대가인 Proffit도 그의 교과서가 제4판에서 제5판으로 바뀔 때 크게 패러다임이 변했다[20]. 한 사람의 교정의로서 교합론이라는 어려운 주제를 턱관절을 제외하고 단편적으로 정리하는 것은 짐이 무겁지만, 총론 1에서는 상·하 치열이라는 또 하나의 교합 요소와 거기에 대응한 목표로 삼아야 하는 기능적 교합에 관한 논점을 다뤘다.

그러기에는 Davies 등[26]이 제시한 가이드라인이 참고되리라 생각하므로 표 4~6에 제시하였다.

마지막으로 교합은 개념론이 중심인 만큼 과학적 근거에 기초한 논의가 필수이다. 그 때문에 유념해야 하는 것이 과학적 근거의 질이다. 유감스럽게도 교합을 논할 때 체계적인 문헌 고찰이나 메타 분석은 없는 것이나 다름없고, 증례 보고나 개인적인 저작과 같이 과학적 근거 수준이 낮은 문헌이나 특정의 주장에 치우친 문헌이 많다. 그 중에서 이번 총론 1에서 든 참고문헌은 되도록 전 세계에서 대학 교육에 이용되고 또한 개정판이 계속해서 나오는 교과서를 선택해, 총론으로서의 '정리' 및 서두에 말한 '논의 속에서 공통 사항을 찾는 역할'을 다하도록 노력했다.

표 4. Davies 등이 제시한 교합에 관한 적절한 치료의 가이드라인

① 치아 및 치주조직, 턱관절을 검사한다.
② 본질적으로 올바르지 않은 교합 접촉이란 없고, 단지 그 상태에서 비기능적인 움직임이 있으면 견디기 어려울 때가 많은 경우가 있을 뿐이다.
③ 치료 시작 전에 환자 고유의 교합을 기록한다.
④ 환자 고유의 교합과 기준이 되는 이상적인 교합 상태를 비교한다.
⑤ 치료 전, 치료 중, 치료 후의 단순한 2차원 교합 상태의 기록이 적절한 교합치료에 도움이 된다.
⑥ 교합의 수복이 위해성을 가진 속발증(이차적인 질병)의 원인이 되지 않도록 하기 위해서는, 확인하면서 접근(approach)하는 것이 가장 안전하다.
⑦ 치료 전 환자 고유의 교합과 비교해 결과를 평가, 설계, 시술, 점검(EDEC)한다.
⑧ '재구성된 접근'에서는 맨 처음 구치부의 이상적인 교합을 환자의 고유 치아 혹은 provisional restoration에서 재구성해, 그 디자인에 따라 확인하면서 접근한다.
⑨ 가철성 보철물에서 이상적 교합이란 보철물의 안정을 해치는 힘을 줄이는 것이다.
⑩ 교정치료에서 교합의 목표는 명확하지 않지만, 치료 결과에서 중심교합위와 중심위 사이에 큰 차이가 있어서는 안 된다.
⑪ 교정치료에서 교합에 관한 검사는 동적인 교합과 중심교합위에서 보이는 상 · 하악 관계를 포함해야 한다.

(참고문헌 26에서 인용)

표 5. 교합을 부여할 때 목표로 해야 할 것

① 악구강계에 위화감이나 통증, 운동장애가 없을 것
② 구치부에 양측성의 교합 지지가 있고, tapping과 clenching의 위치 차이가 없을 것
③ 저작의 폐구 경로에서 간섭이 없고 저작하기 쉬울 것
④ 비기능적인 움직임으로부터 치아와 치열을 지키기 위한 가이드(견치유도, 군기능 등)가 있을 것

(참고문헌 26에서 인용)

표 6. 교합을 부여할 때의 주의점

① 턱의 발육, 치아 이동 등으로 교합은 생애에 걸쳐 변화할 가능성이 있어, 각 단계에서 대응할 필요가 있다.
② 치료상의 어떠한 교합 관계를 목표로 설정하는 것에는 의미가 있지만, 그때에는 생리적인 기능에 조화를 이루고 있는지 확인할 필요가 있다.
③ 정적인 교합과 동적인 교합(기능 운동: 저작 운동 등, 비기능 운동: bruxism 등)으로 나누거나 의식해서 생각할 필요가 있다.
④ 치료 기간 중 또는 치료가 끝난 후에 조정이 필요할 때가 있다.
⑤ 턱관절 부위(가동성, 잡음 등)에 변화가 없는지 확인할 필요가 있다.

(참고문헌 26에서 인용)

참고문헌

1. Angle EH. Classification of malocclusion. Dental Cosmos 1899;41:248-264, 350-357.
2. Taylor TD, Wiens J, Carr A. Evidence-based considerations for removable prosthodontic and dental implant occlusion:a literature review. J Prosthet Dent 2005 ; 94(6) : 555-560.
3. 中村公雄, 多田純夫, 藤井康伯, 森田和子, 宮前守寛, 佐々木猛, 重村宏. 現代の臨床補綴, 歯周治療をふまえた補綴・インプラント治療.東京 : クインテッセンス出版, 2006 ; 215-269.
4. Pollock HC. The extraction debate of 1911 by Case, Dewey, and Cryer Introduction. Am J Orthod 1964;50(11) : 843-851.
5. 作田守(監修), 高田健治(訳). プロフィトの現代歯科矯正学. 東京 : クインテッセンス出版, 1989.
6. Andrews LF. The six keys to normal occlusion. Am J Orthod 1972 ; 62(3) : 296-309.
7. Ingervall B. Functionally optimal occlusion:the goal of orthodontic treatment. Am J Orthod 1976 ; 70(1) : 81-90.
8. Clark JR, Evans RD. Functional occlusion:I. A review. J Orthod 2001; 28(1) : 76-81.
9. Andrews LF. The straight-wire appliance. Origin, cotroversy, commentary. J Clin Orthodod 1976 ; 10(2) : 99-114.
10. Roth RH. The maintenance system and occlusal dyamics. Dent Clin North Am 1976 ; 20(4) : 761-788.
11. Tipton RT, Rinchuse DJ. The relationship between static occlusion and functional occlusion in a dental school population. Angle Orthod 1991 ; 61(1) : 57-66.
12. 高橋新次郎. 新編歯科矯正学. 京都 : 永末書店, 1960.
13. Graber TM. Current orthodontic concepts and techniques. 2nd ed. Philadelphia : WB Saunders Company, 1969.
14. Graber TM(編), 三浦不二夫, 井上直彦,大坪淳造(訳). 現代歯科矯正学. 東京 : 医歯薬出版, 1971.
15. Moyers RE. Hand book of orthodontics. 3rd ed. Chicago : Year book medical publishers, 1973.
16. Moyers RE(著), 三浦浦不二夫(監訳), 入江通暢,黒田敬之, 中村進治, 布田栄作, 関口武司(訳). モイヤース歯科矯正学ハンドブック(第3版). 東京 : 医歯薬出版, 1976.
17. Thurow RC. Atlas of Orthodontic Principles. 2nd ed. St. Louis : CV Mosby Company, 1977.
18. Thurow RC(著), 坂本敏彦(校閲), 三谷英夫(訳). アトラス歯科矯正学の基本理論. 東京 : 書林, 1979.
19. Nanda R. Biomechanice and esthetic strategies in clinical orthodontics. Saunders St. Louis : Elsevier, 2005.
20. Proffit WR, Fields HW, Saver DM. Contemporary Orthodontics. 5th ed. St. Louis, CV Mosby Company, 2013.
21. Byun SJ, Heo SM, Ahn SG, Chang M.Analysis of proximal contact loss between implant-supported fixed dental prostheses and adjacent teeth in relation to influential factors and effects. A cross-sectional study. Clin Oral Implants Res 2015;26(6) : 709-714.
22. Bernard JP, Schatz JP, Christou P, Belser U, Kiliaridis S. Long-term vertical changes of the anterior maxillary teeth adjacent to single implants in young and mature adults. A retrospective study. J Clin Periodontol 2004;31(11) : 1024-1028.
23. Dager MM, McNamara JA, Baccetti T, Franchi L. Aging in the craniofacial complex. Angle Orthod 2008 ; 78(3) : 440-444.
24. Behrents RG. A treatise on the continuum of growth in the aging craniofacial skeleton. Ann Arbor, 1984, Ph. D. Thesis, University of Michigan.
25. Björk A, Skieller V. Normal and abnormal growth of the mandible. A synthesis of longitudinal cephalometric implant studies over a period of 25 years. Eur J Orthod 1983;5(1):1-46.
26. Davies SJ, Gray RM, Sandler PJ, O'Brien KD. Orthdontics and occlusion. Br Dent J 2001;191(10):539-549.

2

턱관절질환과 연관하여 치과 교정치료와 교합에 관해 생각하다

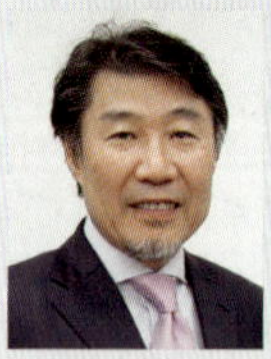
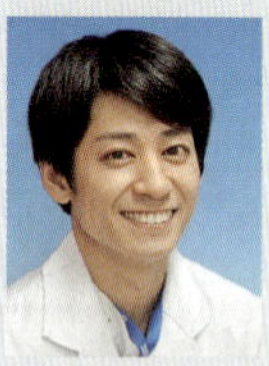
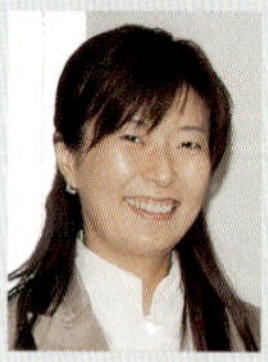

Kiyoshi Koyano (古谷野 潔) /
Kyosuke Oki (大木郷資) /
Rika Kuwatsuru (桑鶴利香)
규슈대학 대학원 치학연구원 구강기능수복학 강좌
연락처: (우)812-8582 후쿠오카현 후쿠오카시 히가시구 마이다시 3-1-1

시작하며

현재 일본의 치과교정학 교과서[1]에 따르면, '치과교정학이란 치아 · 악안면두개의 성장 발육이나 그 후의 나이가 들어 감에 따른 정상 형태와 기능, 또한 그 모든 구조의 불균형이나 부조화로부터 야기되는 턱의 비정상인 관계나 부정교합의 병태를 연구하고, 나아가 그러한 비정상이나 부정의 상태를 개선하고 예방함으로써 악구강 기능의 향상과 안모의 개선을 도모해, 개인의 QOL에 이바지할 수 있도록 하는 연구와 기술을 추구하는 치의학의 한 분야이다'라고 되어 있다. 그리고 치과 교정치료의 목적은 '턱 및 교합 발육의 이른 단계에서 부정교합의 발현을 예방 · 억제하고, 이미 형성되어 버린 부정교합에 대해서는 국소적으로 혹은 광범위에 걸쳐 개선해, 형태적인 부정뿐만 아니라 기능적 · 심리적인 장애를 없애는 것이다'라고 되어 있다.

여기서 말하는 '부정교합으로 인한 장애'에는 표 1의 내용이 포함된다고 할 수 있는데, 이 중에 저작 기능장애의 원인의 하나로서 턱관절 이상을 생각할 수 있다. 예를 들면, 치과교정학 사전[2]에는 턱관절의 장애에 대해서 '턱을 닫을 때 부정교합의 종류에 따라서는 조기 접촉이나 교두간섭 때문에 턱을 비정상 방향으로 유도하는 일이 있다. 이러한 상태가 오랜 기간 계속되면 턱관절에 장애를 일

표 1. 부정교합으로 인한 장애[1]

① 우식 발생의 유발 요인
② 치주질환의 유발 요인
③ 외상 및 치근흡수의 유발 요인
④ 저작 기능장애
⑤ 근육 기능장애
⑥ 뼈의 발육 장애
⑦ 발음 장애
⑧ 심미적인 욕구와 심리적인 배경에 영향을 미침

(참고문헌 1에서 인용 발췌)

표 2. 턱관절질환의 개념 2013[6]

턱관절질환은 턱관절이나 저작근의 통증, 관절(잡)음, 개구장애 혹은 악운동 이상을 주요 징후(symptom)로 하는 장애의 포괄적 진단명이다. 그 병태는 저작근통 장애, 턱관절통 장애, 턱관절원판 장애, 변형성 턱관절질환이다.

표 3. 턱관절질환의 병태 분류 2013[6]

저작근통 장애 myalgia of the masticatory muscle(Ⅰ 형)
턱관절통 장애 arthralgia of the temporomandibular joint(Ⅱ 형)
턱관절원판 장애 temporomandibular joint disc derangement(Ⅲ 형) a. 복위성 with reduction b. 비복위성 without reduction
변형성 턱관절질환 osteoarthrosis/osteoarthritis of the temporomandibular joint(Ⅳ 형)

주1: 중복 진단을 승인한다.
주2: 턱관절원판 장애의 대부분은 턱관절원판의 전방 전위, 전내방 전위 혹은 전외방 전위이지만 내방 전위, 외방 전위, 후방 전위, 개구할 때 턱관절원판의 후방 전위 등을 포함한다.
주3: 간헐적 과두 걸림은 복위성 턱관절원판 장애에 포함한다.

으킬 때가 있다. 또한 심한 과개교합 환자가 턱관절의 위화감이나 통증을 호소하는 일도 있다'라는 기록이 있다.

턱관절질환도 턱관절의 장애나 악구강 기능의 장애를 초래하는 질환이기 때문에, 턱관절질환과 부정교합, 그리고 교정치료와의 관계에 대해서 여러 가지 논의가 있었다. 그러나 근래에는 교합 조정이나 보철치료를 통한 교합 개선 등의 비가역적인 교합치료를 턱관절질환 치료의 목표로서 추천하지 않는다는 개념이 일반적이다.

따라서 이 장에서는 턱관절질환과 교합에 관한 최근의 개념을 정리하고, 교정치료를 통한 턱관절질환의 치료와 예방에 대해서 고찰하고자 한다.

1. 턱관절질환의 최근 개념

턱관절질환에 관한 세계의 조류를 보면, 1992년에 연구용 진단 기준(RDC/TMD, research diagnostic criteria for temporomandibular disorders)[3]이 공표되어 공통의 진단 기준에 기초한 피험자를 사용하여 임상 연구를 하게 되었다. 이로써 연구자 사이에서 공통의 진단 기준을 사용한 연구 데이터의 비교가 이루어지게 되어, 공통의 기반 위에 서서 다인자 질환인 TMD(temporomandibular disorders)를 밝혀 나가려는 흐름이 되었다. 그 후 2014년에는 일반 임상에도 이용할 수 있는 국제 표준인 TMD 진단 기준(DC/TMD, diagnostic criteria for temporomandibular disorders)이 공표되었다[4]. 이것은 국제 전문가 집단에 의해 구조화된 프로토콜에 기초한 문헌 고찰과 많은 시설의 임상 시험에 의한 타당성 검증 연구를 통한 의견합의(consensus) 형성 과정을 거쳐 만들어진 것이다. DC/TMD의 내용에 대해서는 'TMD YEARBOOK 2014'[5]에서 자세히 해설하고 있으니 흥미가 있는 분은 그 책을 참조하기 바란다.

국제 표준이 정리되었다는 소식을 듣고 일반사단법인 일본턱관절학회는 DC/TMD와 일치시키기 위하여, 일본턱관절학회가 제시해 온 턱관절질환의 개념이나 분류를 재검토해 '턱관절질환의 개념 2013'(표 2)과 '턱관절질환의 병태 분류 2013'(표 3)을 발표했다[6]. 이 개정에서 턱관절질환 V형은 폐지되어 턱관절질환은 증상 발현 빈도가 높은 턱관절 · 저작근 장애의 분류가 되었다.

현재 DC/TMD 일본어판의 일반 임상에 대한 응용이 기다려지고 있는데, 무엇보다 먼저 일본턱관절학회에서는 일반 임상 치과의사가 사용할 수 있는 턱관절질환의 표준적인 진찰, 검사, 진단 및 치료의 지침으로서 '턱관절질환 치료 지침 2018'을 작성하는 중이다. 곧 일본턱관절학회의 홈페이지에서 공표될 예정이므로 참조하기 바란다.

2. 턱관절질환과 교합

턱관절질환 병인 연구의 초기에는 교합 이상(중심교합

위와 중심위의 차이, 전방 가이던스의 결여, 비작업측 교합 간섭, 교두 간섭을 동반하는 교합면의 부정, 골격성 및 치성 부정교합, 구치부 지지의 결여, 교합고경의 이상 등)이 턱관절질환에서 가장 중요한 병인이라고 생각되어 왔다[7]. 그러나 현재는, 턱관절질환은 다인자 질환이며 일상생활을 포함한 환경인자 · 유전인자 · 숙주 인자 · 시간 인자 등 몇 개의 인자가 조합하여 어떤 일정한 역치를 초과한 경우에 증상이 발현한다고 생각되고 있다[6]. 그 인자 중에서 숙주 인자로는 교합, 관절 형태, 저작근 구성 조직, 통증 내성, 통증 경험, 성격 등이 거론되고 있는데, 교합은 그 다양한 인자들 중의 하나로 여겨지고 있다.

과거에 검토된 교합 이상을 되돌아보면 대표적인 것으로 중심위와 중심교합위의 차이, 비작업측의 교합 간섭, 구치부 지지의 결여 등을 들 수 있다. 여기에서 중심위에 관해 확인해 보겠다. 중심위(CR)의 정의는 1994년에 발표된 미국 치과보철학 용어집(The glossary of prosthodontic terms 6th edition; GPT-6) 이후 하나로 집약되지 않고 예전부터 있었던 7개의 정의를 함께 적고 있다. 그 때문에 일본보철치과학회의 치과보철학 전문 용어집[9]에서는 중심위의 정의 맨 마지막에 '또한 이렇게 다양한 뉘앙스를 가진 것은 전문 용어로서 부적당해 사용을 삼가야 한다는 의견도 적지 않다. ……'라고 기록되어 있다.

그러나 2017년에 발표된 GPT-9[10]에서 중심위의 정의가 하나로 집약되었다. 새로운 정의는 표 4와 같다. 새로운 중심위의 정의에 따르면 '하악과두는 관절 결절에 대해 전상방위를 취한다'라고 되어 있다. 이것은 턱관절원판의 위치가 정상이라는 것이 전제이다. 하지만 약 절반의 사람에게는 턱관절원판의 전위가 있다고 한다[11]. 또한 과거의 문헌에서 중심위와 중심교합위의 차이는 다수 정상인에게 보이고 일치하지 않은 예가 보고되었으며, 반대로 중심위와 중심교합위의 차이가 없고 일치한 예에서도 턱관절 증상을 볼 수 있었다는 보고도 있다. 따라서 중심위와 중심교합위에 차이가 있는 것이 병적인 상태는 아니라고 생각되고 있다. 또한 중심위와 중심교합위

표 4. 중심위의 정의(GPT-9)[10]

치아의 접촉과는 독립된 상 · 하악의 위치적 관계. 하악과두는 전상방에 위치해 관절 융기의 후방 경사면과 마주한다. 이 위치에서 하악은 순수한 회전운동을 한다. 이 긴장이 없는 생리적인 상 · 하악의 위치 관계에서 환자는 수직, 측방 혹은 전 · 후 운동을 할 수 있다. 이 하악위는 임상적으로 유용하고 재현성이 있는 기준위이다.

(참고문헌 10에서 저자가 인용 번역)

의 차이가 많거나 측방 편위가 있는 경우 혹은 중심위에서 폐구했을 때 편측성의 치아 접촉이 있으면 유해하다는 생각도 있지만, 그것들에 관한 다양한 연구 보고를 종합해 보면 역시 찬반양론으로 일정한 견해는 얻지 못했다.

비작업측의 교합 간섭에 관해서도 교합 간섭의 유 · 무와 턱관절질환의 관계를 조사한 연구나 실험적 교합 간섭에 관한 연구 등 많은 논문이 나왔다. 그리고 턱관절질환과 교합에 관한 연구를 검증한 대표적인 문헌 고찰 논문이 몇 가지 보고되었다. 이 논문들에 따르면 교합과 TMD의 인과관계, TMD의 원인으로서의 교합 간섭, TMD에 대한 교합 조정의 치료효과에 대한 것 모두에 과학적 근거가 눈에 띄지 않는다고 결론짓고 있다.

원인과 결과의 관계는 원인이 있으면 반드시 결과가 발생하고, 원인을 제거하면 결과는 소실하며, 원인을 발생시키면 결과가 발생하는 것이다. Lobbezoo는 인과관계의 평가 기준으로서 표 5에 보인 항목을 들고 있다[12]. 어떤 종류의 교합이 TMD의 원인이라고 하려면 표 5의 모든 항목에 대한 검증이 필요하지만, 지금까지의 결과를 정리하면 교합이 턱관절질환을 일으키는 원인과 결과의 관계에 있다고 하기에는 역시 무리가 있다.

앞에서 서술한 바와 같이 턱관절질환은 다인자 질환이며 교합의 문제가 턱관절질환의 원인의 전부가 아니라는 사실은 말할 필요도 없다. 그러나 다인자 안에 교합은 포함되어 있고, 교합 요인에 대해서 검토한 논문이 몇 개 있으므로 소개하겠다.

1993년에 Pullinger 등이 턱관절질환에 공통되는 교합 특성에 관한 위험 인자와 오즈비(odd ratio)의 다중 로지스틱 회귀 분석으로 하는 논문을 발표했다[13]. 그 논문에

표 5. 인과관계의 평가 기준[12]

결과 전에 원인이 선행할 것
역학적으로 원인과 결과의 비율이 적절할 것
원인과 결과에 용량-반응 관계가 있을 것
원인과 결과의 연관성이 특이적일 것
복수 연구(논문)의 결과가 일치할 것
Bias와 혼란 변수가 없을 것

(참고문헌 12에서 저자가 인용 번역)

표 6. TMD의 위험 인자[13]

① 전치부 개방교합
② 6mm 이상의 수평피개
③ 4mm를 넘는 RCP-ICP 슬라이드
④ 편측성 반대교합
⑤ 6개 이상의 구치 결손

(참고문헌 13에서 저자가 인용 번역)

서는 TMD의 위험 인자로서 5개의 인자(표 6)를 들고, 이 중에서 높은 오즈비를 보인 것은 전치부 개방교합과 편측성 반대교합이었다고 보고했다. 다만 이 보고는 교합 이상과 턱관절질환과의 연관성을 보인 논문이지, 교합 이상이 턱관절질환의 발생 원인이라는 것을 증명한 것은 아니다. 이 논문에서도 TMD 환자에 대한 교합의 기여가 제로는 아니지만, 특정 교합이 TMD 증상 발현의 유일한 주요 인자라고 말하기는 어렵다고 결론짓고 있다.

TMD 환자의 다수가 표 6에 보인 ①~⑤와 같은 교합 인자를 가지는 것은 아니고, 이러한 교합 인자를 가진 환자의 다수가 TMD 증상을 나타내는 것도 아니다. 예를 들면, 변형성 턱관절질환이 전치부 개방교합을 발생하게 하는 등, 턱관절질환 증상이 발현한 결과 교합 이상이 발생한 예도 있다. 다시 말해서 TMD 증상이 발현한 결과로 일어나는 이차적 교합 이상에는 근육의 비정상 긴장에 의한 이차적 교합 이상과 턱관절의 병태에 의한 이차적 교합 이상이 있는데, 전자에서는 악위의 변화와 그에 따른 조기 접촉이나 교합위의 불안정화를 볼 수 있고 후자에서는 구치부 개방교합(급성 화농성 턱관절염, 활막염 등에 의한 일시적 관절강 확대, 턱관절원판 후부 조직의 중첩이나 비후, 전방 전위해 있었던 원판의 정위, 원판 후방 전위), 하악과두의 변형이나 흡수에 의한 개방교합, 과두 걸림(closed lock) 후의 개방교합을 볼 수 있다. 교합 이상이 있다고 해도 TMD의 증상 발현 초기에 교합치료로 접근하는 것은 점점 더 교합을 불안정하게 하는 결과가 될 수도 있다.

3. 턱관절질환과 교합치료

TMD에 대한 교합치료에 관한 연구를 보면 턱관절질환 환자를 교합 조정군과 의사(pseudo) 조정군으로 나누어 근육 활동과 악운동을 조사했는데 소견에 차이가 없었다는 보고[14]와, 턱관절질환 환자를 조절군(치료 없음)과 교합 조정군으로 나누어 경과를 관찰했는데 1개월 후에 교합 조정군은 자각증상이 줄어드는 것을 보였지만 6개월 후에는 둘 사이에 유의한 차이가 없었다는 보고[15]가 있다. 또한 턱관절질환 환자를 가역적 치료법만 시행한 군과 가역적 치료+교합 조정을 시행한 군으로 나누고 치료효과를 비교했는데 둘 사이에 치료효과의 차이가 없었다는 보고[16]도 있어, TMD 치료에서 교합치료의 필요성에 의문을 보이는 보고가 적지 않다.

미국 국립보건원(NIH, National Institute of Health)의 TMD 진단과 치료에 관한 기술 사전평가(technology assessment) 회의 보고서[17]에 따르면 교합치료와 같은 비가역적 치료에 대한 우위성은 증명되지 않았다고 기록되어 있다. 또한 교합치료는 TMD 초기 치료의 제일 나은 방법이라고 하기는 어렵고, 장기화한 TMD 환자에 대해서도 교합을 영구적으로 바꾸는 것 같은 교합 조정이나 대규모 수복 처치를 통한 치료는 피해야 한다고 기록되어 있다.

한편 턱관절질환의 자연 경과를 조사한 연구에서도 턱관절질환은 시간 경과와 함께 개선되고 치유해 가는 질환

■ **표 7.** TMD Policy Statement의 개요[18]

1) TMD의 진찰 및 진단 • 문진(환자의 병력 청취)과 임상 검사(임상적 진찰) 및 필요에 따라서 턱관절 부위의 영상 검사로 TMD와 다른 관련 질환을 감별 진단한다. • TMD 환자와 정상인의 감별이나 TMD의 형태 분류에 유용한 진단 기기는 없다(다만 과학적으로 타당성이 확인된 여러 가지 영상진단 기기는 제외함). • 필요에 따라 근골격계, 류머티즘성 혹은 신경계의 유사 질환의 감별에 이용되는 의학적 진단법이나 검사법을 적용한다. • 심리 테스트를 이용해 환자의 사회심리학적 측면을 평가한다.
2) TMD의 치료 • 가역적인 보존요법을 일차선택으로 한다. • 증상의 자연 쇠퇴를 기대할 수 있으므로, 자연 경과를 충분히 고려한다. • 환자 교육과 홈 케어가 중요하다.

■ **의료 효과의 구성요소**

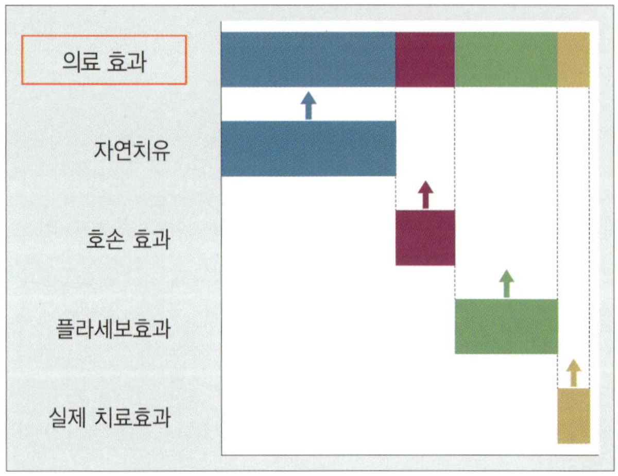

그림 1. 어떤 치료를 해서 효과를 얻을 수 있었다고 해도, 그것은 전체 의료 효과의 일부분에 지나지 않는다.

인 것으로 제시하고 있어, 턱관절질환 환자의 자각증상은 보존적 치료로 양호하게 완화하는 것이 대부분이다. 많은 근골격계 질환의 병태와 마찬가지로 턱관절질환의 타각적 징후와 자각적 증상은 일시적이고 self limiting이다.

국제 기준의 DC/TMD가 발표되기 전에 미국에서도 TMD의 진단과 치료에 대해서 여러 가지 의견이 있었고, 임상 현장에서는 여전히 TMD에 대한 다양한 치과치료가 시행되고 있었다. 따라서 TMD의 진단 · 치료에 대해서 미국치과연구학회(American Academy of Dental Research; AADR)의 신경생물학(neuroscience) 그룹이 약 3년에 걸쳐 턱관절질환의 진단과 치료에 관한 기본 성명(Policy Statement)을 정리해, 2010년에 AADR의 홈페이지에 게재되기에 이르렀다(표 7)[18,19]. TMD 기본 성명에는 TMD의 치료에 관해 '표 7 안의 2)'에 보인 세 가지 항목이 제시되어 있다. 현재는 턱관절질환 치료에 관해 교합 조정, 보철치료, 교정치료 등의 비가역적 치료를 일차선택으로 하는 것은 피하는 것이 바람직하다고 되어 있다. 또한 대부분의 TMD는 보존요법으로 관리 가능하다고 되어 있어, TMD의 예방이나 치료를 목적으로 비가역적인 교합치료는 하지 않고 될 수 있으면 보존적이고 가역적인 치료를 하는 것이 추천되고 있다.

또한 실제 증례에서 교합치료나 교정치료가 턱관절질환의 개선에 효과적이었다고 생각되는 예도 있지만, 치료효과 중에는 자연 경과로서의 증상 쇠퇴나 플라세보 효과(placebo effect)나 호손 효과(Hawthorne effect)가 포함되어 있다는 점을 알아 둘 필요가 있다(그림 1).

4. 치과 교정치료와 턱관절질환 증상 발현의 위험

교합 조정이나 보철치료와 마찬가지로, 지금까지 다양한 관점에서 TMD와 치과 교정치료의 연관성에 대한 보고가 있었다. Dahl 등은 교정치료를 받지 않은 사람과 비교해 교정치료를 받는 환자에서는 TMD의 자각증상이 적었다고 보고했다[20]. 이러한 보고를 보면 치과 교정치료가 TMD와 연관성이 있어, TMD의 위험을 줄이기 위해서 교정치료를 한다는 개념의 유효성에 대한 근거가 되기 쉽다.

그러나 Dorph는 치과 교정치료의 기왕력이 일반의 무증상 집단보다 TMD 환자 집단에 많았다고 보고했다[21]. 또한 Franks는 치과 교정치료를 받은 환자는 TMD 증상을 발현할 위험이 크다고 보고하고 있어[22], 교정치료는 TMD 증상 발현의 위험을 높인다는 의견도 있다.

이에 비해 Magnusson 등은 약 400명의 20년 동안 장기적 · 긍정적 코호트 연구 결과로부터, 교정치료를 받은 사람이 교정치료를 받지 않은 사람에 비해 치료 후에 TMD 증상이 발현할 위험이 커지는 일은 없다고 보고했다[23]. 이 견해는 다른 최근의 보고와 일치하고 있는데, Egermark는 교정치료 전 · 후 및 치료 후 15~18년의 장기 경과 관찰에서도 TMD의 징후와 유병률이 낮았다고 보고했다[24]. 또한 Sadowsky와 Polson은 교정치료의 기왕력이 있는 환자군(96명)과 기왕력이 없는 환자군(103명)을 교정치료 후 10년 이상까지 관찰했는데, TMD 증상의 출현 상황에 차이는 없었다고 보고했다[25]. 이처럼 복수의 연구가, 교정치료를 받아도 그 후의 인생에서 턱관절질환에 이환할 위험성을 높이는 일은 없다는 것을 보여 준다. 그러나 한편으로는 이러한 연구가 '교정치료에는 턱관절질환 증상 발현에 대한 예방 효과가 있다'라는 주장의 근거가 없다는 점도 시사한다. 앞에서 서술한 NIH의 TMD에 관한 기술 사전평가 회의 보고서에서도 '교정치료가 TMD에 이환할 위험성을 줄인다는 분명한 데이터는 없고, TMD의 예방 처치로서의 유효성을 보증하는 증거는 불충분하다'라고 기록되어 있다.

마치며

'치과 교정치료와 교합'에 대해서 턱관절질환과의 연관이라는 관점에서 고찰했다. 턱관절질환의 치료로서 치과 교정치료를 통해 교합을 개선하는 것에 대해서는, 교합 조정이나 보철 치과치료를 통한 교합의 개선과 같이 턱관절질환 치료의 일차선택으로서 추천하고 있지 않다. 치과 교정치료의 기왕력이 있는 환자는 턱관절질환을 일으키기 쉽다는 지적도 있지만, 대다수의 보고에서는 그런 경향이 인정되지 않았다. 치과 교정치료를 통한 교합의 개선으로 턱관절질환 증상을 초래하기 어려워지는지, 다시 말해 예방 효과에 대해서는 그것을 지지하는 과학적 근거가 불충분하다.

이상을 종합하면 치과 교정치료를 통한 교합의 개선과 턱관절질환의 치료 및 예방을 강하게 관련지어 임상에 임하는 것은 피해야 한다.

저자 주: 엄밀하게는 '턱관절질환'과 'TMD(temporomandibular disorders)'가 같다고 할 수 없는 점도 있지만, 본 원고에서는 거의 동의어로 사용하고 있다. 인용 문헌 안에서 '턱관절질환'이 사용된 경우는 '턱관절질환'을 사용했고, 'TMD'가 사용된 경우는 'TMD'를 사용했다.

참고문헌

1. 相馬邦道, 飯田順一郎, 山本照子, 葛西一貴, 後藤滋巳(編著). 歯科矯正学(第5版). 東京 : 医歯薬出版, 2008 : 8.
2. 亀田晃(監修). 歯科矯正学辞典 改訂増補版. 東京 : クインテッセンス出版, 2005.
3. Dworkin SF, LeResche L. Research diagnostic criteria for temporomandibular disorders : review, criteria, examinations and specifications, critique. J Craniomandib Disord 1992 ; 6(4) : 301-355.
4. Schiffman E, Ohrbach R, Truelove E, Look J, Anderson G, Goulet JP, List T, Svensson P, Gonzalez Y, Lobbezoo F, Michelotti A, Brooks SL, Ceusters W, Drangsholt M, Ettlin D, Gaul C, Goldberg LJ, Haythornthwaite JA, Hollender L, Jensen R, John MT, De Laat A, de Leeuw R, Maixner W, van der Meulen M, Murray GM, Nixdorf DR, Palla S, Petersson A, Pionchon P, Smith B, Visscher CM, Zakrzewska J, Dworkin SF ; International RDC/TMD Consortium Network, International association for Dental Research ; Orofacial Pain Special Interest Group, International Association for the Study of Pain. Diagnostic Criteria for Temporomandibular Disorders (DC/TMD) for Clinical and Research Applications : recommendations of the Inter-national RDC/TMD Consortium Network and Orofacial Pain Special Interest Group. J Oral Facial Pain Headache 2014 ; 28(1) : 6-27.
5. 古谷野潔, 玉置勝司, 馬場一美, 矢谷博文, 和嶋浩一(編). 別冊ザ・クインテッセンスTMD YEARBOOK 2014 アゴの痛みに対処する—世界標準の新しいTMD診断基準「DC/TMD」の全貌—. 東京 : クインテッセンス出版, 2014 ; 9-37.
6. 一般社団法人日本顎関節学会, 古谷野潔, 和気裕之, 久保田英朗, 小林馨, 髙木律男, 矢谷博文, 依田哲也(編). 新編顎関節症(改訂版). 京都 : 永末書店, 2018.
7. 古谷野潔, 玉置勝司, 馬場一美, 矢谷博文, 和嶋浩一(編). 別冊ザ・クインテッセンスTMD YEARBOOK 2011 アゴの痛みに対処する—その原因, 検査・鑑別診断, 歴史と患者説明—. 東京 : クインテッセンス出版, 2011 ; 11-17.
8. The Academy of Prosthodontics. The glossary of prosthodontic terms. Sixth Edition (GPT-6). J Prosthet Dent 1994 ; 71(1) : 41-112.
9. 公益社団法人日本補綴歯科学会(編). 歯科補綴学専門用語集(第4版). 東京 : 医歯薬出版, 2015.
10. The Academy of Prosthodontics. The glossary of prosthodontic terms.

Nineth Edition (GPT-9). J Prosthet Dent 2017 ; 117(5S) : e1-e105.

11. Jeffrey P.Okeson(著), 藤本順平, 山本健一, 岡野昌治, 菅野英也, 千ヶ崎乙文(監修). 口腔顔面痛の鑑別疾患と治療. 歯界展望 2001 ; 97(2) : 301-322.

12. Lobbezoo F, van Selms MK, Naeije M. Masticatory muscle pain and disordered jaw motor behaviour : Literature review over the past decade. Arch Oral Biol 2006 ; 51(2) : 713-720.

13. Pullinger AG1, Seligman DA, Gornbein JA. A multiple logistic regression analysis of the risk and relative odds of temporomandibular disorders as a function of common occlusal features. J Dent Res 1993 ; 72(6) : 968-979.

14. Tsolka P, Preiskel HW. Kinesiographic and electromyographic assessment of the effects of occlusal adjustment therapy on craniomandibular disorders by a double-blind method. J Prosthet Dent 1993 ; 69(1) : 85-92.

15. Vallon D, Nilner M, Söderfeldt B. Treatment outcome in patients with craniomandibular disorders of muscular origin : a 7-year follow-up. J Orofac Pain 1998 ; 12(3) : 210-218.

16. Yatani H, Minakuchi H, Matsuka Y, Fujisawa T, Yamashita A. The long-term effect of occlusal therapy on self-administered treatment outcomes of TMD. J Orofac Pain 1998 ; 12(1) : 75-88.

17. National Institutes of Health Technology Assessment Conference Statement. Management of temporomandibular disorders. J Am Dent Assoc 1996 ; 127(11) : 1595-1606.

18. American Association of Dental Research. Policy statement : temporomandibular disorders. Alexandria, Va. 2010. Available : www.aadronline.org/i4a/pages/index.Cfm?pageid=3465 (accessed 2012 May 15)

19. 古谷野潔, 玉置勝司, 馬場一美, 矢谷博文, 和嶋浩一(編). 別冊ザ・クインテッセンスTMD　YEARBOOK　2012アゴの痛みに対処する—AADRの基本声明から現代のTMD臨床を読み解く—. 東京 : クインテッセンス出版, 2012 ; 11-16.

20. Dahl BL, Krogstad BS, Ogaard B, Eckersberg T. Signs and symptoms of craniomandibular disorders in two groups of 19-year-old individuals, one treated orthodontically and the other not. Acta Odontol Scand 1988 ; 46(2) : 89-93.

21. Dorph G, Solow B, Carlsen O. Misfunction in the masticatory system after orthodontic treatment. Tandlaegebladet 1975 ; 79(20) : 789-792.

22. Franks AS. The dental health of patients presenting with temporomandibular joint dysfunction. Br J Oral Surg 1967 ; 5(2) : 157-166.

23. Magnusson T, Egermarki I, Carlsson GE. A prospective investigation over two decades on signs and symptoms of temporomandibular disorders and associated variables. A final summary. Acta Odontol Scand 2005 ; 63(2) : 99-109.

24. Egermark I, Carlsson GE, Magnusson T. A prospective long-term study of signs and symptoms of temporomandibular disorders in patients who received orthodontic treatment in childhood. Angle Orthod 2005 ; 75(4) : 645-650.

25. Sadowsky C, Polson AM. Temporomandibular disorders and functional occlusion after orthodontic treatment : results of two long-term studies. Am J Orthod 1984 ; 86(5) : 386-390.

제 2 장

교정치과의사의 관점에서 본 교합론

교합과 치과 교정치료, 이렇게 생각한다

1

중도 턱관절질환 증례에 교정치료 및 교합치료를 시행한 증례

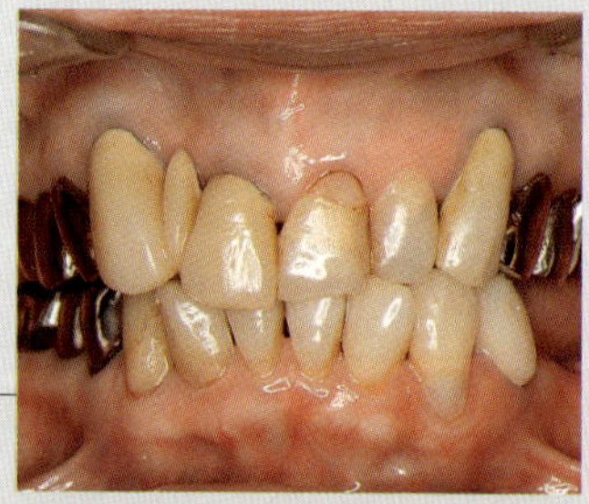

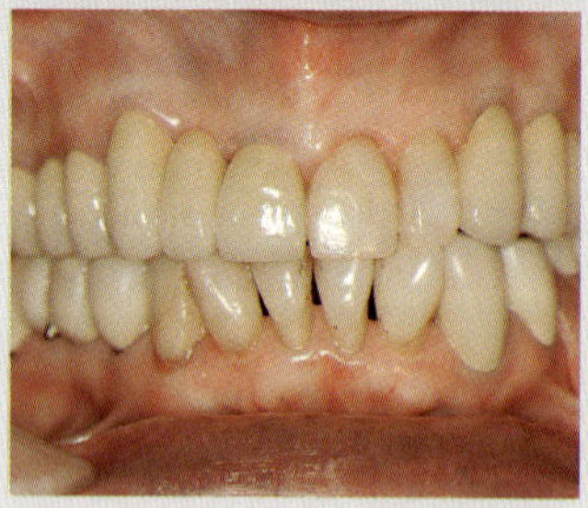

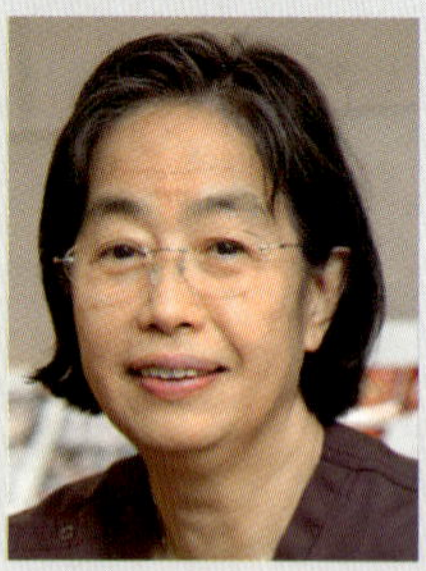

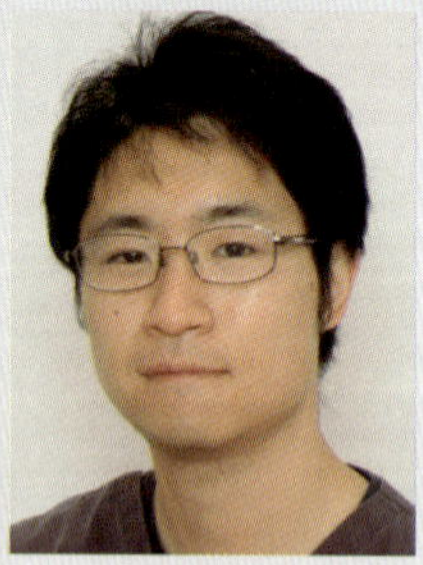

Teruko Tsutsui (筒井照子) /
Yusuke Tsutsui (筒井祐介)
후쿠오카현 개업 쓰쓰이 치과 · 교정치과의원
연락처: (우)807-0825 후쿠오카현 기타큐슈시
야하타니시구 오리오 3가 1-5

시작하며: 치과는 교합이다

이번 주제인 '치과는 교합이다'라는 말은 실로 지당한 표현이다. '치아가 맞물린다' 또한 상악과 하악의 악위에 관계되는 표현으로, 턱관절은 관절 중에서도 가장 복잡한 움직임을 하는 복관절이다. 또한 치열이나 치아의 형태에 따라 동작이 다르고, '갑갑한 교합'이나 '느슨한 교합'은 모두 두경부에서 전신에 이르기까지 영향을 미친다.

성인이라면 안면두개의 아래 절반은 치과의 수비 범위이다(그림 1)[1]. 뼈는 일시적인 힘(충격)에는 강하지만 지속적인 약한 힘에 대응해서는 형태를 바꾸어 간다. 하악골이나 하악지는 단단한 피질골이지만 치아가 심어진 치조골(치조부)이나 상악골은 대부분 해면골이다. 따라서 시간을 들여 5g 정도의 힘을 가하면 뼈는 개조 현상을 일으키고 치아는 움직이므로, 좋지 않은 생활 습관으로 치열은 만곡, 경사, 변형해 간다(그림 2a, b)[2-4]. 또한 중·하안면의 왜곡은 두경부와 전신의 부조화로 이어져 간다(그림 3a~c)[5].

'치과'는 의료로서 매우 중요한 역할을 담당하고 있다. '교합'이라고 하면 예전부터 수복을 의미하는 '치아를 만드는' 작업을 위한 교합론이라는 의식이 강하지만, 그보다 '왜 망가졌는지'를 생각하는 교합론에서 접근을 시작해야 한다고 생각한다. 이 부분에 대해서는 Ishihara Toshio 선생님의 책 "임상가의 교합"[6]을 읽고 깨달은 것을 "포괄 치과 임상 Ⅱ"[5]에 실었으니 참고하기 바란다.

그림 4는 Ishihara의 생리학적 교합학과 보철학적 교합학을 필자 나름대로 알기 쉽게 정리한 것이다. '생체역학'의 개념에서는 '형태가 곧 기능'[7]이다. '생리학적으로 문제가 적은 교합 · 형태'는 '별로 문제가 일어나지 않는 악구강 기능'이며 '기능이 곧 힘'이므로, 이전부터 사용되었던 '힘의 조절'도 같은 범주라고 생각하면 알기 쉽다.

현재는 ME 기기의 발달로 지금까지 눈으로 볼 수 없었던 생체 안에서 무엇이 일어나고 있는지를 볼 수 있게 되

얼굴의 왜곡을 치료하는 것이 치과의 일

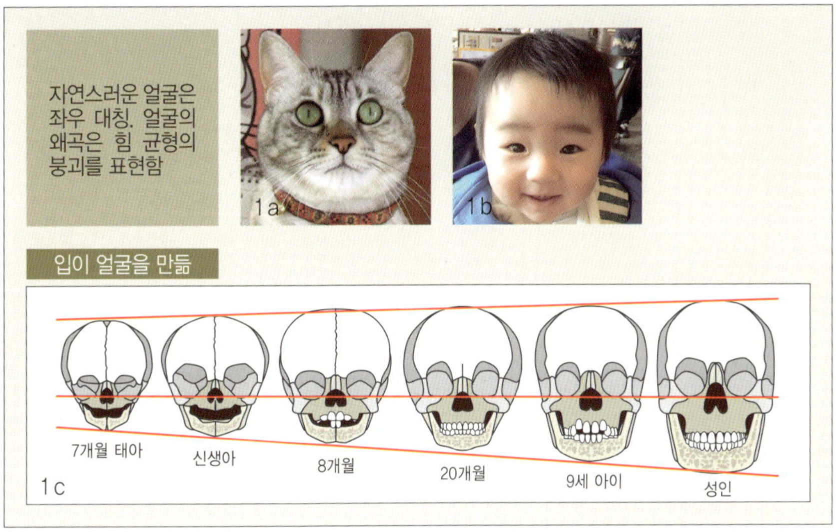

그림 1. 하악골과 하악지를 제외한 상 · 하악골은 주로 해면골이기 때문에 지속적인 약한 힘으로 치열은 변형한다. (그림 1a: 의치약출판 "얼굴 · 몸 밸런스 케어"에서 인용)

턱을 괴는 행동으로 치열의 변형과 총생이 나타난 증례

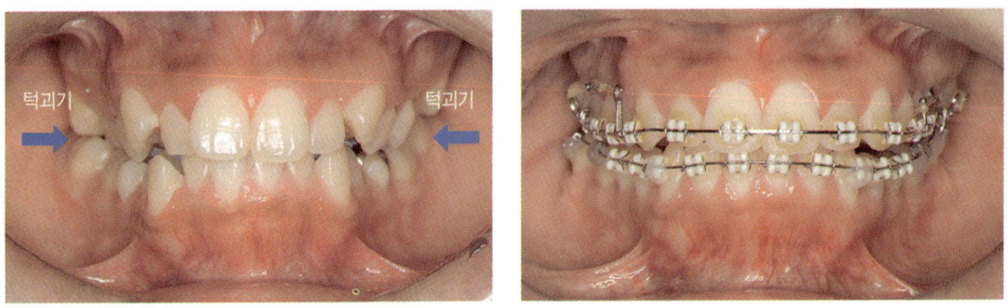

그림 2a. 비발치 교정으로 진단하였다. 습관을 멈추고 측방 확대 후 멀티 브래킷으로 레벨링 중이다.

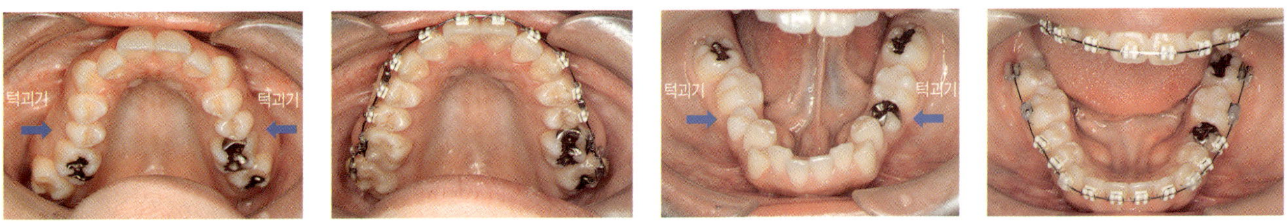

그림 2b. 원래의 형태로 되돌아왔을 뿐이므로 비발치로 개선할 수 있다.

중 · 하안면의 왜곡이 두경부, 몸, 전신의 부조화로

그림 3a. 몇 번이고 의치를 다시 만들어도 아파서 씹을 수 없다는 주소로 내원하였다. #⑪ · 21 · ㉒ 브리지가 바로 빠진다고 호소하여 이전 치과의사가 닿지 않도록 삭제한 상태이다. 오른쪽으로 누워 자는 습관으로 인해 #13~15 치축의 설측 경사와 anti-Monson 커브를 보인다. 응급처치로 #⑪ · 21 · ㉒에 스플린트를 장착하였다. #13~17, 23, 24의 협측 교두를 조금 삭제해 측방 만곡을 정돈했고, 하악 의치의 교합면을 즉시중합레진으로 수정했다.

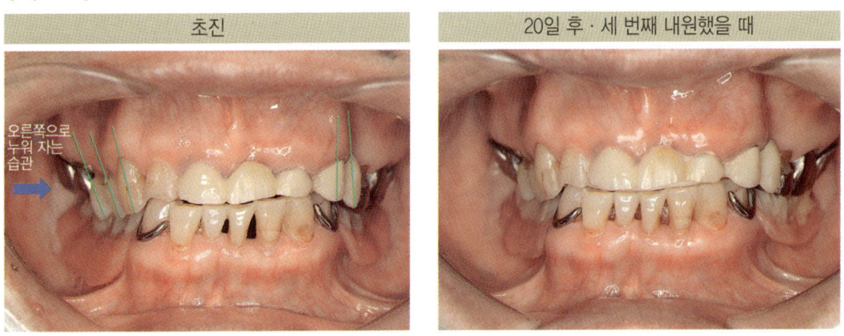

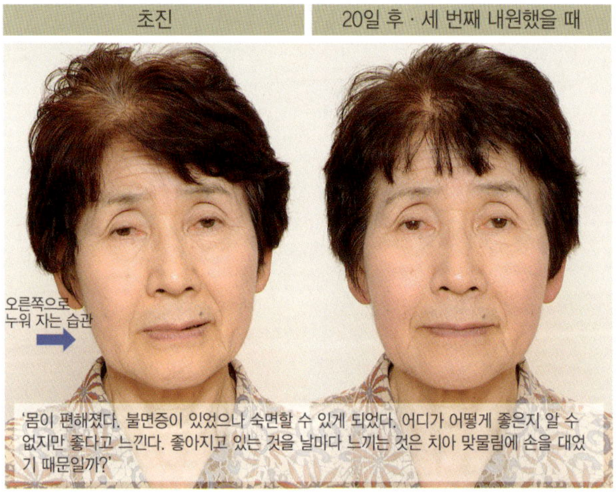

그림 3b. 오른쪽 뺨 부근에 베개가 닿지 않도록 조심함으로써 중 · 하안면의 좌측 경사가 개선되고 있다.

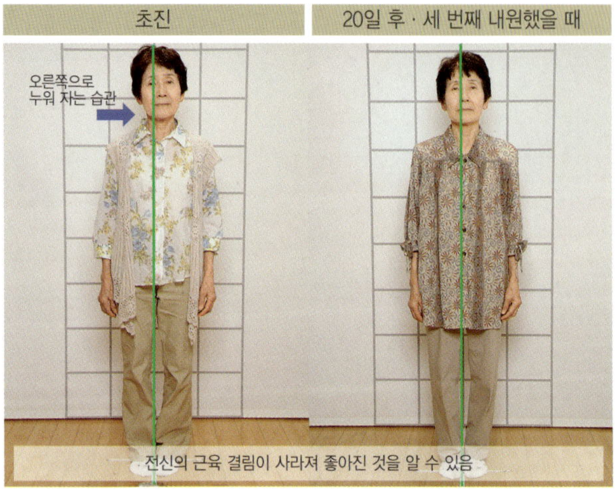

그림 3c. 오른쪽으로 누워 자는 습관이 오래되어 얼굴이 왼쪽으로 치우쳐 있다. 오른쪽으로 누워 자는 습관을 멈추고 몸의 균형이 개선되어, 몸 상태가 좋아졌다.

생리적 교합학과 보철적 교합학

교합학

[1] 전신에서 치아 맞물림의 좋고 나쁨을 논한다

생리학적인 교합론	←	증상이 나타나지 않았을 때의 형태로 되돌린다	→	병태 교합론※
=		=		=
악구강 기능	←	회복	→	악구강 기능 이상
=		=		=
힘의 개념	←	조절	→	힘의 이상

[2] 결손한 치열과 치아를 새로 만들기 위한 교합학
보철학적 교합론(인공물을 이용한 치아 · 치열의 회복)

생체≒교합기

[1][2] 모두 기본은 '얼마나 치아 맞물림이 좋은가'이다

※병태 교합론: 홋카이도대학 명예교수 Ohata Noboru의 이론에서 인용.

그림 4. Ishihara의 생리학적 교합학과 보철학적 교합학을 필자 나름대로 알기 쉽게 정리한 그림.

었다. 또한 디지털 기기로 하악의 기능 운동에서 실제의 교합 간섭 부위를 확인할 수 있게 되었다[8-12].

'생리학적으로 좋은 기능'이 해명되어, '좋은 형태'도 과학적으로 확증을 얻을 수 있게 되었다. 따라서 환자의 호소가 부정수소가 아니라 어딘가에 '기능의 이상'='형태의 이상'이 있다는 것을 확신을 가지고 진단할 수 있게 되었다. '병태 교합론'에서 NBM이 EBM으로서 논의되기를 바란다.

구강의 '문제가 일어나고 있는 형태 · 기능'을 '문제가 적은 형태 · 기능'으로 되돌리는 수단으로서, 교정치료 · 보철치료는 기본적으로 병태의 대상 부위와 치료 수단의 차이일 뿐 목적으로 하는 형태 · 기능은 같다. 교정치료는 몸의 형태를 회복하는 생리학적 교합론 속에서도 매우 중요한 기술이다(그림 5).

두 가지의 교합론

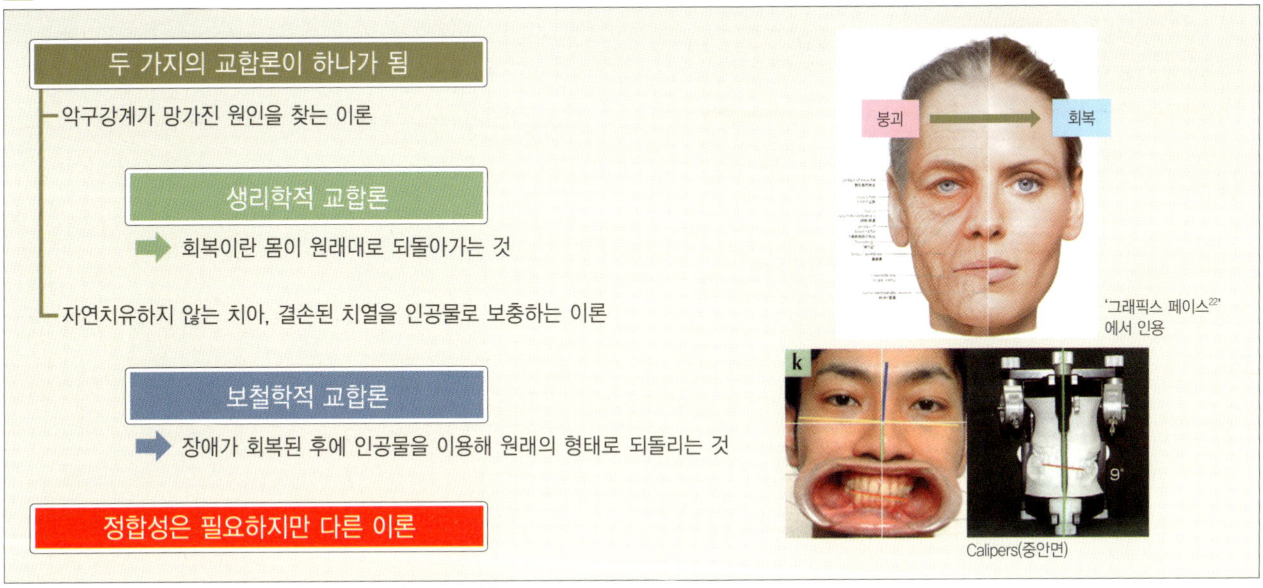

그림 5. 두 가지의 교합론(임상가를 위한 교합[6]에서 인용).

1. 교정의와 GP의 연계에서 주의할 점

필자인 두 사람은 같은 진료실에서 진료하고 있어서 연계를 취하기 쉬운 환경에 있다. 하지만 그러한 환경이어도 두 사람 사이에 충분한 의견 일치를 얻으면서 치료를 진행해 나가지 않으면 전체적으로 실수가 발생해 버린다. 여기서 본원에서 하는 교정의와 GP(general practitioner)의 연계에 대해서 적어 보고자 한다.

당연히 교정의의 첫 번째 역할은 '치아를 움직이는' 것이다. '치아를 움직이는' 것으로 심미성이나 교합 상태를 개선해 가는 것이 커다란 목적이다. 한편 GP로서도 심미성이나 교합 상태를 개선하는 것은 치료의 최종 목표로서 중요한 사항이다. 다시 말해서 교정의와 GP는 최종적인 목표의 이미지를 먼저 공유하고 치료를 진행해야 한다. 그러기 위해서는 평상시부터의 의사소통이 중요하다고 생각한다. 교정에 더해 수복치료가 필요한 증례에 대해서는 항상 술전에 그리고 치료의 단계마다 상담하도록 하고 있다. 그것을 10년 넘게 반복해 왔다. 지금은 두 필자 사이에 명확히 치료 목표의 이미지를 공유할 수 있는 것 같다.

예를 들어, 치주치료가 필요한 경우는 우선 치주 기본치료를 하고 나서 교정치료를 하는 것이 원칙이다. 또한 치주 외과 처치가 필요하다고 판단하면 그것을 교정 전에 할 것인지 교정 후에 할 것인지에 대한 사전 상담이 필요하다. 근관치료는 원칙적으로 교정 전에 할 필요가 있다. 다만 치은연하 우식이 깊고 근관치료가 어려운 경우 등은 정출(extrusion)을 포함한 교정치료를 먼저 할 때도 있다. 이번에 제시한 증례에서는 전악에 레진 temporary restoration을 장착하고 나서 교정을 했다. 실제로 금속 provisional restoration으로 바꾸고 나서 교정을 시작하는 경우가 많다. 이처럼 임시 보철물의 종류를 어떻게 할지, 또한 어느 시기에 장착할지에 대한 것도 GP와의 충분한 의사소통이 필요하다.

앞에서 서술한 바와 같이 교정의와 GP는 목표에 다다르기까지의 수단으로서 주로 치료의 순서에 관해 의논하는 경우가 많다. 다만 서두에 설명한 심미나 교합 등 전악적인 치료 후의 이미지 공유라는 부분에서는 다른 관점을 가진 두 사람이 의사소통해야만 한다. 치료 후의 목표에 관해서 특히 교합 분야는 교정의와 GP의 이론 배경의 차이 등으로 인해 서로의 생각과 치료법 자체에 어긋남이 생기는 일도 있는 것 같다.

실은 필자들도 이 부분에서 생각의 차이가 생기는 경우가 있다. 물론 교합 양식은 cuspid protect occlusion이 가장 좋지만 모든 증례가 그렇게 된다고는 할 수 없다. 또한 나이가 들면서 교모가 일어나 구치의 dis-occlusion이 일어나지 않게 되는 시기도 온다. 견치 가이드를 너무 강하게 만들면 갑갑한 교합이 되어 한계 운동은 물론 저작 운동도 부드럽게 할 수 없다. 이 부분에서 교정의와 보철의의 견해 차이로 갈등이 일어난다.

기본적으로 전치의 피개는 3mm 정도가 원칙이지만 교정의는 그보다 얕게 만드는 경우가 많다. Ⅱ급의 경우에 relapse가 생기면 수직피개가 깊어진다. 또한 나이가 들면서 피개가 깊어지는 경우가 많아 그것을 예측하여 얕게 마무리한다. 보철의는 구치를 지키는 것을 의식해서 깊게 마무리한다.

본원에서도 같은 일이 일어나고 있다. 교정의인 Teruko는 전치의 바이트를 얕게 마무리하므로, 일련의 상악 견치 피개도 깊지 않다. 교정치료가 끝나고 수복에 들어가 temporary restoration에 이어 1st provisional restoration으로 진행하는데, 보철의인 Yusuke는 깊게 만들고 있다. 교정의인 Teruko가 교합 검사에 들어가면, 가이드가 tight 한 것이 신경쓰여 loose 하게 한다. 다음에 보철의인 Yusuke는 다시 tight 하게 만드는 일을 반복할 때도 있다.

2nd provisional restoration과 최종 보철물에서는 하악 운동로를 계측하는데, 앞으로의 교모를 예측해 조금 tight 하게 마무리한 후 유지관리 과정에서 서로 이해하고 조금 loose 하게 조정하기도 한다.

2. 임상 증례 고찰(그림 6~23)

환자: 66세 여성

초진: 2012년 9월 12일. 좌측 턱관절질환의 치료를 위해 타원의 소개로 내원

주소: 반년 전부터 왼쪽 턱관절이 아파 한밤중에 잠을 잘 수 없음. 항상 둔통과 위화감이 있으며 운동통이 있음

생리학적 교합에서 본 질병의 검사

구강내 소견: #12, 35~37, 47 결손. #12은 #⑬ · 12 · ⑪ 브리지의 작은 가공치이다. 의치는 사용하지 않는다. 하악 전치와 #21, 22을 제외하고 전악에 보철치료가 되어 있다. 치은연하 우식은 있지만 치주낭 깊이는 3mm 정도이다. 근첨병변도 보이지만 큰 문제는 없다. 좌측 턱관절은 개구장애와 관절음(crepitation)이 있다(모래 밟는 소리, MO 25mm, 아픔을 참으면 40mm까지 개구할 수 있음). 우측은 MO까지 가는 중간에 작은 관절음(click)이 난다.

안모 사진: Dolicho facial 패턴. FMA: 37.0°. Angle Ⅰ급. 좌측 구각이 올라가고 좌측 비순구가 깊으며 하악은 조금 좌측으로 편위해 있다. 머리는 오른쪽으로 기울어 있다.

전신 소견: 몸이 오른쪽으로 많이 기울어 있다. 좌측 턱관절에 부하가 가해지지 않도록 적응해 자연스러워진 자세일지도 모른다. 좌측 어깨 결림, 빈혈, 현기증이 있지만 부정수소와 같은 심한 증상은 호소하지 않았다.

생활 습관: 초진의 문진에서 좌측 턱관절에 부하를 가하는 생활 습관은 눈에 띄지 않았다. 또한 생활 습관에 관련된 것 같은 특별한 치열의 변형이나 치축의 경사도 눈에 띄지 않았다.

방사선사진 · 세팔로그램: FMA 37.0°의 dolicho facial 패턴. 거의 Angle Ⅰ급. 경추의 만곡이 심하다.

생리학적 교합에서 본 병태 진단

MRI 소견: 양측 턱관절원판 장애. 비복위성. 좌측의 턱관절원판은 만성화해 위치가 고정되어 있다.

CT 소견: 양측 변형성 턱관절질환. 좌측 하악과두는 erosion과 flattening이 심하게 일어나 있다. 우측 하악과두도 좌측만큼은 아니지만 안쪽에 크게 erosion이 일

증례

초진(2012년 9월 19일)

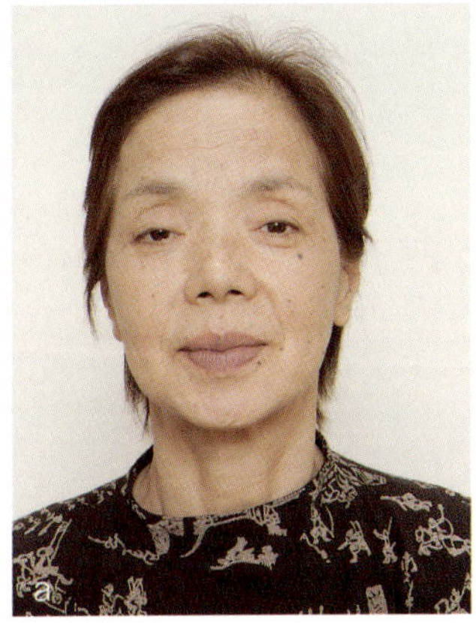

그림 6a. 좌측 구각이 올라가고 좌측 비순구가 깊으며 하악은 조금 좌측으로 편위해 있다. 얼굴 사진은 환자의 양해를 얻어 실었다.
그림 6b. #35~37, 47은 결손한 채로 오랜 기간 방치. 보철물은 평평한 교합면 형태. 교합고경이 낮다고 생각된다. MO 25mm이기 때문에 거울을 넣어 촬영할 수 없었다.

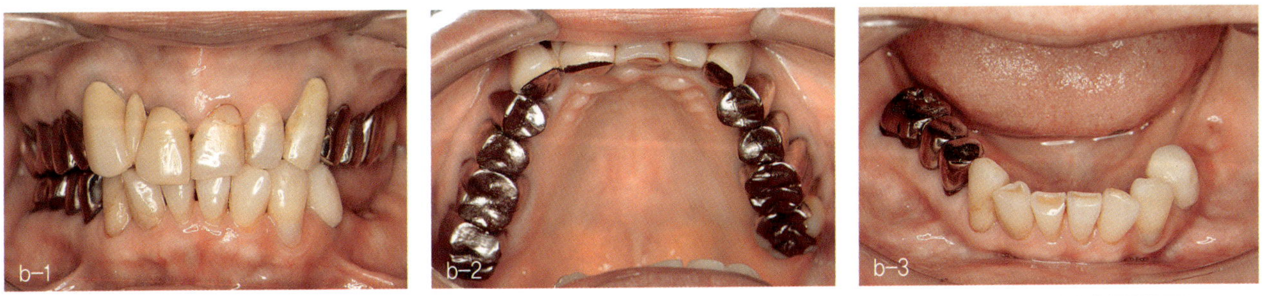

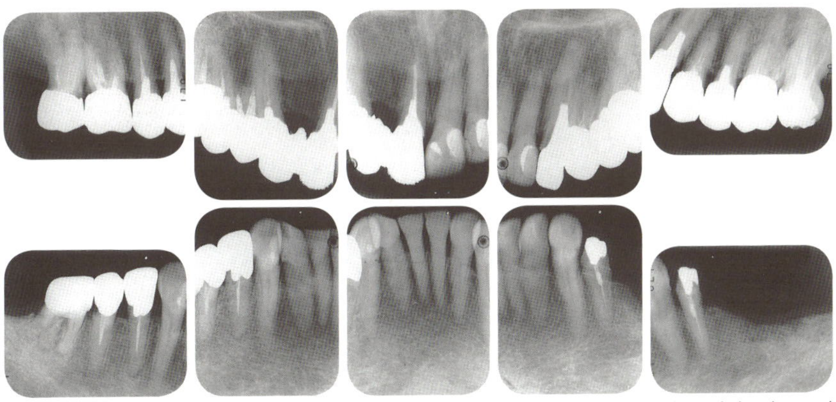

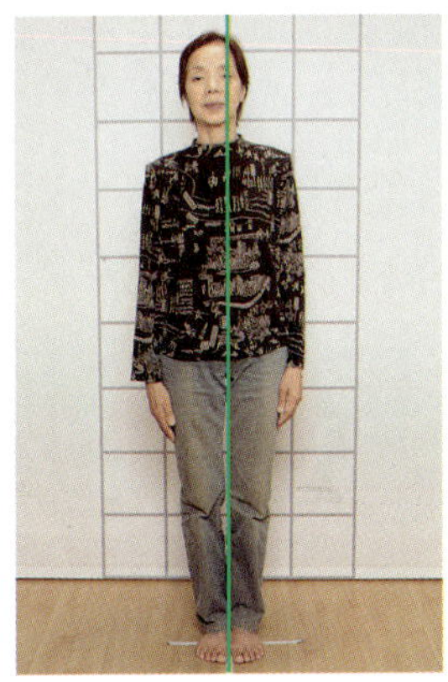

그림 6c. 다수 치아에 부적합 보철물이 있고 그와 함께 치은연하 우식도 많이 보인다. 치주조직에는 문제가 적은 것을 보면 이 환자는 우식 타입에 힘의 문제가 중복해 결손이 진행했다고 생각한다.

그림 6d. 몸이 오른쪽으로 많이 기울어 있다. 좌측 턱관절에 부하가 가해지지 않도록 적응해 자연스러워진 자세일지도 모른다.

SNA 79.8°
SNB 74.1°
ANB 5.6°
FMA 37.0°
IMPA 85.3°
FMIA 57.6°
U1 to SN 90.1°
OP to FH 7.9°
Gonial angle 130.4°

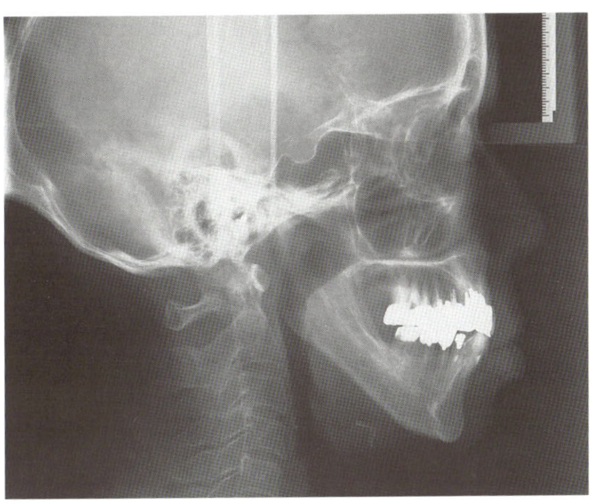

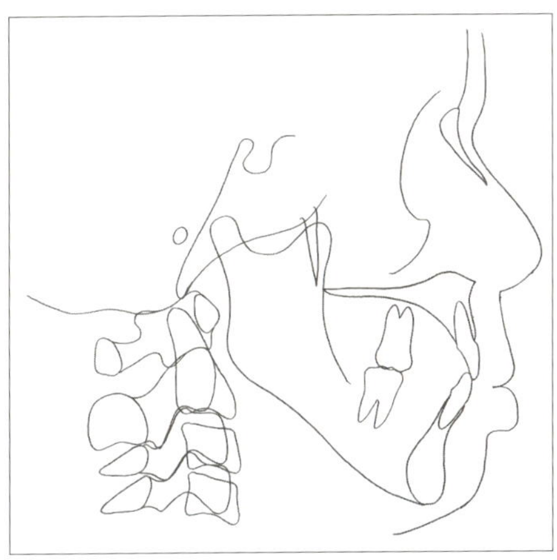

그림 6e. 경추만곡. Go:130.4°, FMA 37.0°의 dolicho facial 패턴. Angle의 분류는 거의 I 급.

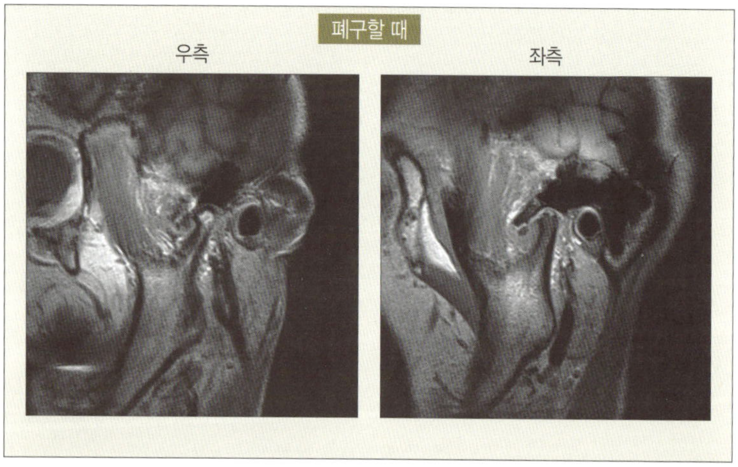

양측 비복위성 턱관절원판 전방 전위(Ⅲb형)

그림 6f. MRI 영상(2012년 9월 19일). 양측의 턱관절원판은 모두 폐구할 때와 개구할 때 복위하지 않는 비복위성이었다. 우측의 턱관절원판은 고정된 상태에 가깝고, 좌측의 턱관절원판은 덩어리 모양이다.

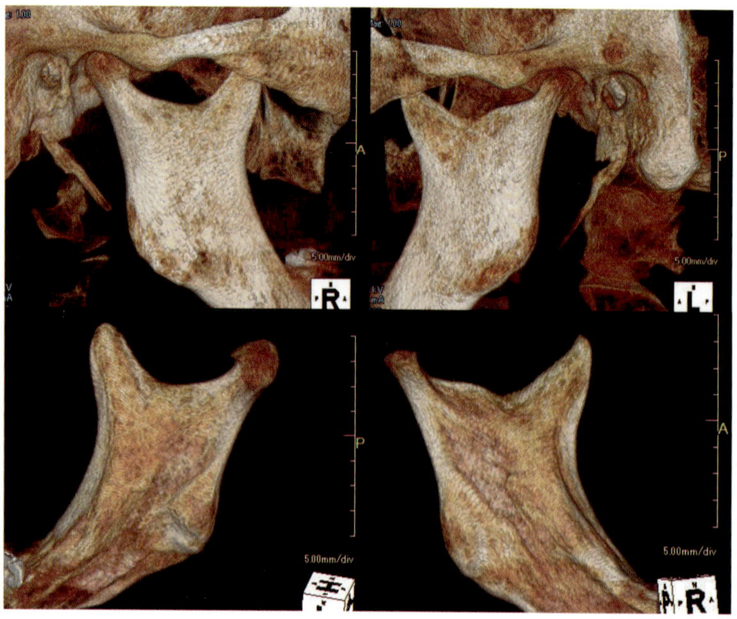

좌측 하악과두 erosion 변형성 턱관절질환(Ⅳ형)

그림 6g. 좌측 하악과두는 심하게 erosion 되어 flattening이 일어나, 관절에 부하가 걸린 것을 나타낸다. 우측도 안쪽은 erosion이 일어나 있다(2012년 9월 19일).

어나 있다(Ⅲb형과 Ⅳ형의 합병증).

생리학적 교합에서 본 질병의 검사 · 진단

하악 좌측 구치부 결손 방치와 우측 보철물의 저위 교합 때문이라고 생각되는 양측 턱관절원판 장애, 비복위성과 변형성 턱관절질환의 합병증(Ⅲb와 Ⅳ형의 합병증).

좌측의 턱관절원판과 하악과두의 변형 소견을 보면, 반년 전부터 나빠진 것은 아니고 이전부터 관절에 부하가 가해졌던 것으로 추측된다. Dolicho facial 패턴 때문에 근육과 턱관절도 약한 타입이어서 편위하기 쉽다고 생각한다. 환자는 좌측 턱관절의 문제만 호소하지만, 우측 턱관절은 개구 중기에 작은 관절음(click)이 있으므로 우측은 Ⅲa가 아닐까 하고 예측하였다. 그러나 양측 모두 Ⅲb형+Ⅳ형의 합병증이었다. 만성화하면 턱관절질환 증상을 호소하지 않는 경우도 많다.

치료 방침

① #35~37에 치료용 의치 장착

② 스플린트를 이용한 하악위의 모색

전악 치료에 들어가면,

③ 긴장이 풀린 근육위에서 제작한 provisional restoration

치료 경과(2013년 2월 8일)

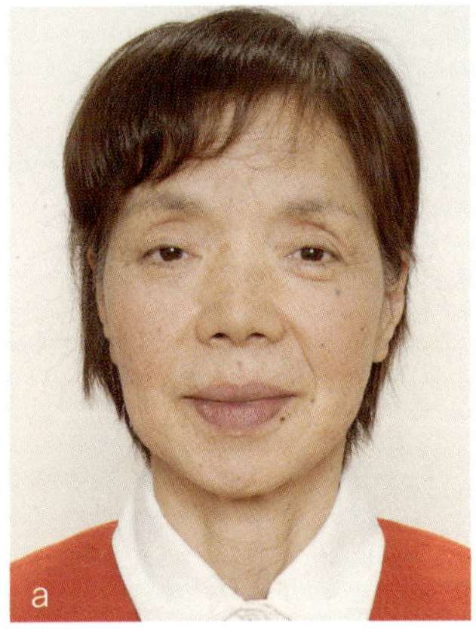

그림 7a. 하악에 치료용 의치를 장착하고 상악에는 스플린트를 장착, 생활 습관에 주의한 후 1개월 반. 초진의 턱관절 증상은 소실했다.
그림 7b. 상악에 안정형 스플린트를 장착. 하악이 우전방으로 나온다. 구치에 공간이 생기므로 하악 좌측 의치의 교합면을 높이고 우측은 CR 충전해 스플린트의 구치를 높여 간다. 식사할 때도 사용한다.

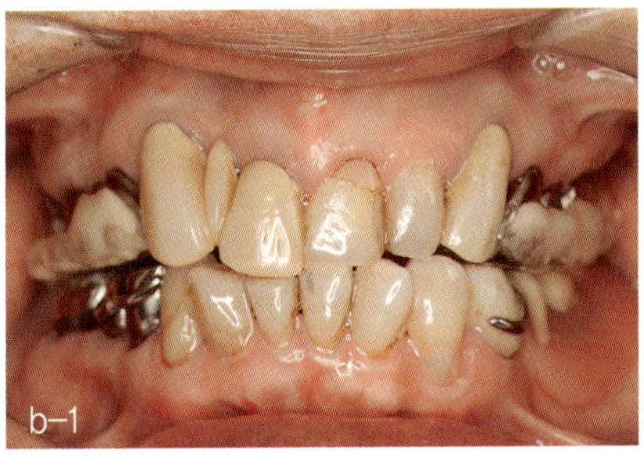

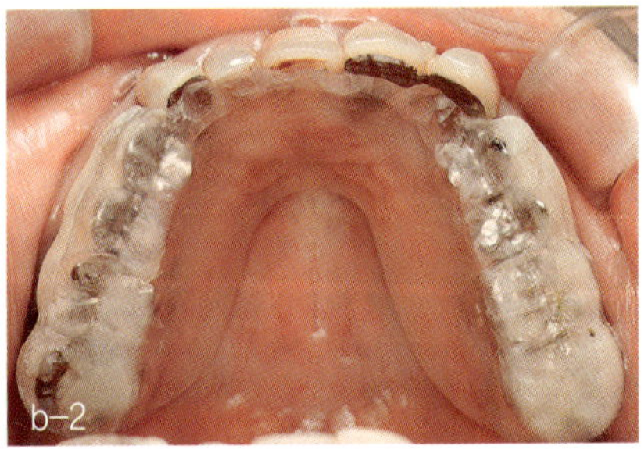

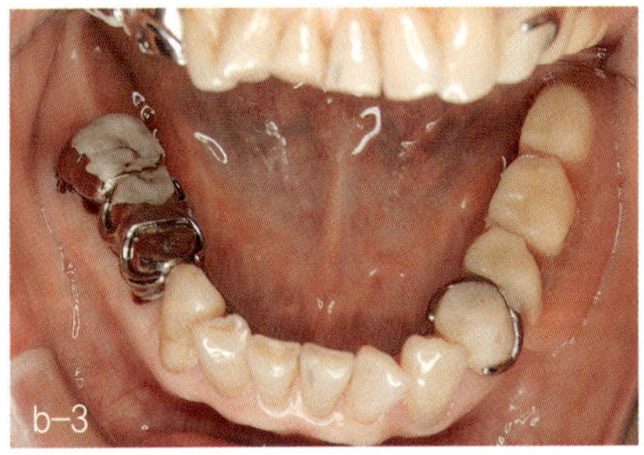

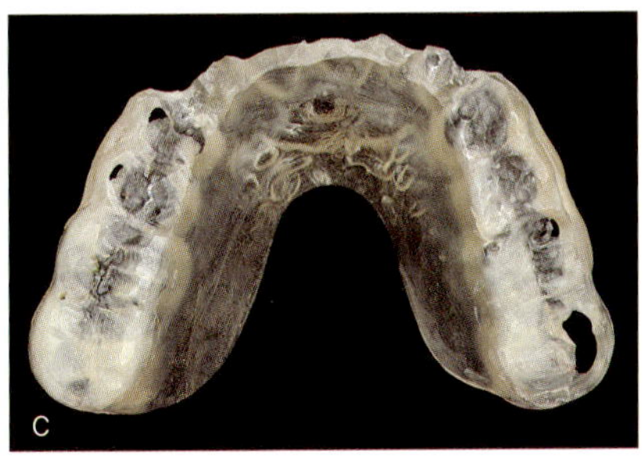

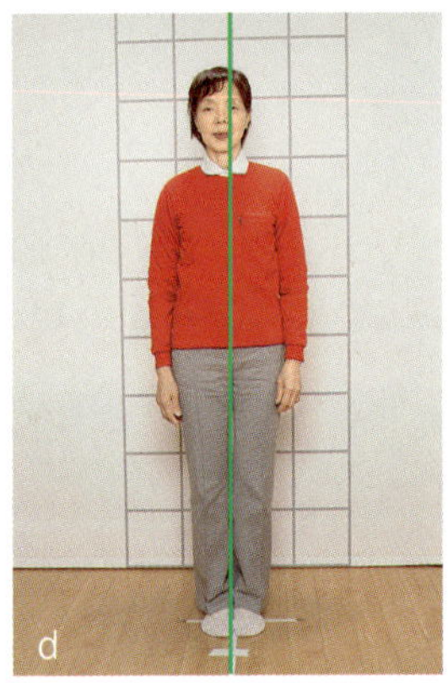

그림 7c. 상악의 안정형 스플린트. 처음에는 하악위를 찾기 위한 안정형 스플린트로서 장착했지만, 스플린트를 빼면 구치에 공간이 생겨 넣고 있는 것이 편하다고 하므로 식사할 때도 사용하는 교합형 스플린트로 사용하였다. 먹기 쉽도록 교합면에 groove를 넣었다.
그림 7d. 기울어 있던 몸은 조금 왼쪽으로 돌아오고 있다.

④ 턱관절 증상이 사라지면 치은연하 우식에 대한 치근 정출이나 치근 근접에 대한 치간이개 등의 수복적 치아 이동 시행
⑤ 최종 보철
⑥ 유지관리

①~④: 생리학적 교합에서 몸의 회복
⑤: 보철학적 교합에서 치열과 치아의 회복
⑥: 생리학적 교합에서 몸의 유지

생리학적 교합에서 본 예후의 예측

만성화한 Ⅲb형과 Ⅳ형의 턱관절질환이 정상적으로 돌아오는 일은 없지만, 환자에게는 '긴장이 풀린 근육위에서 교합을 안정시키고 관절에 부하를 가하지 않도록 조심하면 턱관절은 순응해 일상생활에는 지장 없을 정도로 회복할 것이다'라고 설명했다.

생리학적 교합에서 몸의 회복, 치료 경과

초진 후 내원하지 않다가 2012년 12월 18일 다시 내

2013년 4월 22일

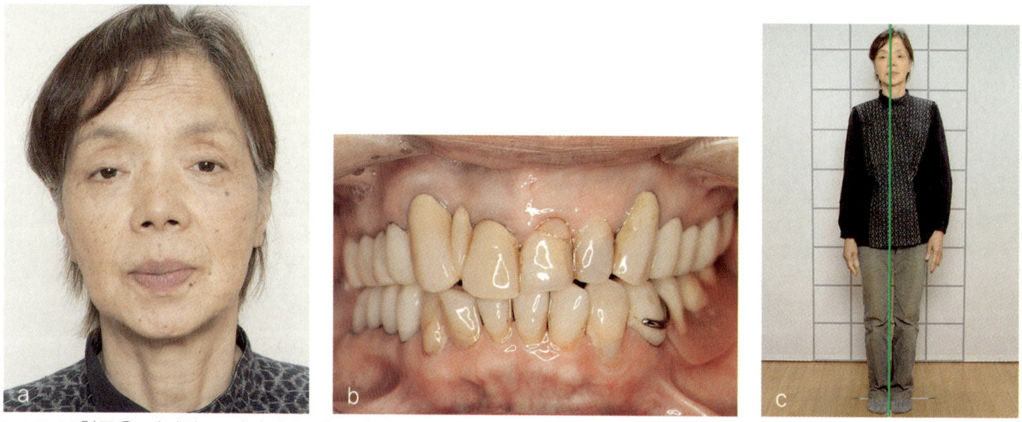

그림 8a. 전악 치료를 원했으므로 보철물을 제거하고 긴장이 풀린 근육위를 찾으면서 임시 크라운으로 바꾼다. 상악의 스플린트는 사용 중지하였다. 턱관절 증상은 낫고 있다.
그림 8b. 하악이 우전방으로 나왔다. #11의 절단은 삭제하는 편이 좋았다고 생각한다.
그림 8c. 몸의 균형은 회복되었다. 초진의 왼쪽 어깨 결림과 현기증은 사라졌다. 자세가 회복되면 당연히 교합도 바뀐다. 대합치와 임시 크라운 사이에 공간이 생기는 곳을 추가하면서 교합을 수정하고 있다.

2014년 3월 22일

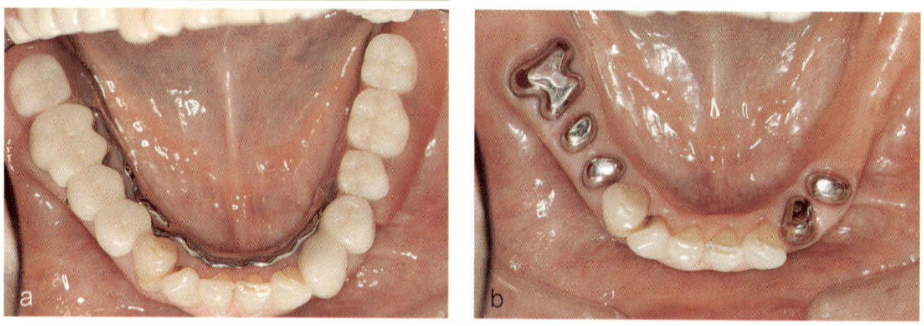

보철학적 교합에서 인공물에 의한 회복

그림 9a, b. 좌측 턱관절의 erosion에 대해서는 확실한 교합 지지를 얻는 것이 필요하다. 그 때문에 하악 좌측에 임플란트 식립을 권했지만 원하지 않았으므로, 조금이라도 부하를 줄일 수 있도록 의치 보철물 중에서 가장 rigid 한 코누스 의치를 선택했다. 또한 변칙적으로 하악부터 최종 보철물을 제작한다. 악위가 바뀌는 것을 예측해 수정하기 쉽도록 교합면에는 하이브리드 세라믹을 사용했다. Dolicho facial 타입이므로 교합력은 그다지 강하지 않다고 판단했다.

2014년 12월 5일

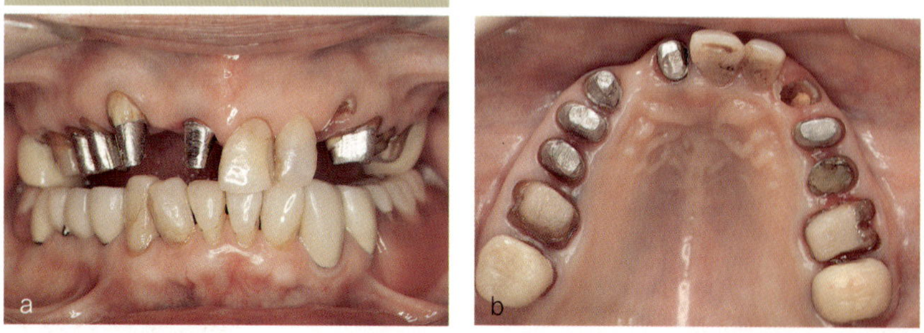

생리학적 교합 범주의 치아 이동

그림 10a, b. 치주 기본 치료와 치주 외과 후. 상악은 치근 근접의 해소와 정출을 위해서 수복적 치아 이동에 들어간다.

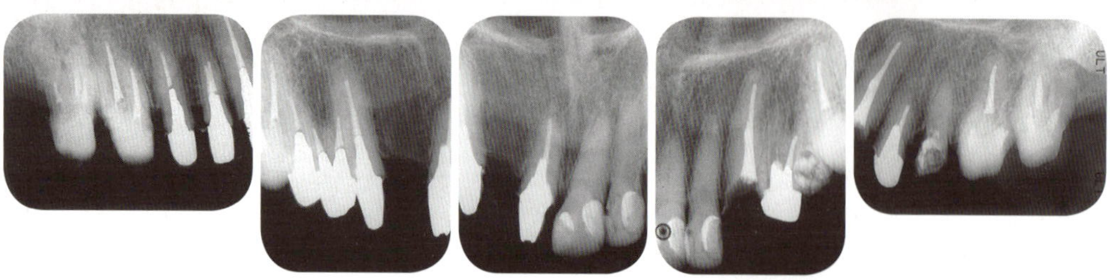

그림 10c. 수복적 치아 이동 전의 상악 방사선사진.

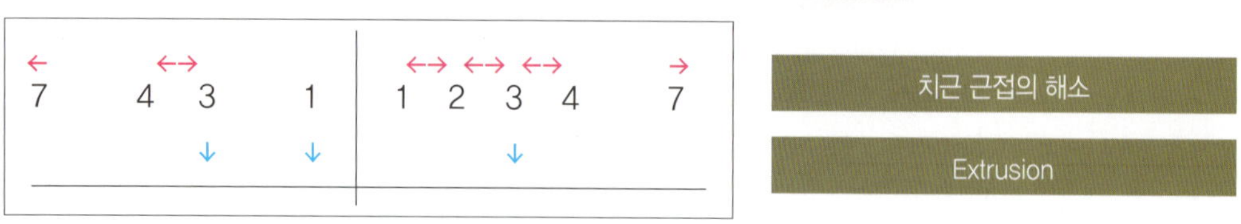

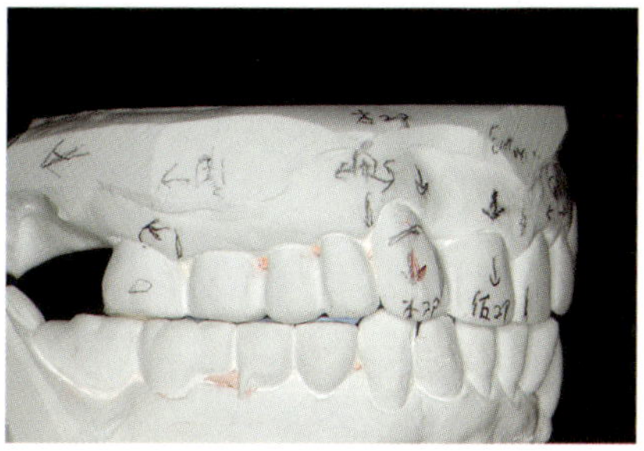
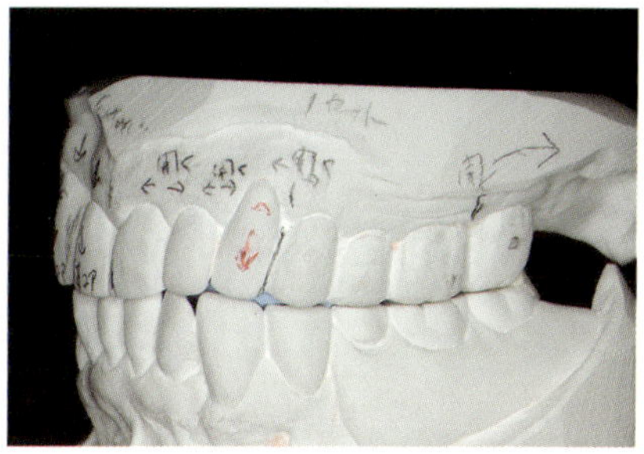

그림 10d. 알기 쉽도록 모형에 치아의 이동 방향을 적어 둔다.

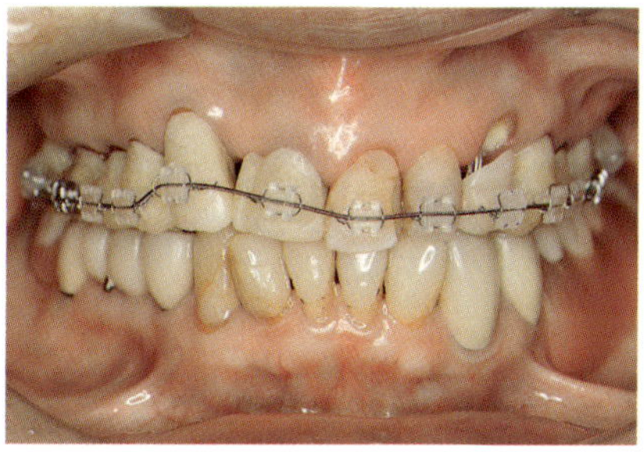

그림 11. 상악 임시 크라운에 브래킷을 붙이고 수복적 치아 이동에 들어간다(2014년 12월 16일). 정출하는 치아의 브래킷은 깊게 붙이고 치아가 정출하면 임시 크라운을 삭제해 간다. Coaxial wire.

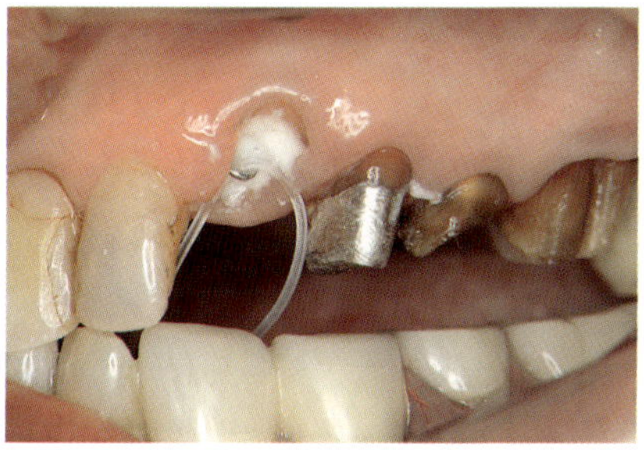

그림 12a. #23은 치은연하 우식이 깊고 치질이 얇아서 임시 코어를 세울 수 없다. 훅에 고무(elastic)를 걸었다(슬라이딩 훅을 응용. 2014년 12월 9일).

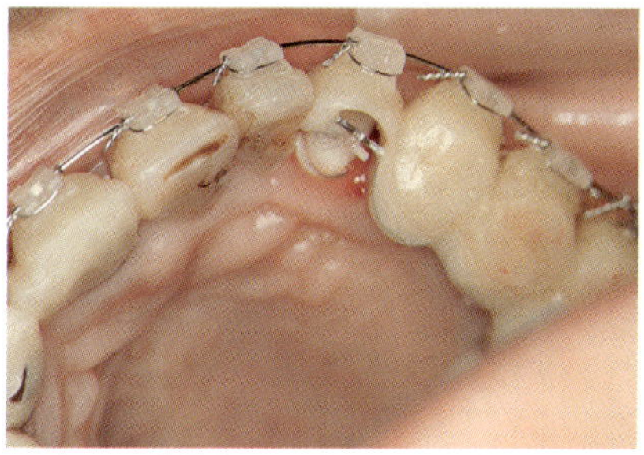

그림 12b. 순측은 #24의 임시 크라운에 연장한 shell을 제작해 브래킷을 붙였다. 설측의 와이어를 통해 치근의 훅을 고무로 견인했다(2015년 1월 30일).

2015년 5월 11일

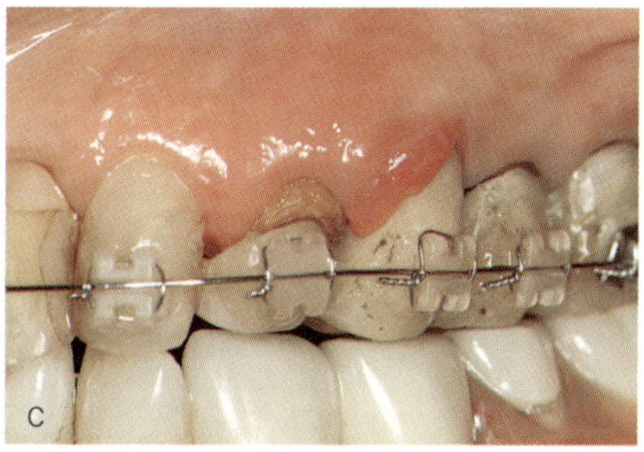
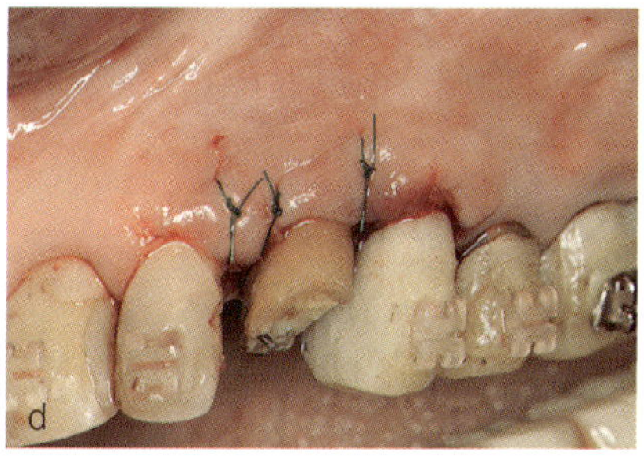

그림 12c. #23의 정출 종료.
그림 12d. 치주 외과로 치경선을 정돈했다.

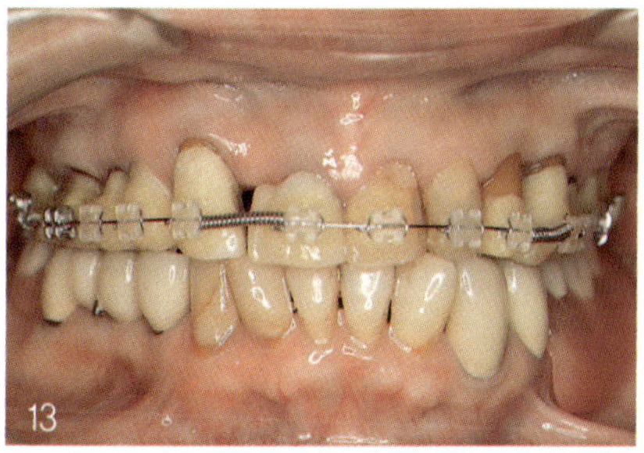
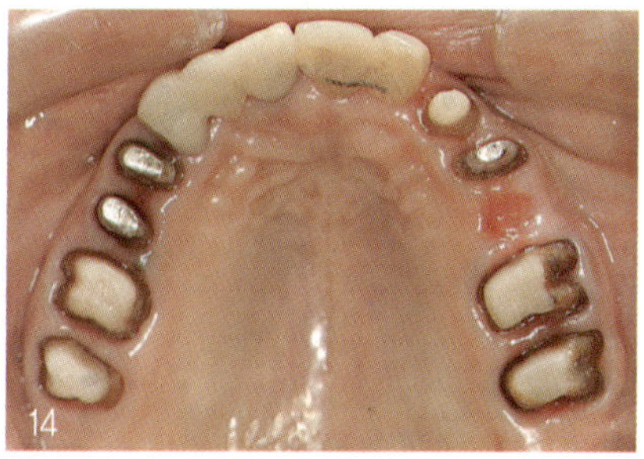

그림 13. 멀티 브래킷 제거 전(2015년 6월 30일). 동적 치료 기간 6개월.
그림 14. 치아 이동 후의 치아 위치. 치근 근접은 해소되었다(2015년 11월 6일). #25은 2015년 8월에 균열(crack) 때문에 발치되었다.

보철학적 교합에서 인공물에 의한 회복

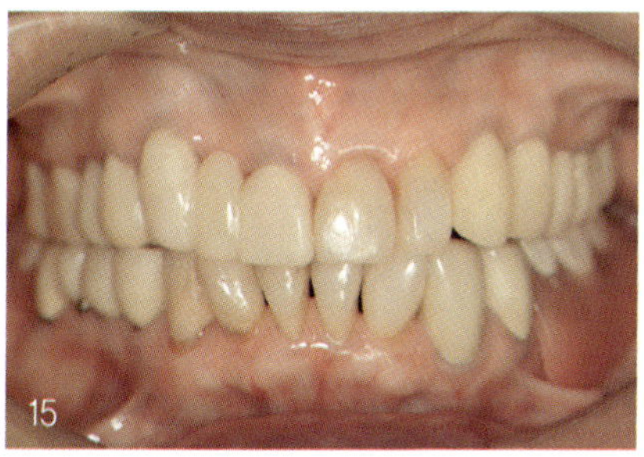
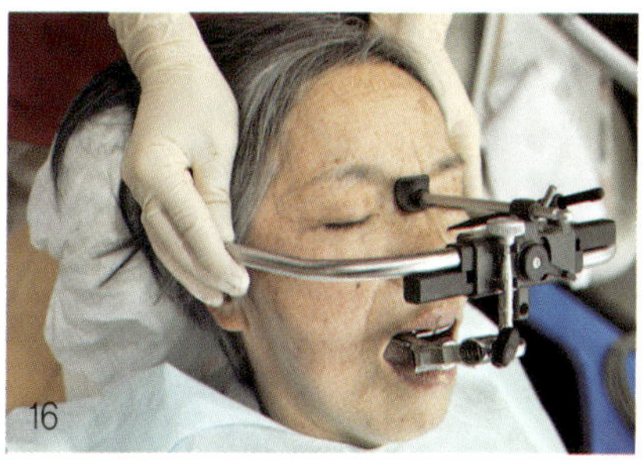

그림 15. 치아 이동 후의 1st provisional restoration(2015년 11월 6일).
그림 16. 페이스 보우를 이용해 두개에 대한 상악골의 위치를 교합기에 이전한다.

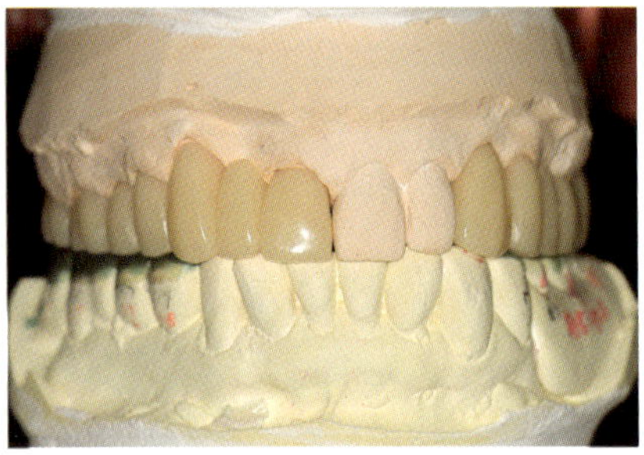

그림 17. 모형에서 교합면을 수정하였다. 하악은 의치의 교합면을 하이브리드 세라믹으로 제작했으므로 쉽게 조정할 수 있다. 앞으로 일어날 수 있는 생체 개조에 대응하기 쉽다.

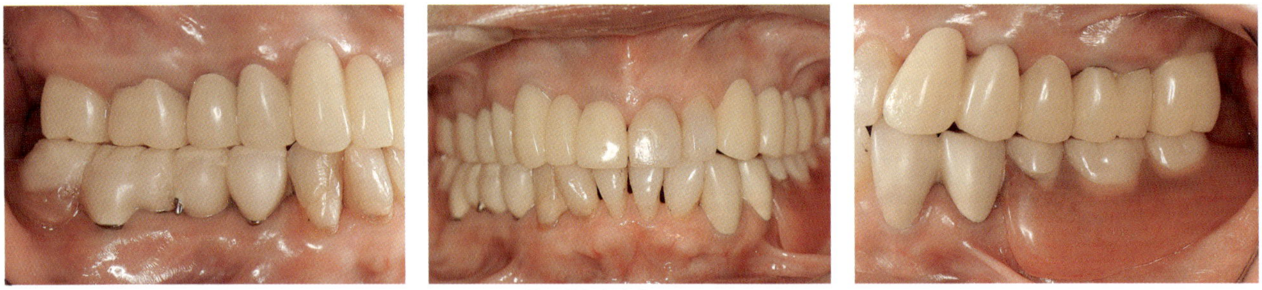

그림 18. 교합평면 수정 후 상악 2nd provisional restoration을 장착하였다.

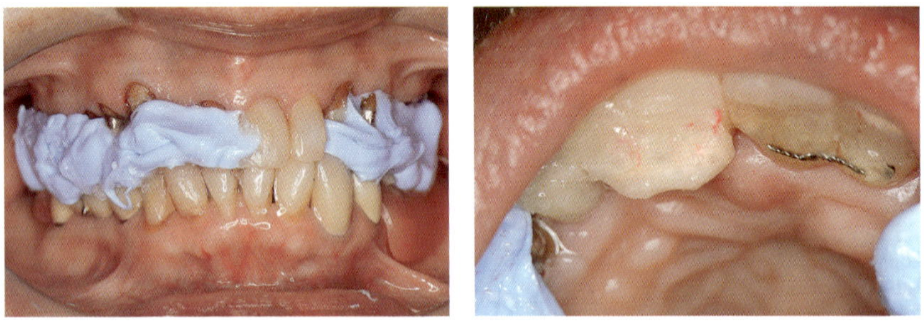

그림 19. 교합 채득(2016년 2월 19일). 전치부에 지그를 만들어 하악위를 안정시키고, 교합고경을 바꾸지 않고 바이트를 채득한다.

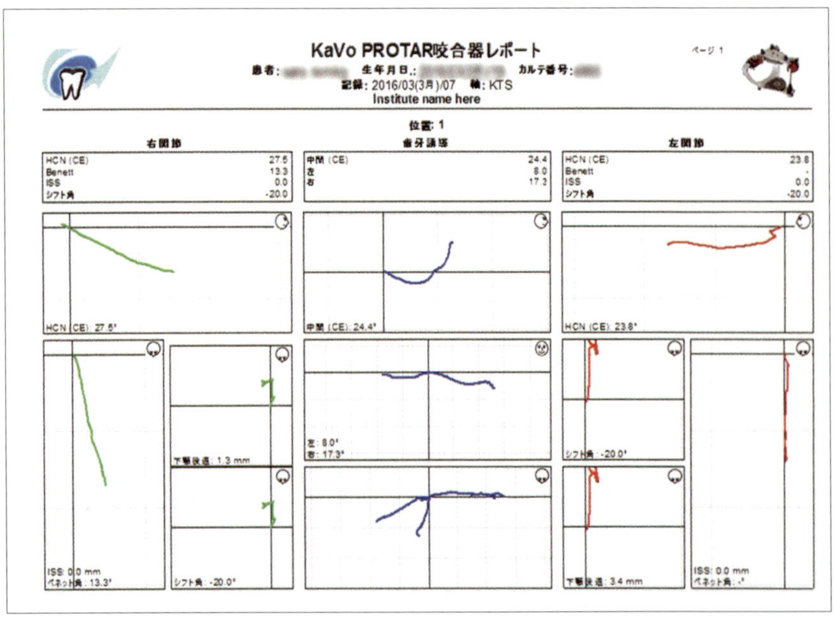

그림 20. 최종 보철물을 제작하는 단계에서 Arcus digma2로 채득한 시상과로각 · 절치로각 · 베네트각 · 시프트각 · ISS 등의 데이터를 교합기에 반영했다. 한계 운동의 평가: 양측 턱관절이 Ⅲb형이어서 후방으로 밀려들어 갔던 하악위가 전방으로 나왔지만, 아직 턱관절이 안정되지 않았으므로 좌 · 우 한계 운동을 할 때 하악과두가 후방으로 운동하고 있다. 또한 좌측 하악과두는 퇴행성 병변이 심하므로 좌측 턱관절의 움직임이 안정되어 있지 않다. 이 데이터는 교합기 리포트이므로 진단용으로서 볼 때는 참고 정도로 생각하고 있다.

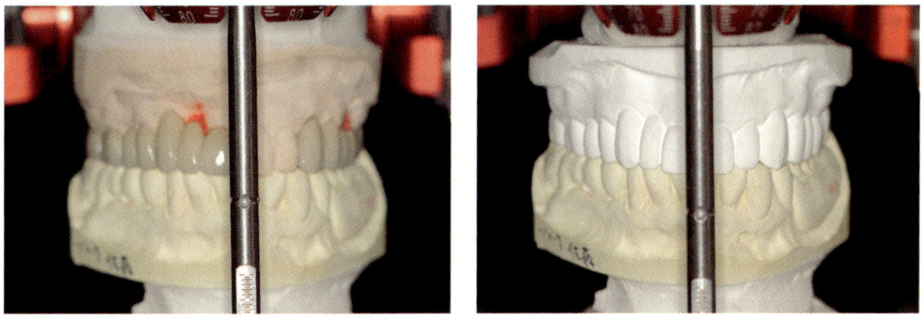

그림 21. 상악의 최종 보철물 제작. 2nd provisional restoration의 형태를 모방해 PFM을 제작한다.

최종 보철물 장착(2016년 4월 25일)

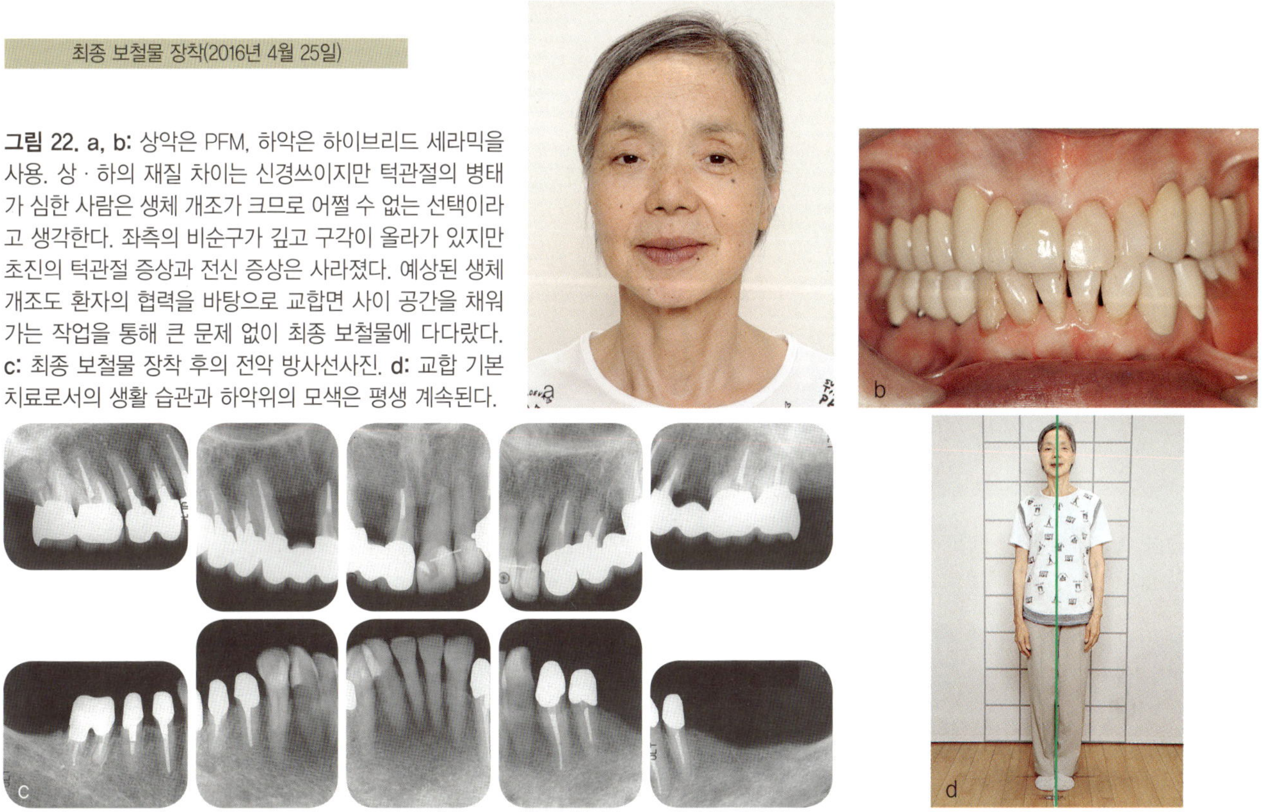

그림 22. a, b: 상악은 PFM, 하악은 하이브리드 세라믹을 사용. 상 · 하의 재질 차이는 신경쓰이지만 턱관절의 병태가 심한 사람은 생체 개조가 크므로 어쩔 수 없는 선택이라고 생각한다. 좌측의 비순구가 깊고 구각이 올라가 있지만 초진의 턱관절 증상과 전신 증상은 사라졌다. 예상된 생체 개조도 환자의 협력을 바탕으로 교합면 사이 공간을 채워가는 작업을 통해 큰 문제 없이 최종 보철물에 다다랐다. **c:** 최종 보철물 장착 후의 전악 방사선사진. **d:** 교합 기본 치료로서의 생활 습관과 하악위의 모색은 평생 계속된다.

생리학적 교합에서 몸의 유지

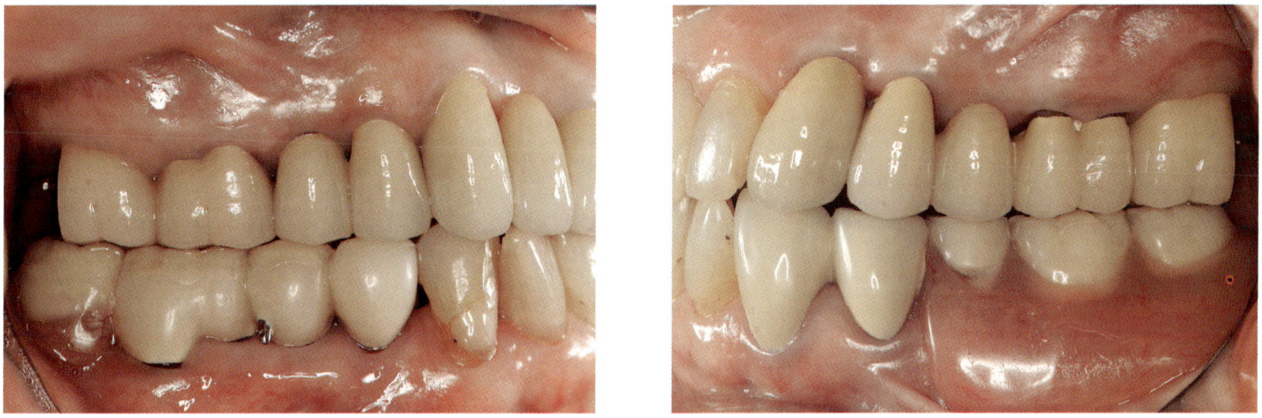

그림 23a. 최종 보철물 장착 후 4개월(2016년 9월 6일). 구치 교합면 사이에 공간이 생겼으므로 재부착하고 다시 한번 하악의 하이브리드 세라믹을 추가해 조정한다. 레진 provisional restoration에서 딱딱한 재질로 바뀌면 씹는 것이 좋아지므로 생체는 또 개조한다. 이다음에는 교합이 안정되었다. 치은이 조금 퇴축했다. 상악 좌측 보철물의 재제작을 요청했지만 원하지 않았다(보철물 제작, 원내 치과기공사 Takeda Yasushi 씨).

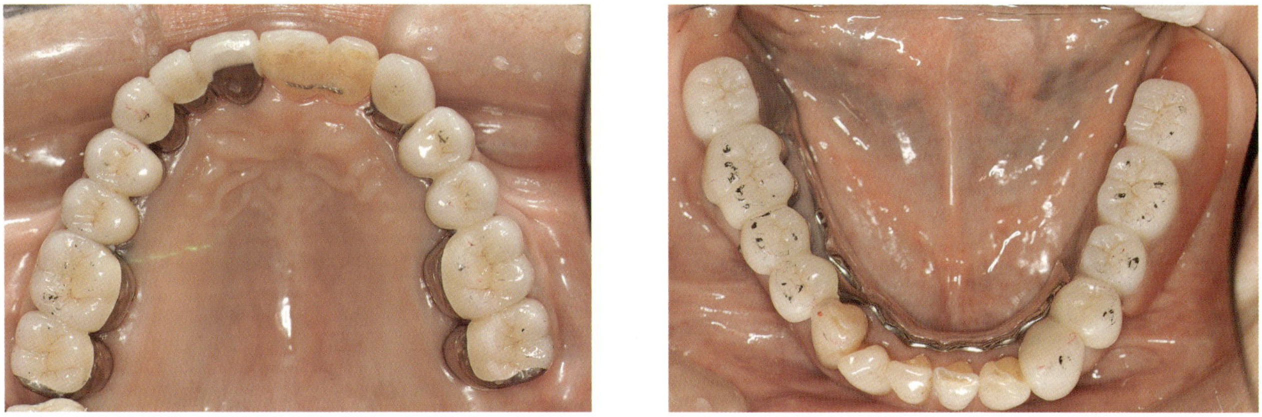

그림 23b. 최종 보철물 장착 후 4개월의 상 · 하 교합면 모습.

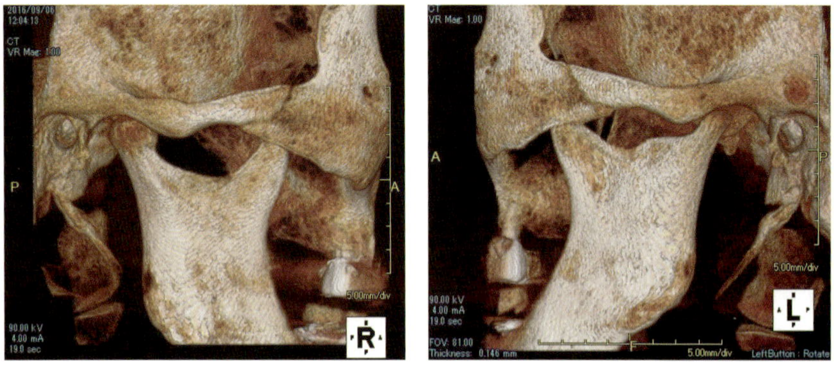

그림 23c. 치료 후의 턱관절 CT상. 변함없이 Ⅲb형이라고 생각하지만 좌 · 우 하악과두는 전방위에서 안정되어 있다(특히 좌측). 턱관절 증상은 소실했다. 근육위로 교합을 안정시켜 주면 관절은 순응한다고 생각한다.

원했다.

2012년 12월 26일, 생활 습관에 주의하도록(고개를 오른쪽으로 돌리고, 부드러운 음식을 먹고, 오른쪽으로 씹는 것) 하고, #35~37에 치료용 의치를 장착하였다. 상악에 안정형(stabilization) 스플린트를 장착하고 긴장이 풀린 하악위를 찾는다.

생리학적 교합에서 본 몸의 유지: 치료 후의 예후와 유지관리

턱관절과 교합은 안정되었다. 치료 중에도 턱관절 증상의 재발을 걱정했지만 환자의 이해도 있어서 재발 없이 순조로웠다. 하악 코누스 의치의 교합면을 하이브리드 세라믹으로 제작하고 치료 중의 생체 개조에 대응해서 몇 번이고 재부착해 수정했기 때문이라고 생각한다. 상 · 하 보철물에 다른 재질을 사용했지만 하악이 교모되면 다시 수정하면 된다고 생각한다. 먼 거리에서 내원하기 때문에 통원 간격이 길고 치료 기간이 4년 가까이 걸린 것이 생체 개조의 대부분을 흡수할 수 있었다는 점도 유리하게 작용했다.

마치며

하악위에 대하여

두 가지의 교합론이 있으면 두 가지의 진단이 있고, 두 가지의 도입로가 있으며, 두 가지의 하악위가 있을 것이다(그림 24)[5]. 생리학적 교합으로 전신 안에서 최적의 하악위를 찾은 후 보철학적 교합에서 하악위로서 상악에 대한 하악위를 채득한다. 그러나 기능장애 증상이 나타난 사람이나 연조직과 경조직의 균형이 깨진 사람은 근육의 긴장이 풀리면 하악위도 변화한다. 따라서 생체 개조의 변화에 대응할 수 있는 준비를 치료 순서 속에 미리 넣어야 할 것이다. 하악위의 방향성이 보이지 않으면 치아와 치열을 어떻게 움직여, 어떻게 배열해 놓고, 어디에 교두

하악위의 개념

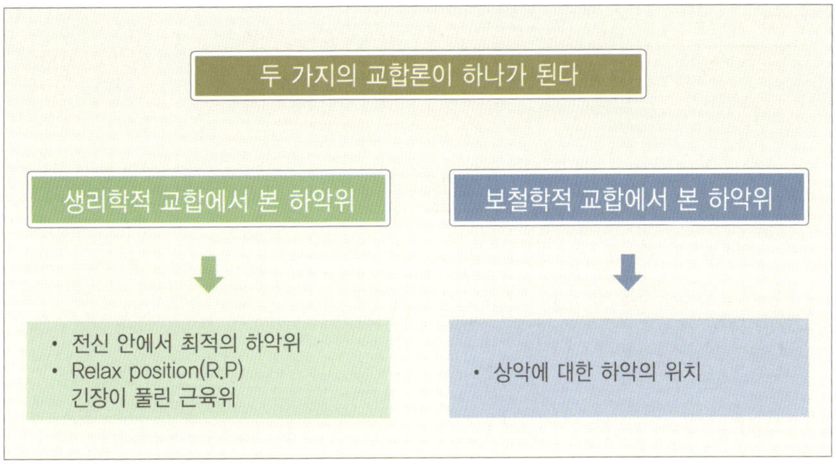

그림 24. 두 가지의 하악위.

정상교합을 가진 사람과 악기능 장애가 있는 사람의 하악위 차이

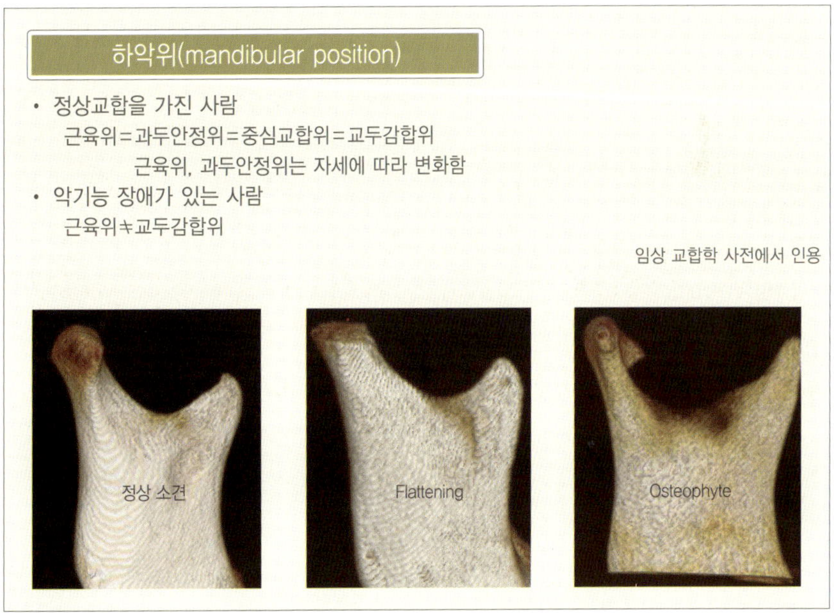

그림 25. 정상교합을 가진 사람과 악기능 장애가 있는 사람의 하악위 차이.

와 와를 만들어야 하는지 알 수 없다. '먼저 전신 안에서 하악위는 어디인가?', '습관성 하악위에 속고 있지 않은가?'를 의심할 필요가 있다.

필자는 유닛체어 좌위에서 가볍게 tapping 해 표현된 근육위를 relax position으로서 목표로 하는 방향성의 하악위를 추구한다[13,14]. 하악은 전신의 균형을 유지하는 구실을 하고 있어 적절한 하악위인지는 전신사진 안에 잘 표현되어 있다. 이전에는 중심 동요계를 사용했지만, 그리드를 넣은 스크린(Sonic Techno)을 고안하고 나서는 전신사진이 더 알기 쉬워서 생리학적 교합에서 하악위의 평가로써 사용하고 있다. 필자는 도수치료 등은 하고 있지 않지만 몸을 뒤틀리게 하는 생활 습관을 주의해 relax position(긴장이 풀린 근육위)에서 교합을 회복하면, 대부분의 환자가 몸의 균형을 회복하고 관절은 순응해 부정수소가 소실하거나 줄어드는 것을 경험하고 있다(그림 25).

두 가지의 진단: 생리학 교합과 보철학적 교합의 진단에 대해서

그림 26과 같이 2단계 혹은 3단계 진단법으로 진단하

2단계 진단법 혹은 3단계 진단법(염증과 기능)

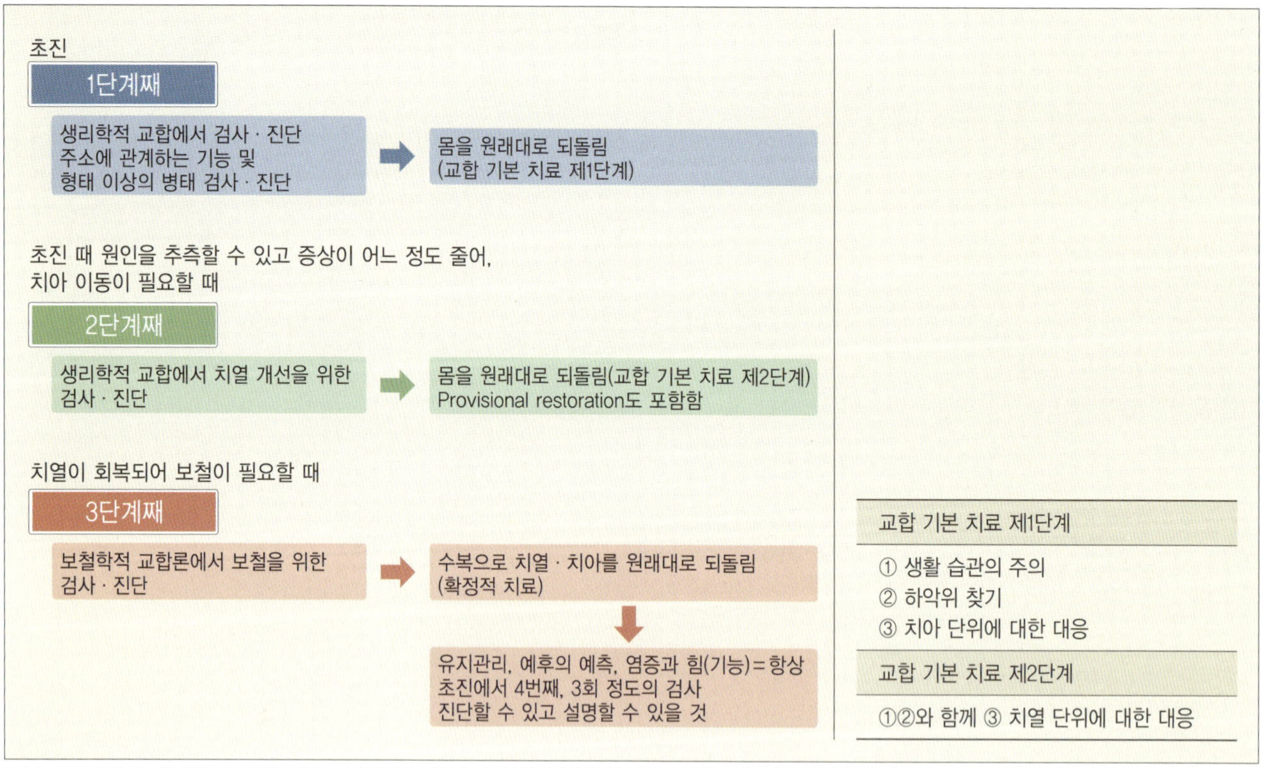

그림 26. 구강의 왜곡을 내장하고 있는 가운데 교정이나 수복의 치료 방침을 세우는 게 아니라, 일단 왜곡을 풀고 나서 1단계씩 다음 단계의 치료 방침을 세워 가면 된다고 생각한다.

면 알기 쉽다.

제3의 질환이라 일컬어지는 악구강 기능장애에 대한 대응으로서, '기능의 이상'은 어딘가에 '형태의 이상이 있다'라고 진찰하거나 두 가지의 교합론의 순서를 따라 하나씩 해결해 가면 어렵지 않게 증상을 완화시킬 수 있다고 생각한다.

구강에 악영향을 미치는 생활 습관이 늘어나고 있는 것, 청소년의 신체 허약화[15], 중노년층에 남은 소수 치아, 그리고 악구강 기능장애의 치료에[16] 교정치료 혹은 수복적 치아 이동(원래의 치열로 되돌리는 것)[17-19]이 필수인 시대이다.

교정치료에 대하여

교정치료는 어렵다. 필자인 Teruko는 대학을 졸업하고 50년 가까이 교정의의 길을 걷고 있다. 교정치료는 모두 전악 재건 증례이다. 그러면 전악 재건 증례를 5,000증례 정도 다룬 셈이지만 합격이라 할만한 증례는 몇 퍼센트일까? 미숙했던 시절이 한탄스럽다. 교정치료는 성장기에 악위를 다뤄 일반적으로는 구강 용적을 좁히는 예가 많고, 친숙해지고 있던 교합을 바꾸어 버린다(최대한 비발치로 대처해야 한다고 생각함).

멀티 브래킷으로 치아를 움직이는 것은 연못에 보트를 띄워 놓고 서로 끌어당기는 것 같은 일이기 때문에 고정원을 잘 생각하지 않으면 매우 불확정한 것이다. 지금은 마이크로 임플란트의 도움을 받는 경우도 많다. 치료의 마지막에 가까워져 교합이 거의 안정되고 심미적으로도 환자가 납득할 수 있는 상황까지 되어야 비로소 안도할 수 있는 하루하루다.

참고문헌

1. 筒井照子. 顔・からだバランスケア——お口の健康を保つために. 東京:医歯薬出版, 2010.
2. Stallard H・著, 阿久津伸明, 筒井照子・監訳. 不正咬合の病因論における口腔外圧に関する考察. In:態癖—力のコントロール. 筒井照子, 西林滋, 小川晴也・編著. 東京:クインテッセンス出版, 2010;15-35.
3. Stallard H. Effects of Pillowing on the development of malocclusion. Dental Cosmos, 1925.
4. 筒井照子, 西林滋, 小川晴也・編著. 態癖—力のコントロール. 東京:クインテッセンス出版, 2010;151-201.
5. 筒井照子, 筒井祐介. 包括歯科臨床II 顎口腔機能の診断と回復. 東京:クインテッセンス出版, 2015.
6. 石原寿郎, 河村洋二郎. 臨床家のためのオクルージョン. 東京:医歯薬出版, 1972.
7. 西原克成. 顎口腔疾患とバイオメカニクス——その1 現代の歯科口腔外科のための臨床バイオメカニクス. the Quintessence 1994;13(1):123-124.
8. 筒井武男, 筒井祐介. CADを応用した咀嚼運動の新しい解析方法 chewingを再考する. the Quintessence 2016;37(7):34-46.
9. 筒井祐介, 筒井武男, 増田長次郎. Advanced Digital Dentistry 前編:チェアサイドとラボサイドの作業工程. the Quintessence 2018;37(7):34-46.
10. 筒井祐介, 筒井武男, 増田長次郎. Advanced Digital Dentistry 後編:チェアサイドとラボサイドの作業工程. the Quintessence 2018;37(8):80-92.
11. 筒井照子,筒井昌秀,神本洋.下顎の後方運動についての臨床的解釈1.下顎運動解析機器を応用して「咬合」を考える. the Quintessence 1998;17(9):105-113.
12. 筒井昌秀,筒井照子.咀嚼運動から捉えた咬合面形態.九州歯会誌2001;55(1):105-122.
13. 長谷川成男, 坂東永一・監修. 臨床咬合学辞典. 東京:医歯薬出版, 1997.
14. 竹内正敏. 歯科臨床が変わる筋機能学こと始め—筋の生理から運動指導・手技療法まで. 東京:砂書房, 2012.
15. 原島博, 馬場悠男. 人間の顔を変えたのは何か. 東京:河出書房新社, 1996.
16. 日本顎関節学会・編. 退行性病変の画像診断, 顎関節症. 京都:永末書店, 2003.
17. 筒井照子, 筒井昌秀. 咬合崩壊への対応としての修復的歯牙移動—歯周組織の生理学的幅径を求めて—(1). 歯界展望 1997;90(3):597-608.
18. 筒井照子, 筒井昌秀. 咬合崩壊への対応としての修復的歯牙移動—歯周組織の生理学的幅径を求めて—(2). 歯界展望 1997;90(4):843-852.
19. 筒井照子, 筒井昌秀. 咬合崩壊への対応としての修復的歯牙移動—歯周組織の生理学的幅径を求めて—(3). 歯界展望 1997;90(5):1083-1096.
20. 筒井昌秀, 筒井照子. 包括歯科臨床. 東京:クインテッセンス出版, 2003.
21. 筒井照子, 筒井武男, 田代孝久. スプリントに強くなろう. 東京:クインテッセンス出版, 2017.
22. Radianski RJ. Wesker KH・著, 下郷和雄, 瀬戸一郎・訳. グラフィックス フェイス. 臨床解剖図譜. 東京:クインテッセンス出版, 2013.

2

교정치과에서의 교합

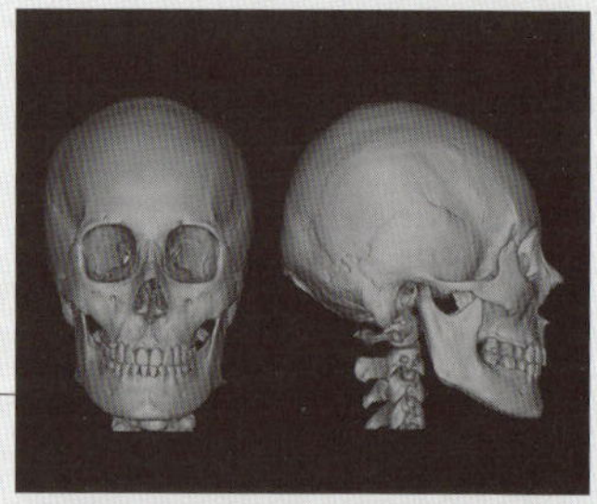

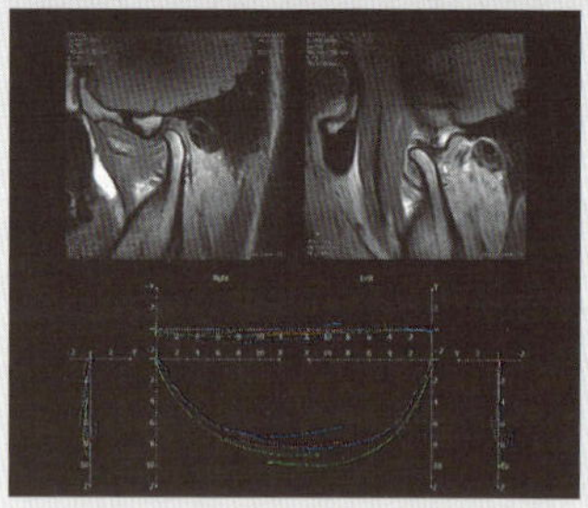

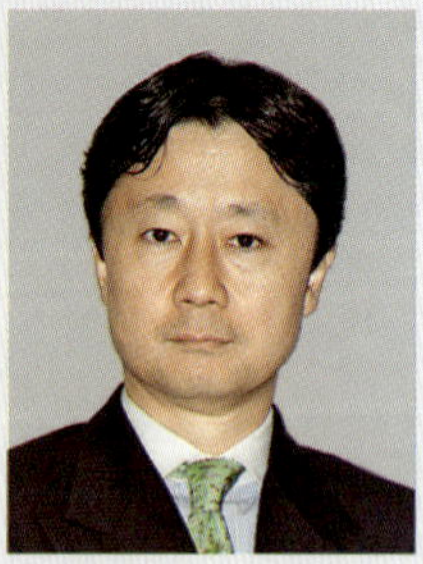

Teruhisa Utsu (宇津照久)

도치기현 개업 우쓰 교정치과의원

연락처: (우)321-0954 도치기현 우쓰노미야시 모토이마이즈미 4-8-22

시작하며

교정치과에서는 총생, 상악전돌, 하악전돌, 개방교합, 편위, 선천 이상에 기인하는 교합 이상 또는 그 밖의 문제점이 해결되고, 치료가 최종 단계에 들어갔을 무렵에 교합이 대략적인 현실감을 띤다. 이것은 형태는 물론 종말 교합 접촉 관계에 관해서도 static occlusion을 어떻게 해야 할지와 자연치에서의 dynamic occlusion을 어떻게 해야 할지의 명제에 직면하는 것임이 틀림없다.

교정치과의 발전은 치아 이동의 조직적인 해명과 방법의 개발, 성장 발달의 연구, 부정교합 발생 요인의 연구, 교정치과 재료의 개발, 선천 이상의 연구, 두개악안면 골격과 인류학적 연구 그리고 종말 교합 접촉과 악운동 연구 등에 의한 것이었다. 따라서 전통적인 교정치료 후의 교합 결정에는 객관성이 적고 주관과 경험이 큰 비중을 차지하고 있었다.

역사적으로 보면 1903년에 Edward H. Angle이 교정치료를 체계화해 발표하고, 1920년에는 Edgewise 법의 원점인 Ribon arch technique을 발표해 이것들을 교육하는 Angle school이 설립되었다. 1920년대 후반부터 1930년대에 걸쳐서 Angle의 애제자인 Charles H. Tweed에 의해 Edgewise 법이 확립되어 교정치료 후의 이상적인 교합과 개성 정상교합을 어떻게 달성해야 하는지가 제시되었다. 미국에서는 그 무렵 교정치과 전문의가 처음으로 인정되어, 그 후의 ABO 인정 시험에서 최종 교합의 평가 기준이 발표되기에 이르렀다.

1970년에 Straight-Wire Appliance(SWA)를 발표한 Andrews는 개발을 위해서 정상교합을 가진 120명 백인의 치관부를 관찰해 공통되는 6개의 특징을 찾아냈고, 이를 'The six keys to normal occlusion(이상적 교합을 위한 6개의 열쇠)'으로 발표했다.

1970년대에는 Roth RH가 Andrews의 6 keys를 보충해, gnathological occlusal concept를 포함한 턱관절의

Tweed Occlusion

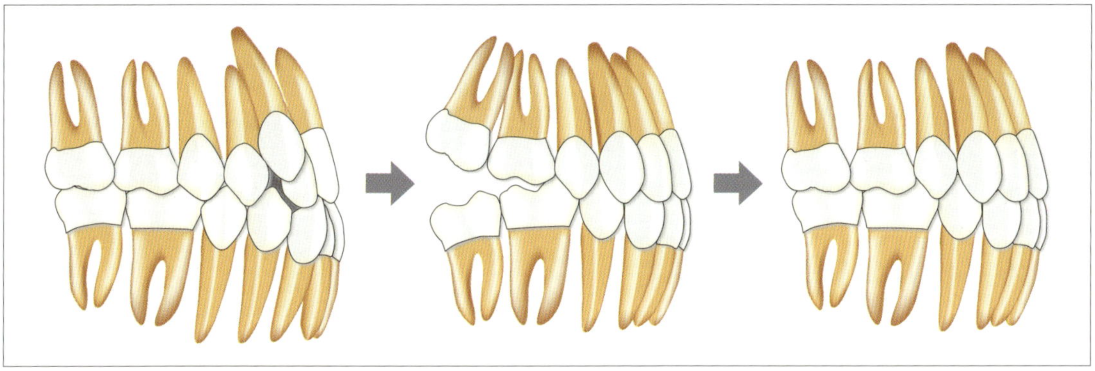

그림 1. 상 · 하악의 제2대구치는 원심경사시켜 교합시키지 않는다.

위치와 교합 기능을 의식한 치료 목표를 주장했다.

1970년대부터 1980년대에 걸쳐서 R. Slavicek이 턱관절 내부 상황과 악운동으로부터 과두안정위를 찾고, 근육 활동도 고려해서 골격 패턴에 맞추어 편심 운동을 할 때 치아의 가이던스를 변화시키는 sequential functional guidance occlusion을 주장했다.

이 장에서는 교정치과에서 static occlusion과 dynamic occlusion의 목표란 어떠한 것인지를 역사적 변천과 함께 소개하고, 실제 교정치료 증례에서는 현실적으로 어떻게 되어 있는지 검증 결과를 제시하고자 한다.

1. 교정치료 후의 Static Occlusion

Tweed Occlusion

Active treatment가 끝난 후의 교합은 이상적인 교합이 아니라 over treatment가 된 상태로 하는 것을 목표로 한다.

① Flat mandibular arch: 하악 치열의 Spee curve를 평탄하게 한다.

② Accentuated curve of spee in maxillary arch: 상악 치열의 Spee curve는 더 강조한다.

③ Second molars in both arches tipped distally and out of occlusion with each other: 상 · 하악 제2대구치는 원심경사시켜 교합시키지 않는다(그림 1).

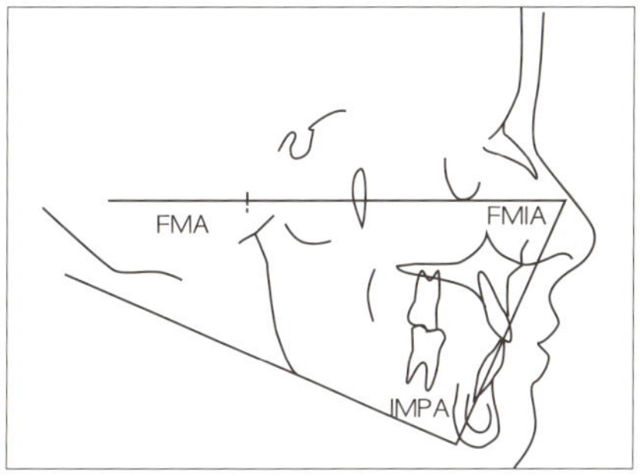

그림 2. Tweed는 하악 전치가 하악의 기저골 안에서 upright 된 위치가 얼굴의 심미성을 가장 좋게 할 수 있다고 생각했다.

④ First molars tipped distally so mesiobuccal cusp of upper 1st molar lying on the buccal groove of the lower 1st molar: 상 · 하악 제1대구치는 원심경사해, 상악 제1대구치 근심협측 교두가 하악 제1대구치 협측구에 맞물린다.

⑤ Anterior teeth close to an end-to-end relationship. He believed in maximum facial harmony and balance and therefore he believed in treating the mandibular incisors over the basal bone of the mandible: 전치는 절단교합에 가깝게 마무리한다(그림 2). Tweed는 하악 전치가 하악의 기저골 안에서 upright 된 위치가 얼굴의 심미성을 가장 좋게 할 수 있다고 생각했다.

2. The six keys to normal occlusion

Key 1. Molar relationship(구치 관계)(그림 3)

① 상악 제1대구치 원심 변연융선의 원심면은 하악 제2대구치 근심 변연융선의 근심면과 접촉해 교합한다.

② 상악 제1대구치 근심협측 교두는 하악 제1대구치 협측구에 교합한다(Angle class Ⅰ).

③ 상악 제1대구치 근심설측 교두는 하악 제1대구치 중심소와에 교합한다.

Key 2. Crown angulation, the mesiodistal 'tip'(치관의 근원심경사)(그림 4)

치관의 장축은 적절한 원심경사가 필요하다(※ 치관 장축, 대구치: 협면의 뚜렷한 구/그 외: 순 · 협측의 정중 발육 융선).

Key 3. Crown inclination(labiolingual or buccolingual inclination, 치관의 순설 · 협설 경사)

① Anterior teeth(central and lateral incisors): 상악 전치의 치축은 순측 경사한다(그림 5).

② Upper posterior teeth(canines through molars): 상악에서는 견치와 소구치에 비해 대구치의 치관 장축이 조금 설측 경사하고 있다.

③ Lower posterior(canines through molars): 하악의 치관 장축은 원심으로 감에 따라 설측 경사가 강해진다(그림 6).

Key 4. Rotations. There were no rotations (회전치아 없음)

회전치아가 있으면 치아와 치아의 거리가 바뀌어 1치 대 2치 교합을 달성할 수 없게 된다(그림 7).

Key 5. Spaces. There were no spaces; contact points were tight(긴밀한 치간 접촉)

치열궁에는 공간이 없고 접촉점은 긴밀하다.

Key 6. Occlusal plane. The plane of occlusion varied from generally flat to a slight curve of Spee(스피 만곡)

하악 제2대구치의 가장 높은 교두와 하악절치 절단을 연결하는 선으로부터 계측했을 때 1.5mm를 넘는 것은 없었다(그림 8).

The six keys to normal occlusion: Key 1

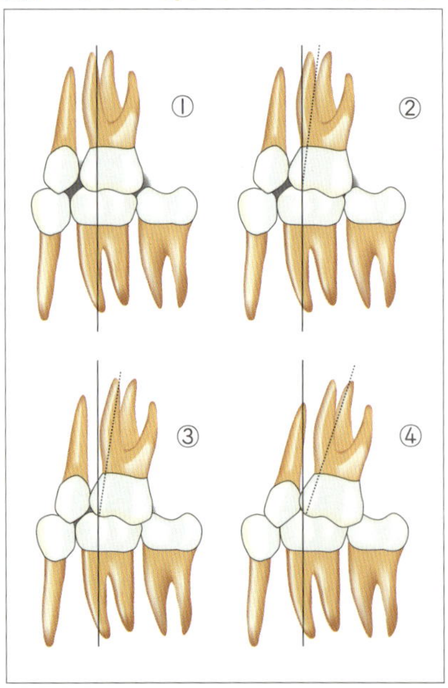

그림 3. The six keys to normalo cclusion의 Key 1인 구치 관계를 나타낸다.

The six keys to normal occlusion: Key 2

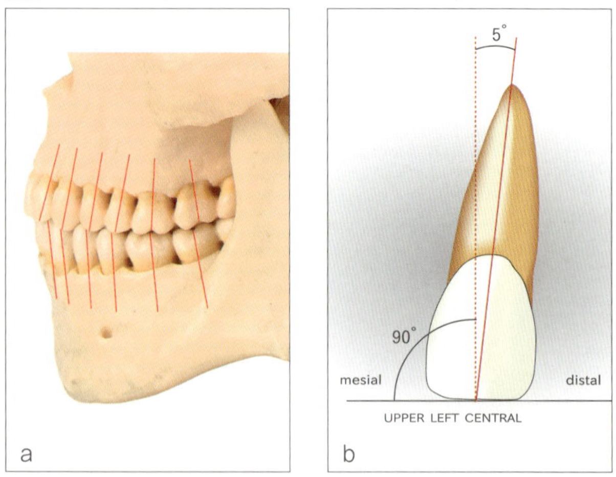

그림 4a, b. The six keys to normal occlusion의 Key 2인 치관의 근원심경사를 나타낸다.

The six keys to normal occlusion: Key 3

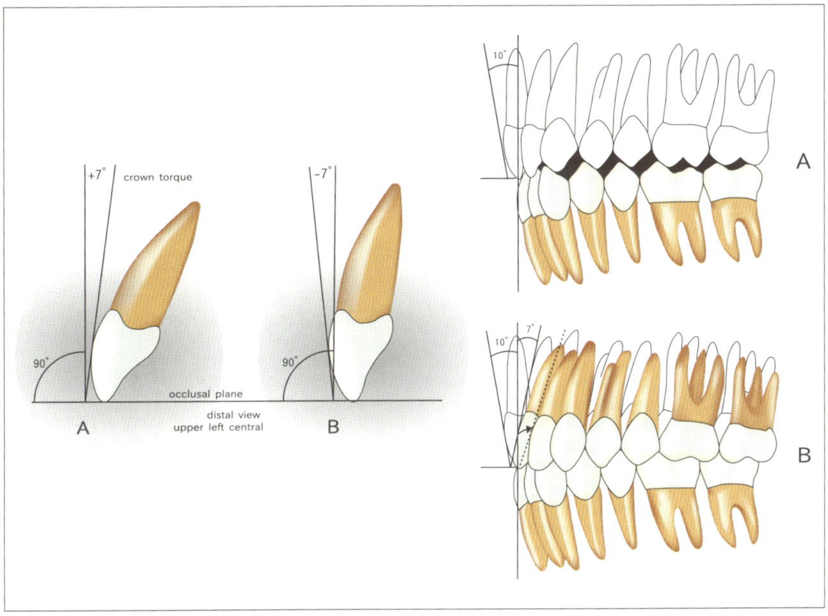

그림 5. 상악 전치의 치축은 순측 경사한다.

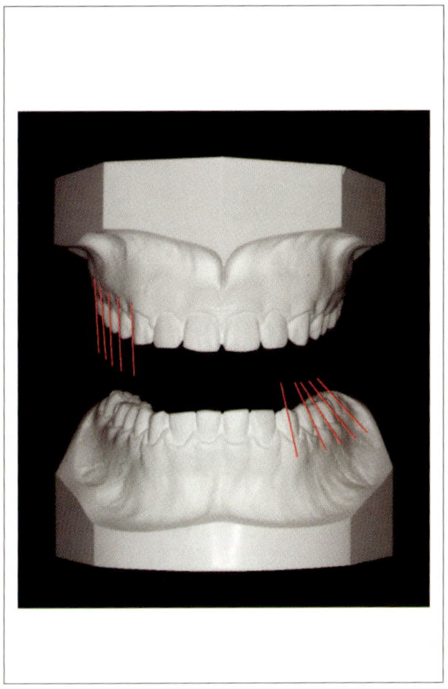

그림 6. 하악의 치관 장축은 원심으로 감에 따라 설측 경사가 강해진다.

The six keys to normal occlusion: Key 4

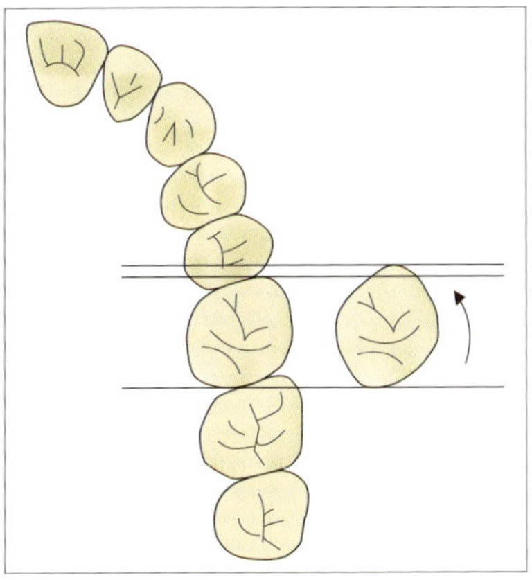

그림 7. 회전치아가 있으면 치아와 치아의 거리가 바뀌어, 1치 대 2치 교합을 달성할 수 없게 된다.

The six keys to normal occlusion: Key 6

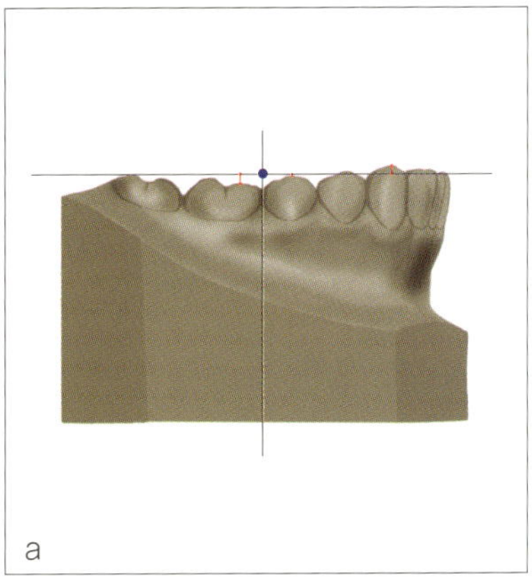

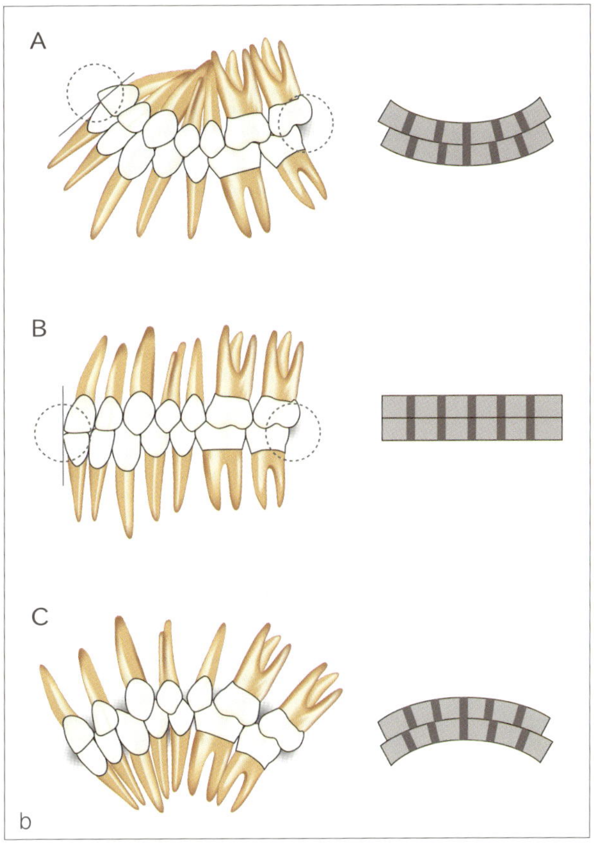

그림 8a, b. 하악 제2대구치의 가장 높은 교두와 하악절치 절단을 연결하는 선으로부터 계측했을 때 1.5mm를 넘는 것은 없었다.

3. American Board of Orthodontics 에서 교정치료 후의 객관적 평가

예전에는 애매했던 교정치료의 목표를 명료하고 간결하게 제시한 것이다.

Alignment(배열)

상 · 하 전치의 절단 및 순설면이 같은 선상에 배열되어야 한다. 하악 대구치와 소구치의 협측교두가 같은 선상에 배열되어야 한다. 상악 대구치와 소구치의 중심 구가 모두 같은 평면, 같은 선상에 배열되어야 한다(그림 9).

Marginal ridges(변연융선)

상 · 하악 구치부의 변연융선은 같은 높이이거나 차이가 0.5mm 이내여야 한다(그림 10).

Buccolingual inclination(협설 경사)

좌 · 우 대구치를 연결한 교합평면에 대해 협설측 교두의 높이는 1mm 이내여야 한다(그림 11).

American Board of Orthodontics에서 교정치료 후의 객관적 평가: Alignment(배열)

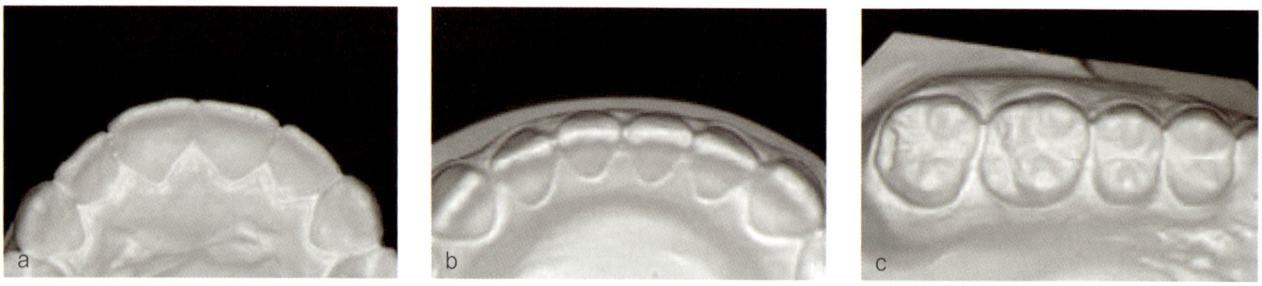

그림 9a~c. 상 · 하 전치의 절단 및 순설면이 같은 선상에 배열되어야 한다. 하악 대구치와 소구치의 협측교두가 같은 선상에 배열되어야 한다. 상악 대구치와 소구치의 중심 구가 모두 같은 평면, 같은 선상에 배열되어야 한다.

American Board of Orthodontics에서 교정치료 후의 객관적 평가: Marginal ridges(변연융선)

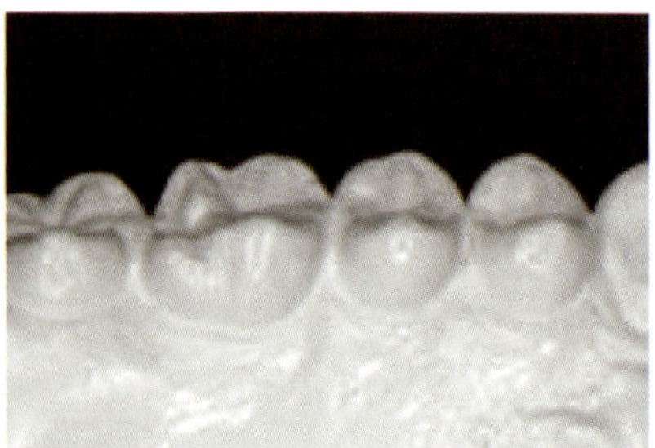

그림 10. 상 · 하악 구치부의 변연융선은 같은 높이이거나 차이가 0.5mm 이내여야 한다.

American Board of Orthodontics에서 교정치료 후의 객관적 평가: Buccolingual inclination(협설 경사)

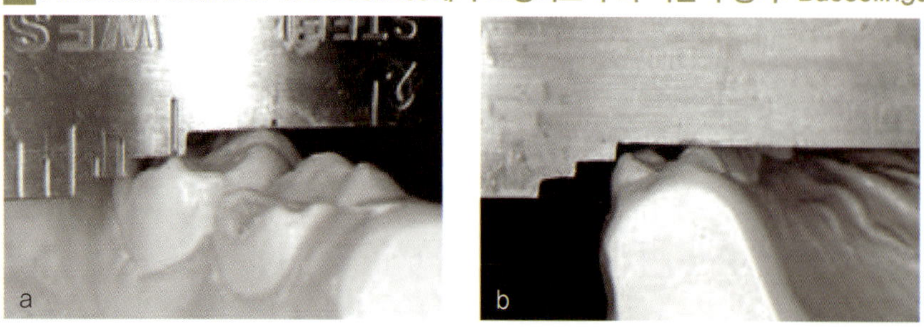

그림 11a, b. 좌 · 우 대구치를 연결한 교합평면에 대해 협설측 교두의 높이는 1mm 이내여야 한다.

American Board of Orthodontics에서 교정치료 후의 객관적 평가: Occlusal contacts(교합 접촉)

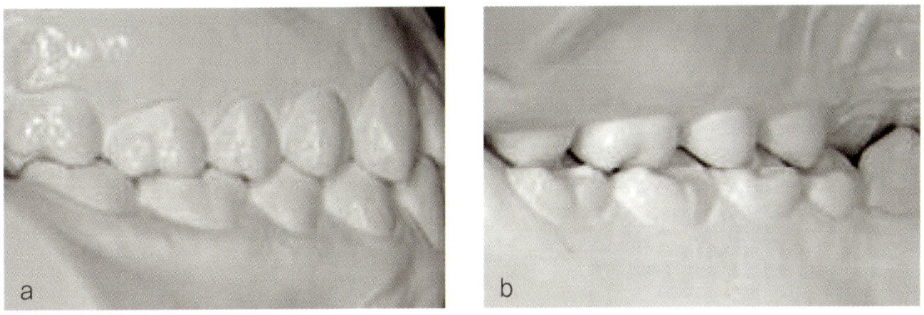

그림 12a, b. 하악 소구치, 대구치의 협측교두와 상악 소구치, 대구치의 설측 교두는 대합치의 교합면에 접촉해야 한다.

American Board of Orthodontics에서 교정치료 후의 객관적 평가: Occlusal relationship(교합 관계)

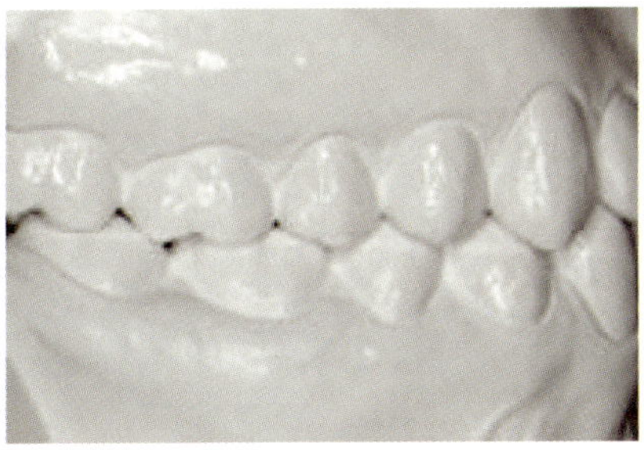

그림 13. 교합이 근원심적으로 Angle class Ⅰ 관계로 치료가 끝나 있는지를 평가한다. 이상적으로는 상악 견치의 첨두가 하악 견치 그리고 인접하는 소구치의 사면 혹은 접촉점으로부터 1mm 이내에 교합하고, 상악 소구치 협측교두는 하악 소구치 그리고 인접하는 대구치 접촉점으로부터 1mm 이내에 교합해야 한다.

American Board of Orthodontics에서의 교정치료 후의 객관적 평가: Overjet(수평피개)

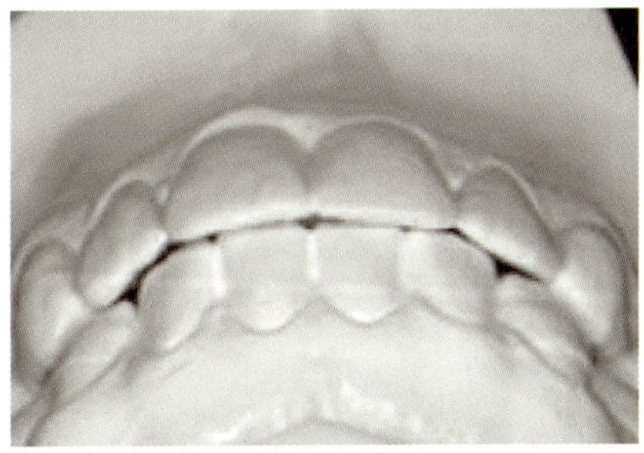

그림 14. 수평피개는 2~3mm 필요하다.

American Board of Orthodontics에서의 교정치료 후의 객관적 평가: Interproximal contacts(인접면 접촉)

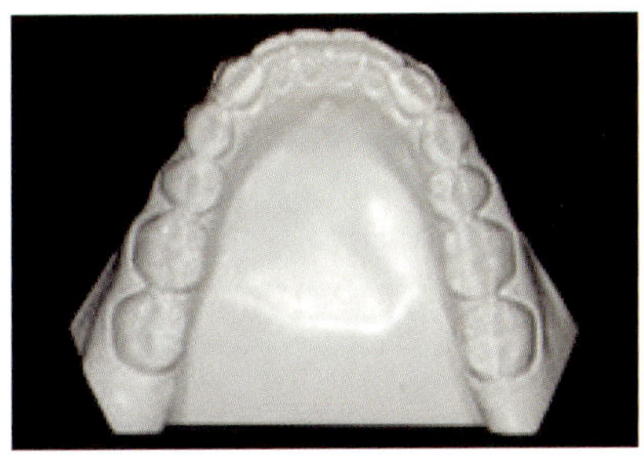

그림 15. 인접면 사이에는 공간이 없고, 근원심면은 서로 접촉해 있어야 한다.

Occlusal contacts(교합 접촉)

하악 소구치, 대구치의 협측교두와 상악 소구치, 대구치의 설측 교두는 대합치의 교합면에 접촉해야 한다(그림 12).

Occlusal relationship(교합 관계)

교합이 근원심적으로 Angle class Ⅰ 관계로 치료가 끝나 있는지를 평가한다. 이상적으로는 상악 견치의 첨두가 하악 견치 그리고 인접하는 소구치의 사면 혹은 접촉점으로부터 1mm 이내에 교합하고, 상악 소구치 협측교두는 하악 소구치 그리고 인접하는 대구치 접촉점으로부터 1mm 이내에 교합해야 한다(그림 13).

Overjet(수평피개)

수평피개는 2~3mm 필요하다(그림 14).

Interproximal contacts(인접면 접촉)

인접면 사이에는 공간이 없고, 근원심면은 서로 접촉해 있어야 한다(그림 15).

Root angulation(치근의 근원심적 경사)

파노라마 방사선사진으로 평가한다. 치근은 서로 평행하고 교합평면에 대해 수직이어야 한다(그림 16). 검사에 이용하는 게이지를 그림 17에 나타내었다.

American Board of Orthodontics에서의 교정치료 후의 객관적 평가: Root angulation(치근의 근원심적 경사)

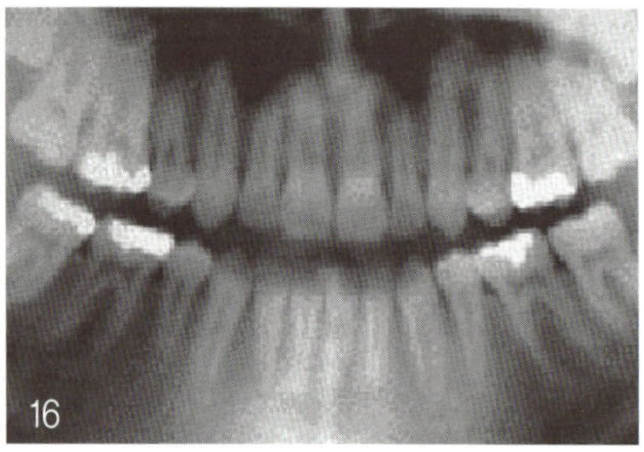

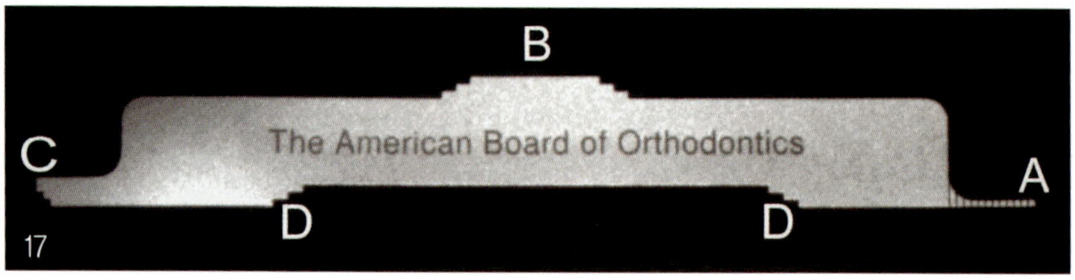

그림 16. 치근은 서로 평행하고 교합평면에 대해 수직이어야 한다.
그림 17. 검사에 이용하는 게이지를 나타낸다.

4. 교정치료 후의 이상적 Dynamic Occlusion

Roth가 주장하는 기능적 교합

기본적으로 mutually protected occlusion을 이상적인 기능 교합이라고 했다.

① 교정치료 후의 교합은 교두 대 고형공극 혹은 1치 대 2치 교합으로 해야 한다(그림 18).

② 중심교합(CO) 혹은 교두감합위(ICP)는 중심위(CR)와 일치해야 한다(그림 19).

③ 모든 후방 치아에서 교합력은 균등하게 치아 장축 방향으로 가해져야 한다.

④ 수직피개는 전방 가이던스가 가능한 깊이이고, 기능할 때는 구치부에서 1mm를 disclusion 시킬 수 있어야 한다.

⑤ 전방 운동을 할 때는 상악 전치와 하악 전치가 접촉하고 구치부는 disclusion 해야 한다(그림 20).

⑥ 측방 운동을 할 때는 견치가 가이드하고 비작업측은 disclusion 해야 한다(그림 21, 22).

Rudolf Slavicek이 주장하는 기능적 교합

① 악구강계의 역학(dynamics)을 충분히 고려한 교합을 회복한다는 포괄적인 개념이다.

Roth가 주장하는 기능적 교합: 교두 대 고형공극 혹은 1치 대 2치 교합

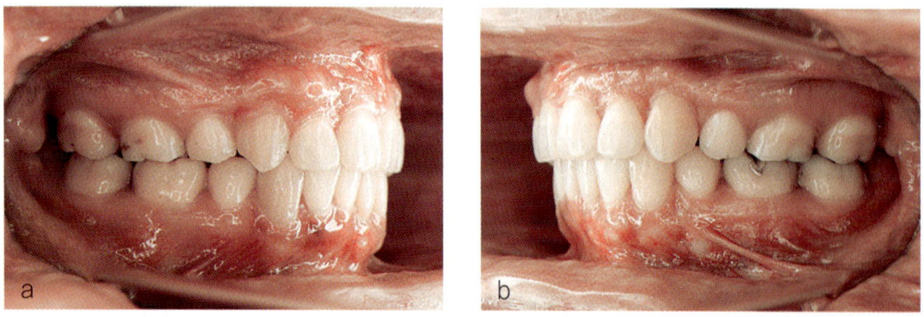

그림 18a, b. 교정치료 후의 교합은 교두 대 고형공극 혹은 1치 대 2치 교합으로 해야 한다.

Roth가 주장하는 기능적 교합: CO 혹은 ICP는 CR과 일치

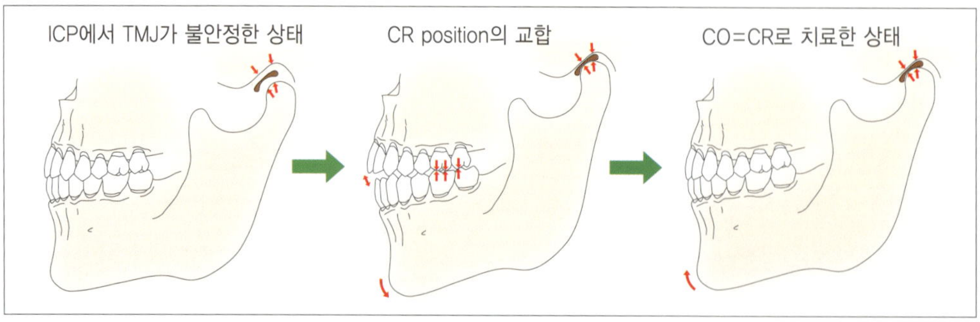

그림 19. 중심교합(CO) 혹은 교두감합위(ICP)는 중심위(CR)와 일치해야 한다.

Roth가 주장하는 기능적 교합: 전방 운동을 할 때는 상악 전치와 하악 전치가 접촉하고 구치부는 disclusion

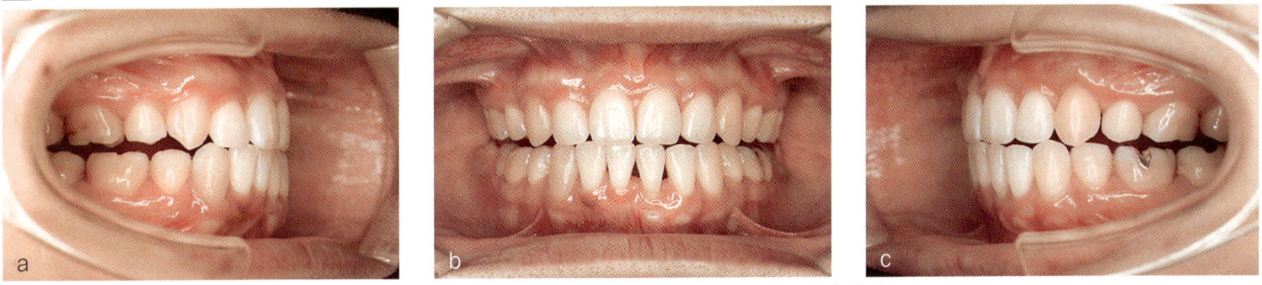

그림 20a~c. 전방 운동을 할 때는 상악 전치와 하악 전치가 접촉하고 구치부는 disclusion 해야 한다.

Roth가 주장하는 기능적 교합: 측방 운동을 할 때는 견치가 가이드하고 비작업측은 disclusion

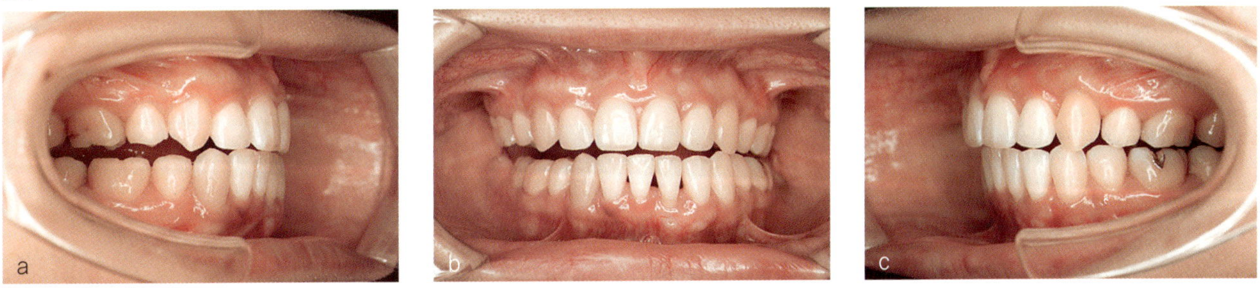

그림 21a~c. 좌측방 운동을 할 때의 견치 가이드와 비작업측의 disclusion.

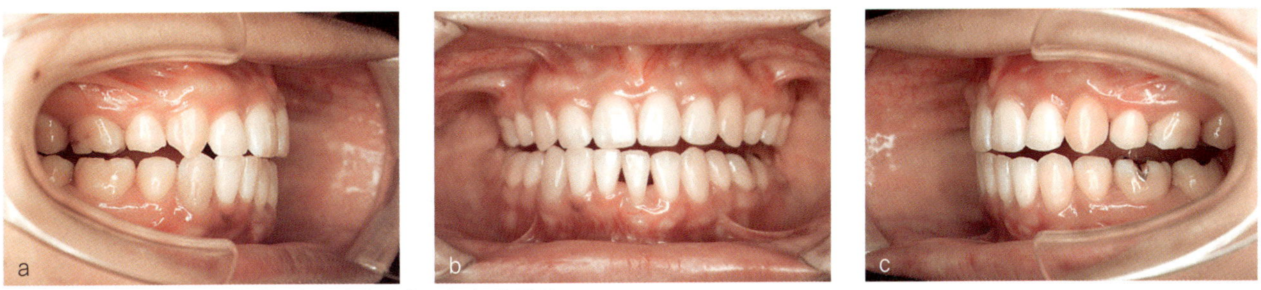

그림 22a~c. 우측방 운동을 할 때의 견치 가이드와 비작업측의 disclusion.

② 일반적으로 gnathology 교합에서 이용하는 CR이라는 개념이 생리적으로 올바른지를 임상적으로 판단하기 어려우므로, 접번 운동을 해 재현성이 있는 위치를 찾아 기준위인 RP라고 설정해 사용한다.

③ True hinge axis point(THP), 기준위(RP), 시상과로각(SCI), 기능적 교합평면(OP), 상악 전치의 설면 형태, 상대 과로각(RCI), 상대 전방 유도로각(RAG), 이개각(AOD) 등을 평가해 각 개인에게 맞춘 교합을 끌어낸다는 개념이다(그림 23).

④ 이상적 static occlusion이란 교두감합위(ICP)와 생리적 기준위(physiological RP)가 일치해, 턱관절에 부담을 주지 않기 위한 충분한 centric stop이 확보되어 있는 것이다.

⑤ 전방 가이던스인 상악 전치 설면 경사와 axis orbital plane이 이루는 각도인 전치유도로각은 후방 가이던스인 시상과로경사각(SCI)과 이상적으로 거의 같은 각도가 된다(그림 24).

⑥ 전방 가이던스와 후방 지지(posterior support) 영역은 각 개인의 골격 패턴에 따라 연속성을 가지고 변화한다(그림 25).

⑦ 편심 운동을 할 때의 교합 양식은 mutually protected occlusion과 group functioned occlusion의 양쪽을 융합한 sequential functional guidance occlusion을 주장한다(그림 26).

Rudolf Slavicek이 주장하는 기능적 교합: 각종 파라미터로부터 각 개인에게 맞춘 교합을 끌어내는 개념

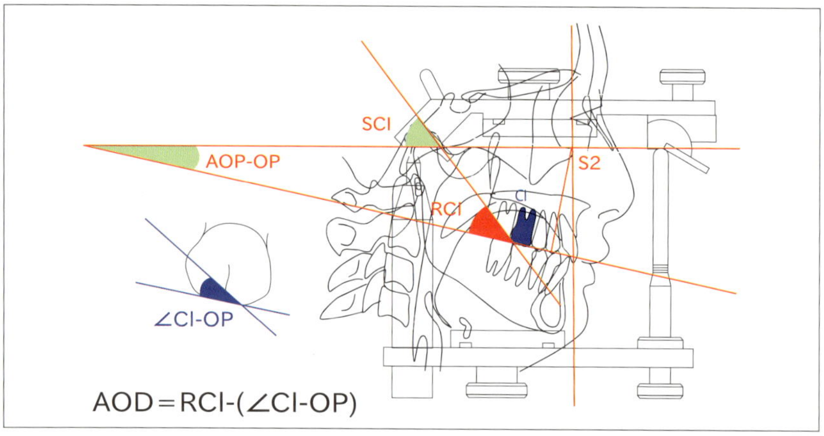

그림 23. True hinge axis point(THP), 기준위(RP), 시상과로각(SCI), 기능적 교합평면(OP), 상악 전치의 설면 형태, 상대 과로각(RCI), 상대 전방 유도로각(RAG), 이개각(AOD) 등을 평가해 각 개인에게 맞춘 교합을 끌어낸다는 개념이다.

Rudolf Slavicek이 주장하는 기능적 교합: 전치유도로각은 시상과로경사각과 같은 각도가 이상적

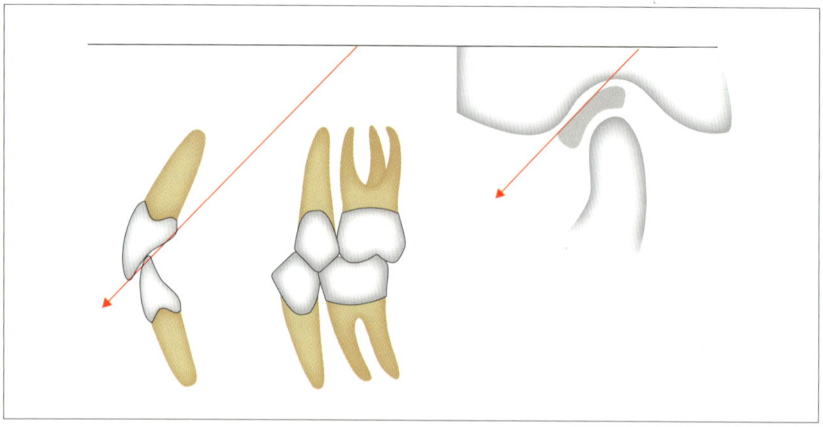

그림 24. 전방 가이던스인 상악 전치 설면 경사와 axis orbital plane이 이루는 각도인 전치유도로각은 후방 가이던스인 시상과로경사각(SCI)과 이상적으로 거의 같은 각도가 된다.

Roth와 Slavicek의 기능 교합에 대한 개념 차이

① Roth의 기능 교합은 캘리포니아 gnathology의 개념을 자연치에서 거의 재현하려는 데 비해, Slavicek의 기능 교합은 교합 · 악운동 · 악안면 골격의 검사로부터 각 개인에게 맞춘 교합을 끌어내 자연치나 인공치 등으로 재현하려는 것이다.

② 기준으로 하는 condylar position으로서, Roth는 CR을 이용하고 Slavicek는 RP를 이용한다.

③ Roth는 condylar position을 안정화하기 위해 스플린트를 오랜 기간 사용하지만, Slavicek은 오랜 기간의 스플린트 사용을 추천하지 않는다.

④ Roth는 편심 운동 양식으로서 mutually protected occlusion을 목표로 하지만, Slavicek은 sequential functional guidance occlusion을 골격 패턴에 따라 적응시킨다.

⑤ Roth는 기존의 교정치과처럼 제1소구치를 발치하지만, Slavicek은 해부학적 형태나 기능을 이유로 제1소구치 발치를 추천하지 않는다.

5. 필자의 치과의원에서 교정치료를 통해 부여한 Static Occlusion과 Dynamic Occlusion의 실제

여기서는 증례를 바탕으로 필자가 교정치료를 통해 부여한 static occlusion과 dynamic occlusion의 실제에 대해 제시한다(그림 27~71).

Rudolf Slavicek이 주장하는 기능적 교합: 전방 가이던스와 후방 지지 영역은 각 개인의 골격 패턴에 따라 연속성을 가지고 변화

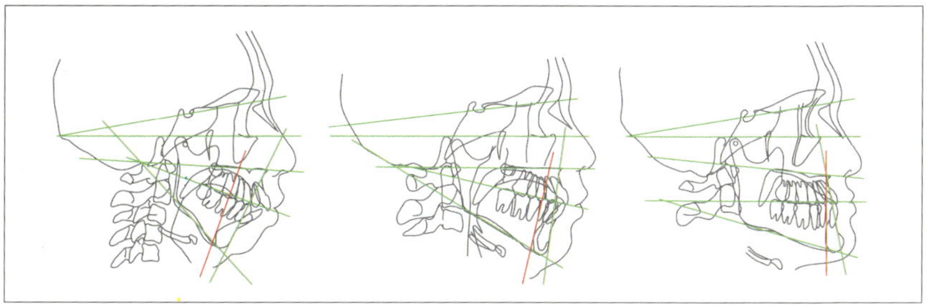

그림 25. 전방 가이던스와 후방 지지의 영역은 각 개인의 골격 패턴에 따라 연속성을 가지고 변화한다.

Rudolf Slavicek이 주장하는 기능적 교합: 편심 운동을 할 때의 교합 양식은 sequential functional guidance occlusion

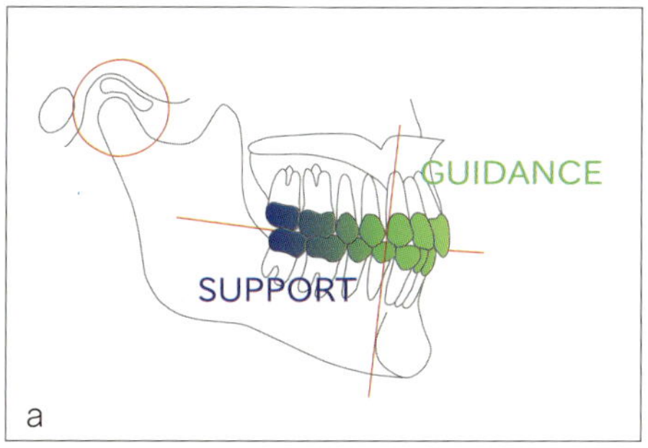

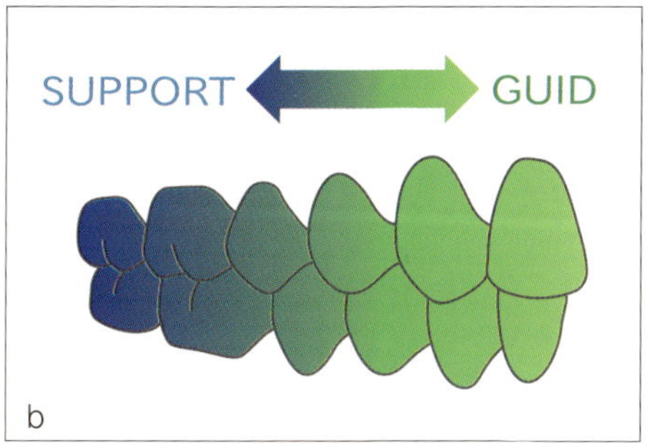

그림 26a, b. 편심 운동을 할 때의 교합 양식은 mutually protected occlusion과 group functioned occlusion의 양쪽을 융합한 sequential functional guidance occlusion을 주장한다.

증례: 치료 시작 전의 안모와 구강내 사진

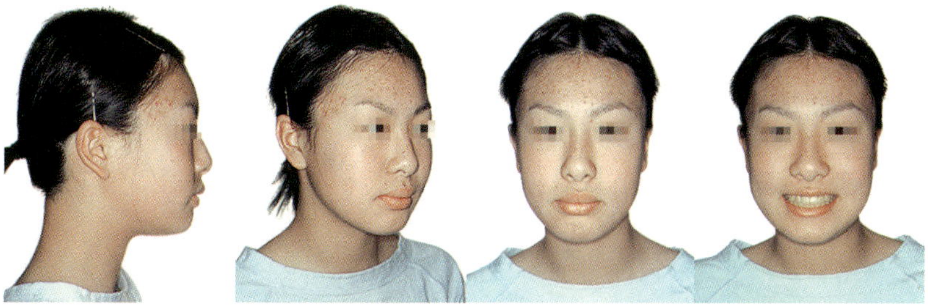

그림 27. 치료 시작 전의 안모 사진.

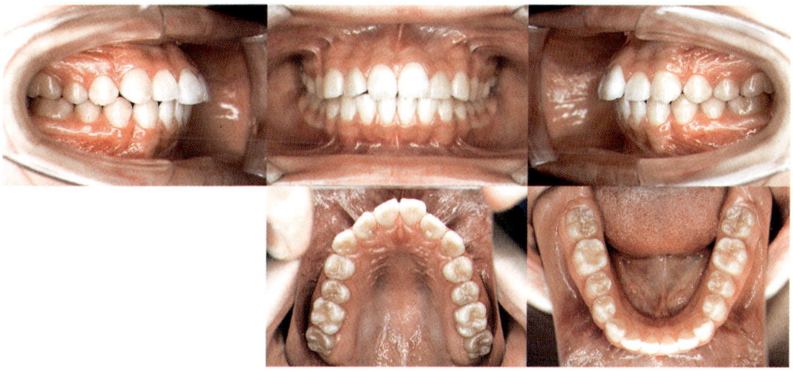

그림 28. 치료 시작 전의 구강내 사진.

증례: 치료 시작 전의 모형

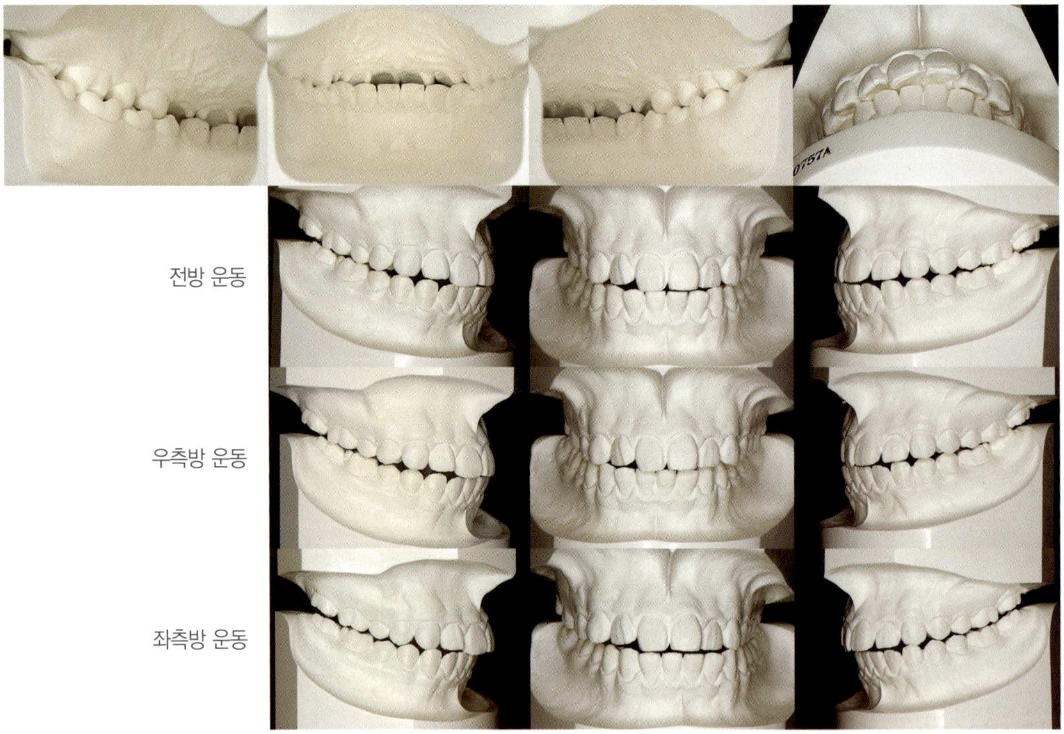

그림 29. 치료 시작 전의 연구모형.

증례: 치료 시작 전의 세팔로그램 분석

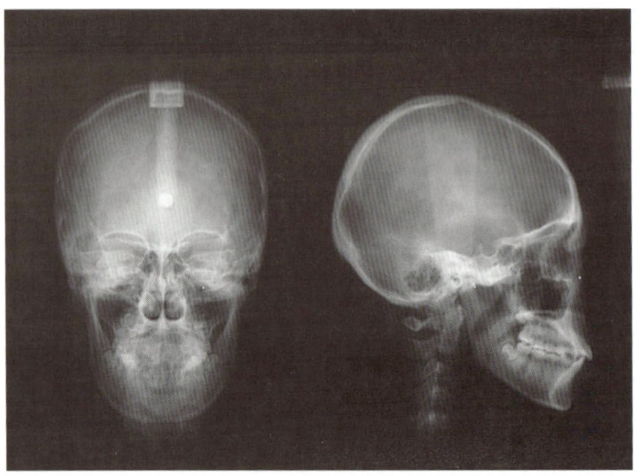

그림 30. 치료 시작 전의 세팔로그램.

Initial

ROENTGEN CEPHALOMETRIC ANALYSIS

(Female—Adults)

Name R.I. Dr.UTSU

16y 4m

	Mean	S.D.	Initial
Facial angle	84.83	3.05	89.5
Convexity	7.58	4.95	5.6
A—B plane	—4.48	3.50	—5.5
Mandibular plane	28.81	5.23	24.5
Y—axis	65.38	5.63	60.5
Occlusal plane	11.42	3.64	7.0
Interincisal	124.09	7.63	109.0
L—1 to Occlusal	23.84	5.28	27.0
L—1 to Mandibular	96.33	5.78	102.0
U—1 to A—P plane	8.92	1.88	10.0
FH to SN plane	6.19	2.89	8.0
SNA	82.32	3.45	84.0
SNB	78.90	3.45	81.0
SNA—SSNB diff	3.39	1.77	3.0
U—1 to N—P plane	11.74	2.73	12.5
U—1 to FH plane	111.13	5.54	123.0
U—1 to SN plane	104.54	5.55	115.0
Gonial angle	122.23	4.61	131.0
Ramus inclination	2.93	4.40	7.5

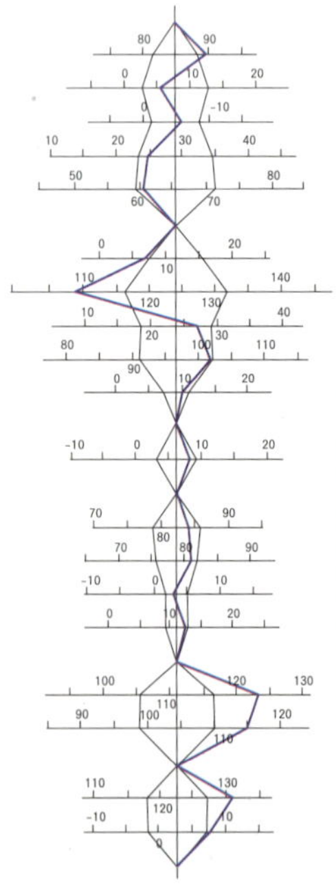

UTSU ORTHODONTIC OFFICE

그림 31. 치료 시작 전의 세팔로 분석 결과.

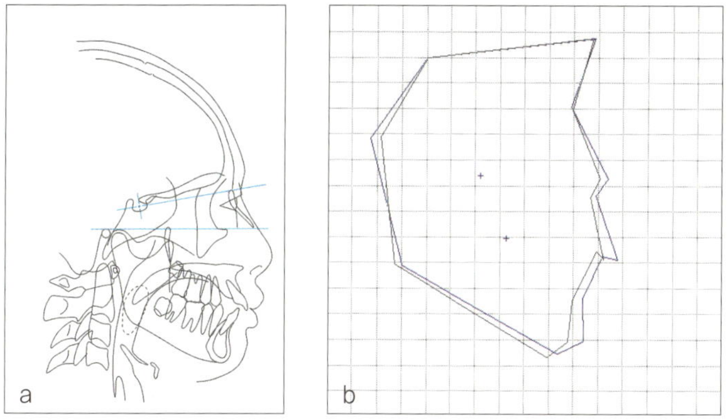

그림 32a, b. 치료 시작 전의 세팔로 트레이싱과 프로필로그램 (profilogram).

증례: 치료 시작 전 3D CT 영상과 파노라마 방사선사진

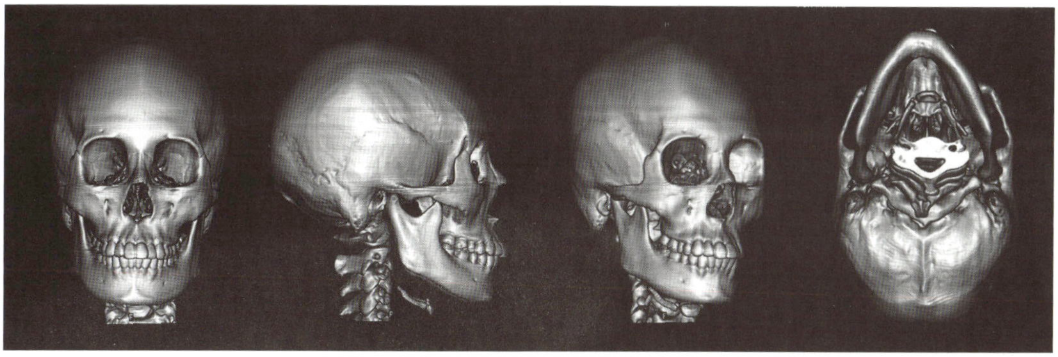

그림 33. 치료 시작 전의 3D CT 영상.

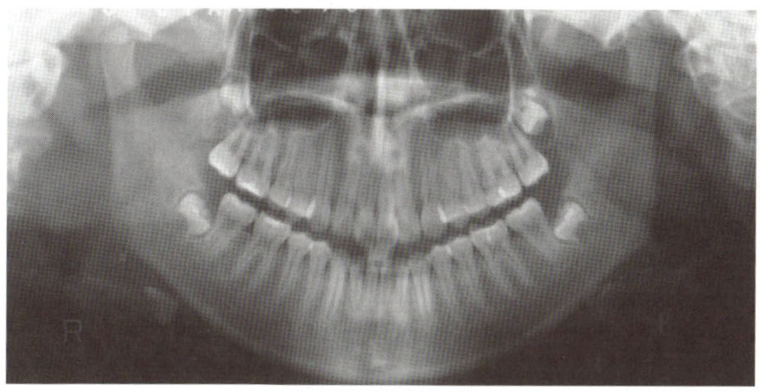

그림 34. 치료 시작 전의 파노라마 방사선사진.

증례: 치료 시작 전의 악운동 해석 및 턱관절 3D CT & MRI 영상

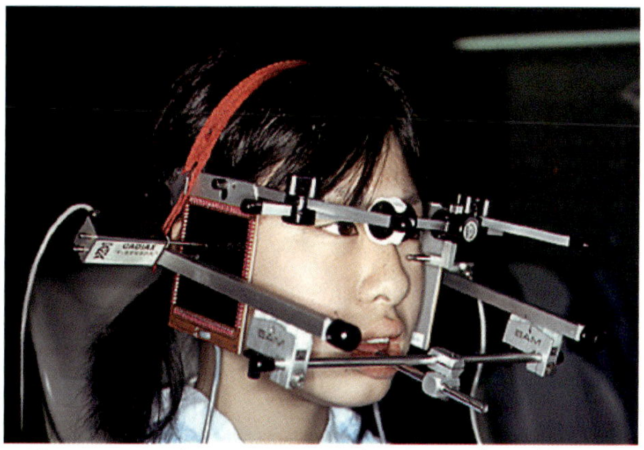

그림 35. CADIAX(Gamma Dental, 시로미즈 무역)를 이용한 초진 자료수집.

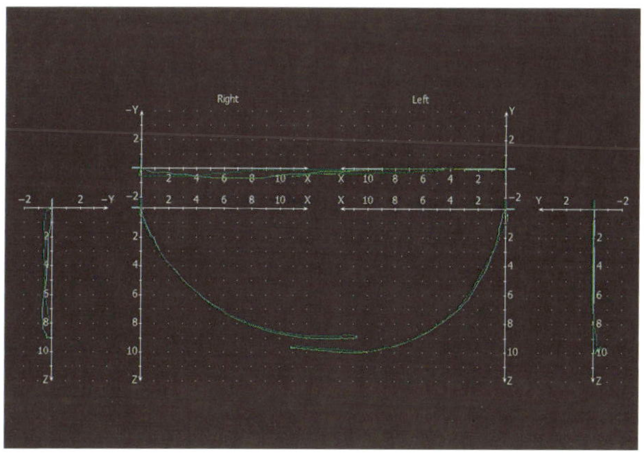

그림 36. CADIAX에 의한 치료 시작 전 개폐구할 때의 악운동 궤적.

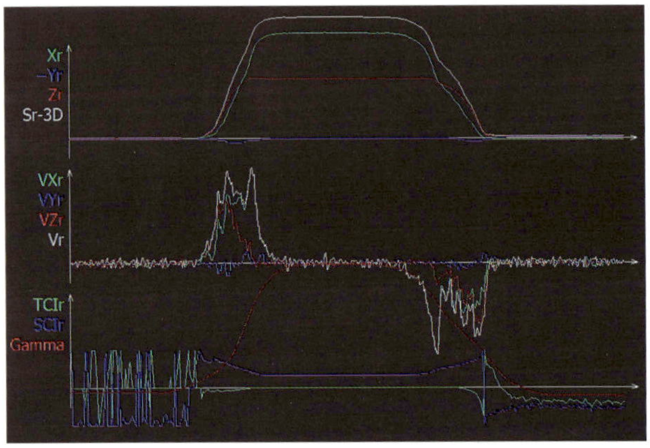

그림 37. CADIAX에 의한 치료 시작 전 개폐구의 타임 커브.

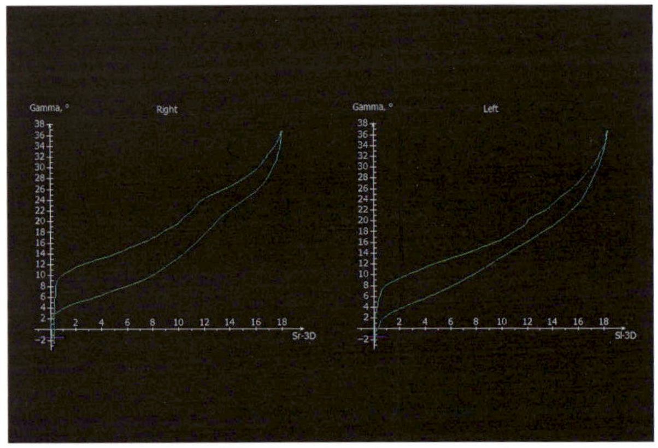

그림 38. CADIAX에 의한 치료 시작 전 translation과 rotation.

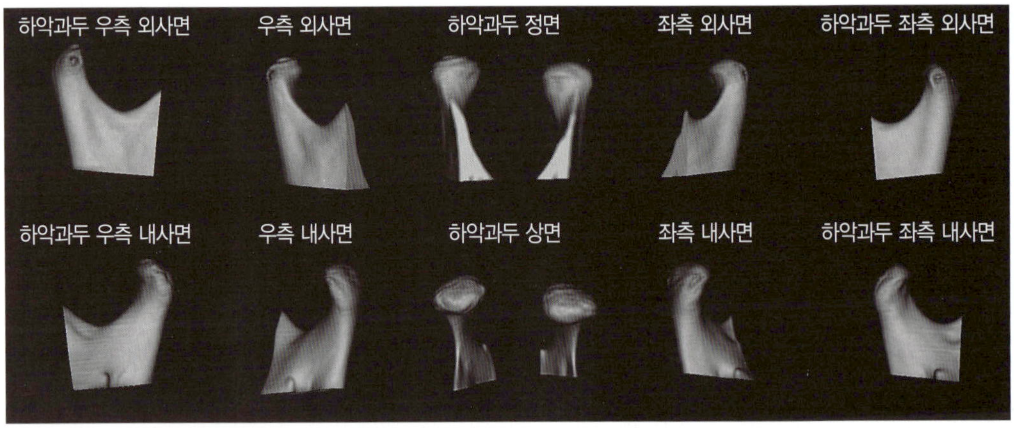

그림 39. 치료 시작 전의 턱관절 3D CT 영상.

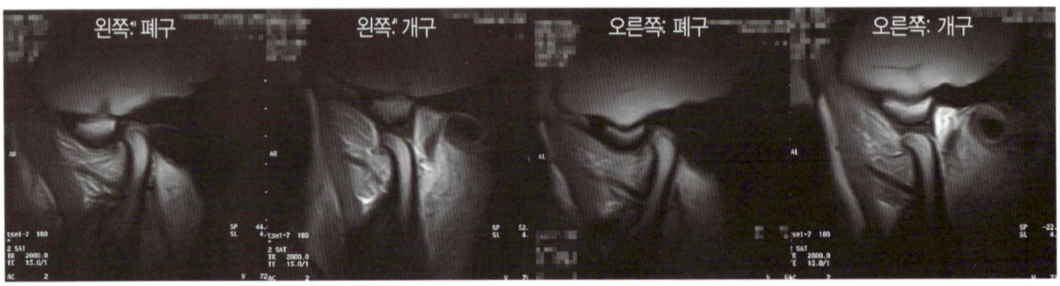

그림 40. 치료 시작 전의 턱관절 MRI 영상.

증례: 치료 경과

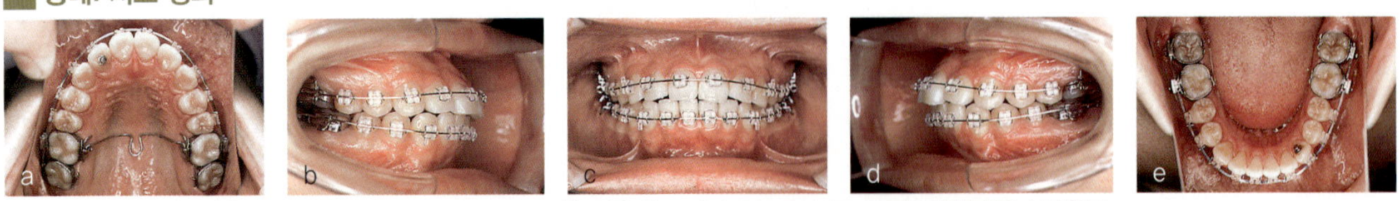

그림 41a~e. 17세 5개월. ×.022 slot Mclaughlin bracket을 이용해, ×.016 Round NiTi wire로 레벨링을 시작했다.

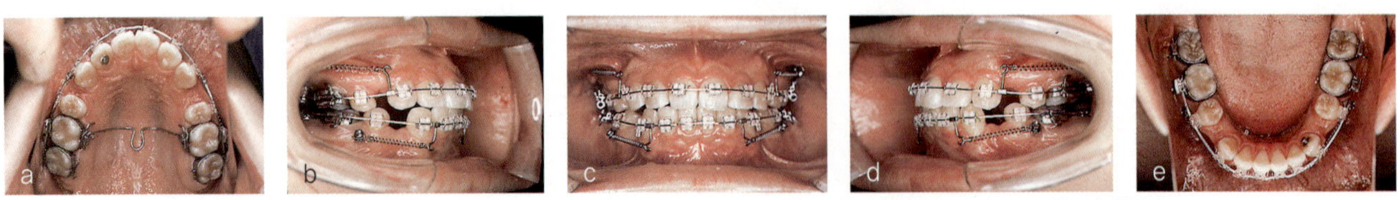

그림 42a~e. 18세 2개월. .019×.022 SS archwire에 traction hook과 NiTi coil spring을 이용해 contraction을 시작했다.

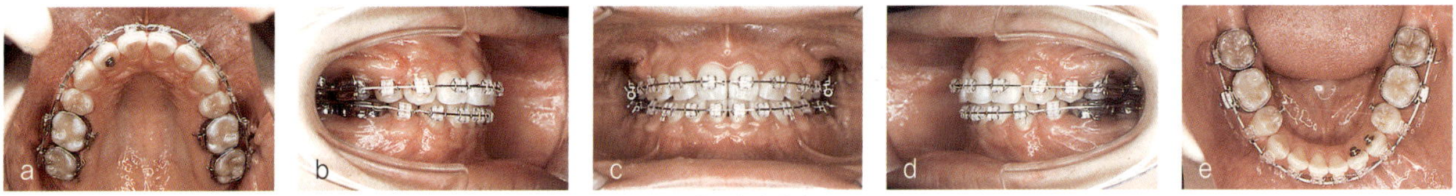

그림 43a~e. 19세 2개월. .021×.025 SS ideal archwire로 detailing을 시작했다.

증례: 동적 치료가 끝났을 때의 안모와 구강내 사진, 연구모형

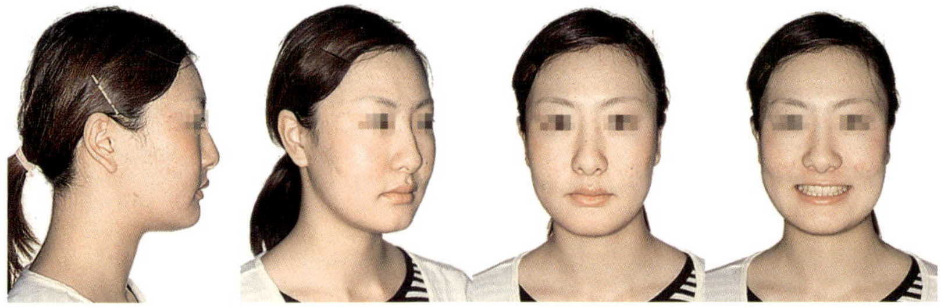

그림 44. 동적 치료가 끝났을 때의 안모 사진.

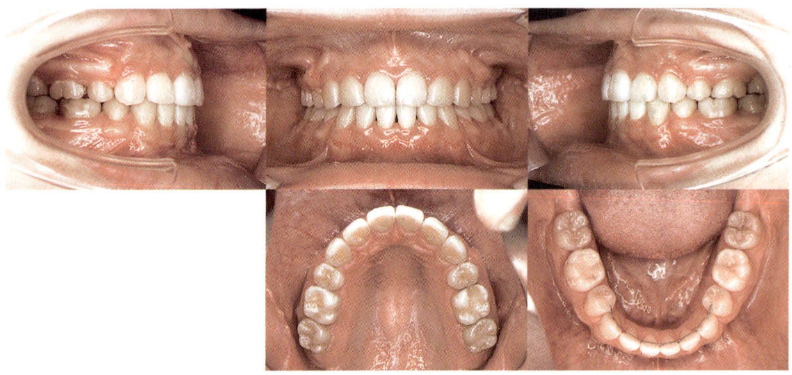

그림 45. 동적 치료가 끝났을 때의 구강내 사진.

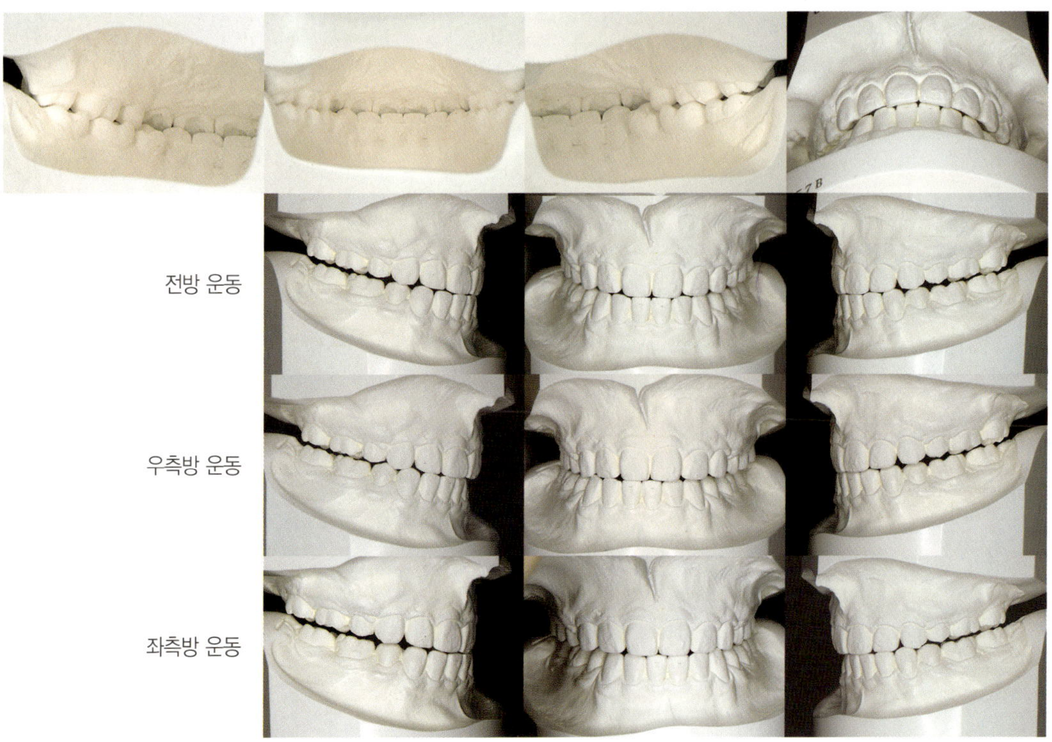

그림 46. 동적 치료가 끝났을 때의 연구모형.

증례: 동적 치료가 끝났을 때의 세팔로그램 분석

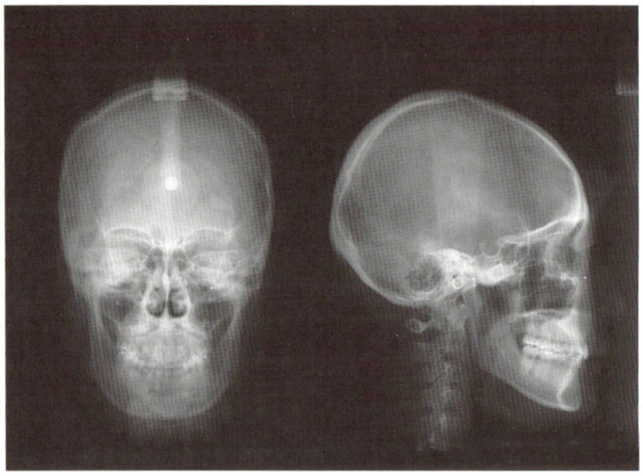

그림 47. 동적 치료가 끝났을 때의 세팔로그램.

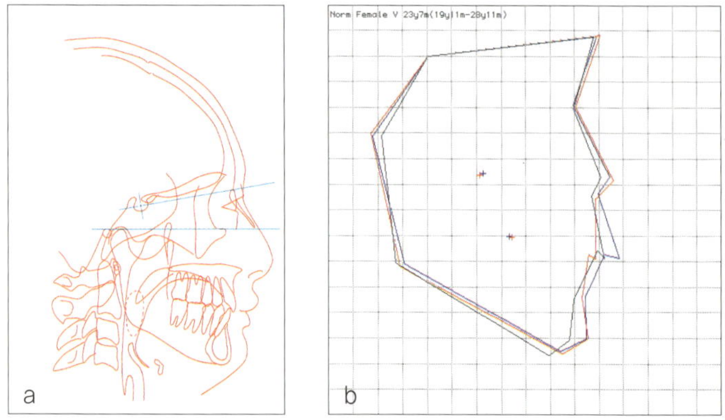

그림 48a, b. 동적 치료가 끝났을 때의 세팔로 트레이싱과 프로필로그램.

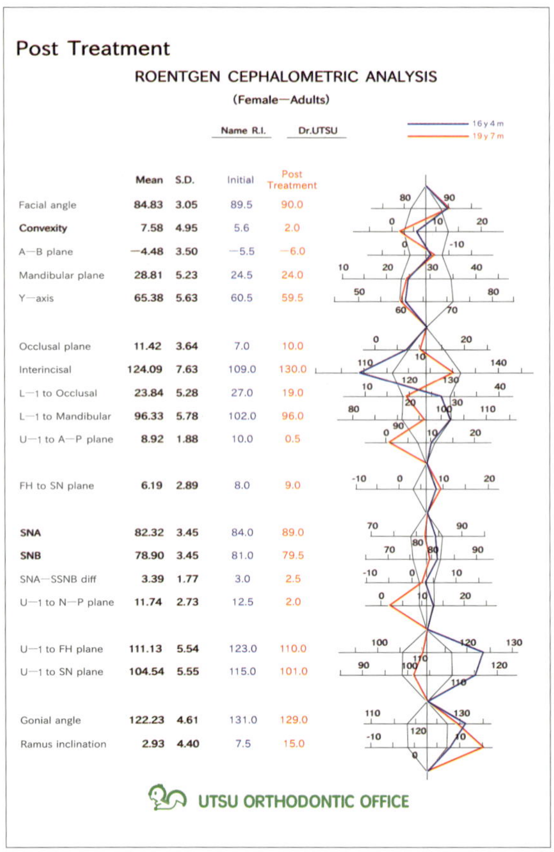

Post Treatment

ROENTGEN CEPHALOMETRIC ANALYSIS

(Female—Adults)

Name R.I. Dr.UTSU

16 y 4 m / 19 y 7 m

	Mean	S.D.	Initial	Post Treatment
Facial angle	84.83	3.05	89.5	90.0
Convexity	7.58	4.95	5.6	2.0
A—B plane	−4.48	3.50	−5.5	−6.0
Mandibular plane	28.81	5.23	24.5	24.0
Y—axis	65.38	5.63	60.5	59.5
Occlusal plane	11.42	3.64	7.0	10.0
Interincisal	124.09	7.63	109.0	130.0
L—1 to Occlusal	23.84	5.28	27.0	19.0
L—1 to Mandibular	96.33	5.78	102.0	96.0
U—1 to A—P plane	8.92	1.88	10.0	0.5
FH to SN plane	6.19	2.89	8.0	9.0
SNA	82.32	3.45	84.0	89.0
SNB	78.90	3.45	81.0	79.5
SNA—SSNB diff	3.39	1.77	3.0	2.5
U—1 to N—P plane	11.74	2.73	12.5	2.0
U—1 to FH plane	111.13	5.54	123.0	110.0
U—1 to SN plane	104.54	5.55	115.0	101.0
Gonial angle	122.23	4.61	131.0	129.0
Ramus inclination	2.93	4.40	7.5	15.0

UTSU ORTHODONTIC OFFICE

그림 49. 동적 치료가 끝났을 때의 세팔로 분석 결과.

증례: 동적 치료가 끝났을 때의 3D CT 영상

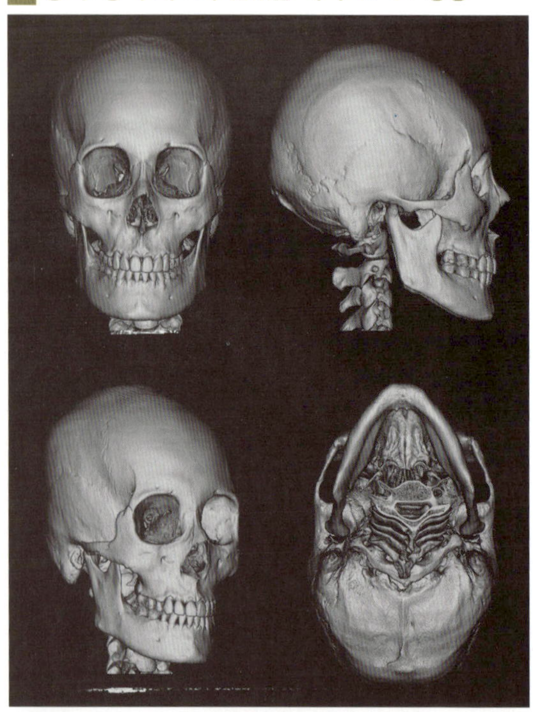

그림 50. 동적 치료가 끝났을 때의 3D CT 영상.

증례: 동적 치료가 끝났을 때의 파노라마 방사선사진

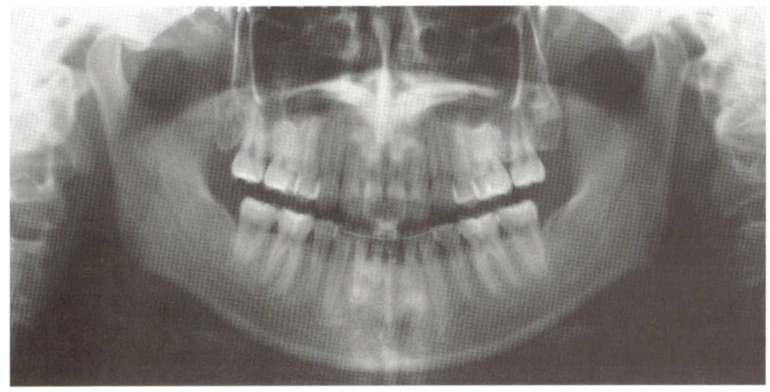

그림 51. 동적 치료가 끝났을 때의 파노라마 방사선사진.

증례: 동적 치료가 끝났을 때의 악운동 해석

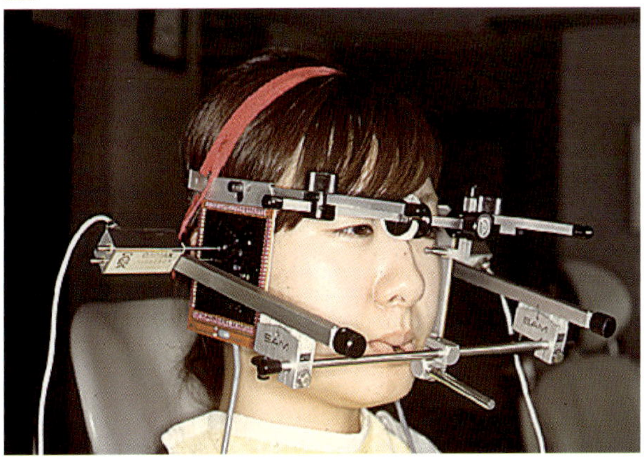

그림 52. 동적 치료가 끝났을 때 CADIAX를 이용한 데이터 채득.

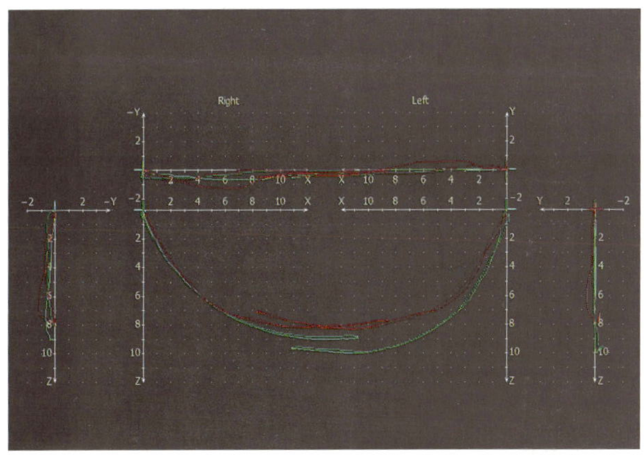

그림 53. 치료 시작 전의 CADIAX를 이용한 개폐구할 때의 악운동 궤적(녹색 선)과 동적 치료가 끝났을 때의 궤적(빨간색 선).

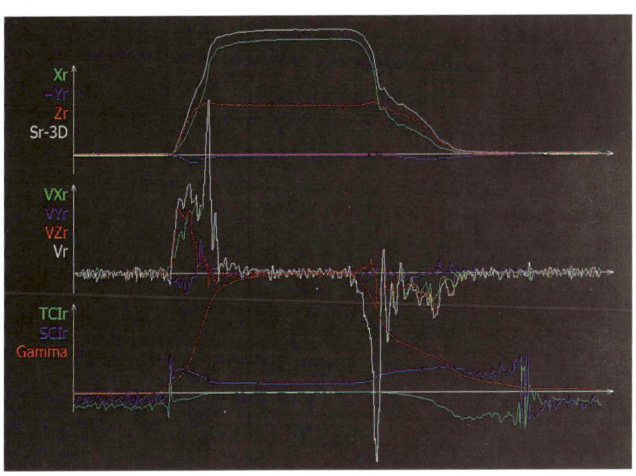

그림 54. 동적 치료가 끝났을 때 CADIAX를 이용한 개폐구 때의 타임 커브.

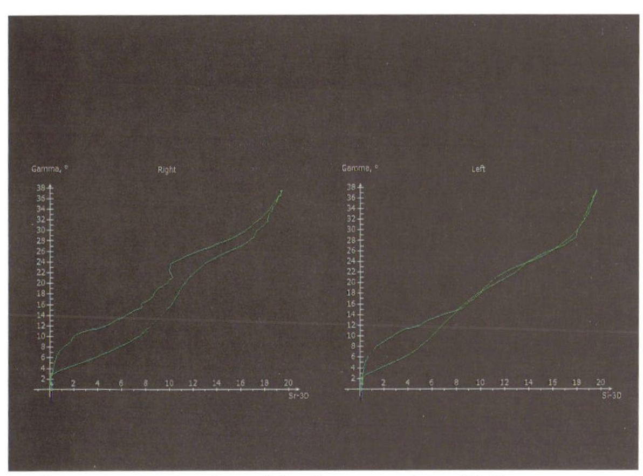

그림 55. 동적 치료가 끝났을 때 CADIAX를 이용한 translation과 rotation.

증례: 동적 치료가 끝났을 때의 턱관절 3D CT & MRI 영상

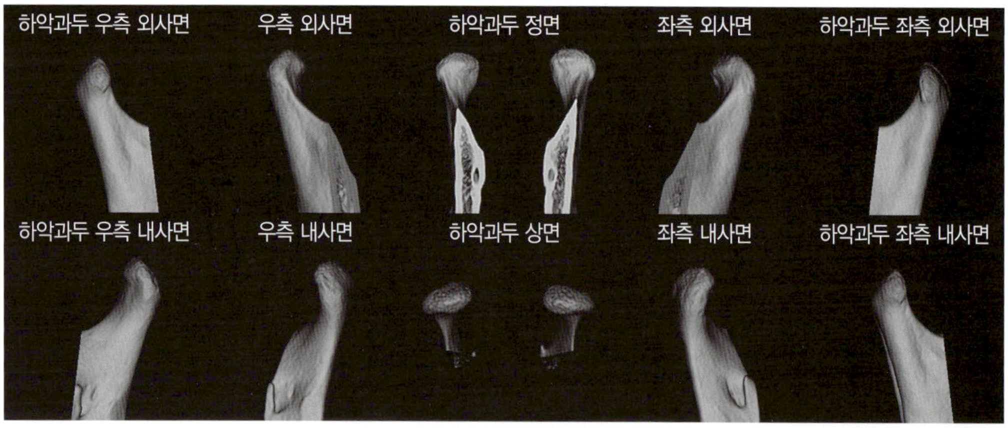

그림 56. 동적 치료가 끝났을 때의 턱관절 3D CT 영상.

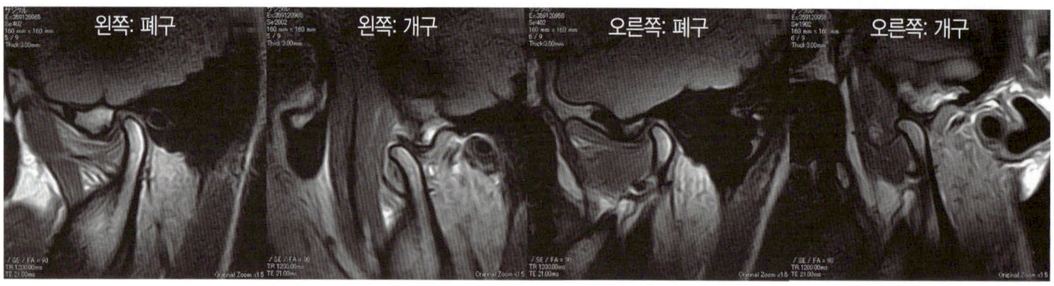

그림 57. 동적 치료가 끝났을 때의 턱관절 MRI 영상.

증례: 보정이 끝났을 때의 안모와 구강내 사진, 연구모형

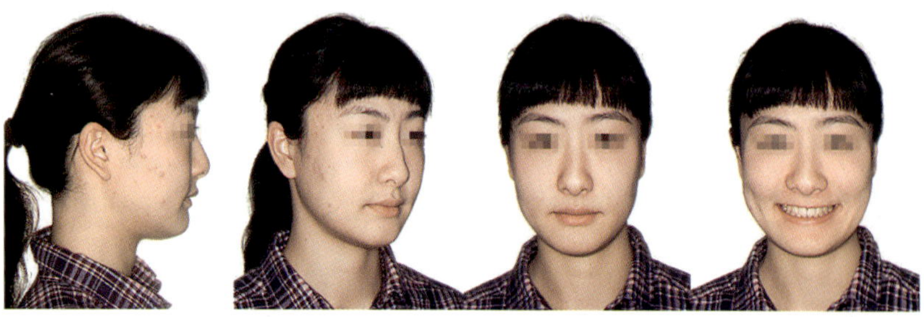

그림 58. 보정이 끝났을 때의 안모 사진.

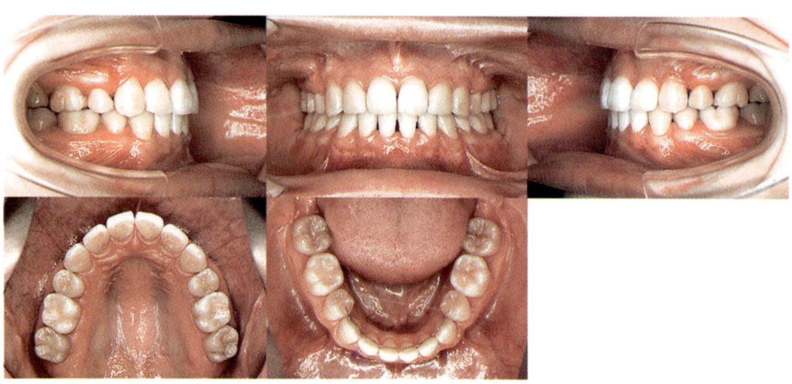

그림 59. 보정이 끝났을 때의 구강내 사진.

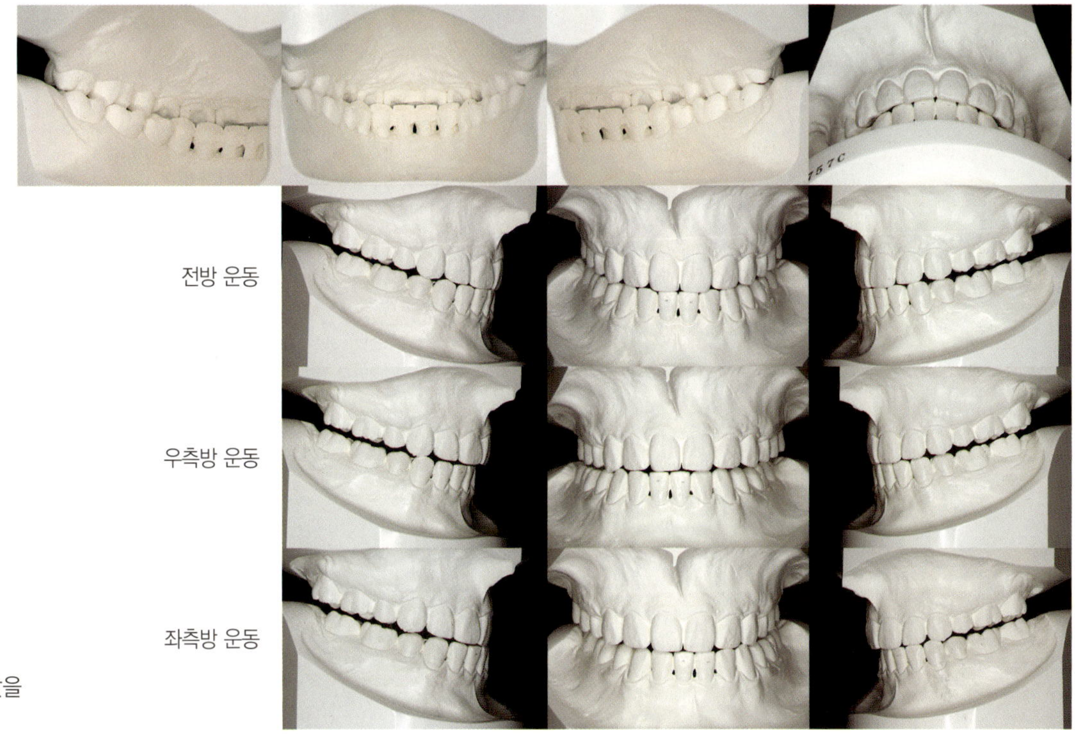

그림 60. 보정이 끝났을 때의 연구모형.

증례: 보정이 끝났을 때의 세팔로그램 분석

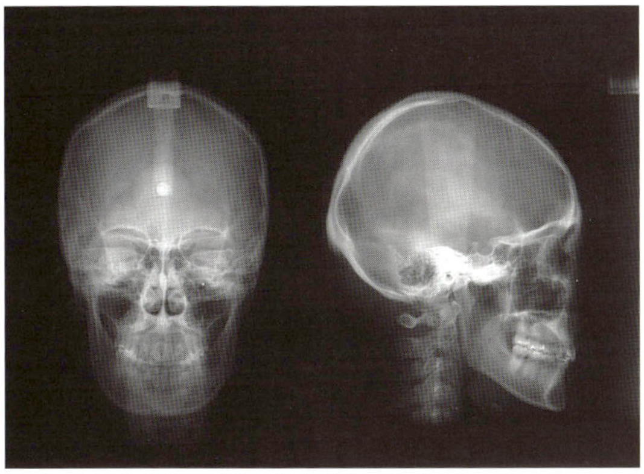

그림 61. 보정이 끝났을 때의 세팔로그램.

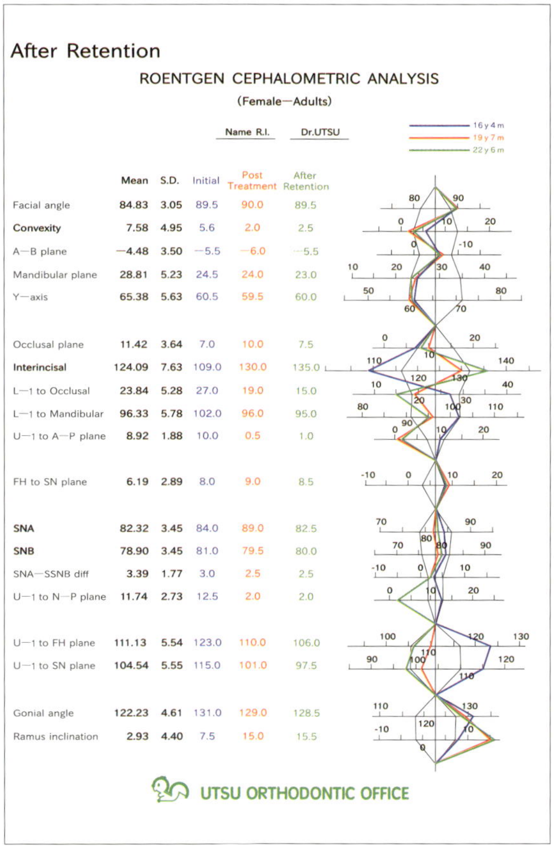

After Retention

ROENTGEN CEPHALOMETRIC ANALYSIS

(Female—Adults)

Name R.I. Dr.UTSU

16 y 4 m / 19 y 7 m / 22 y 6 m

	Mean	S.D.	Initial	Post Treatment	After Retention
Facial angle	84.83	3.05	89.5	90.0	89.5
Convexity	7.58	4.95	5.6	2.0	2.5
A—B plane	−4.48	3.50	−5.5	−6.0	−5.5
Mandibular plane	28.81	5.23	24.5	24.0	23.0
Y—axis	65.38	5.63	60.5	59.5	60.0
Occlusal plane	11.42	3.64	7.0	10.0	7.5
Interincisal	124.09	7.63	109.0	130.0	135.0
L—1 to Occlusal	23.84	5.28	27.0	19.0	15.0
L—1 to Mandibular	96.33	5.78	102.0	96.0	95.0
U—1 to A—P plane	8.92	1.88	10.0	0.5	1.0
FH to SN plane	6.19	2.89	8.0	9.0	8.5
SNA	82.32	3.45	84.0	89.0	82.5
SNB	78.90	3.45	81.0	79.5	80.0
SNA—SSNB diff	3.39	1.77	3.0	2.5	2.5
U—1 to N—P plane	11.74	2.73	12.5	2.0	2.0
U—1 to FH plane	111.13	5.54	123.0	110.0	106.0
U—1 to SN plane	104.54	5.55	115.0	101.0	97.5
Gonial angle	122.23	4.61	131.0	129.0	128.5
Ramus inclination	2.93	4.40	7.5	15.0	15.5

UTSU ORTHODONTIC OFFICE

그림 62. 보정이 끝났을 때의 세팔로 분석 결과.

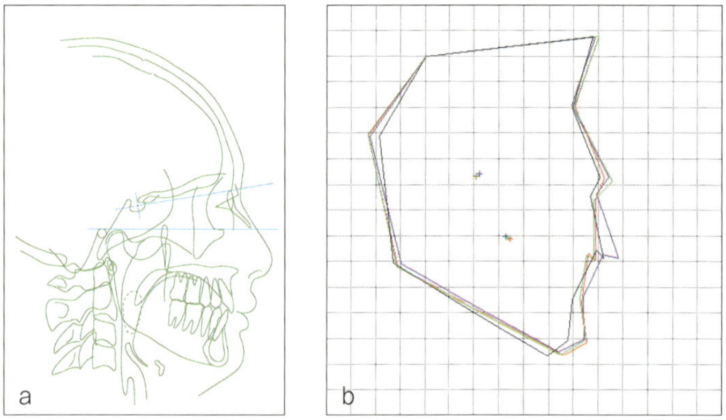

그림 63a, b. 보정이 끝났을 때의 세팔로 트레이싱과 프로필로그램.

증례: 보정이 끝났을 때의 3D CT 영상과 파노라마 방사선사진

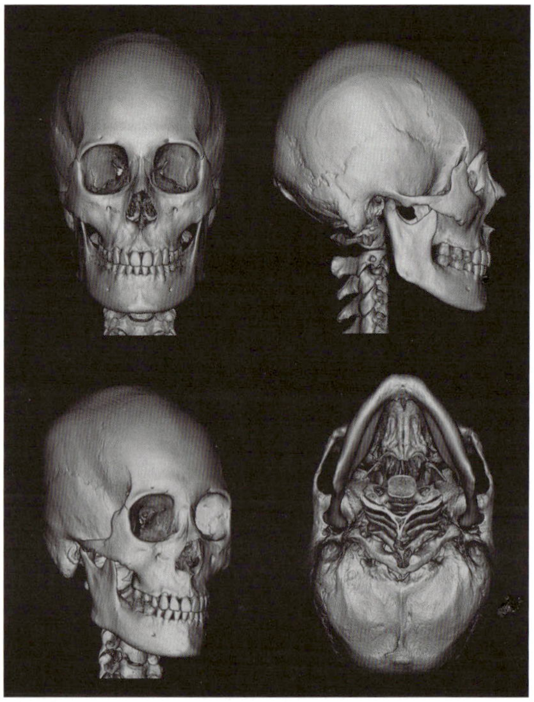

그림 64. 보정이 끝났을 때의 3D CT 영상.

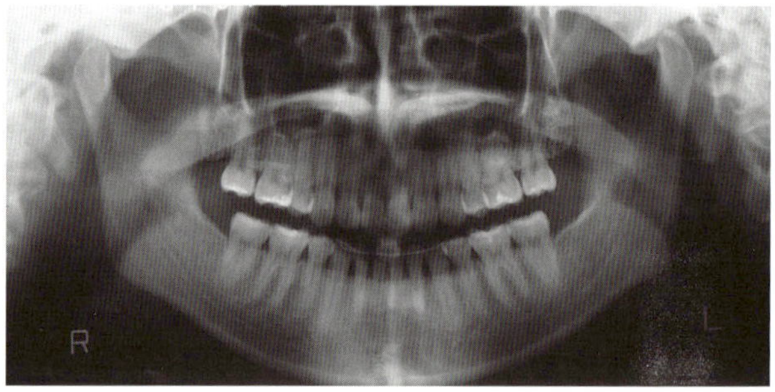

그림 65. 보정이 끝났을 때의 파노라마 방사선사진.

증례: 보정이 끝났을 때의 악운동 해석

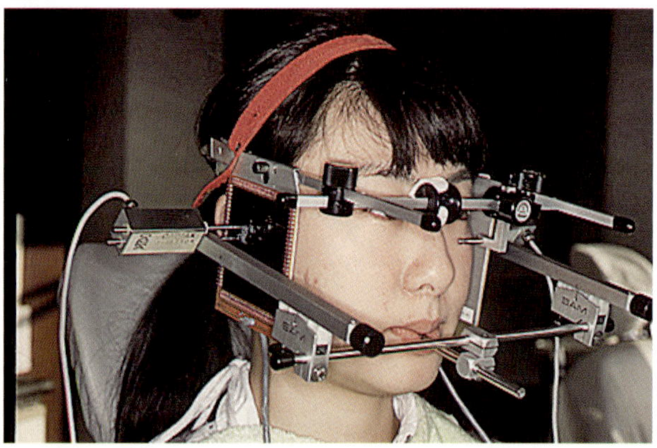

그림 66. 보정이 끝났을 때 CADIAX를 이용한 데이터 채득.

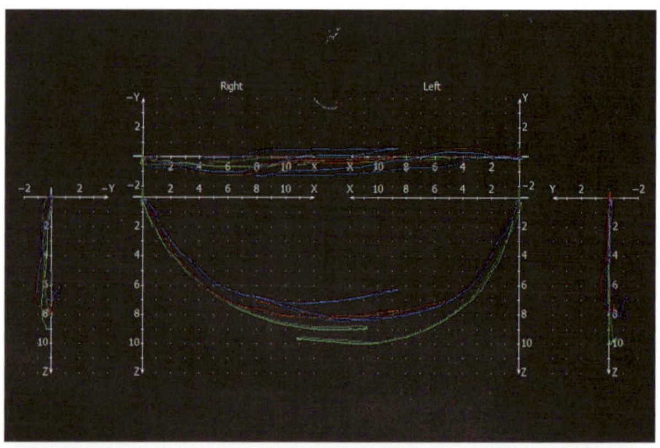

그림 67. 치료 시작 전의 CADIAX를 이용한 개폐구할 때의 악운동의 궤적(녹색 선)과 치료가 끝났을 때의 궤적(빨간색 선) 및 보정이 끝났을 때의 궤적(파란색 선).

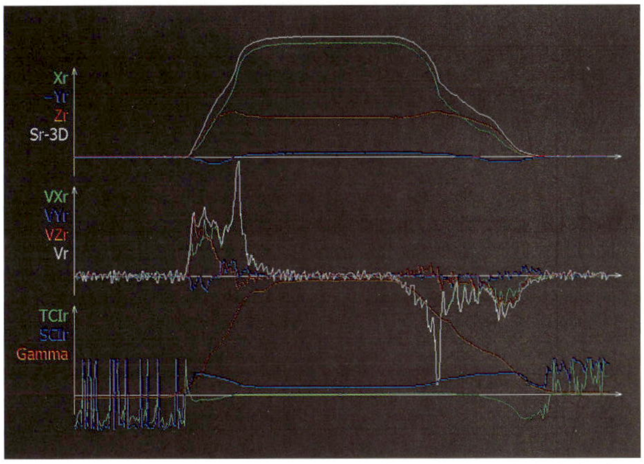

그림 68. 보정이 끝났을 때 CADIAX를 이용한 개폐구 때의 타임 커브.

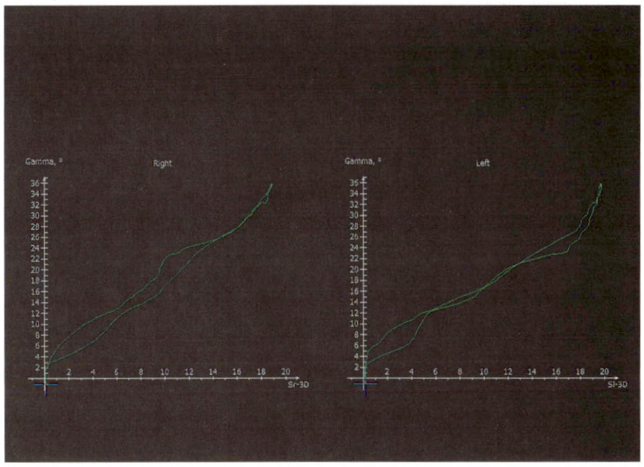

그림 69. 보정이 끝났을 때 CADIAX를 이용한 translation과 rotation.

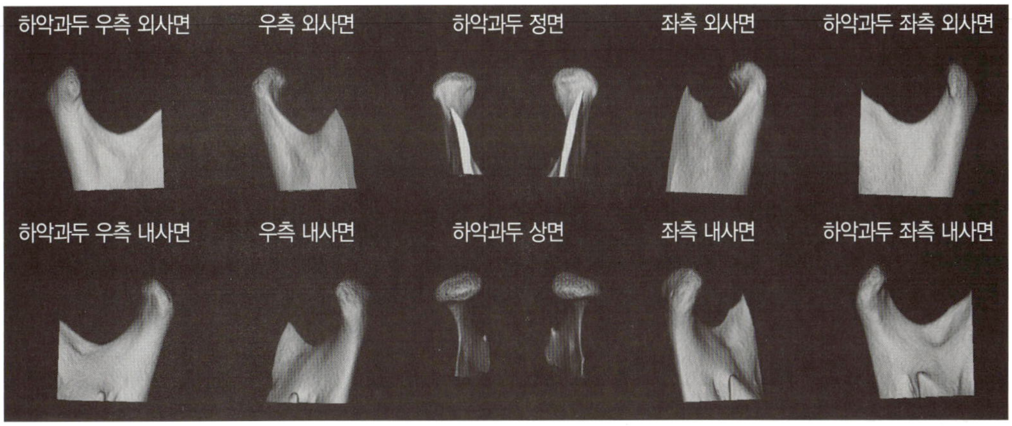

그림 70. 보정이 끝났을 때의 턱관절 3D CT 영상.

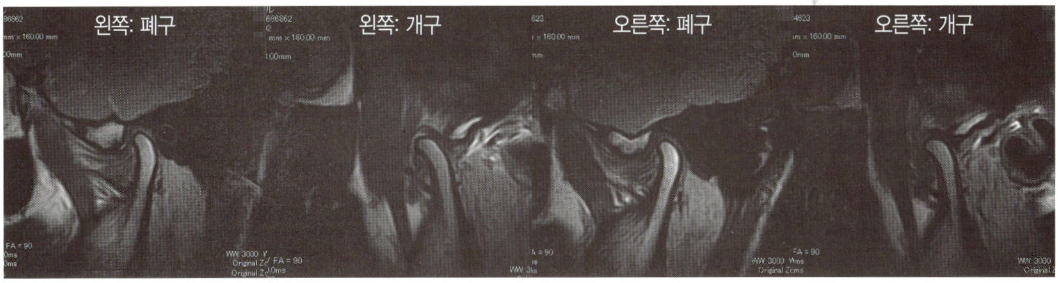

그림 71. 보정이 끝났을 때의 턱관절 MRI 영상.

치료 결과

① 골격적으로는 mesofacial type의 bimaxillary alveolar protrusion이었으므로, 제1소구치 4개와 제3대구치 4개를 발치하고 상 · 하 전치의 full retraction을 도모했기 때문에 입매의 아름다움을 대폭 개선할 수 있었다. E-line에서 위아래 입술 모두 이상적인 위치까지 후퇴해 보정 후에도 유지되고 있었다.

② 모든 단계의 3D CT에서 치근은 모두 치조골 내에 들어 있었다.

③ 치료 후 상 · 하 치아의 관계는 1치 대 2치 교합이었다.

④ ICP에서는 긴밀한 교합이 확립되어 보정 후에도 유지되고 있었다. 그러나 결코 ABC 접촉은 되어 있지 않았다. 또한 교합 조정과 같은 교합면의 삭제 정도로는, 모든 구치에서 ABC 접촉을 만드는 것은 불가능하다고 생각되었다.

⑤ 치료 후에 PRP 혹은 CR로 생각되는 condylar position과 ICP에서의 condylar position에는 큰 차이가 없고 보정 후에도 큰 변화는 없었다. 그러나 condylar position은 어느 한 점에 수렴한다기보다 어떤 범위 안에 수렴하고 있었다.

⑥ 편심 운동에서는 치료 후와 보정 후에도 sequential functional guidance occlusion이라기보다 mutually protected occlusion을 보였다.

⑦ 악운동도 이상적인 움직임을 하고 있었고 치료 후와 보정 후에도 운동량, 질, 안정성, 재현성 등은 문제없이 유지되고 있었다.

⑧ SCI는 치료 후에서 보정 후가 됨에 따라 조금 완만해지는 경향을 보였다.

⑨ 초진 condyle 3D CT에서 외측극에 경미한 피질골 흡수상이 보였지만 치료 후와 보정 후에는 개선되고 있었다.

⑩ 모든 단계의 MRI sagittal image에서 ICP, opening 모두 턱관절원판 전위는 보이지 않았다.

고찰

① 교정치과에서는 치열 · 교합 · 안모를 심미적으로는 물론 형태적으로도 많이 개선해야 하므로, 치아 크기가 커서 치조골의 용적에 완전히 수납될 수 없거나 두개, 얼굴, 상 · 하악의 위치 관계에 따라서는 소구치의 발치를 피할 수 없다.

② 제시한 증례에서도 자연치의 교합 관계는 1치 대 2치이다.

③ Active treatment를 통해 아무리 긴밀한 교합을 만들더라도 모든 구치에서 ABC 접촉을 얻는 것은 대부분 불가능에 가깝다. 교합 조정을 해도 현실적으로 어렵고, 시간이 경과하면서 변화하기 때문에 유지하는 것은 더더욱 어려운 일이다.

④ 이 증례는 턱관절에 큰 문제는 없고 턱관절원판도 치료 전 · 후에 전위도 없으며 condylar position은 물론 턱도 안정되어 있었기 때문에, PRP 혹은 CR과 ICP에서 악위에는 거의 틀어짐이 보이지 않고 치료 후도 안정되어 있었다. 그러나 턱관절에 문제가 있거나 가동 영역이 큰 증례에서는 point centric을 구하는 것이 어려워, 무리하게 point centric으로 유도하는 것으로 인한 폐해가 걱정된다.

⑤ 치과 교정치료로 canine guidance를 만드는 것은 그다지 어렵지 않지만 sequential functional guidance occlusion을 만들기는 쉽지 않다고 생각한다.

⑥ 턱관절에 큰 문제는 없고 condylar position이 안정된 증례에서도 치료 전 · 후, 보정이 끝난 후에 sagittal에서 보이는 악운동과 SCI는 특징을 유지한 채로 변화한다는 사실을 볼 수 있었다.

⑦ 원래 턱관절에 증상이 없었던 환자로 3D CT 영상에서 condyle 외측극의 피질골에는 단열을 볼 수 있었지만, 술후에 개선한 것을 봐도 경미한 악위의 변화에 의해서도 condyle은 개조해 수복하는 능력을 원래부터 가지고 있는 것으로 생각된다.

정리

교정치과의 교합에 관한 개념은 보철, 수복, 치주, 근관치료 분야의 교합치료 개념과는 다르다고 생각한다. 후자의 경우에는 치아의 상실, 조직 장애, 기능장애 등이 있을 때 많이 시행되지만, 전자에서는 형태적으로 치열, 교합, 안모 등을 대폭 변화시키기 위해서 치아의 위치와 상 · 하악골의 위치를 이동해 크게 변화시킨다. 따라서 악기능 이상이 없어도 교합을 크게 변화시키지 않으면 교정치료는 성립되지 않는다.

따라서 이번에는 악기능에 큰 문제는 없지만 형태적으로 상 · 하악의 치조성 전돌을 치료해 술후 경과를 관찰하고 교합 이론이라는 규정의 기준이 어떻게 채워지는지 검증해 보았다.

① Tweed의 기준에 대해: 역학 이론상 Spee curve를 평탄화하기 때문에, 최종적으로 평탄화했다. Anchorage preparation의 역학을 이용하지 않았으므

로, Tweed occlusion으로는 마무리되어 있지 않다. Anterior coupling을 적절하게 만들었기 때문에 상악 제1대구치 근심협측 교두는 하악 제1대구치 협측구보다 원심에서 교합한다. 하악 전치의 전돌을 개선하기 위해 치축은 upright 되어 있다.

② Andrews의 6 keys에 대해: 상악 제1대구치 원심 변연융선의 원심면이 하악 제2대구치 근심 변연융선 근심면과 접촉하고 있다. 그러나 치료 후 모든 증례에서 이렇게 되어 있다고는 할 수 없다는 사실을 종종 마주한다. 상악 견치와 소구치에 비해 대구치의 치관 장축이 조금 설측 경사하고 있지는 않았다. 그것 외에는 대체로 요건을 채우고 있다.

③ ABO 검사 기준에 대해: 거의 요건을 채우고 있다.

④ Roth의 기능 교합에 대해: 소위 '과두안정위' 혹은 CR과 ICP에서의 악위는 거의 일치하고 있다. 브래킷은 물론 역학도 다른 것을 이용했지만 그 이외의 요건은 채우고 있다.

⑤ Slavicek의 기능 교합에 대해: 골격적으로는 거의 Ⅰ급이기 때문에 견치부터 전방이 guiding 영역이 되고, 실제의 구강내에서도 그런 역할을 볼 수 있다. 편심 운동에서는 완전한 sequence functional guidance occlusion은 되어 있지 않다. 상악 전치의 설측 이동을 시행했기 때문에 설면 경사각은 SCI에 가까워졌다.

이상과 같이 형태 개선을 시행한 교정 증례에서는 반드시 규정의 요건을 채운다고는 할 수 없다. 따라서 교합 이론에 맞추어 치료한다는 독단적인 방법은 피해야 하고, 규정의 요건을 이해한 다음 형태와 기능의 개선을 교정적으로 우선해 시행하고 결과적으로 몇 가지의 요건을 채우는 것이 현실이다.

교정에서 교합을 논하는 경우는 치료 최종 단계가 되어야 크게 관여하기 때문에 치료의 질과 마무리가 아주 훌륭하지 않으면 의미가 없다. 따라서 정밀한 교합이라는 의미로 ABC 접촉 개념이 화제에 등장하지만 이것은 보철 제작물에 관한 접촉 개념이지 교정치료에서는 탁상공론이다. Riise와 Molligoda(1899), Berry(1983) 등의 보고에서도 자연치의 교합 접촉은 이상적인 교합에 비해 수가 적고 면적도 작으며 강약도 일정하지 않지만, 치아·치열·교합은 안정된 것이 밝혀졌다. 자연치 혹은 수복치아와 혼합한 유치악에서는 생체가 시간의 흐름에 따른 변화에 적응할 수 있는 기능적 교합을 목표로 해야 할 것이다. 또한 교정치료가 끝난 후에는 relapse가 일어난다는 점이나 자연치는 평생 계속해서 움직인다는 점을 잊어서는 안 된다.

참고문헌

1. Klontz HA. Readout. Journal of The Charles H. Tweed International Foundation 1985;13:53-64.
2. Vaden JL. Charles H. Tweed, 1895-1970. AJO-DO 2015;147(5):171-179.
3. Casko JS, Vaden JL, Kokich VG, Damone J, James RD, Cangialosi TJ, Riolo ML, Owens SE Jr, Bills ED. Objective grading system for dental casts and panoramic radiographs. American Board of Orthodontics. Am J Orthod Dentofacial Orthop 1998;114(5):589-599.
4. Andrews LF. The six keys to normal occlusion. Am J Orthod 1972; 62(3):296-309.
5. Roth RH. Functional occlusion for the orthodontist. J Clin Orthod 1981; 15(1):32-40,44-51.
6. Slavicek R. Austria 咬合学セミナー 講義ノート. 東京:JM Ortho(非売品), 1995:14-17, 24-25, 59-62, 76-78.
7. 保母須弥也, 高山寿夫. 犬歯誘導とグループ・ファンクションの発現率に関する実験的解析. 顎咬合誌 1993;14(3):70-73.
8. 与五沢文夫. 歯科矯正学の歴史. (In.)与五沢文夫(監修). 矯正臨床の基礎. 東京:クインテッセンス出版, 2008:3-5, 9.
9. 与五沢文夫. 抜歯治療の歴史. (In.)与五沢文夫(監修). 矯正臨床の基礎. 東京:クインテッセンス出版, 2008:6.
10. 与五沢文夫. 日本における矯正臨床. (In.)与五沢文夫(監修). 矯正臨床の基礎. 東京:クインテッセンス出版, 2008:7-8.
11. 岩田健男. 理想咬合から臨床咬合像への変遷. (In.)古谷野潔(監著). the Quintessence別冊 咬合YEARBOOK 2016. 東京:クインテッセンス出版, 2015:68-81.

3

치과 교정치료가 지향하는 교합에 힌트가 되는 8020 달성자의 교합 관찰

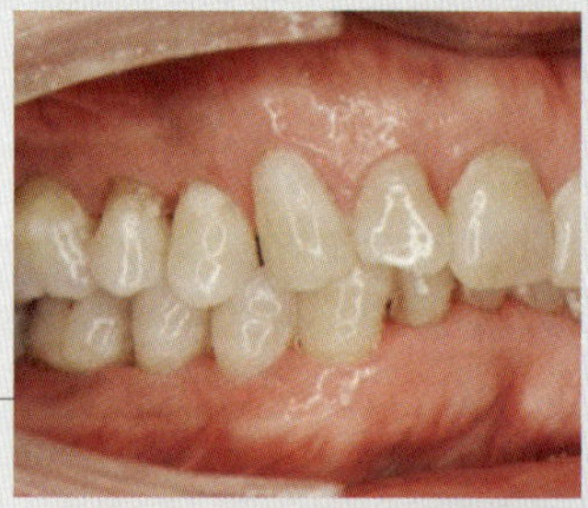

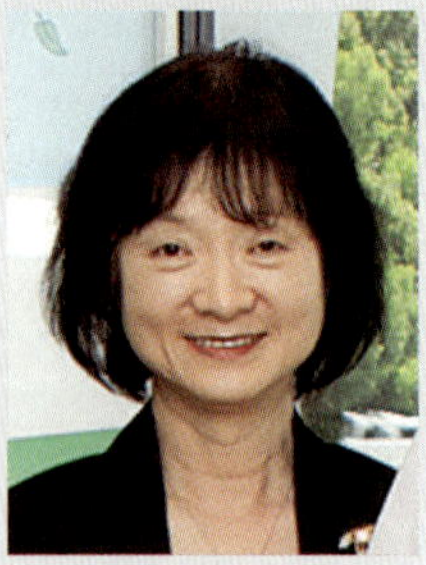

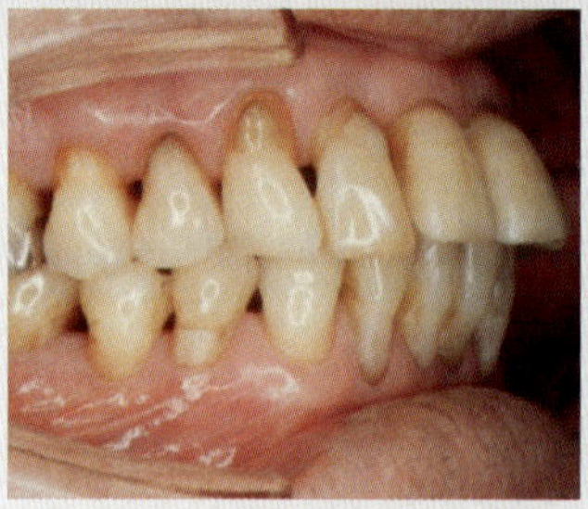

Etsuko Motegi (茂木悦子)

도쿄치과대학 치과교정학 강좌
연락처: (우)261-8502 지바현 지바시 미하마구 마사고 1-2-2

시작하며

임플란트 등의 인공치를 포함하지 않는 자신의 치아를 20개 이상 가진 80세 이상의 사람을 '8020 달성자'라 부른다. 1996년 일본 노년치과의학회에서 8020 달성자의 교합을 처음 보고 충격을 받았다. 대부분 교합이 긴밀하고 또한 정 피개(역자 주: 역 피개 관계나 절단교합이 아닌 상태를 의미함)를 보였기 때문이다[1]. 교정치과의사가 목표로 하는 교합은 교정치료를 통해 얻게 된 교합 상태가 오래 유지되는 것이기 때문에, 8020 달성자의 교합에는 당연히 관심이 높아졌다. 그 이래로 8020 달성자에 대해서 교합을 중심으로 다양한 각도에서 관찰하고 있어[2-5], 필자는 교정치료에서 교합의 목표와 장기 안정성 등에 대해서 8020 달성자의 교합 없이는 생각할 수 없게 되었다고 해도 과언이 아니다. 교합의 장기 안정과 장기 경과 증례에 대한 임상 보고에서 EBM을 얻기는 어렵지만 증례 보고와 흥미 있는 보고를 인용하면서 고찰하고자 한다.

1. 8020 달성자 교합의 예

그림 1은 84세로 28개의 치아를 가진 남성의 구강내 사진이다. 치아는 칫솔질이 잘 되어 빛나고, 우식은 전혀 볼 수 없다고 해도 될 만한 상태이다. 치은은 전치부에 경도의 퇴축을 보이지만 건강한 분홍색을 띠고 stippling도 있다. 좌·우 측면과 정면 모습에서 정중선은 0.5mm 틀어지고 우측 측절치가 절단교합을 보이지만 전치부 전체는 정 피개를 보인다. 상·하악 교합면 모습에서는 대구치에 매우 분명한 교모가 관찰되는데 이것이 젊은이의 치열이 아니라는 유일한 증거라고도 할 수 있다.

그림 2는 80세로 29개의 치아를 가진 여성의 구강내 사진이다. #48이 있다. 치아의 칫솔질 상태는 좋다. 치아

8020 달성자 교합의 예

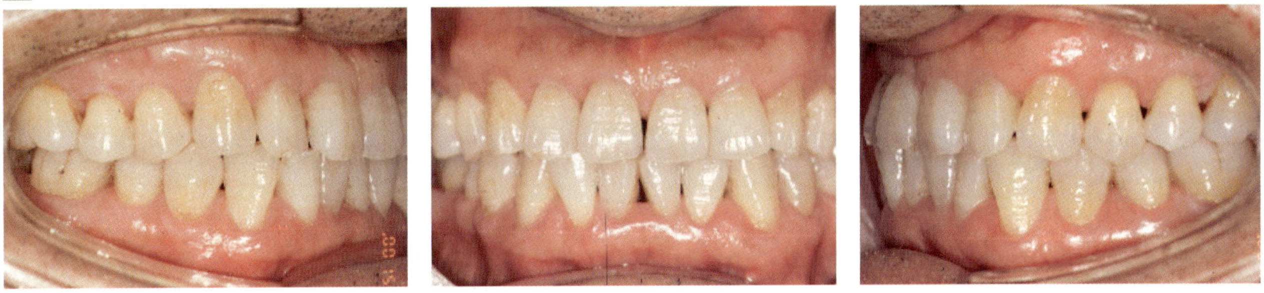

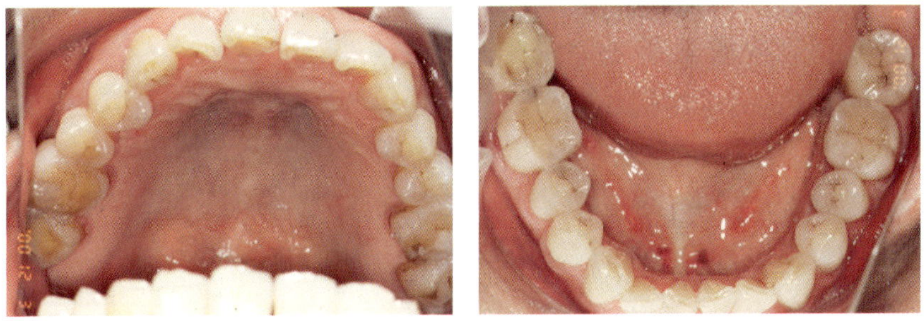

그림 1. 28개 치아를 가진 84세 남성.

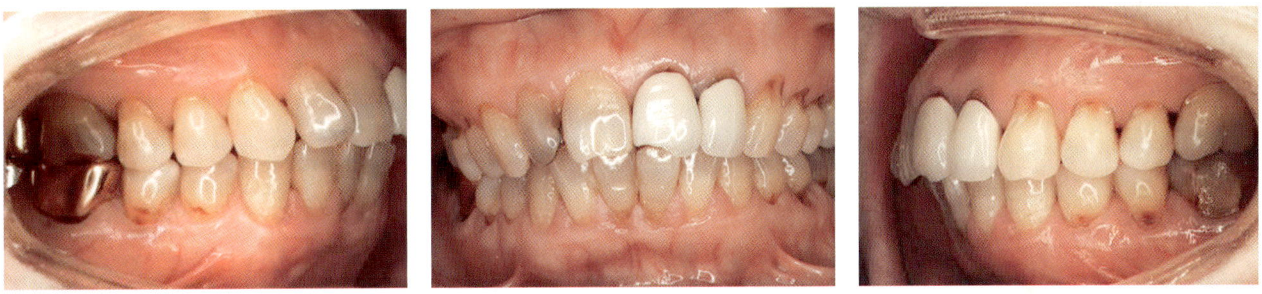

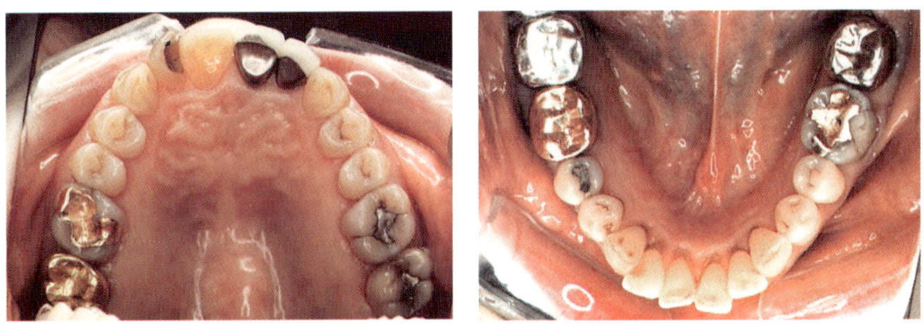

그림 2. 29개 치아를 가진 80세 여성.

를 치료한 이력으로 아말감, 인레이, 기성관, PFM 크라운이 있어 치과의 역사를 느끼게 하는 동시에 치료가 필요한 치아는 오랜 기간 내버려 두지 않고 바로 대응해 왔다고 할 수 있다. 좌·우 측면 모습에서 구치는 긴밀한 교합을 보이고, Ⅱ급 대구치 관계와 Ⅱ급 견치 관계이다. 정면 모습에서 정중선은 일치하고 #12의 회전은 있지만 정 피개를 보인다. 상·하악 교합면 모습에서 대구치의 교모는 적지만 측면 모습에서 거의 전체 치아에 이르는 cervical lesion이 있다.

이 두 증례가 대표하듯이 8020 달성자의 교합은 각각의 증례에 변이(variation)가 풍부하지만, 긴밀한 교합과 정 피개(그림 3, 4)라는 말로 특징을 지을 수 있다. 이 장에서는 특히 대구치 관계, 수평피개, 수직피개, 총생에 대한 의견을 서술하겠다.

그 전에 먼저 교정치과의사는 교합의 치료 목표를 어떻게 생각하는지에 대해 서술하려고 한다.

8020 달성자의 긴밀한 교합과 정 피개

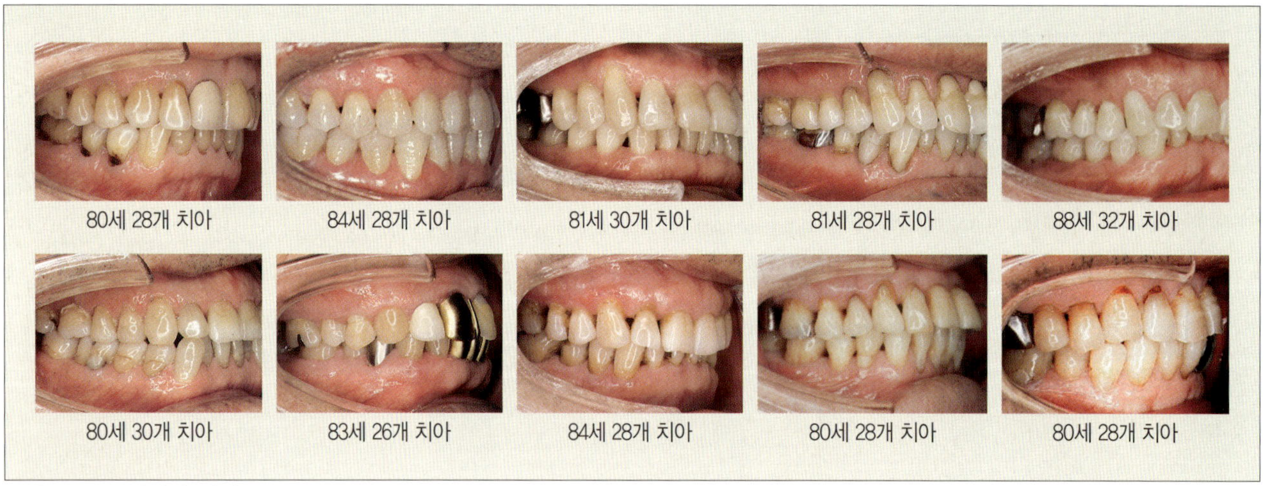

그림 3. 8020 달성자. 남성.

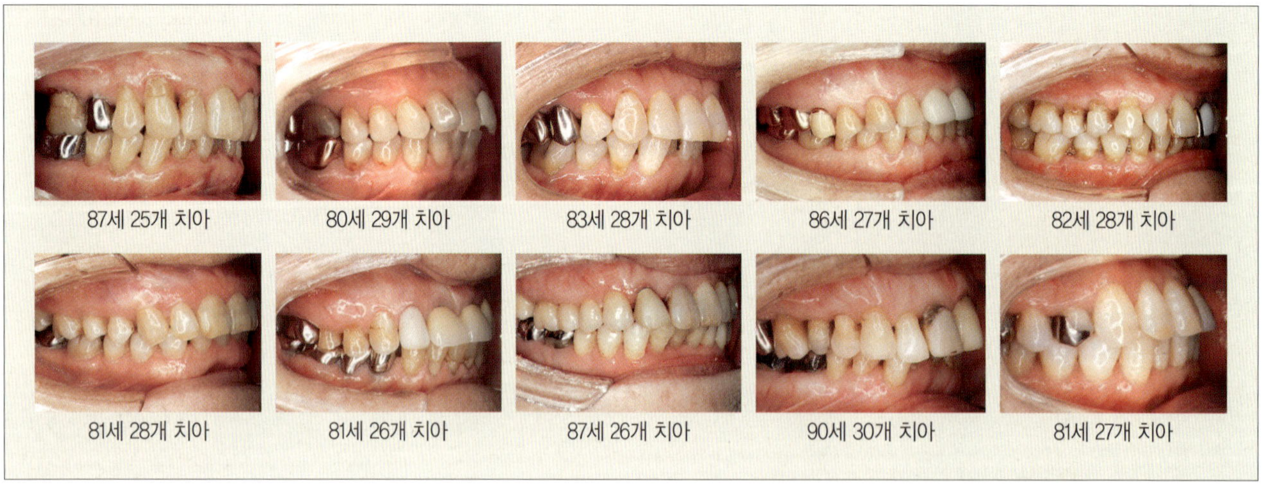

그림 4. 8020 달성자. 여성.

2. 교합과 치과 교정치료, 필자의 생각: 치과 교정치료에서 교합의 목표

교정이 지향하는 교합의 지표 중 하나로, 일본교정치과학회에서 인정의 심사에 이용하는 모형 심사[6]가 있다. 수평피개, 수직피개, 정중선의 평가, 대구치 교합 관계-견치 교합 관계, 교합의 긴밀성, 치열의 연속성, 견치유도, 1치 대 2치 교합과 세팔로 방사선사진 평가로서 전치 치축, 턱 관계, 연조직 측모, 성장의 평가 항목을 들 수 있다. 이 항목들에 대한 구체적인 지시의 기록은 없지만, Andrews의 six keys[7]나 Gottlieb의 10항목[8](뒤에서 서술함) 등을 참고로 심사한다고 생각한다. 한편 미국교정치과학회 AAO(American Association of Ortho-dontists)의 인정의 심사 기구인 ABO(American Board of Orthodontics)에서는 Grading System for Dental Casts and Panoramic Radiographs[9]로서, alignment/rotation, marginal ridge, buccolingual inclination, overjet, occlusal contact, interproximal contacts, root angulation을 들어 각각 구체적인 달성 목표를 설정하고, 달성되지 않은 경우는 점수를 주어 합계 점수가 낮을수록 좋다고 심사한다. 또한 유럽교정치과학회 EOS (European Orthodontic Society)에서는 PAR(Peer

Assessment Rating) Index[10]를 이용해 평가한다.

도쿄치과대학 치과교정학 강좌에서는 3년 동안의 연수 과정을 수료할 때 동적 교정치료가 끝난 4개의 증례 제출이 있는데, 평가의 하나로 Gottlieb의 grading을 부과하고 있으므로 아래에 서술하겠다.

Gottlieb[8]은 자신이 다룬 증례의 동적 교정치료를 끝낼 때 교합에 대한 자기평가를 추천하며, 10개의 평가 항목을 들었다. 10항목은 다음과 같다. 평가 방법은 치료 전 · 후의 비교이지만 목표가 되는 기준을 적는다.

① 대구치의 Ⅰ급 관계: 상악 제1대구치의 근심 교두정이 하악 제1대구치의 중앙 구에 감합하고, 설측 모습에서는 상악 제1대구치의 근심 설측 교두가 하악 제1대구치의 중앙 와에 감합한다.
② 견치의 Ⅰ급 관계: 하악 견치의 원심 절단이 하악 견치의 근심 절단과 감합한다.
③ 교두감합: 소구치가 1치 대 2치로 교합한다.
④ 수평피개: 2~3mm 정도를 보인다.
⑤ 수직피개: 2~3mm 정도를 보인다.
⑥ 정중선의 일치: 상악 중절치의 접촉점이 하악 중절치의 접촉점과 일치한다.
⑦ 회전: 회전치아를 볼 수 없다.
⑧ 총생과 공간: 치열 내에 총생이나 공간이 보이지 않는다.
⑨ 상 · 하 치열궁 형태의 조화: 치열궁 형태가 좌우 대칭이고 또한 상 · 하악이 조화를 이루고 있다.
⑩ 치근의 upright, 평행성: 치근이 upright 해 있고 또한 치근들에 평행성이 있다(파노라마 방사선사진으로 확인함).

이러한 항목을 치료 전의 모형으로 관찰하여 치료할 필요가 있으면 5점, 치료할 필요가 없으면 0점을 준다. 이어서 동적 치료가 끝났을 때의 모형으로, 목표를 이룬 상태로 치료되어 있으면 5점, 거의 개선되어 있으면 3점, 조금 개선되어 있으면 1점, 거의 개선되지 않았으면 0점, 치료 전보다 악화해 있으면 −1점을 준다. 각 항목의 점수를 더하고 치료 후의 총점을 치료 전의 총점으로 나누어 퍼센티지를 산출한다. 이 결과가 85% 이상이면 good, 75~85%는 satisfactory, 65~75%는 mediocre, 50~65%는 poor, 50% 이하는 unsatisfactory로서, 이 숫자가 이른바 치열상의 치료 목표의 달성도를 나타내도록 해 평가의 객관성을 높이고 있다. 이렇게 엄격하게 확인하고 동적 치료를 끝내는 것은 질 높은 교정치료 결과를 얻기 위해서이며 동적 치료 후의 보정, 나아가 보정 후의 장기 안정을 바라기 때문이다.

3. 장기 경과에서 '장기'의 의미

장기 경과의 예로서 Kondo[11]는 치료를 시작할 때 10세의 상악전돌 환자에게 2년의 동적 교정치료를 한 후 34년(그중 보정 2년)이 지난 52세 남성의 증례를 보고했다. Pancherz 등[12]은 Herbst therapy를 시행한 14개 class Ⅱ 증례의 32년 후 보고로부터, 64%는 거의 안정되어 있고 relapse가 생긴 증례의 원인으로서 구치 교합의 불안정, 버릇, 보정 대응의 불충분을 들고 있다. 이것은 구치 교합의 중요성을 의미한다. 또한 치료 후의 변화는 치료 후 6년 사이에 일어나고, 그 후 20년의 경과에서는 경미한 변화에 머무른다는 말은 장기 연구 기간의 개념을 알 수 있게 해 준다.

Dyer 등[13]은 15세 무렵에 동적 교정치료를 끝내고 그 후 약 24년이 지나 40대가 된 여성 52명의 현재 상황과 몇 개의 문헌 고찰을 보고했다. 문헌에 등장하는 증례는 주로 교정치료 후 15~25년으로, 환자의 나이로 말하면 40~50세이다. 50세 이후의 자료 수집은 장기 추적이 더 어려워지기 때문에 현재는 임상 연구에서 널리 다루지 않는다. 특히 일본에서는 본격적인 교정치료가 도입된 것이 1960년대이므로 아직은 해당하는 환자를 많이 얻을 수 없는 것도 하나의 요인일 것이다.

장기 경과의 논문이나 보고를 읽을 때 경과 햇수 이상으로 관심을 기울여야 하는 것이 동적 치료가 끝났을 때의 환자 나이이다[14,15]. 10대에 치료가 끝난 사람은 사춘기 전인지 후인지, 20대인지 30~40대 혹은 그 이상인지가 중요하다. 왜냐하면 동적 교정치료 후의 성장이 남아 있는지 없는지에 따라 그에 알맞은 대응이 필요하기 때문이다.

불확정 요소가 많은 장기 경과 증례이지만 어쨌든 앞날을 내다보는 데 있어서 8020 달성자의 교합은 많은 시사점을 포함하고 있다고 생각한다.

4. 8020 달성자의 대구치 관계

그림 1~4에서 보인 것처럼 8020 달성자의 대구치 관계는 긴밀하지만, 교정치료 결과가 요구하는 Ⅰ급의 대구치 관계(그림 5a)라고는 할 수 없다는 것을 알 수 있다. Ⅱ급 관계(그림 5b)는 흔히 보이고, 소수이지만 Ⅲ급 관계(그림 5c)도 볼 수 있다. 조사한 모집단에 따라 다소 차이는 있지만 대구치 Ⅰ급 관계가 50~60%[1-3], Ⅱ급 관계는 20~30%[1-3], Ⅲ급 관계는 3~4%[1-3]이다.

5. 교정치료 장기 경과 증례의 제시–대구치 관계의 변천

교정치료에서는 대구치 Ⅰ급 관계를 추구하는 것이 기본인데, 이 관계가 유지될 수 있을지를 교정치료 후의 장기 경과 증례를 통하여 알아보자.

초진 때 20세로 공간치열을 주소로 내원한 증례(그림 6a)의 경과를 살펴보자. 골격적인 문제는 없다. 구강내 소견으로 대구치 관계는 우측 Ⅰ급과 좌측 Ⅱ급을 보이고, 수직피개 1.5mm, 수평피개 2.5mm로 수평적 개방교합을 보인다. 공간치열 증례로 진단해 올바른 설위의 지시와 함께 멀티 브래킷 장치를 이용해 치료했다.

그림 6b는 22세로 동적 교정치료가 끝났을 때의 구강내 모습이다. 치료 후를 Gottlieb의 10항목을 이용해 평가하면, 대구치와 견치는 Ⅰ급 관계를 얻을 수 있었고 구치 교합은 1치 대 2치 교합으로 긴밀해졌다. 상 · 하악 정중선은 일치하고 수직피개와 수평피개는 2mm가 되었다. 치열궁은 거의 좌우 대칭으로 상 · 하의 조화를 얻을 수 있었다. 공간은 폐쇄했고 치아의 회전은 볼 수 없다. 또한 치근의 평행성도(파노라마 방사선사진에 의함) 얻을 수 있었다. 이러한 점을 바탕으로 85점 이상의 good으로 평가했다. 보정장치는 상악 Begg 타입 가철식 장치, 하악 견치 사이 고정식 장치로 2년 동안 사용했다. 그 후 6년은 서서히 사용 시간을 줄여, 30세부터는 보정장치를 사용하지 않았다.

동적 교정치료 21년 후인 43세의 구강내 모습이다(그림 6c). 구치 교합은 긴밀하지만, 구치 관계는 Ⅱ급의 경향이고 견치는 Ⅱ급을 보이며 상 · 하악의 정중선은 1mm의 틀어짐이 발생했다. 수평피개는 2mm이지만 수직피개는 3mm로 증가했고, #22에 미량의 근심 회전이 보인다.

또한 13년 후인 56세(그림 6d)에는 구치부는 긴밀하지만 구치 Ⅱ급 관계는 한층 더 명백해지고 정중선은 변

8020 달성자의 대구치 교합

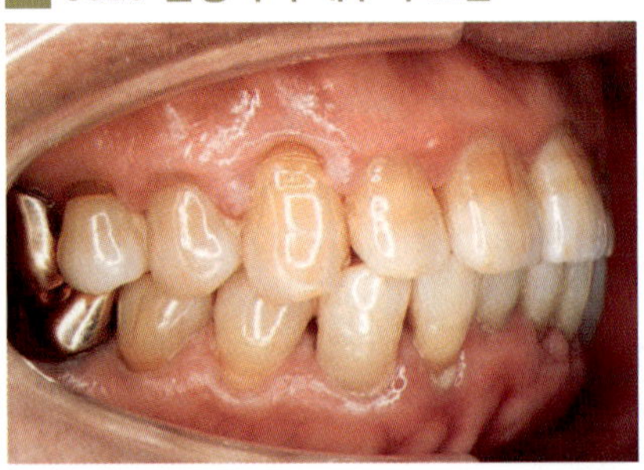

그림 5a. Ⅰ급 관계.

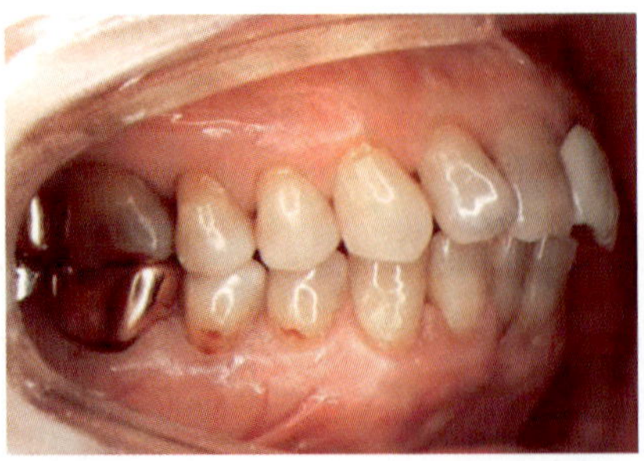

그림 5b. Ⅱ급 관계.

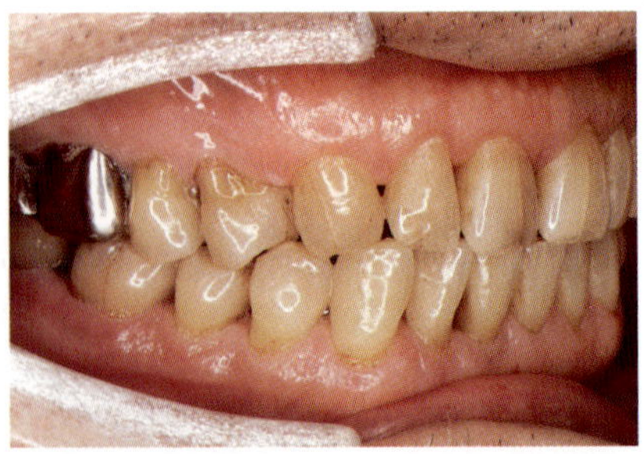

그림 5c. Ⅲ급 관계.

교정치료 장기 경과 증례

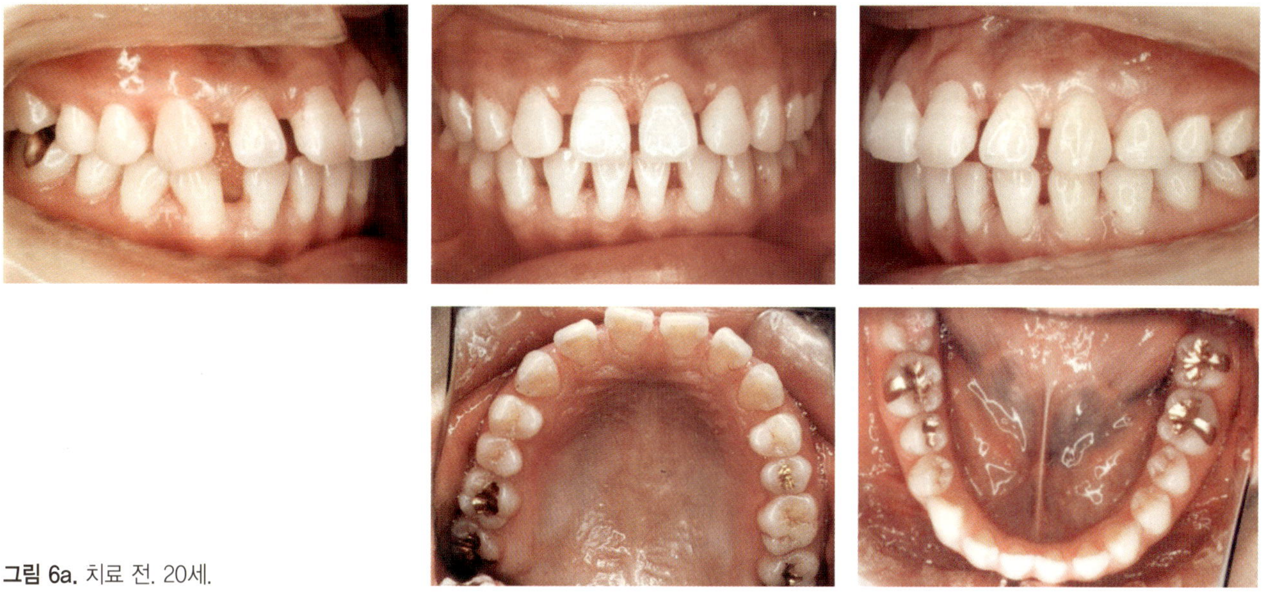

그림 6a. 치료 전. 20세.

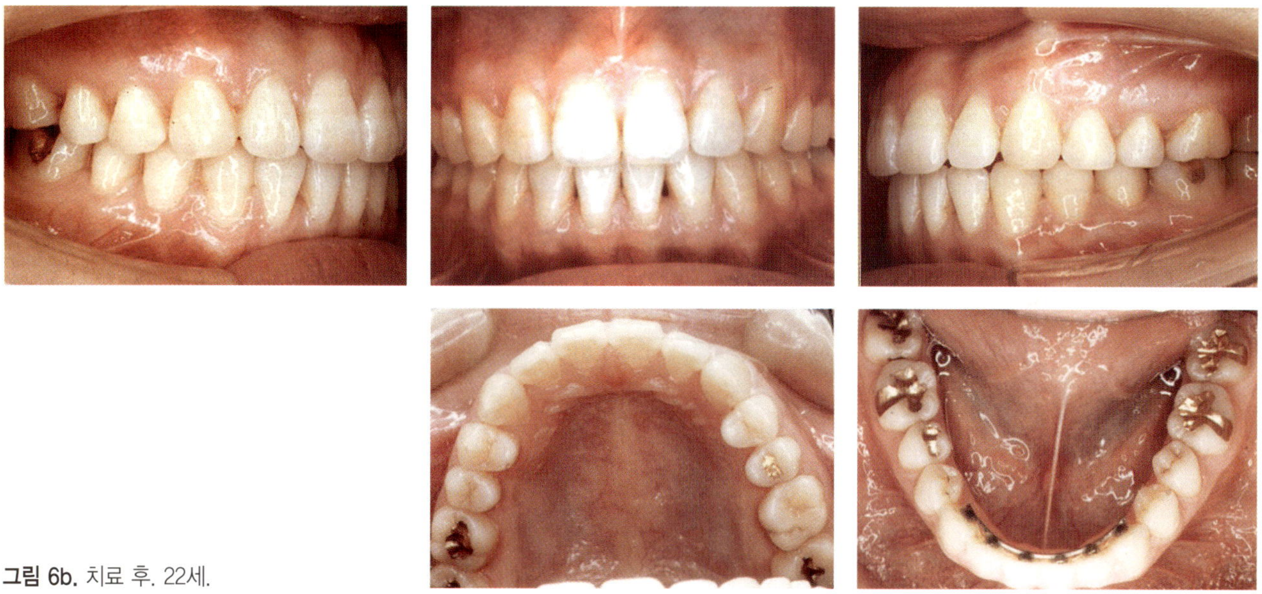

그림 6b. 치료 후. 22세.

함없이 틀어짐이 관찰되며, 수직피개 4mm, 수평피개 3mm로 모두 증가했고 하악 우측 전치부에는 미량이지만 총생의 출현을 볼 수 있다. 공간치열의 relapse는 발생하지 않았다.

이 증례는 긴밀한 교합은 유지되고 있지만 구치 관계가 Ⅰ급에서 Ⅱ급으로 변화하고 있는 양상을 볼 수 있었다. 지금까지 조사한 8020 달성자에는 교정치료 경험자가 포함되지 않아 비교하는 것은 억지스럽지만, 8020 달성자 중에서 구치 관계가 Ⅱ급을 보이는 사람은 원래는 Ⅰ급이었을지도 모른다고 추측했다. 또한 이 증례는 수직피개의 증가도 볼 수 있다.

교정치료 후 장기 경과의 임상 연구는 모집단의 수를 갖추기 어렵지만 Kuijpers-Jagtman[16]은 모집단의 규모가 큰 조사로 보정 후 10년의 1,016 증례(시작 나이 12.0±3.1, 보정 후 26.3±2.9)에 대해서 PAR index를 이용해 평가하고, 가장 큰 변화는 하악의 전치로 보정 후

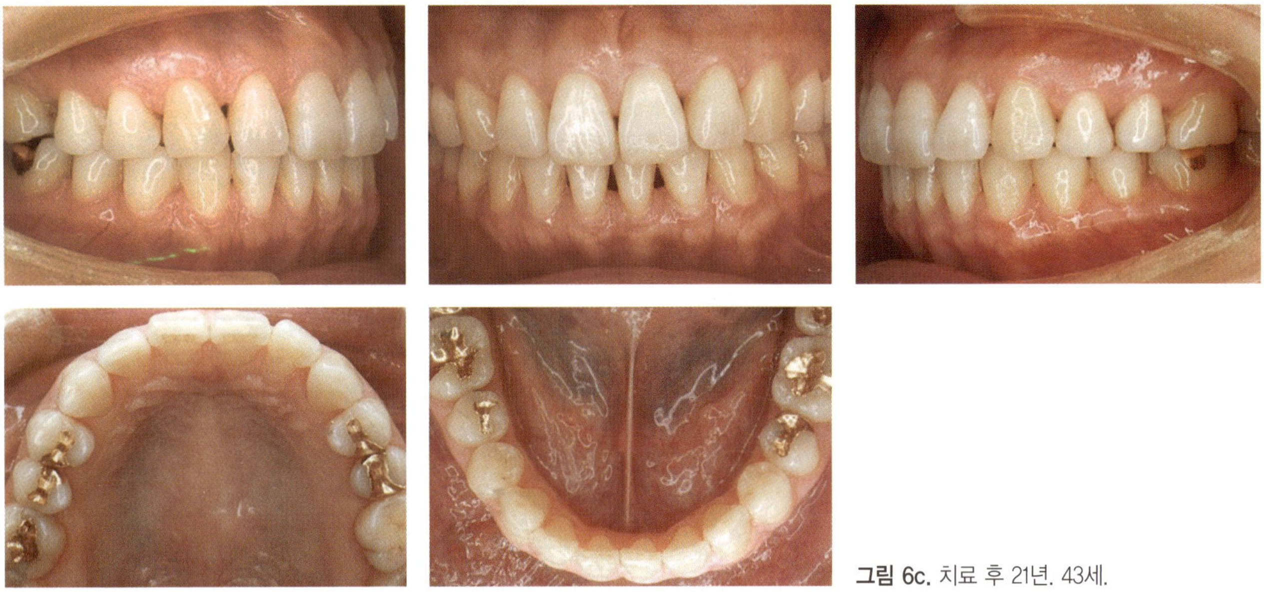

그림 6c. 치료 후 21년. 43세.

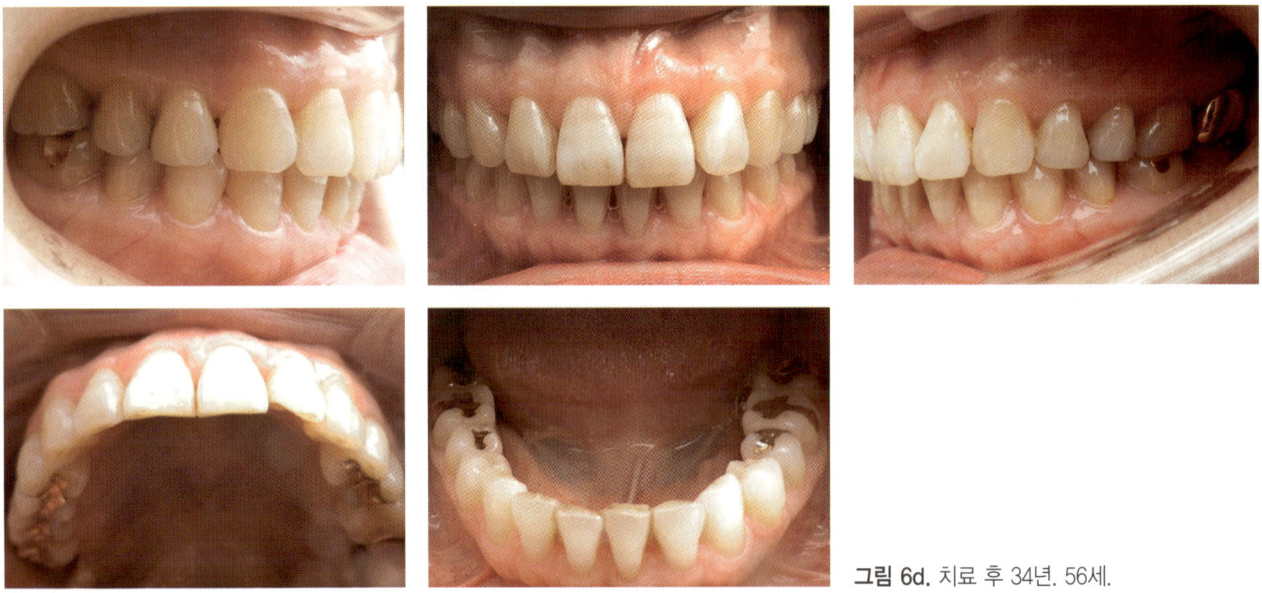

그림 6d. 치료 후 34년. 56세.

10년에는 치료 전보다 나빠지고 있었다고 보고해 하악의 총생과 수직피개가 가장 불안정하다고 서술했다.

그럼 8020 달성자의 수직피개에 대해 살펴보자.

6. 8020 달성자의 수직피개

8020 달성자의 수직피개는 60~90%[2,3]가 0.5~4mm를 보여, 평균 4mm[1]로 큰 편이다. 10~30%에서 과개교합을 보인다(그림 6)[1-3]. 8020 달성자의 교합을 분류하면 거의 정상교합이라고 할 수 있는 것이 약 50~60%, 상악전돌과 과개교합이 약 40%이다(그림 7). 나이가 들어 가면서 수직피개가 증가하는 경향이 있다는 것을 상상할 수 있다.

교정치료 후에 대체로 화제가 집중하는 하악 전치의 총생에 대해서는 어떨까? 모집단이 큰 연구의 하나로 워싱턴대학의 Little[17]은 과거 40년에 걸쳐 보정 기간이 10

수직피개의 양상

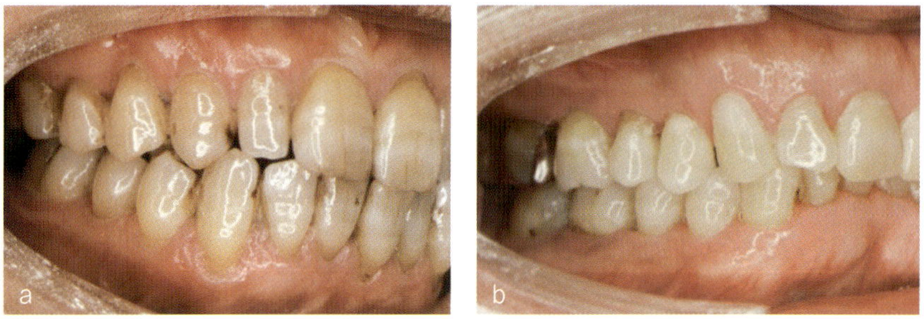

그림 7a. 얕은 수직피개.
그림 7b. 깊은 수직피개.

하악 전치 총생의 출현 양상

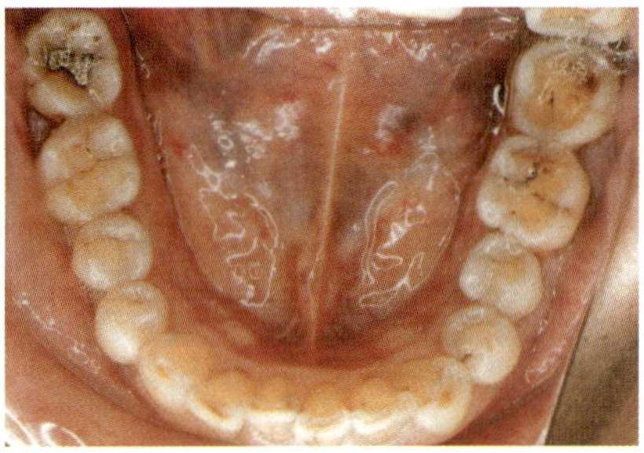

그림 8a. 경미한 총생량.

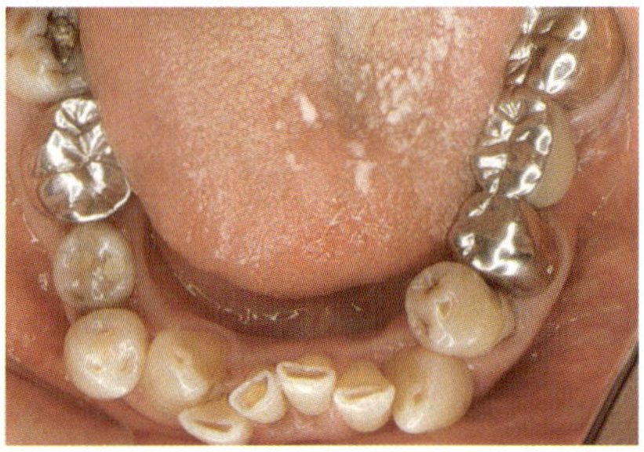

그림 8b. 많은 총생량.

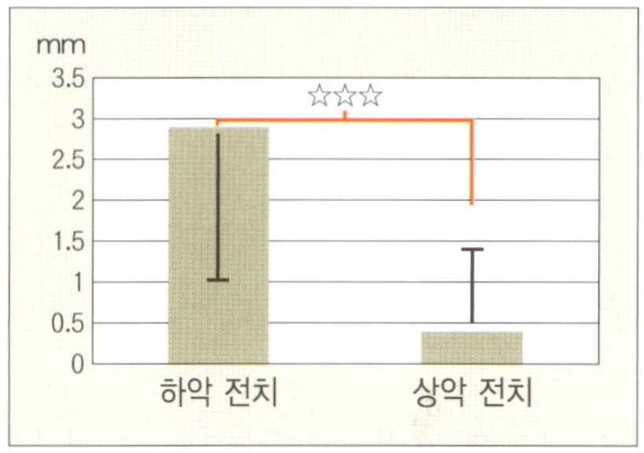

그림 8c. 상 · 하악 전치 총생량의 비교.

년 이상인 800 증례를 수집했는데, 하악 치열궁에서 교정치료 후 치열궁 장경(coronal arch length)은 감소했고 치열궁 폭경(coronal arch widths), 특히 견치간 폭경(intercanine widths)은 치료 후 감소해 하악 전치의 총생은 20대부터 40대에 계속해서 일어난다고 보고했으며, 특히 보정 후는 변화가 풍부해 예측 불가능하고 치료 전의 자료는 치료 후의 예측에 그다지 도움이 되지 않는다고 서술했다.

7. 8020 달성자의 총생

양에 차이는 있지만 총생이 상악에 적고 하악에 많은 것은 8020 달성자의 공통 사항이다(그림 8a~c). 하악에 3mm 이상의 총생량을 보이는 비율은 30~50%[1-3]라고 보고하고 있다. 8020 달성자의 모형 분석 결과를 성인 개성 정상교합자[4]와 횡단적(cross sectional)으로 비교한 결과에서 8020 달성자는 치열궁 후장경(posterior lengths of coronal arches), 치조궁 전장경(anterior lengths of coronal arches), 치조궁 후장경(posterior lengths of basal arches)이 짧고($p<0.05$~$p<0.001$), 치조궁 전폭경(anterior widths of basal arches)은 좁다($p<0.05$~$p<0.001$). 총생은 나이가 들어 감에 따라 증가할 수도 있다. 아래의 연구는 그 점을 뒷받침한다.

Tanoi[18]는 교정치료를 받지 않은 개성 정상교합자의 20~40대에서 치열의 변화를 관찰한 연구 결과를 발표했는데, 상 · 하악 폭경(maxillary and mandibular widths)의 감소(0.3~0.8mm, $p<0.05$), 상악 장경(maxillary length)의 증가(0.8mm, $p<0.05$), 하악 장경(mandibular length)의 감소(0.7~1.2mm, $p<0.05$, 1~1.5mm, $p<0.01$)를 보여, 이들은 하악 총생량의 증가(1.8mm, $p<0.01$)에 연관한 것으로 생각한다고 했다.

Tsiopas 등[19]에 의한 스웨덴 Malmö 대학의 장기적 경과보고로서 보철치료와 교정치료를 받지 않은 20대의 40년 후인 60대의 조사에 따르면, 하악의 총생이 증가하고(1mm, $p<0.01$) 상 · 하악의 치열궁 장경(maxillary and mandibular coronal arch lengths)이 감소했으며(0.5~0.9mm, $p<0.05$), 상·하악의 견치간 폭경(maxillary and mandibular intercanine widths)이 감소했다(0.8mm, 1.0mm, $p<0.001$). 이러한 치열궁 장경과 치열궁 폭경의 감소가 총생을 증가시켜, 견치간 폭경을 감소시켰다고 고찰하고 있다.

이 보고들을 종합하면 교정치료를 받지 않아도 나이가 들어 감에 따라 20년 후에는 1.8mm, 40년 후에는 1mm로 경미하게나마 하악의 총생이 증가하는 것으로 생각한다. 따라서 그림 8b에 보이는 8~9mm의 심한 총생은 나이와 함께 증가한 것이라고는 생각하기 어렵다. 폭경을 좁게 만들어 총생을 일으키는 인자는 근육 압력이나 설압, 교합압 등의 생리적인 것이라고 생각한다.

8. 8020 달성자의 수평피개

8020 달성자가 정 피개를 가지는 것은 이미 서술했지만, 이것은 수평피개가 플러스(+) 값을 나타내는 것일 뿐 20~80%[2,3]가 0.5~4mm로 평균은 4mm 전후[1]이며(그림 9a, b), 마이너스(-) 값을 나타내는 예는 눈에 띄지 않는다. 이것은 반대교합을 볼 수 없다는 사실을 의미한다. 여기서 '반대교합은 치아를 장기간 유지할 수 없다'라는 가설을 세울 수 있다.

먼저, 3개 치아 이상의 연속한 전치가 역 피개를 보이는 경우를 반대교합이라 정의한다. 1~2개 치아의 역 피개는 '반대대합'이라고 명명해 구별하고 있다. 필자들의 조사 결과에 한하면 8020 달성자 중 1명에서 1개 치아의 반대대합을 볼 수 있었다(그림 10).

실제로 부정교합자, 특히 반대교합자는 어느 정도의 비율로 존재할까? 역학적 조사로 이루어지는 후생노동성에 의한 치과 질환 실태 조사(표 1~5)를 보면 교합의 조사 결과로서는 1969년과 1981년의 조사가 있는데, 교정치료가 필요한 사람으로서 반대교합자의 비율이 각각 4.22%와 4.16%이다(표 1). 1999년의 조사에서는 표현이 바뀌어 수평피개가 −0.5mm 이상 −4mm 미만의 사람을 반대교합으로 하여 2.90%라고 보고했다. 수평피개 −4mm 이상은 없다(표 2). 2005년의 조사에서는 수평피개 −3~−0.5mm가 12~15세의 군에서 139명 중 4명(2.88%)이라고 보고했다. 마찬가지로 수평피개 −4mm 이상은 없다(표 3). 2011년의 조사에서는 수평피개 −0.5mm 이상 −4mm 미만이 209명 중 5명(2.39%)이고, 수평피개 −4mm 이상은 없다(표 4). 2016년의 조사에서는 −1mm 이하가 107명 중 2명(1.87%)으로 그중 1명은 수평피개 −4mm 이하이다. 모두 조사 대상은 20세까지이다(표 5).

필자들은 시진만을 포함해 8020 달성자를 500명 이상 조사하고 있는데, 반대교합은 볼 수 없었다. 이것을 8020 달성자군과 비교할 수는 없지만, 이러한 데이터를 바탕으로 유추하면 반대교합자는 20개 이상의 치아를 고령까지 남길 수 없는 것이 아닐까 생각한다. 절단교합 경향은 8020 달성자에게서도 볼 수 있다. 절단교합은 전방 가이던스를 얻을 수는 없지만 교합할 때는 상·하악 전치가 접촉한다. 그러나 수평피개가 −2~3mm 이상이 되

수평피개의 양상

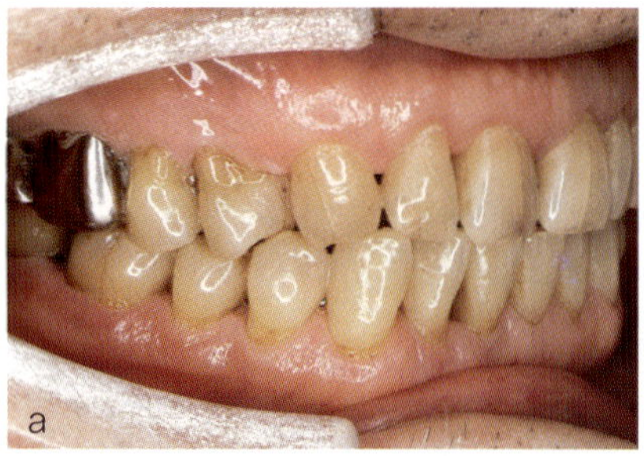

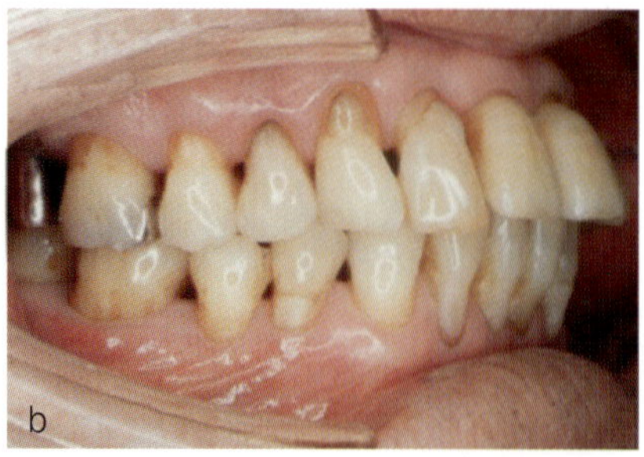

그림 9a. 작은 수평피개.
그림 9b. 큰 수평피개.

1개 치아 반대대합

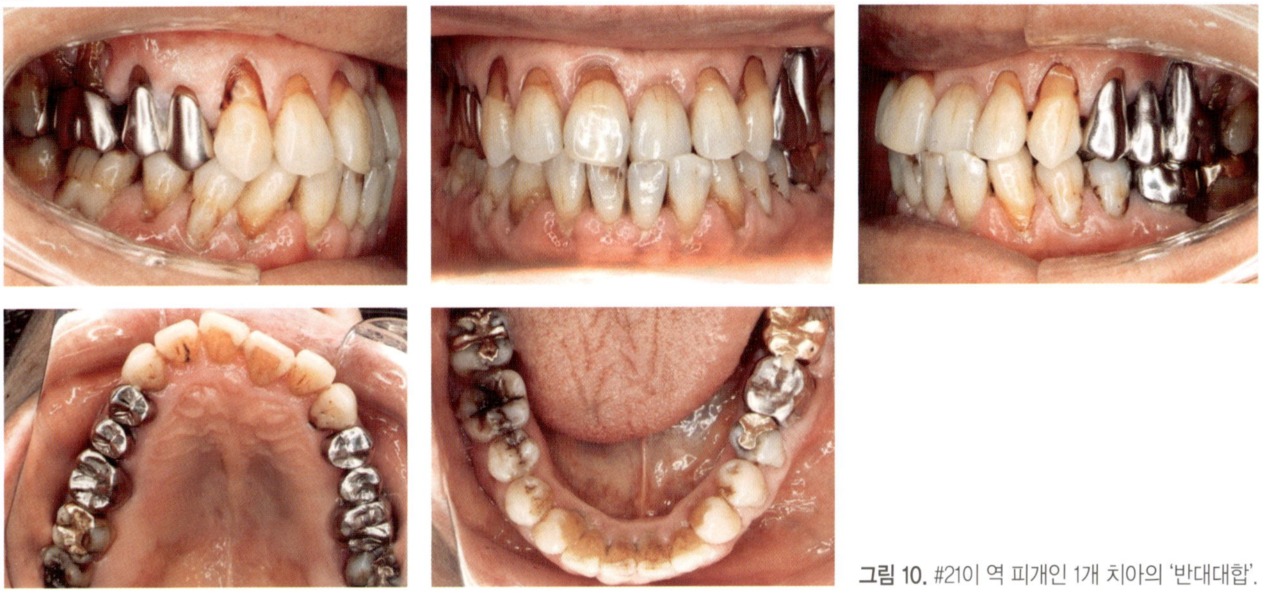

그림 10. #21이 역 피개인 1개 치아의 '반대대합'.

표 1. 교정치료가 필요한 사람의 비율, 종류별(1~20세) 비교(단위: %)
(후생노동성에 의한 1969년, 1981년의 치과 질환 실태 조사 결과에서 인용)

	연도	총수	총생	이개	과개교합	절단교합	개방교합	상악전돌	하악전돌 반대교합	치료 필요 없음
총수	1969년	13.36	–	–	3.4	3.32	1.63	0.79	4.22	86.64
	1981년	17.99	6.5	1.32	0.9	2.32	1.24	1.55	4.16	82.01

표 2. 수평피개(단위: %)
(후생노동성에 의한 1999년의 치과 질환 실태 조사 결과에서 인용)

나이 계급(세)	0.5mm 이상 4mm 미만	4mm 이상 6mm 미만	6mm 이상	±0.5mm 미만	−0.5mm 이상 −4mm 미만	−4mm 이상
총수	59.27	23.17	8.30	6.37	2.90	–
12~15	57.84	27.24	8.58	3.36	2.99	–
16~20	60.80	18.80	8.00	9.60	2.80	–

표 3. 수평피개의 분포(단위: 명)
(후생노동성에 의한 2005년의 치과 질환 실태 조사 결과에서 인용)

나이 계급(세)	−4mm 이상	−3~−0.5mm	±0.5mm 미만	0.5~3mm	4~5mm	6mm 이상
12~15	–	4	11	79	28	17
16~20	–	–	4	56	30	15

표 4. 수평피개의 분포(단위: 명)
(후생노동성에 의한 2011년의 치과 질환 실태 조사 결과에서 인용)

나이 계급(세)	−4mm 이상	−3~−0.5mm	±0.5mm 미만	0.5~3mm	4~5mm	6mm 이상
12~15	–	3	13	52	22	15
16~20	–	2	14	54	22	12

표 5. 교합의 상황(수평피개), 나이 계급별(12~20세)
(후생노동성에 의한 2016년의 치과 질환 실태 조사 결과에서 인용)

나이 계급(세)	사람 수(명)						비율(%)					
	- 4mm 이하	-3~-1mm	0mm	1~3mm	4~5mm	6mm 이상	- 4mm 이하	-3~-1mm	0mm	1~3mm	4~5mm	6mm 이상
12~15	0	1	2	43	23	7	0.0	1.3	2.6	56.6	30.3	9.2
16~20	1	0	2	15	13	0	3.2	0.0	6.5	48.4	41.9	0.0
합계	1	1	4	58	36	7	0.9	0.9	3.7	54.2	33.6	6.5

8020 달성자의 치축 경사 계측

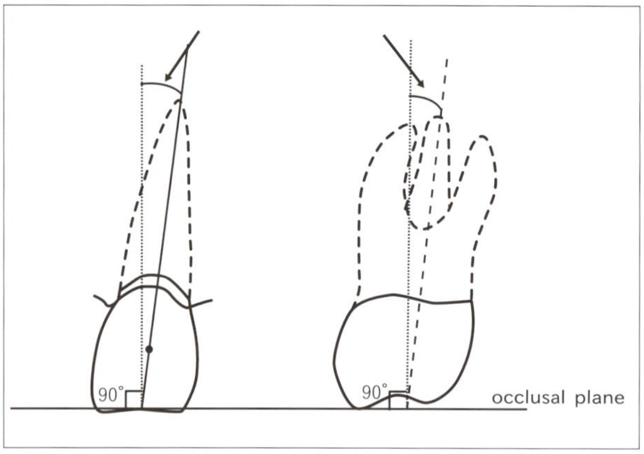

그림 11a. Angulation(근원심경사).

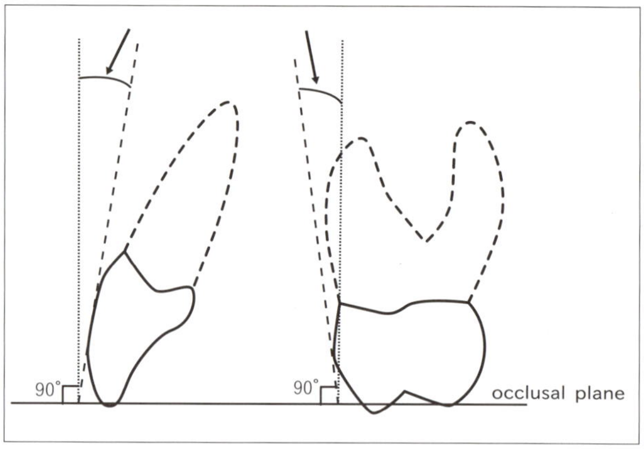

그림 11b. Inclination(순설 · 협설 경사).

면 전방 가이던스가 없을 뿐만 아니라 교합할 때의 접촉도 얻을 수 없다. 교합할 때의 교합압은 치아에 있어서 필요한 자극이라고 할 수 있다.

다음으로 전치부 수직피개, 수평피개, 구치 교합에 영향이 있는 각 치아의 치축 경사가 8020 달성자에서는 어떤 값을 나타내는지를 계측했다.

9. 8020 달성자의 치축 경사 계측

구강내 석고 모형을 규격화하고 비접촉형 삼차원 모형 측정장치(Unisn-오사카)로 3D 데이터화해 모형 분석 소프트웨어(Image ware, USA)를 이용해 계측했다[20,21].

계측은 먼저 Fuma[20]가 Angulation(치축의 근원심경사: 순협면을 정면으로 마주하고 치관축과 교합평면으로부터 수직선에 대한 여각: 그림 11a) 계측을 선행하고, 다음으로 Fukagawa[21]가 Inclination(치축의 순설 · 협설 경사: 치아의 근원심면을 정면으로 마주하고 치관의 거의 중앙점에서 생기는 접선과 교합평면으로부터의 수직선에 대한 여각: 그림 11b)을 계측했다.

계측 결과를 그림 12, 13에 나타내었다. 파란색 선은 8020 달성자의 남 · 녀 각각 10명, 합계 20명을 대상으로 한 평균값[20,21]이고, 보라색 선[18]은 20대 개성 정상교합자 10명을 나타내고 동일인의 20년 후인 40대를 오렌지색 선[18]으로 나타낸다. 초록색 선은 개성 정상교합자 20대 41명의 실태 계측 결과[22]를 참고 값으로서 나타낸다. 3D 계측은 이 실태 계측과 같은 콘셉트로 프로그램했다. 이 그림은 전치로부터 구치를 향해 치아가 어떻게 배열해 있는지를 보기 위해서 꺾은선 그래프로 나타냈다.

근원심경사: Angulation

플러스(+) 값은 치관의 근심경사를 나타내고, 마이너

스(−) 값은 원심경사를 나타낸다.

상악(그림 12a)에서 20대의 보라색 선과 40대의 오렌지색 선을 비교하면 40대의 오렌지색 선이 견치부터 제2대구치까지 플러스(+) 방향이 증가하고 있다. 이것은 근심경사가 20대와 비교해 큰 것을 나타낸다. 이 계측 결과와 같이 근심경사 경향이 40대에 생리적으로 일어난다면 전치군에 미치는 어느 정도의 영향을 예측해야 할 수도 있다. 8020 달성자는 측절치, 견치, 제1소구치에서 근심경사가 강하지만 대구치 특히 제2대구치에서는 upright 양상을 보인다. 제2대구치는 20대부터 보인 원심경사를 변함없이 보이는 것이 흥미롭다.

하악(그림 12b)에서는 20~40대까지 그다지 변화 없는 추이를 보이지만, 이것을 8020 달성자와 비교하면 중절치부터 제1소구치까지는 근심경사를 보이고 제2소구치부터 제1 · 제2 대구치는 원심경사를 보여 여기서 변환점이 있다. 하악 전치에 총생이 증가하는 예는 전치군 근심경사 경향의 영향을 받을 가능성이 있다.

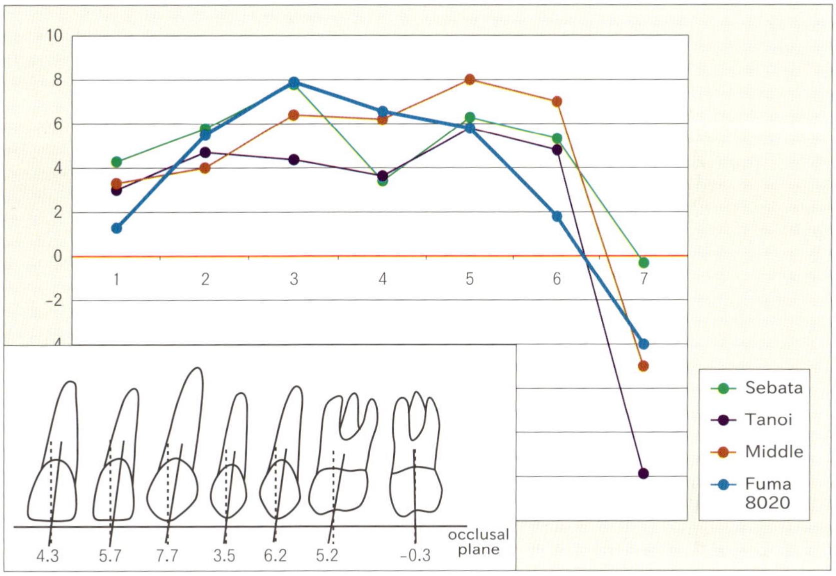

그림 12a. 상악: Angulation. 마이너스(−) 값은 원심경사를 나타낸다.

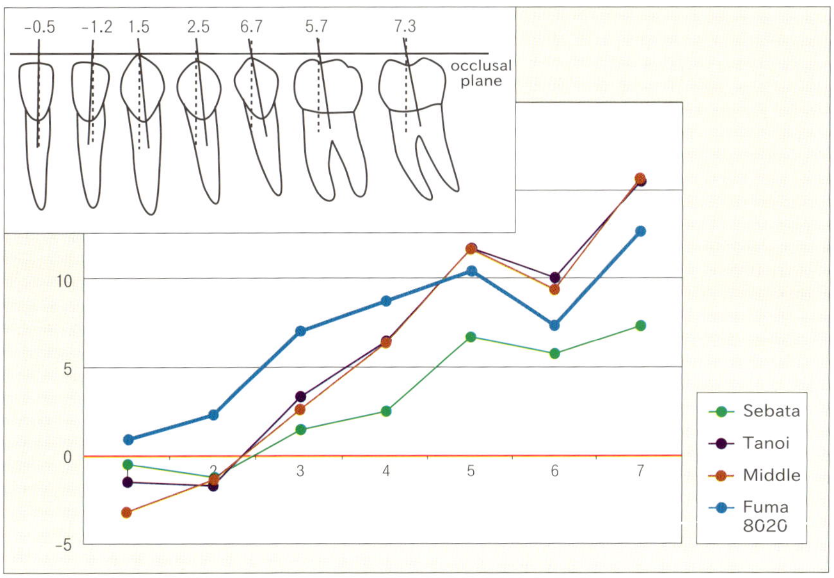

그림 12b. 하악: Angulation. 마이너스(−) 값은 원심경사를 나타낸다.

순설 · 협설 경사: Inclination

플러스(+) 값은 치관의 순협측 경사를 나타내고, 마이너스(−) 값은 설측 경사를 나타낸다.

상악(그림 13a)은 20~40대까지 그다지 변화 없는 추이를 보이지만, 이것을 8020 달성자와 비교하면 견치는 순협측 경사하고 소구치는 그다지 변화가 없으며 대구치에서는 협측 경사를 보인다. 폭경 계측과 아울러 생각할 필요가 있지만 폭경과의 연관성은 보이지 않았다[4].

하악(그림 13b)은 전치, 견치, 소구치, 대구치가 거의 같은 값을 나타내 계측자와 계측 시기 사이에 차이가 거의 없다. 이것은 하악의 순설 · 협설 경사(inclination)는 계측상에서도 안정되고, 또한 나이에 따른 변화가 적다고 해석된다. 8020 달성자의 중절치에 순측 경사가 경미하고 제2대구치에서 협측 경사가 증가하는 경향에 있지만 폭경과의 연관성은 보이지 않았다[4].

변화의 양상을 알기에는 아직 부족한 자료이지만 종단적(longitudinal) 연구를 조금이라도 시행하고 피드백하여, 장기 안정을 지향하는 교정치료에 참고가 되는 것을

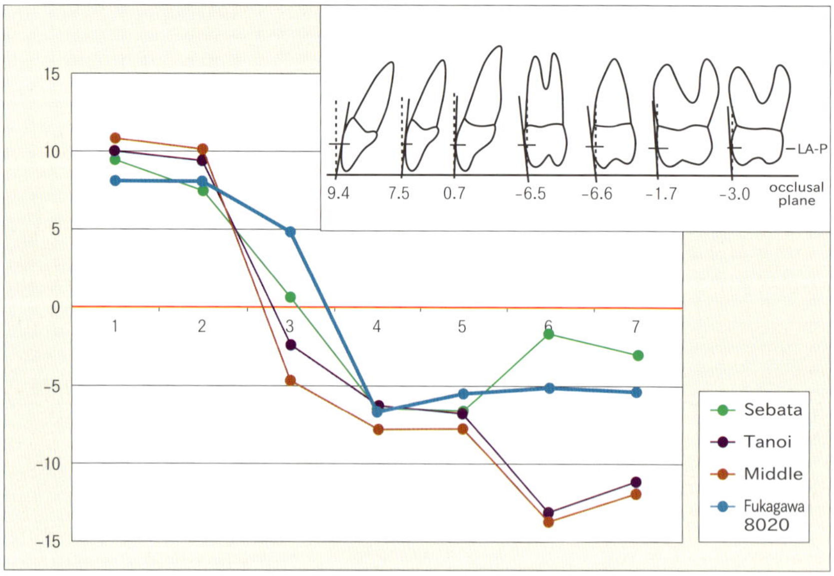

그림 13a. 상악: Inclination. 마이너스(−) 값은 설측 경사를 나타낸다.

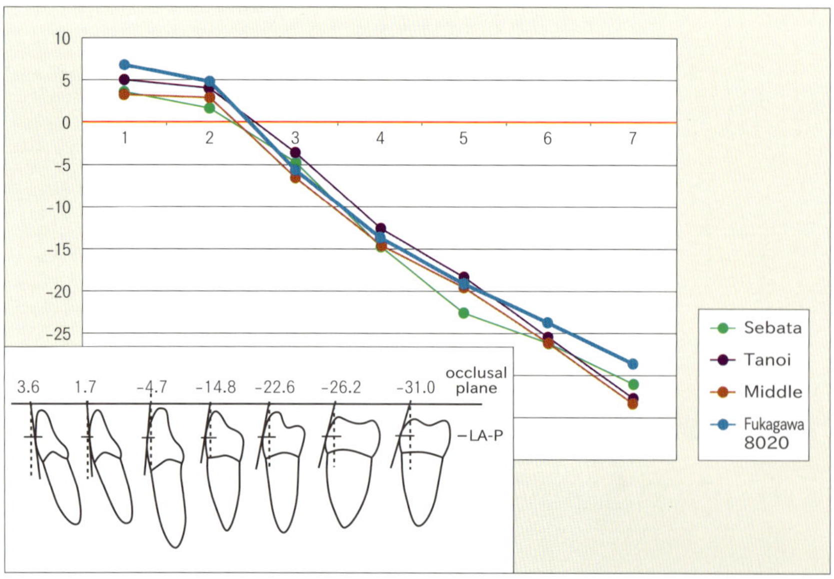

그림 13b. 하악: Inclination. 마이너스(−) 값은 설측 경사를 나타낸다.

목표로 하고 싶다.

마치며

8020 달성자의 교합은 긴밀한 구치부와 정 피개의 전치부로 구성되어 역학적 균형이 높은 상태가 유지되고 있다. 교합과 교정의 장기 경과 증례를 비교 검토하면 다음과 같이 추측할 수 있다.

① 8020 달성자의 관찰을 바탕으로 보면 한번 긴밀한 구치 관계를 얻을 수 있으면 장기간 유지된다고 생각된다.

② 대구치의 Ⅱ급 관계는 시간이 지남에 따라 발생할 가능성이 있다.

③ 전치 수직피개의 증가는 시간이 지남에 따라 발생할 가능성이 있다.

④ 하악 전치부의 총생량은 적지만 시간이 지남에 따라 발생할 가능성이 있다.

⑤ 8020 달성자에서는 마이너스(−)의 수평피개, 다시 말해서 반대교합을 볼 수 없고 정 피개가 대부분이었다. 또한 8020 달성자에서는 마이너스(−)의 수직피개, 즉 개방교합을 볼 수는 없었다. 이 점들은 치아의 장기 보유에 교합압이 필요하다는 사실을 의미한다.

참고문헌

1. 茂木悦子, 宮崎晴代, 一色泰成. 8020達成者の歯列・咬合の観察—東京都文京区歯科医師会提供の資料より—. 日歯会誌 1999;52:679-626.
2. 宮崎晴代, 茂木悦子, 斎藤千秋, 原崎守弘, 一色泰成, 鈴木伸宏, 関口基, 湯浅太郎. 8020達成者の口腔内石膏模型および頭部X線規格写真分析結果について. 日矯歯会誌 2001;60(2):118-125.
3. 金子幸生, 茂木悦子, 山口尊生, 山木貴子, 竹内史江, 野村真弓, 宮崎晴代, 平井基之, 松田一郎, 山口秀晴. 8020達成者の歯にみられたcervical lesionについて. 歯科学報 2007;107(3):303-314.
4. Nomura M, Kano M, Motegi E, Fuma A, Mizuno H, Okano S, Sueishi K. Model analysis in "8020" achievers using three-dimensional images. Bull Tokyo Dent Coll 2013;54(4):223-232.
5. 茂木悦子. 8020運動へ矯正からも発信するために. 東京矯歯誌 2015;25(1):41-49.
6. 日本矯正歯科学会ホームページ(http://www.jos.gr.jp/)
7. Andrews LF. The six keys to normal occlusion. Am J Orthod 1972;62:296-309.
8. Gottlieb EL. Grading your orthodontic treatment results. J Clin Orthod 1975;9(3):155-161.
9. AAO. American Board of Orthodontics:Grading Systems for Dental Casts and Panoramic Radiographs, Revised 2016.
10. Richmond S, Shaw W, O'Brien KD, Buchanan IB, Jones R, Stephens CD, Roberts CT, Andrews M. The development of the PAR Index(Peer Assessment Rating):reliability and validity. Euro J Orthod 1992;14:125-139.
11. 近藤悦子. Muscle wins！の矯正歯科臨床. 東京:医歯薬出版, 2008;42-61.
12. Pancherz H, Bjerklin, Lindskog-Stokland B, Hansen K. Thirty-two-year follow-up study of Herbst Therapy:a biometric dental cast analysis. Am J Dentfacial Orthop 2013;145(1):15-27.
13. Dyer KC, Vaden JL, Harris EF. Relaps revised-again. Am J Orthod Dentofacial Orthop 2012;142(2):221-227.
14. 茂木悦子.誰もが望む矯正治療後の長期安定~長期ってどのくらい？~. なるほど納得 保定から考える矯正治療1. the Quintessence 2013;32(1);104-105.
15. 茂木悦子. 矯正治療における保定の取り組み. Retention Index(保定の指標)の提案. In:池田雅彦, 押見一, 丸森英史・編. 日本歯科評論／増刊 2010. 「経過」と「変化」—患者が教えてくれたこと. 東京:ヒョーロン・パブリッシャーズ, 2010;116-130.
16. Kuijpers-Jagtman AM, Al Yami EA, van't Hof MA. Long-term stability of orthodontic treatment. Ned Tijdschr Tandheelkd 2000;107:178-181.
17. Little RM. Stability and relaps of mandibular anterior alignment:University of Washington studies. Semin Orthod 1999;5:191-204.
18. Tanoi A, Motegi E, Sueishi K. Changes in dentition over 20 years from third decade of life. Orthod Waves 2012;71(3):90-98.
19. Tsiopas N, Nilner M, Bendemark L, Bjerklin K. A 40 years follow-up of dental arch dimensions and incisor irregularity in adults. Eur J Orthod 2011;19:1-6.
20. Fuma A, Motegi E, Fukagawa H, Nomura M, Kano M, Sueishi K, Okano S. Mesio-distal tooth angulation in elderly with many remaining teeth observed by 3-D imaging. Bull Tokyo Dent Coll 2010;51(2):57-64.
21. Fukagawa H, Motegi E, Fuma A, Nomura M, Kano M, Sueishi K, Okano S. Tooth inclination in elderly with many remaining teeth observed by 3-D imaging. Bull Tokyo Dent Coll 2010;51(2):69-76.
22. 瀬畑悦子. 日本人正常咬合者における歯牙・歯列弓形態の矯正学的研究. 歯科学報 1980;80(7):945-969.

4

하악위의 안정을 도모하다

– 교합치료에서 하악위의 중요성 –

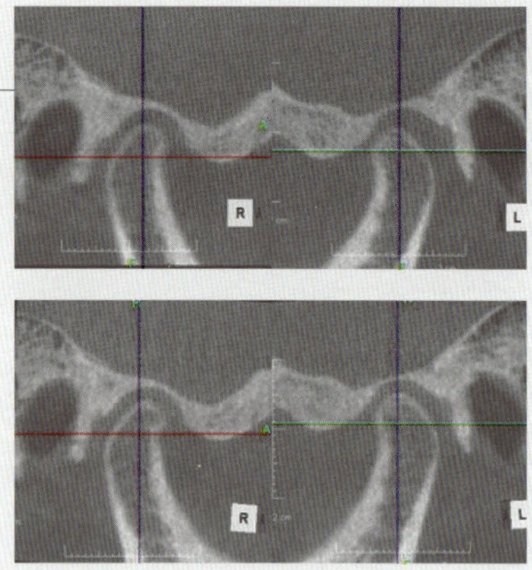

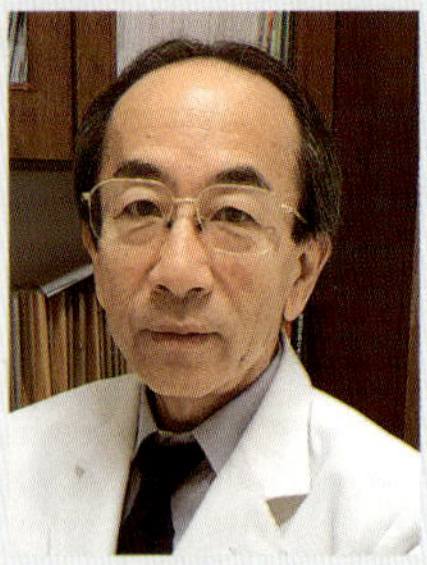

Satoshi Adachi (足立 敏)
오사카부 개업 아다치 교정치과
연락처: (우)562-0001 오사카부 미노오시 미노오 5-11-8
미네마쓰 빌딩 2F

1. 교합과 치과 교정치료, 필자의 생각

부정교합이 있는 환자는 중심교합위(centric occlusion, 이하 CO로 줄임)와 중심위(centric relation, 이하 CR로 줄임)에서 턱관절 내의 하악과두 위치가 일치하지 않는 증례가 많고, CO에서 교합할 때 하악과두가 이상적인 위치에서 수직 방향, 전 · 후 방향 및 측방 방향의 삼차원적으로 편위해 하악위가 불안정해지는 증례가 많다. 이것을 인식하지 않고 CO의 상 · 하악 관계에 기초하여 세워진 진단이 때로는 부정확해지는 예도 있어, 치료 중에 악위의 변화를 초래한 결과 양호한 기능적 교합을 얻을 수 없거나 불안정한 예후를 보이는 예를 자주 경험한다. 따라서 치료 시작 전에 하악위 불안정의 요인을 파악하는 것이 매우 중요하다[1].

이 장에서는 치과 교정치료에 앞서 하악위의 검사 · 진단 및 스플린트 치료를 통한 악위 안정화 후의 재진단과 치과 교정치료에 관해서 서술하고자 한다.

2. 치과 교정치료에서 교합과 하악위

정적 정상교합

기능적으로 정상인 교합을 달성하는 전제로서 안정된 정적인 교합 양식이 필요하다. 먼저 Andrews가 주장한 'Six keys to optimal occlusion'이 있다[2]. 자세히 살펴보면 다음과 같다. (1) 상 · 하 치열의 Ⅰ급 교합 관계(1치대 2치의 관계와 Ⅰ급의 제1대구치 교합 관계 및 상악 제1대구치의 원심 변연융선이 하악 제2대구치의 근심 변연융선과 접촉하는 관계)이다. (2) 치관의 근원심경사가 적절하다. (3) 치관의 협설 혹은 순설 경사가 적절하다. (4) 회전치아가 없다. (5) 인접면의 접촉이 있다. (6) 스피 만곡이 평탄하다.

한층 더 양호한 기능적 교합을 위해서는 최대 교두감

적절한 교합

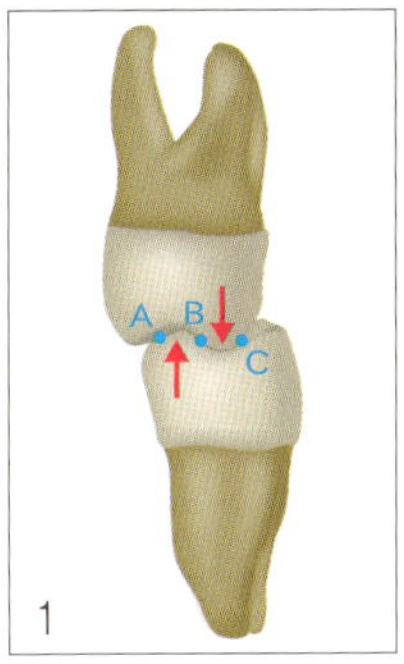

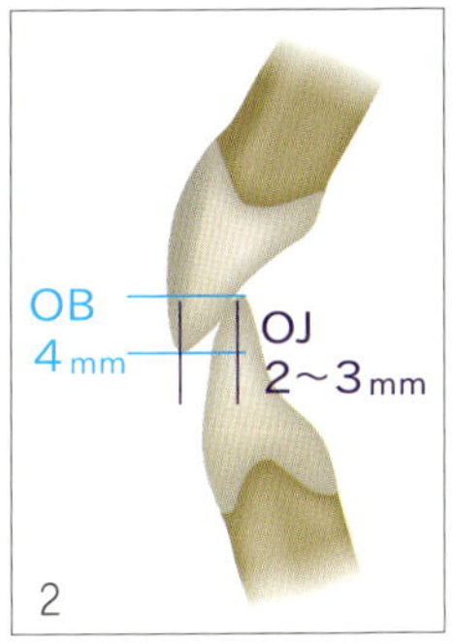

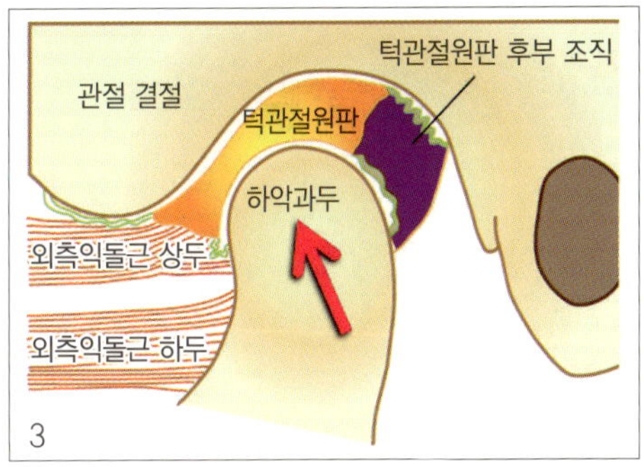

그림 1. 상 · 하 대구치의 교합 관계: ABC 접촉의 확립.
그림 2. 적절한 수직피개(OB)와 수평피개(OJ).
그림 3. 적절한 하악과두, 관절 결절과 턱관절원판의 관계.

합위에서 상악 대구치의 설측 교두는 대합하는 하악 대구치의 중심와와 긴밀히 접촉하고 있는 것, 다시 말해서 ABC 접촉이 확립되어 있을 필요가 있다(그림 1). 소구치의 설측 교두는 대합하는 소구치의 원심 변연융선과 긴밀히 접촉한다. 한편 견치와 전치부에는 접촉이 있지만, 그 힘은 5/10,000인치 두께의 심스탁(shimstock)이 가벼운 저항을 가지면서 빠져나가는 정도이다. 또한 이상적인 전치부의 수직피개는 4mm(동양인에서 현실적으로는 3mm가 되는 예도 많음)이고 수평피개는 2~3mm이다(그림 2). 이때 턱관절에서는 원칙적으로 하악과두가 관절와 내의 전상방에 위치해 턱관절원판을 사이에 두고 관절 결절 후사면과 마주한다(그림 3). 다만 턱관절원판 전위가 있는 경우는 약간 후방에 위치하는 예도 많다.

기능적 교합

악구강 기능계를 구성하는 요소로는 상악골, 하악골, 치아로 구성되는 경조직과 턱관절 및 저작근을 들 수 있다. 그리고 기능할 때는 저작근이 활동해 턱관절을 중심으로 하악을 운동시켜 저작, 발음, 연하, 호흡 등 다양한 기능을 수행한다. 이러한 하악 운동은 치근막, 턱관절, 저작근 안의 감각 수용기 및 시각, 청각, 미각, 후각 등을 관장하는 말초 감각 수용기로부터의 정보를 중추신경계로 통합해 주로 반사적인 원심성의 신호로 수행된다.

이때 하악 한계 운동에서는 전치유도 및 견치유도가 될 필요가 있다. 전방 운동과 측방 운동에서 맨 처음에는 하악과두가 회전한 후 이어서 관절 결절 후사면을 따라 활주한다. 이 움직임과 협력해 전치유도나 견치유도가 되어 구치가 이개하도록 하악이 유도되고 있다. 이것으로 전치부와 견치로 음식을 씹을 때 전치와 견치에 대한 측방압을 줄이고, 또한 구치부의 측방압을 거의 제로로 한다. 다시 말해서 구치는 폐구할 때 생기는 전치에 대한 측방압으로부터 전치를 보호하고, 전치는 악운동을 할 때 생기는 측방압으로부터 구치를 보호한다. 이러한 상호 보호 작용을 하는 교합 양식을 'mutually protected occlusion'(그림 4)이라고 부르는데[3], 치과 교정치료가 끝났을 때 달성되어 있어야 하는 기능의 하나이다. 그러기 위해서는 하악과두의 과로각에 맞추어 I 급의 견치 관계 및 상 · 하 전치의 적절한 수직피개와 수평피개를 부여하고, 상 · 하 전치의 조화가 이루어진 치관폭경과 적절한 순설 경사(토크) 및 근원심경사(angulation)를 확립시키며, 나아가 구치부의 간섭을 없애기 위해서 치아의 부적절한 회전이 없는 상태로 적절한 치열궁 형태가 되도록 각 치아를 배열하는 것이 필요하다. 이러한 요소를 모두 만족하기 위해서는 치과 교정치료를 통해 모든 치아를 각각의 한정된 범위에 정확하게 위치시키는 것이 중요하다(그림 5).

하악위 불안정 요인의 검사와 진단

기능적 이상이 없고 하악위와 교합이 안정된 사람에서 하악과두는 이상적으로는 관절와 내의 최전상방에 위치한다고 생각되지만, 교정치과 환자 중에는 이상적이고 안정된 위치에서 하악과두가 편위해 하악위가 불안정한

Mutually protected occlusion

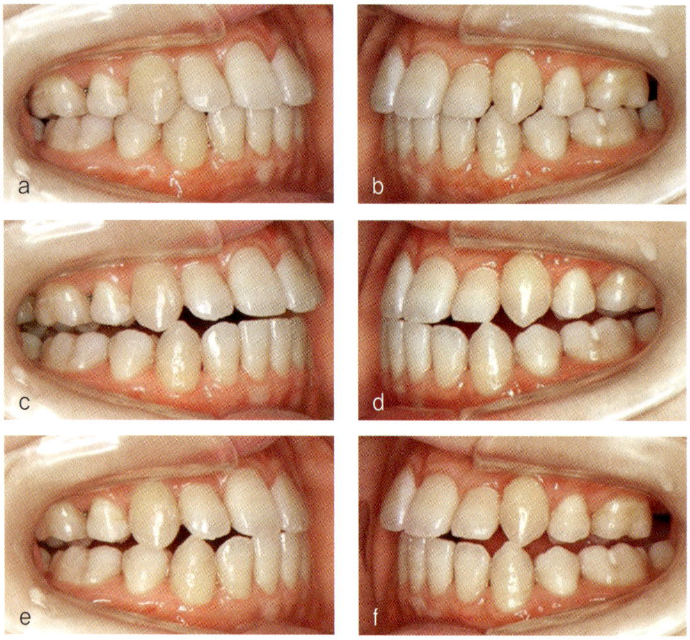

그림 4a~f. Mutually protected occlusion.
a, b: 최대 교두감합위.
c, d: 우측의 견치유도.
e, f: 좌측의 견치유도.

기능적 교합

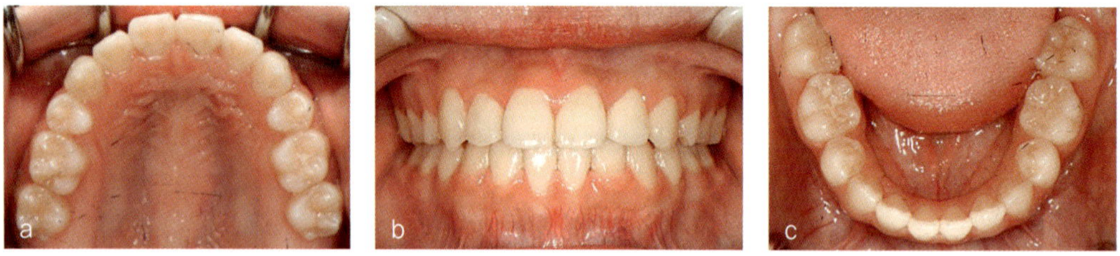

그림 5a~c. 기능적 교합이 얻어진 치열과 교합.

증례도 잠재적으로 많이 볼 수 있다. 따라서 치료를 시작할 때는 하악위를 주의깊게 검사해 안정도를 판단하는 것이 중요하다. 표 1에 하악위의 안정도를 확인하기 위해 검사해야 하는 항목을 정리하였다. 이 항목들을 따라 실제의 증례도 일부 제시하면서 검사 · 진단에 관해서 서술하고자 한다.

하악과두위 검사

먼저 턱관절와 내에서 하악과두 위치의 평가이다. 하악과두를 가능하면 관절와 내의 전상방에 위치시킨 상태의 상 · 하악 관계인 CR을 채득할 필요가 있다(그림 6). 방법으로는 Dawson 법[4]과 파워 센트릭 바이트법[5](그림 7)을 들 수 있다. Dawson 법은 술자의 숙련도가 필요하므

표 1. 하악위의 안정도를 확인하기 위한 검사 항목

① 하악과두의 위치 a) CPI(condylar position indicator) 값 b) CBCT(cone-beam computerized tomography)를 이용한 영상진단
② 턱관절 뼈의 상태 CBCT를 이용한 영상진단: 하악과두와 턱관절와의 뼈 상태 평가 (피질골과 골수의 상태, 진행성 뼈흡수, 골관절염 등)
③ 턱관절원판의 위치 MRI를 이용한 영상진단: 턱관절원판이 정상인 위치에 있는지? 전방, 외측 전위가 있는지, 복위가 있는지? 등
④ 턱관절 증상의 유 · 무(현재 및 과거)
⑤ 하악 유도의 어려움이 있는지?(저작근 긴장의 유 · 무)
⑥ 교모의 유 · 무와 정도
⑦ 얼굴의 비대칭
⑧ 악안면 형태의 이상(하악하연평면의 급경사, 짧은 하악지 등)

CO와 CR

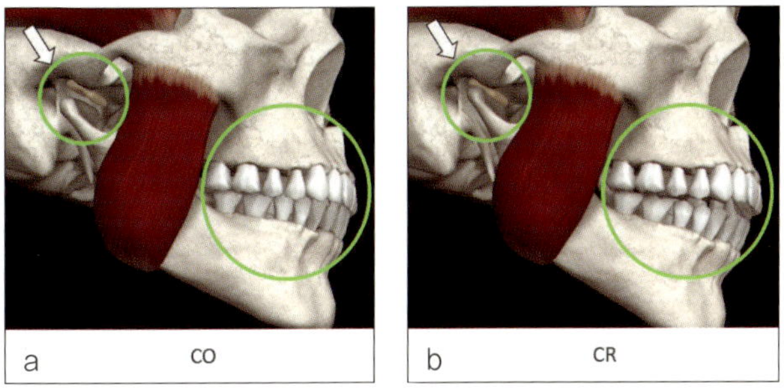

그림 6a, b. CO와 CR에서 하악과두의 위치와 교합 상태의 차이.

파워 센트릭 바이트법

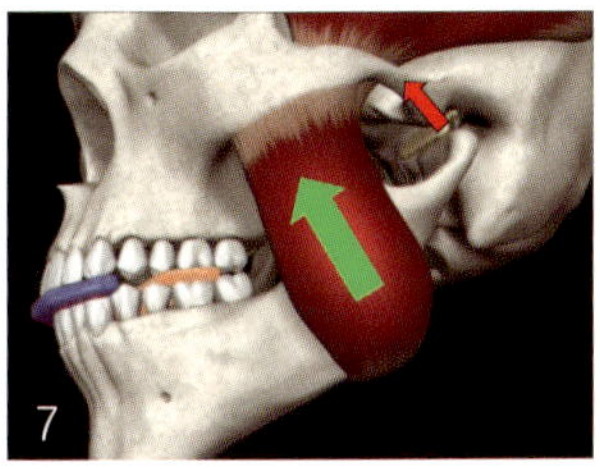

CR에서 교합기 부착

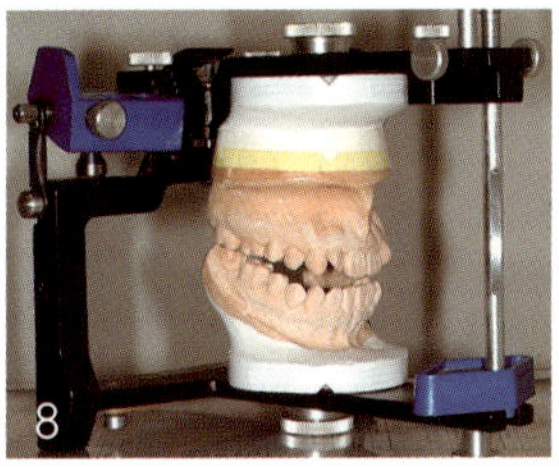

그림 7. 파워 센트릭 바이트법.
그림 8. CR의 교합 기록을 이용해 교합기에 부착한 모형.

로 저작근의 긴장이 강한 환자에서는 하악을 CR로 유도하기 어려울 때가 많다. 필자는 보통 파워 센트릭 바이트법을 이용하는데, 그림 7과 같이 환자의 폐구근 힘을 이용해 하악과두를 관절와 내의 전상방으로 유도하는 것이다. 이 방법도 술자의 숙련도는 필요하지만 Dawson 법에 비하면 습득하기 쉽고 재현성이 높다.

이렇게 얻은 CR의 교합 기록을 이용해 부착한 교합기 모형(그림 8)에서는 신경근기구의 영향이 없는 안정된 상·하악 관계를 관찰할 수 있다. 다시 말해서 교합할 때와 운동을 할 때의 교두 간섭 부위를 관찰하거나 CR과 CO의 교합 상태 차이를 관찰할 수 있다. 또한 교합기의 condylar position indicator(이하 CPI로 줄임)를 이용해 관절와 내에서 하악과두의 CO와 CR의 편위량을 계측하여 하악위의 불안정도를 판정한다(그림 9). 또한 이 값을 측면 세팔로 방사선사진 분석에도 반영해 하악위를 CR로 변환한 후 상·하악 관계를 분석해 진단한다. 그 후의 치료 계획도 CR로 변환된 하악위를 기준으로 세운다.

CPI 값

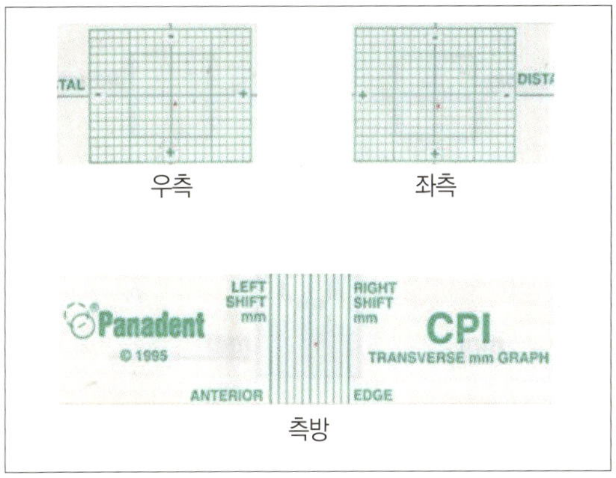

그림 9. Condylar position indicator(CPI) 값.

표 2. 정상 범위를 넘는 커다란 편위를 나타내는 수

			N	%
Vertical	Left	[A]	14	9.3
	Right	[B]	11	7.3
A-P	Left	[C]	1	0.7
	Right	[D]	2	1.3
Transverse		[E]	47	31.3
[A] or [B] or [C] or [D] or [E]			58	38.7

(N=150)

하악과두의 CO와 CR의 편위량인 CPI 값은 수직 및 전·후로 1.0mm, 측방으로 0.5mm 이내가 정상 범위로 알려져 있고[6] 이 이상의 편위량을 나타내면 불안정한 생태라고 판정한다. 필자들의 연구에 의하면 당원에 연속해서 내원하는 교정 환자 150명의 CPI 값을 계측했는데, 하악과두는 CR과 비교해 CO에서 우측은 평균 1.0mm, 좌측은 0.9mm 하방으로 편위해 있었다. 전·후로는 좌·우측 모두 0.1~0.2mm 정도 편위해 있었다[7]. 수직 및 전·후로 2.0mm 이상의 값을 정상 범위를 크게 넘는 값으로 상정했는데, 그것을 넘는 환자 수는 16.0%였지만 측방으로 0.5mm를 넘는 환자 수를 더하면 38.7%로 증가했다(표 2). 교정 환자의 20~30%에서는 CO와 CR의 차이를 보인다는 보고[6]도 있어, 하악과두의 편위는 간과할 수 없는 문제이다.

또한 하악과두의 위치는 콘빔CT(cone-beam com-

■ 이상적인 하악과두의 위치

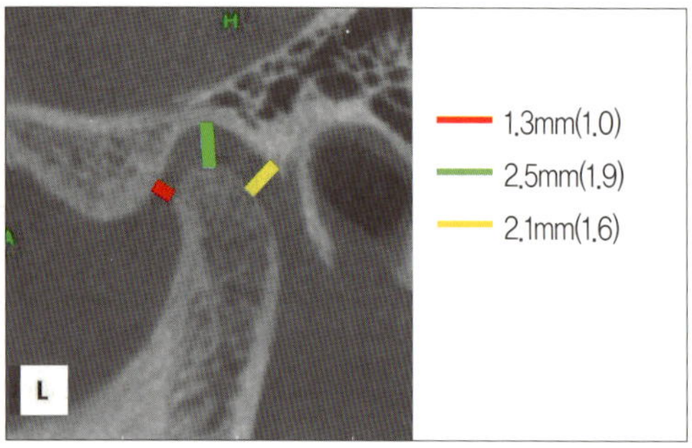

그림 10. 턱관절와 내의 이상적인 하악과두의 위치(참고문헌 9에서 인용).

puterized tomography, 이하 CBCT로 줄임) 영상에서 뚜렷하게 파악할 수 있다. 하악과두가 관절와 내의 최전상방에 위치하는 것이 이상적이라는 개념이 현재의 치과 영역에서 널리 받아들여지고 있고 Ricketts 등도 예로부터 같은 견해를 보였다[8]. 구체적으로는 하악과두와 관절와 사이의 거리가 전방에서 1.0이라고 가정하면 그것에 대해 상방에서는 1.9, 후방에서는 1.6의 비율이 되는 위치가 가장 정상인 위치라고 보고되어 있다(그림 10)[9]. 임상적으로는 CBCT 영상에서 관절와 내의 하악과두 위치를 관찰 혹은 계측해 이상적인 위치로 알려진 최전상방위에서 어느 정도 편위하고 있는지에 따라 평가한다. CBCT는 보통 CO에서 촬영하므로 CR에서 촬영하는 것은 현실적으로 어렵다. 따라서 CO와 CR에서 하악과두의 편위를 파악할 수는 없다. 그러나 치료에 동반해서 시간이 지남에 따라 일어나는 위치 변화를 파악할 수는 있다. 스플린트 치료 및 하악골의 골절제술 전·후의 위치 평가에는 매우 유용하다. 이렇듯 CBCT 영상을 이용한 하악과두 위치의 평가는 CPI 값과 함께 하악과두위의 파악을 위해서는 필요하다.

턱관절의 영상진단 – 뼈의 평가 –

CBCT의 또 하나의 주요 용도는 뼈 특성의 영상진단으로, 하악위의 안정도 판정을 위해서 중요하다. 형태학적인 관점에서 하악과두와 관절와 내면의 형태를 관찰해 크기(형태적으로는 정상이지만 과대 혹은 과소한 상태), 평탄화(표면의 곡선을 상실한 상태)(그림 11a~d) 등을 평가한다. 또한 피질골이나 해면골 등의 특성에 대해서도 관찰해 피질골 표면의 골경화(피질골이 비후한 상태)(그림 11e~h), 불규칙(피질골 표면이 거친 상태)(그림 11i~l), 미란(erosion, 피질골 표면의 연속성이 부족한 상태)(그림 11m~p), 흡수(미란이 더 진행해 결손이 발생한 상태)(그림 11q~t), 극 형성(osteophyte formation, 골경화부가 증식해 표면으로부터 날카로워진 모양으로 돌출된 상태)(그림 11u~x) 혹은 해면골 내의 낭포(피질골 표면의 안쪽에 볼 수 있는 정상적이지 않은 해면골 상태의 공동)(그림 11y~ab)나 해면골 골소주(trabecular)의 밀도나 어긋남 등을 정밀히 조사한다[10,11].

이러한 형태 이상이 보이면 진행성인 퇴행성 병변의 가능성도 생각해 볼 수 있다. Arnett 등[12,13]이 서술한 것처럼 교정치료 자체가 하악과두에 부하를 가해 더 진행된 흡수 등의 변형을 일으키고 교합이 부전인 상태에 빠질 가능성이 있다. 따라서 치과 교정치료를 포함해 교합을 다루는 치과치료를 하기 전에 뼈의 특성이 개선되는지 혹은 진행성으로 악화가 더 발생하는지 확인할 필요가 있다. 이런 경우에 기본적으로는 턱관절의 치료와 진단을 겸해서 스플린트 치료를 하여 하악과두위의 안정을 도모한다. 그러나 하악과두의 편위를 개선하는 경우와 비교해 뼈의 형태가 개조되고 하악위가 안정되기까지는 시간이 필요할 때가 많다. 이악물기 등의 기능 이상이 심한 경우에는 약물요법의 병용이 필요할 때도 있다[14]. 이러한 증례의 스플린트 치료 중에는 정기적으로 하악과두의 위치나 형태, 뼈의 특성 변화를 관찰해야 하는데 악위의 안정을 평가하기 위해서도 CBCT를 이용한 영상진단은 중요하다.

턱관절의 영상진단 – 턱관절원판의 평가 –

핵자기공명영상법(magnetic resonance imaging, 이하 MRI로 줄임)으로는 주로 턱관절원판의 위치와 염증성 반응의 유·무를 관찰한다. 턱관절원판이 전위해 있으면 이상적인 위치에 하악과두를 위치시키는 것이 어려

턱관절 뼈의 형태 이상 소견과 교합 상태

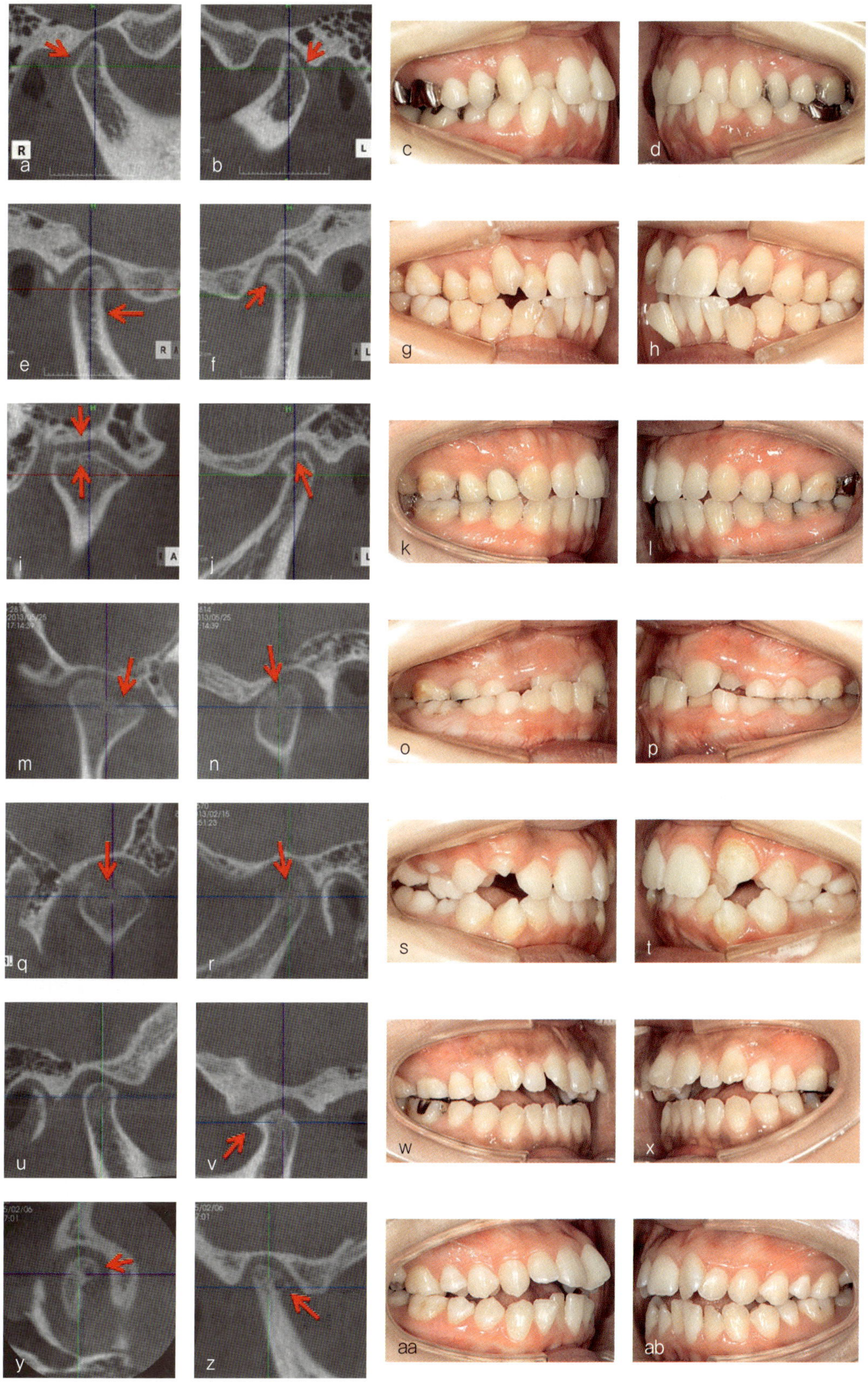

a~d: 하악과두 후부의 평탄화(31세 · 여성 · 총생).

e~h: 피질골의 골경화(25세 · 여성 · 총생).

i~l: 피질골 표면의 불규칙(31세 · 여성 · 상악전돌).

m~p: 피질골 표면의 미란(7세 · 남성 · 반대교합).

q~t: 피질골 표면의 흡수(11세 · 여성 · 총생).

u~x: 하악과두 전방부의 극 형성(40세 · 여성 · 상악전돌 · 개방교합 · 총생).

y~ab: 피질골 표면하의 낭포(15세 · 여성 · 상악전돌 · 개방교합 · 총생).

그림 11a~ab. 턱관절 뼈의 형태 이상 소견과 교합 상태.

울 때도 있어, 턱관절원판의 위치를 아는 것은 하악위의 안정을 도모하는 데 있어서도 중요하다[15].

T2 강조 MRI 영상에서는 염증성 윤활액의 유 · 무를 확인해 턱관절 내의 염증 상태를 파악할 수 있다. 그림 12는 턱 편위와 반대교합, 교합 부전을 주소로 내원한 43세의 여성으로, 개구할 때 좌측 턱관절에 통증이 있었다. 좌측 턱관절의 MRI 영상에서 턱관절원판은 복위를 동반하지 않는 전방 전위를 보이고, T2 강조 영상에서는 상 · 하 턱관절강에 윤활액의 저류가 보여 만성적인 염증 상태를 의심하게 하는 상태였다. 이런 경우에도 스플린트 치료로 염증 증상의 소실과 하악위의 안정을 도모할 필요가 있다.

턱관절 증상

턱관절 증상은 턱관절 안에서 뼈의 변형이나 흡수 등의 이상 소견, 하악위의 안정도와 관련되어 있으므로 교합을 진단하는 데 있어서 간과할 수 없는 것이다.

맨 처음 문진표를 이용해 턱관절 부위의 잡음, 통증, 위화감, 저작근의 위화감이나 통증, 어깨 결림, 두통, 개구 장애, 이갈이, 이악물기의 유 · 무 등을 현재의 상태뿐만 아니라 과거의 기왕력에 대해서도 조사한다. 또한 유소년기의 하악골 외상의 유 · 무에 관해서도 확인한다. 왜냐하면 유소년기에 받은 턱관절 부위의 외상이 그 후의 하악골 발육 성장에 악영향을 미쳐 교합 부전에 이르렀을 가능성이 있기 때문이다.

현증(present illness)의 검사로는 턱관절 부위를 촉진해 잡음의 유 · 무를 확인한다. 개폐구할 때의 클릭, crepitus, 그 외의 마찰음 등을 촉진한다. 또한 개폐구할 때 하악과두의 움직임을 촉진해 맨 처음의 회전운동으로부터 관절 결절을 따라 활주하는 상황을 파악하고 턱관절

턱관절원판의 위치, 염증 반응의 일례

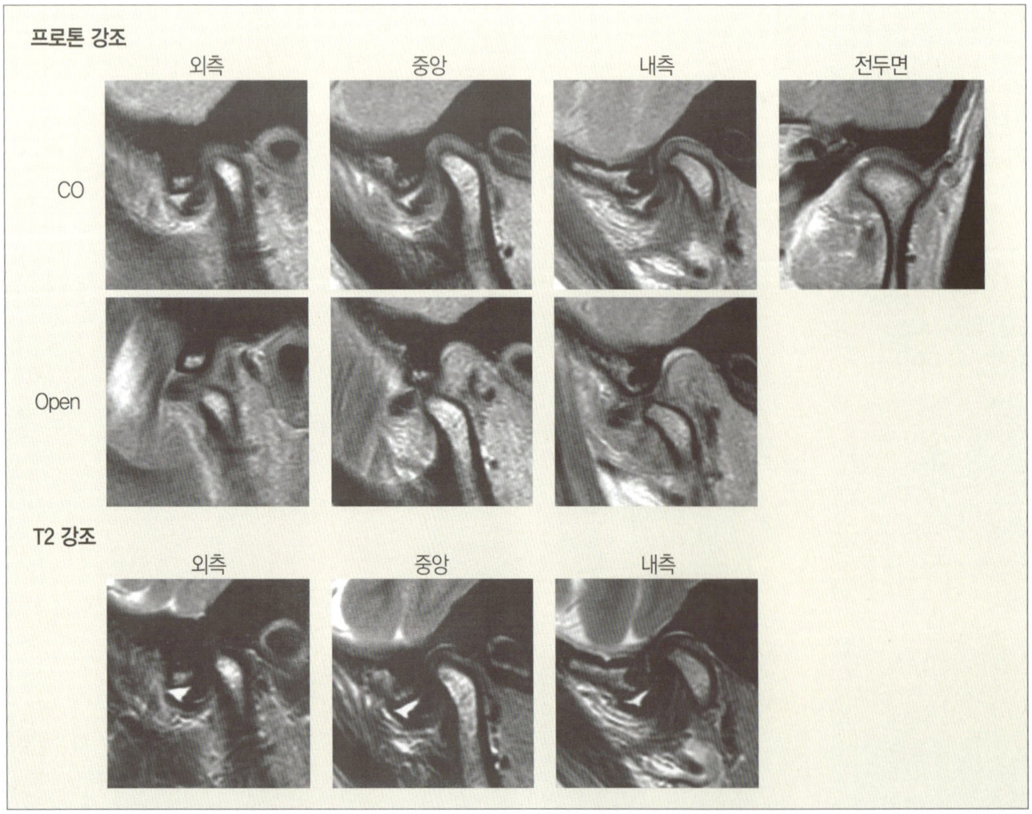

그림 12. 턱관절원판의 위치, 염증 반응의 일례(43세, 여성). 좌측 턱관절원판의 비복위성 전방 전위(프로톤 강조 영상). 상 · 하 관절강에 윤활액의 저류가 보인다(T2 강조 영상).

원판 전위로 인한 개구장애의 가능성을 확인한다. 또한 개폐구할 때 통증의 자각, 압통의 유 · 무 및 강도에 대해서도 검사한다. 통증이 있는 경우에는 턱관절원판 후부 조직, 턱관절낭 혹은 주위의 연조직에 대한 과도한 부하나 염증의 존재가 의심된다.

이어서 저작근, 흉쇄유돌근 등의 위화감, 촉진에 의한 압통 등의 유 · 무를 확인한다. 악위가 불안정한 경우나 clenching 등의 기능 이상이 있으면 이러한 여러 근육에서 만성적인 위화감이나 통증을 보이는 일이 있다. 이러할 때는 어깨 결림, 두통을 동반하는 일도 있으므로 마찬가지 방법으로 확인한다. 또한 관련된 증상으로서 현기증, 이명(귀울림)의 유 · 무도 확인한다. 이러한 증상이 하악위의 불안정과 관련이 있을 때도 있고 치과 교정치료 중 혹은 치료 후에 이러한 증상이 나타날 때도 있어, 사전에 검사하는 것은 치료 계획을 세우는 데 유용하다.

하악 유도의 어려움 확인

CR 바이트를 채득할 때는 턱끝에 가볍게 손을 대고 개폐구를 유도하는데 저작근의 긴장 때문에 하악 유도가 어려운 증례가 있다. 이런 경우에는 그 배경에 clenching 등의 기능 이상이 있거나 CO와 CR이 일치하지 않고 하악위가 불안정한 예가 많다. 이러한 관점에서 하악 유도의 어려움을 확인하는 것도 중요하다.

교모의 유 · 무와 정도

치아의 교모는 나이가 들어 가면서 약간은 볼 수 있지만 교합이 안정된 경우에는 고령자라도 경도이다. 한편 청소년에게서도 심한 교모를 볼 수 있는 때가 있다. 야간의 clenching이나 이갈이 등의 기능 이상으로 치아에 강한 부하가 가해졌거나 동시에 턱관절에도 강한 부하가 가해지는 것을 상상할 수 있다. 이러할 때는 하악과두의 변형이나 흡수 등을 동반하거나 앞에서 서술한 것처럼 하악 유도가 어려운 경우도 많아 하악위가 불안정한 것을 시사하는 것이다.

하악의 편위

하악의 편위는 하악골 자체 길이의 좌 · 우 차이라기보다 하악지 길이의 좌 · 우 차이로 인해 발현할 때가 많다[16-18]. 이것은 편측 하악과두의 발육이 불량이거나 변형 · 흡수가 발생하면 하악지의 수직적인 발육에 불량이 일어나는 것에 기인한다. 또한 구치부에서 어떠한 원인으로 간섭이 있으면 그것을 피하려고 하악을 무의식중에 편측으로 비트는 일도 있다. 어느 쪽의 경우라도 CO에서는 진정한 편위보다 적은 편위가 되도록 하악이 비틀어져 있는 경우가 많아서, CO에서 진단하면 원래의 편위량을 오인할 가능성이 있다. 따라서 하악의 편위가 있으면 치과 교정치료에 들어가기 전에 하악위의 안정을 도모하는 치료를 해야 한다.

하악과두위의 안정화 - 스플린트 치료 -

앞에서 서술한 방법으로 검사해 하악위가 불안정하다고 판정된 경우는 안정형 스플린트를 사용한 스플린트 치료(그림 13)를 해 하악과두를 가능하면 관절와 내에 안정화시키킬 필요가 있다. 또한 하악과두의 골 표면 혹은 내부에 미란, 골경화, 평탄화, 낭포, 해면골 골소주의 불규칙 등의 변형이 보이고 하악위가 불안정한 경우에도, 하악과두를 관절와 내에서 안정시키기 위해서 치료와 진단을 겸해 스플린트 치료를 한다.

치료 기간은 보통 수개월부터 약 1년이지만 뼈의 변형이나 흡수가 심할 때는 1년 이상의 기간이 필요하다. 하악과두위의 안정에 대해서는 임상적인 소견과 객관적인 소견을 이용해 판단한다. 임상적으로는 스플린트에서 교

스플린트 장착

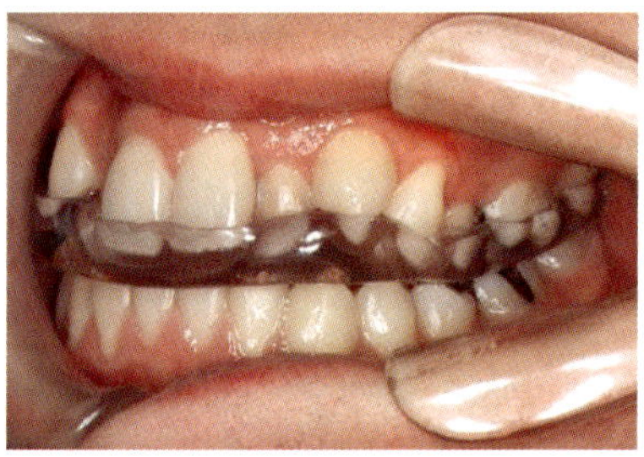

그림 13. 스플린트를 장착한 구강내 사진.

증례 A: 초진과 스플린트 치료 후

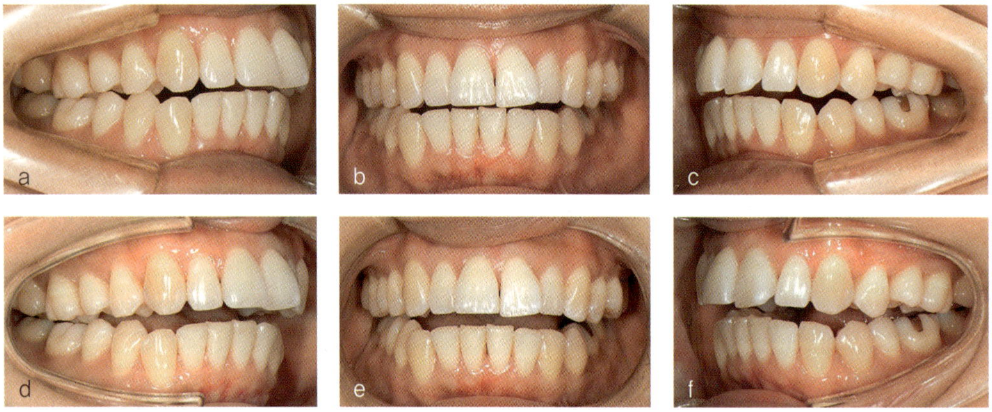

그림 14a~f. 증례 A의 구강 내 사진.
a~c: 초진. CO의 교합 상태.
d~f: 스플린트 치료 후. 초진보다 큰 개방교합 상태를 보인다. 우측 제2대구치에 교합 접촉이 있다.

합 접촉 변화의 감소 혹은 소실 및 하악을 CR로 유도할 때 생긴 저작근 긴장의 소실로 판단한다. 한편 객관적으로는 시간에 따른 CPI 값의 변화를 기록해 그 변화가 작아지고 일정한 범위에서 수렴하면 안정되었다고 판단한다. 또한 CBCT 영상을 이용해 하악과두 위치의 변화 양상을 관찰하거나 변화 후 관절와 내의 하악과두 위치를 평가하여 하악위의 안정을 확인한다. 스플린트 치료를 통해 하악위가 안정된 후 상·하악 관계를 기록하는 교합 채득 및 턱관절의 운동 축과 상·하악 치열과의 관계를 보다 정확하게 재현할 수 있는 hinge transfer를 이용해 상·하악 모형을 교합기에 부착해 분석 및 진단한다. 여기서 스플린트 치료를 통해 하악과두위와 하악위의 안정을 얻은 증례를 소개한다.

3. 임상 증례 고찰

증례 A – 전치부 개방교합을 동반한 Angle II급 증례 –

증례 A는 32세 여성으로 '잘 씹을 수 없다'는 주소로 내원한 전치부 개방교합을 동반한 Angle Ⅱ급의 증례이다(그림 14a~c). 좌측 턱관절의 경도 클릭음, 어깨 결림, 이갈이가 있었다. CPI 값은 좌측은 수직으로 하방 1.5mm, 전·후로 후방 1.9mm, 우측은 수직으로 하방 1.6mm, 측방 1.8mm를 보여 우측으로 편위해 있고(그림 15), 모두 앞에서 서술한 정상 범위를 넘어 있었다. 턱관절의 CBCT 영상에서 좌측 하악과두의 형태는 전상방 부위에 경도의 평탄화가 보이고 관절와 내에서 전하방으로 편위해 있었다(그림 16).

증례 A: 초진의 CPI

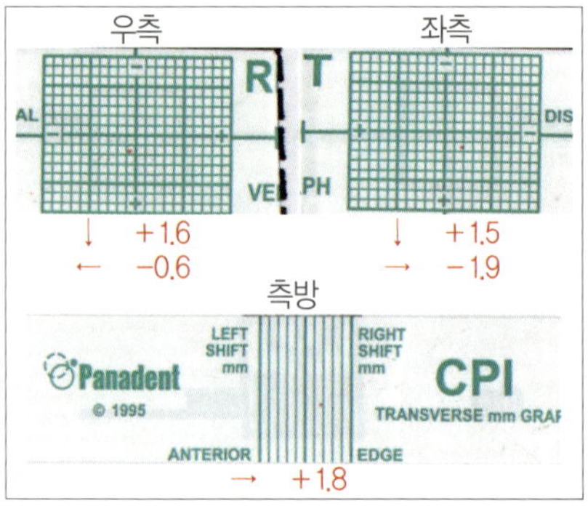

그림 15. 증례 A 초진의 CPI 값.

약 8개월의 스플린트 치료 후 환자의 저작근 긴장의 해소, CPI 값 변화의 수렴(그림 17), 턱관절 증상의 해소 등으로부터 임상적으로 하악위가 안정되었다고 판단했다. CBCT 영상에서도 하악과두의 위치가 관절와 내의 전상방으로 변화한 것을 확인할 수 있었다(그림 16). 하악과두가 상방으로 이동함에 따라 하악은 후하방으로 회전해(그림 18), 전치부의 개방교합의 양은 증가했다(그림 14d~f). 그 후 안정된 하악위를 기준으로 악안면 형태와 교합 상태를 검사·진단해 치료 방침을 세웠다.

증례 A: 스플린트 치료 전 · 후의 관절와 내 하악과두의 위치

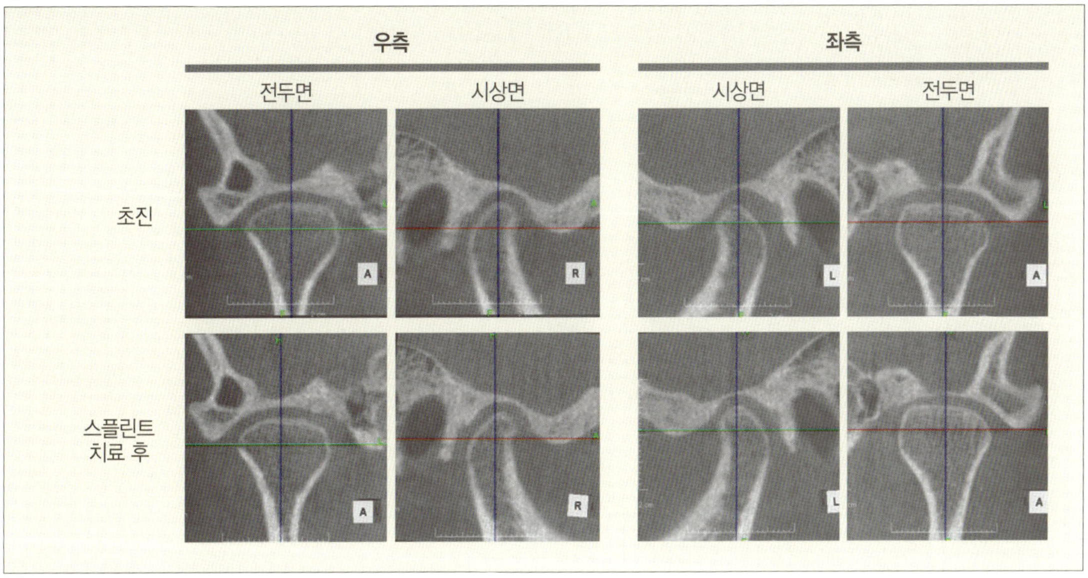

그림 16. 증례 A의 스플린트 치료 전 · 후의 관절와 내 하악과두의 위치. 스플린트 치료 후 좌측 하악과두는 상방으로 이동해 이상적인 위치(최전상방위)에 있다.

증례 A: 스플린트 치료 전 · 후의 CPI 값 변화와 방사선사진 트레이싱

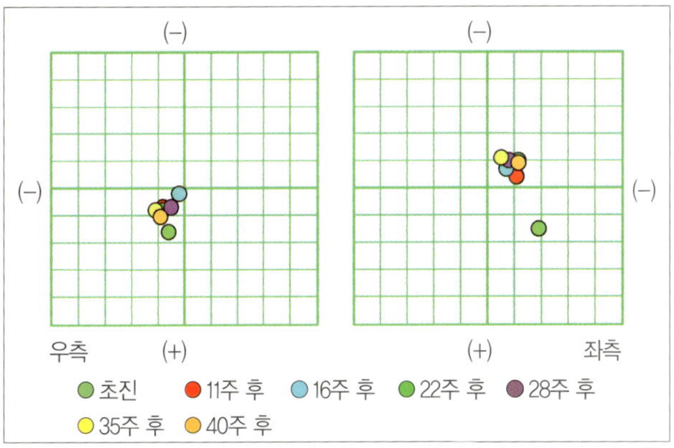

그림 17. 증례 A의 스플린트 치료에 따른 CPI 값의 변화. 초진 때는 크게 하방으로 편위해 있었지만, 스플린트 치료를 통해 점차 전상방(좌측)과 상방으로(우측) 이동해, 어느 일정한 범위에서 변화하지 않는 상황이 관찰된다.

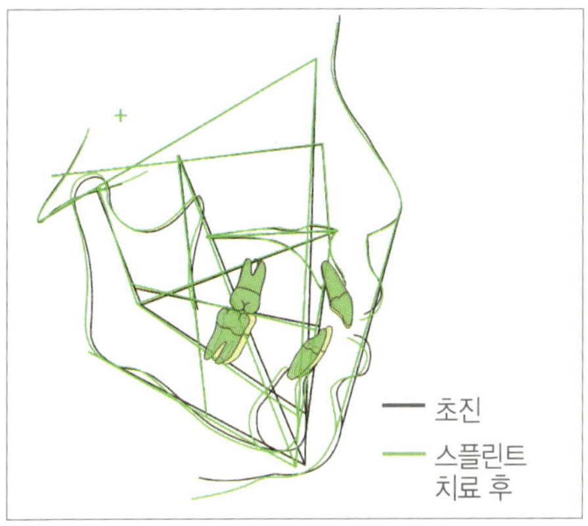

그림 18. 증례 A의 스플린트 치료 전 · 후의 측면 세팔로 방사선 규격 사진 트레이싱의 중첩.

증례 B – 스플린트 치료를 통해 하악과두가 상방으로 이동해 안정된 증례 –

그림 19는 증례 B의 구강내 사진으로, 스플린트 치료 전 · 후에 전치부 개방교합의 양은 증가했다. 이 증례에서는 양측 모두 턱관절원판의 비복위성 전방 전위가 있고(그림 20a, b) 하악과두는 관절와 내에서 상방으로 이동했지만, 이상적인 위치에서 상당히 후상방으로 이동해 있는 것을 관찰할 수 있다(그림 20c~j). 이것은 턱관절원판의 전방 전위에 의한 것이며 이 증례는 이 위치에서 하악과두는 안정되어 있다고 판단할 수 있다.

증례 C – 하악과두 흡수의 개선과 하악위의 안정을 도모한 증례 –

증례 C는 총생을 주소로 내원한 11세 여자로, 하악과두

증례 B: 초진과 스플린트 치료 후

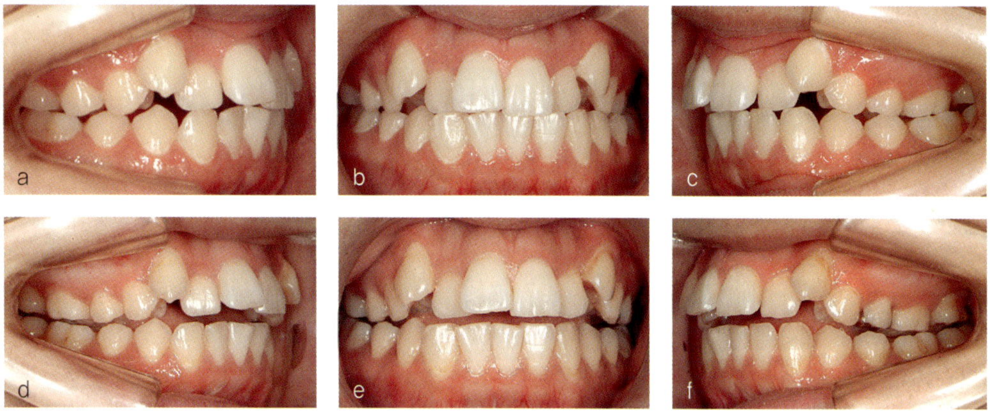

그림 19a~f. 증례 B의 구강 내 사진.
a~c: 초진.
d~f: 스플린트 치료 후.

증례 B: 초진 MRI와 스플린트 치료 전후의 턱관절 CBCT

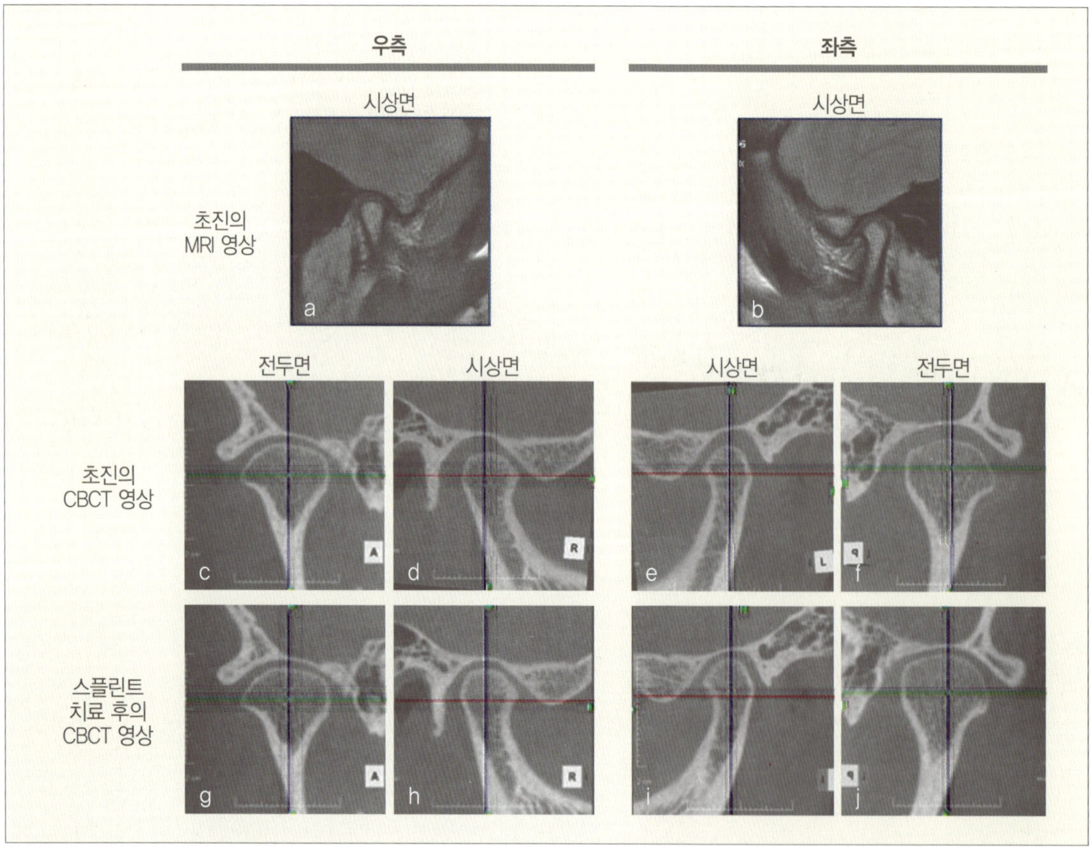

그림 20a~j. 증례 B의 초진 MRI 영상과 스플린트 치료 전 · 후의 턱관절 CBCT 영상.
a, b: 초진의 MRI 영상. 턱관절원판이 전방으로 전위해 있다.
c~f: 초진의 CBCT 영상. 좌 · 우측 모두 하악과두가 전하방에 위치해 있다.
g~j: 스플린트 치료 후의 CBCT 영상. 좌 · 우측 모두 하악과두는 관절와 내에서 상방으로 이동해 있다.

증례 C: 초진과 스플린트 치료 후

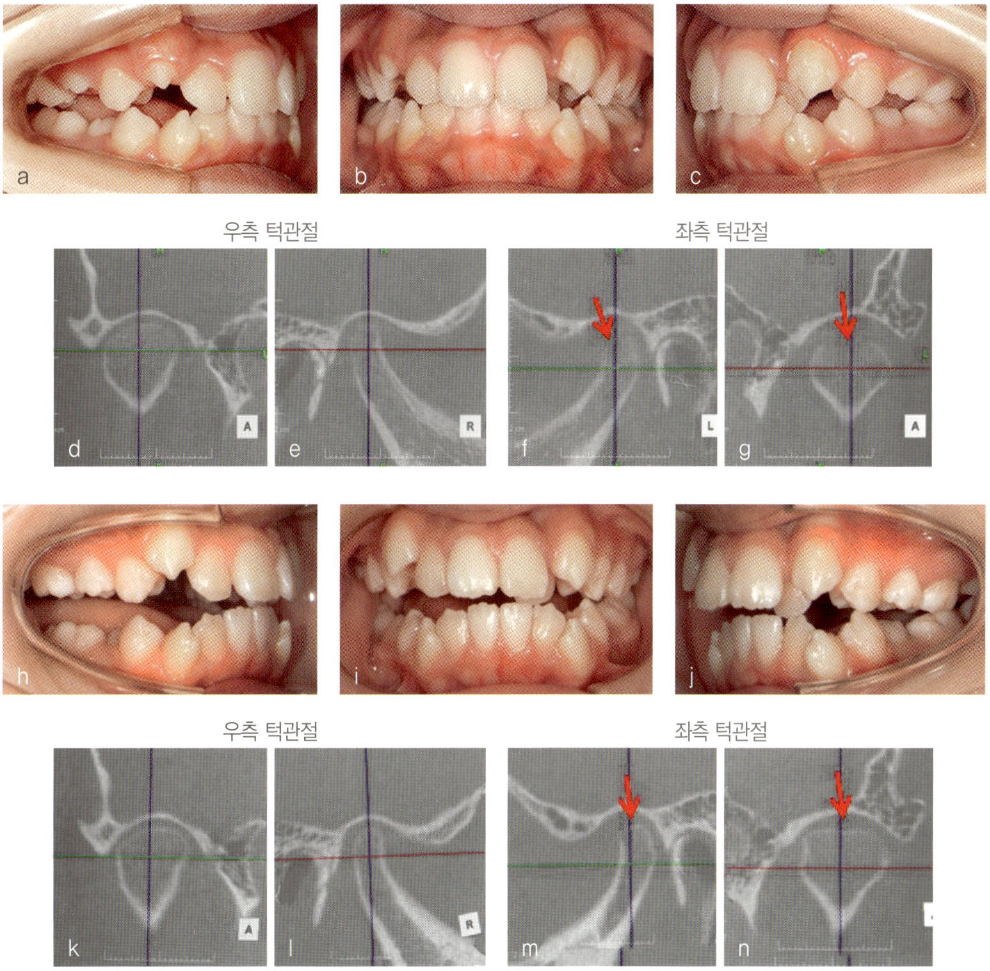

그림 21a~n. 증례 C의 초진(11세 11개월)과 스플린트 치료 후(14세 10개월).
a~c: 초진의 구강내 사진.
d~g: 초진의 CBCT 영상. 턱관절원판이 전하방으로 전위해 있다.
h~j: 스플린트 치료 후의 구강내 사진.
k~n: 스플린트 치료 후의 CBCT 영상.

에 보였던 흡수가 개선된 증례이다(그림 21). 구강내 소견에서는 중도의 총생이 있고 초진의 CBCT 영상에서는 좌측 하악과두의 심한 흡수를 볼 수 있었다. 턱관절 증상으로는 좌측에 경도의 잡음과 개구할 때 경도의 위화감이 있었다. 하악과두 흡수의 개선과 하악위의 안정을 도모하기 위해 스플린트 치료를 했다. 다만 이런 경우에는 스플린트의 치료 기간이 길게 걸리는 것과 하악과두가 기능적으로 개조하고 하악위가 안정되는 경우의 다수는 하악과두 자체의 체적이 축소하는 예가 많아, 결과적으로 하악이 시계방향인 후하방으로 회전해 치료가 어려워질 가능성이 있다는 점을 스플린트 치료 전에 환자에게 충분히 설명해 이해를 얻을 필요가 있다. 2년 7개월의 스플린트 치료 후 좌측 하악과두의 흡수는 개선되어 관절와 내에서 후방에 있지만 하악과두는 안정되고 환자의 턱관절 증상도 소실했다(그림 21h~n). 하악은 하악과두의 안정에 따라 후하방으로 회전했다(그림 22).

증례 D – 하악위 안정 후에 재진단(수직적 진단)을 시행한 증례 –

스플린트 치료를 통해 하악과두를 관절와 내에서 안정시키면 개구 초기에 보이는 하악과두의 회전축(hinge axis)을 정확하게 파악할 수 있다. 평균치로 만들어져 있는 해부학적인 face bow transfer보다 훨씬 정확하게 상·하 치열과 턱관절의 관계를 파악하고 교합기에 재현할 수 있어, 더 정밀도 높은 진단과 치료 계획을 세울 수 있다. 따라서 하악과두의 회전축을 확인해 그것과 상악 치열과의 관계를 교합기로 이전(hinge transfer)(그림 23)한 후 부착한 모형을 이용해 상 · 하악 관계, 특히 수직적 요인을 포함한 삼차원적인 관계를 분석한다. 또한 안정된 하악위에서 촬영된 세팔로 방사선사진 분석과 CBCT, MRI 영상의 정보를 통합하고 진단해 치아와 뼈의 이동 양식이나 그 한계량 등을 검토해서 더 예지성이 높은 치료 계획을 세운다.

교합기를 이용하면 수직적 고경을 변화시켰을 때의 전 · 후 및 측방 상 · 하악 관계를 관찰할 수 있는데, 이것은 평행 모형으로는 불가능하고 교합기에서만 할 수 있는 삼차원적 시뮬레이션이다. 이것은 치료 방법을 선택(외과적 교정치료의 필요성 등)할 때 중요한 역할을 담당한다.

여기서는 그 예로서 증례 D를 제시한다. 환자는 46세 여성으로 '잘 씹을 수 없고 전치부가 조금 반대로 물리는 것'을 주소로 내원한, 전치부 절단교합을 동반하는 Angle I 급 부정교합 증례(그림 24a~c)이다. 병력으로서 10대에 상하좌우 제1소구치를 발치한 후 전치부 반대교합을 치료했고, 20대에 반대교합이 재발해 재치료한 경력이 있었다. 재치료를 할 때는 턱관절 증상으로서 아침에 일어나 입을 벌릴 때 양측의 턱관절에 통증이 있었다. CPI 값은 커서 CR에서 교합기에 모형을 부착하면 전치부에서 개방교합 상태를 보였다(그림 24d~f). CBCT 영상 소견으로는 좌측 하악과두는 작고 경도의 골경화상을 볼 수 있으며 전하방에 위치해 있었다. 한편 우측 하악과두는 후하방으로 편위해 있었다. MRI 영상 소견으로서 턱관절원판의 비복위성 전위를 볼 수 있었다. 이러한 소견을 바탕으로 하악과두위와 하악위의 안정을 도모하기 위해 스플린트 치료를 했다. 스플린트 치료 후 하악과두는 안

증례 C: 방사선사진의 트레이싱

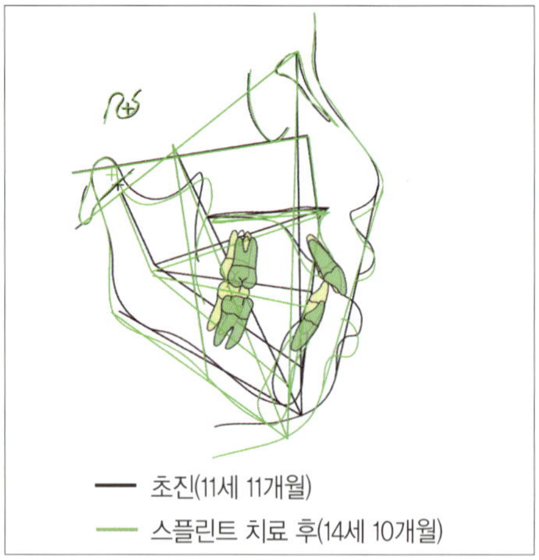

그림 22. 증례 C의 스플린트 치료 전 · 후 측면 세팔로 방사선 규격 사진 트레이싱의 중첩.

하악과두 hinge point의 확인과 운동 기록 및 hinge transfer

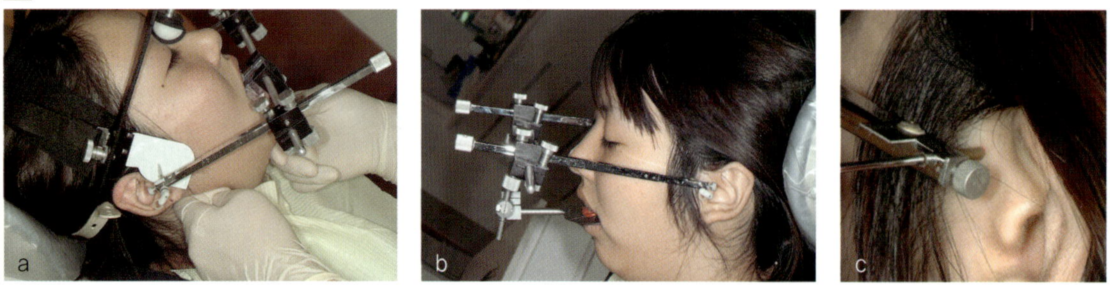

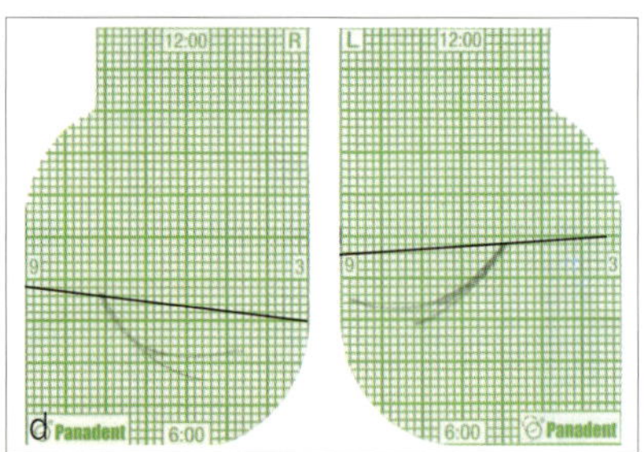

그림 23a~d. 하악과두 hinge point의 파악과 운동 기록 및 hinge transfer.
a: 하악과두 hinge point의 파악.
b, c: Hinge transfer.
d: 하악과두 hinge point의 운동 기록(전방 운동, 측방 운동 및 개구할 때).

증례 D: 초진과 스플린트 치료 후와 동적 치료가 끝났을 때

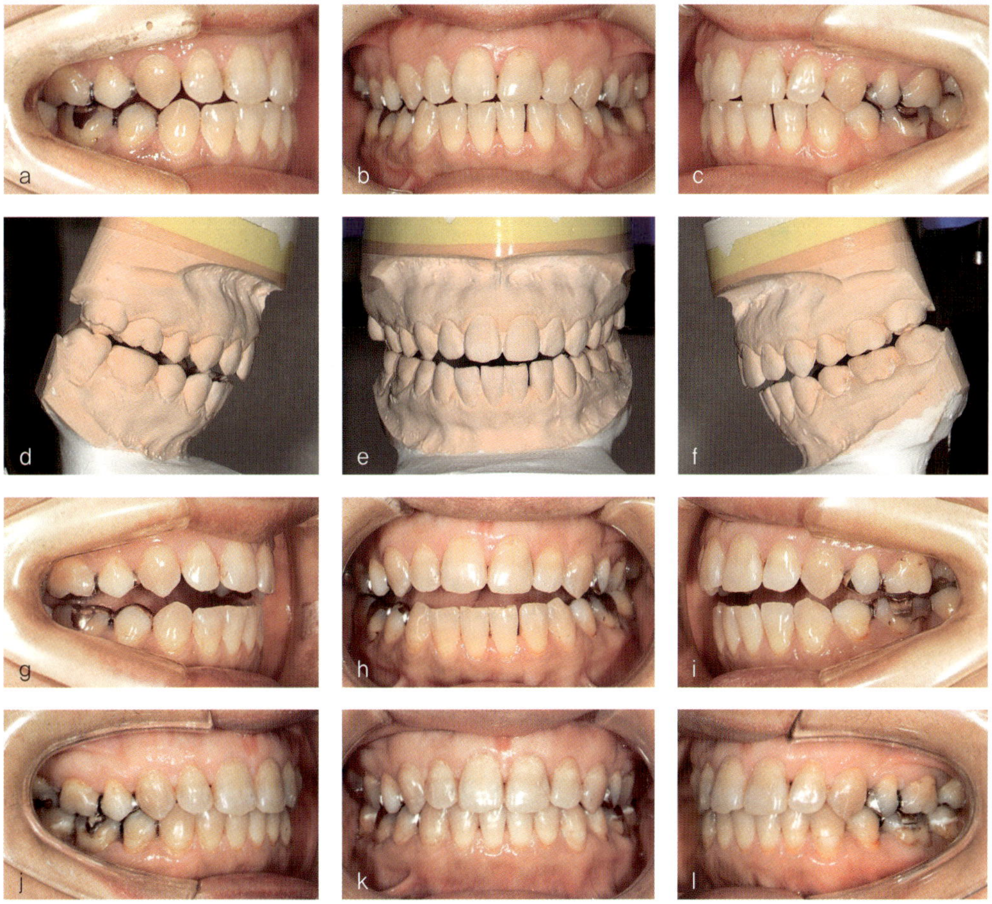

그림 24a~l. 증례 D. 구강내 사진과 모형.
a~c: 초진. CO의 교합 상태.
d~f: 초진. CR에서 교합기에 부착했을 때의 교합 상태. 좌측 제2대구치에 교합 접촉이 있다.
g~i: 스플린트 치료 후. 초진보다 큰 개방교합 상태를 보인다. 좌측 제2대구치에 교합 접촉이 있다.
j~l: 동적 치료가 끝났을 때. 적절한 수직피개, 수평피개, 대구치 관계, 견치 관계를 볼 수 있다.

정되어 전치부 개방교합의 양은 증가했다(그림 24g~i). Hinge axis에서 하악위를 정확하게 파악하고 모형을 교합기에 부착하면 좌측의 제2대구치만이 접촉하고 그 밖에는 개방교합 상태를 보였다(그림 25a~c).

이 증례에서는 이미 소구치 4개를 발치했으므로 개방교합을 해소하기 위해서는 전치의 후방 견인이나 구치의 전방 이동에 의한 wedge effect는 바랄 수 없고, 순수한 대구치 부위의 수직적 압하가 필요하다. 시뮬레이션 방법으로서 다우웰 핀을 이용해 제작한 모형에서 제2대구치를 제거하면 절치 사이 거리가 감소해 좌 · 우 제1대구치에 교합 접촉이 보였다(그림 25d~f). 그리고 제1대구치를 제거하면 수직적인 절치 사이 거리는 더 감소해 좌 · 우 제2소구치에서 교합 접촉을 보였다(그림 25g~i). 계속해서 조기 접촉을 보이는 치아를 모형에서 차례차례 제거(좌측 제2소구치 · 견치 · 측절치)했는데, 전치부에서 수직피개가 증가하고 상 · 하 치열 정중이 일치했으며 적절한 수평피개와 견치 관계를 볼 수 있었다(그림 25j~l). 이것은 어떠한 방법으로 구치부를 압하할 수 있으면 적절한 교합을 얻을 수 있다는 것을 의미한다. 이러한 다이내믹한 분석은 교합기를 사용하는 최대의 장점 중 하나이다. 그러기 위해서는 안정된 하악에서 hinge axis를 정확하게 파악한 다음 교합기에 모형을 부착해야 하고 정밀하고 섬세한 기술이 필요하다.

보통은 세팔로 방사선 규격 사진을 이용해 치료 계획을 세우는데 대구치 부위에서 치아의 수직적 이동량을 계산할 때는 정밀도가 떨어진다. 따라서 모형에서 구치부의 수직적인 이동량을 계산하면 임상적으로 실현 가능한 양인지 정확하게 평가할 수 있어 보다 예지성이 높은 치

증례 D: 모형을 사용한 삼차원 시뮬레이션

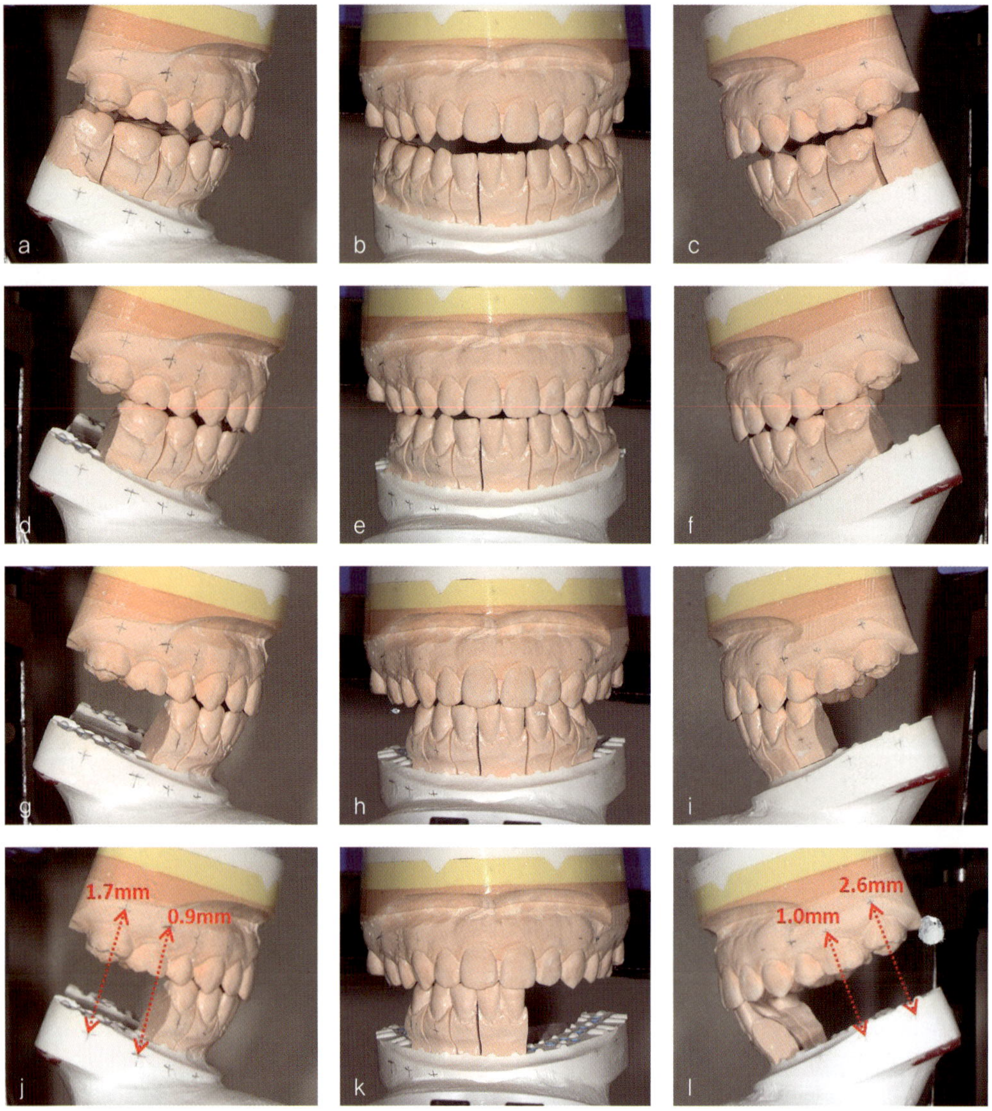

그림 25a~l. 증례 D. 모형을 사용한 삼차원 시뮬레이션.
a~c: 스플린트 치료 후. 좌측 제2대구치에 교합 접촉이 있다.
d~f: 좌 · 우 제2대구치 제거 후. 수직적 고경의 감소가 보이고 좌 · 우측의 제1대구치의 교합 접촉이 있다.
g~i: 좌 · 우 제1대구치 제거 후. 더 많은 수직적 고경의 감소가 보이고 좌 · 우 제2소구치에 교합 접촉이 있다.
j~l: 좌측 제2소구치, 좌측 견치, 측절치 제거 후. 더 많은 수직적 고경 감소가 보이고 우측 제2소구치에 교합 접촉이 있다. 이 시점에서 정중의 일치, 적절한 수평피개, 수직피개 및 견치 관계를 볼 수 있다. 이 상태의 수직피개를 얻는 데 필요한 구치부의 압하량을 계측한다.

료 계획을 세울 수 있다. 이 증례의 측면 세팔로 방사선 규격 사진의 치료 예측(visual treatment objective, 이하 VTO로 줄임)에서는 전치부 개방교합의 해소를 위해서 제1대구치에서 1.5mm의 수직적 고경 감소가 필요하다고 판정되었다(그림 26a). 한편 교합기에 부착한 모형에서는 제1대구치뿐만 아니라 강한 간섭을 보이는 좌측 제2대구치에서 2.6mm, 우측 제2대구치에서는 1.7mm의 수직적 고경 감소가 필요하다는 것을 사전에 알 수 있었다(그림 25j~l). 이러한 계측치를 바탕으로 이 증례에서는 대구치의 토크를 개선하고 약 2.0mm를 압하하면 전치부 개방교합의 개선은 치과 교정치료 단독으로 실현할 수 있다고 판단되었다. 그림 24j~l은 치료 후의 교합을 나타낸다. 전치부에서의 교합은 치료 전의 시뮬레이션(그림 25j~l, 26b)과 거의 일치하고 있다.

증례 E – 악위의 안정을 확인한 후에 치과 교정치료를 한 증례 –

마지막으로 하악위의 안정을 확인한 후에 치과 교정치료를 한 증례 E를 소개한다.

환자는 24세 여성으로 전치부의 총생과 반대교합을 주

증례 D: 세팔로 방사선 규격 사진 트레이싱의 중첩

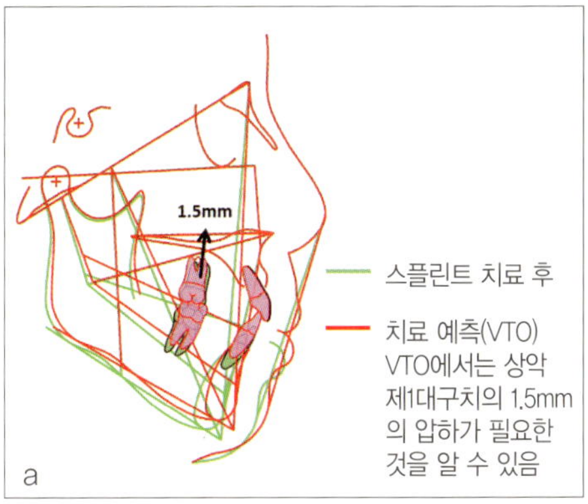

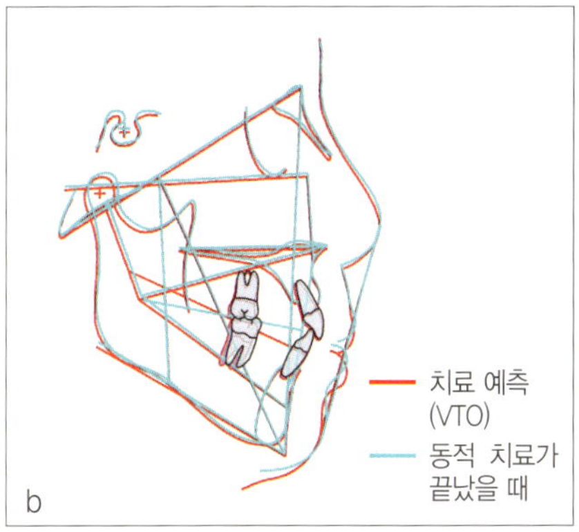

그림 26a, b. 증례 D의 측면 세팔로 방사선 규격 사진 트레이싱의 중첩.
a: 스플린트 치료 후와 치료 예측(VTO).
b: 치료 예측(VTO)과 동적 치료가 끝났을 때.

소로 내원했다. 상 · 하악 관계는 골격성 Ⅲ급이며 하악의 좌측 편위가 있었다(그림 27a, b). 교합 관계는 Angle Ⅲ급의 대구치 관계이고 전치부에서 좌측 소구치에 걸쳐 반대교합을 보였다(그림 27c~e). 또한 CPI 값은 크지 않았지만 CR에서 부착한 교합기 모형에서는 CO와 달리 전치부의 개방교합 상태를 보였다(그림 27f~i). CBCT 영상(그림 28a)에서는 좌측 하악과두가 우측에 비해 작고 전체적인 뼈의 경화와 후방부에서 경도의 평탄화를 볼 수 있었다. MRI 영상(그림 28b)에서는 좌측 턱관절원판의 비복위성 전방 전위가 있었다. 우측 턱관절원판의 위치는 정상이었지만 개구할 때 클릭음이 있었다. 또한 하악의 유도가 어려웠고 구치부에는 교모가 있었다.

이상의 소견으로 안정된 하악위를 확인할 필요가 있으므로 스플린트 치료를 했다. 약 6개월 동안의 스플린트 치료 결과 개방교합의 상태는 스플린트 치료 전의 CR 교합보다 더 심해져 상 · 하악 우측 제3대구치에서 조기 접촉을 볼 수 있었다(그림 29a~f). 스플린트 치료 후의 턱관절 움직임을 axi-path 장치 기록으로 보면 우측은 약간 움직임이 적고 직선적이지만, 개구 운동, 측방 운동, 전방 운동을 할 때의 트레이싱은 서로 겹쳐 악위의 안정을 확인할 수 있었다(그림 29g). 측면 세팔로 방사선 규격 사진 트레이싱의 중첩을 보면 하악은 시계방향으로 더 회전했다(그림 29h). 하악의 좌측 편위는 스플린트 치료 전과 비교하면 변화가 없었다(그림 30a~d).

하악위의 안정 후 교합기에서 수직적인 고경을 변화시킨 시뮬레이션을 했는데, 우측 제3대구치를 발치하고 제2대구치와 제1대구치를 각각 0.3mm와 0.2mm 압하하면 전치부 개방교합이 절단교합위까지 개선되는 것을 알 수 있었다(그림 30e~m). 동시에 좌측에 2.0mm 정도 편위하고 있었던 하악의 정중은 수직적 고경을 바꾸어도 편위량은 바뀌지 않았다(그림 30e~m). 대구치 관계는 우측에서 경도의 Ⅲ급, 좌측에서 경도의 Ⅱ급, 구치부의 순설 수평피개는 좌 · 우 모두 +2.0mm 정도인 것을 확인할 수 있었다.

이러한 소견을 종합적으로 검토해 치과 교정치료 단독으로 치료할 수 있다고 판단했다. 또한 상 · 하악 전치가 설측으로 경사하고 있는 것도 고려해 상악 좌측은 제1소구치, 상악 우측과 하악 좌 · 우측에서는 제2소구치를 발치하고 치과 교정용 앵커 스크루를 병용해 교정치료를 하는 계획을 세웠다.

약 2년 8개월의 치과 교정치료 후의 교합 상태와 세팔로 방사선 규격 사진을 그림 31에 나타내었다. 하악의 좌측 편위도 초진에 비해 큰 변화는 보이지 않고(그림 31a, b), 경도의 하악 정중 편위는 남았지만 기능적 교합, 측견치유도, 전치유도 및 구치부의 교합 관계는 확립되었다(그림 31c~h). CPI 값은 정상 범위 내로 하악위의 안정이 확인되었다(그림 31i). Axi-path에 의한 악운동의 기록에서도 개구 운동, 측방 운동, 전방 운동을 할 때의 트레이싱은 서로 겹쳐 하악위는 안정된 것이 확인되었다(그림 31j). CBCT 영상에서 하악과두의 상태를 관찰하면

증례 E: 초진

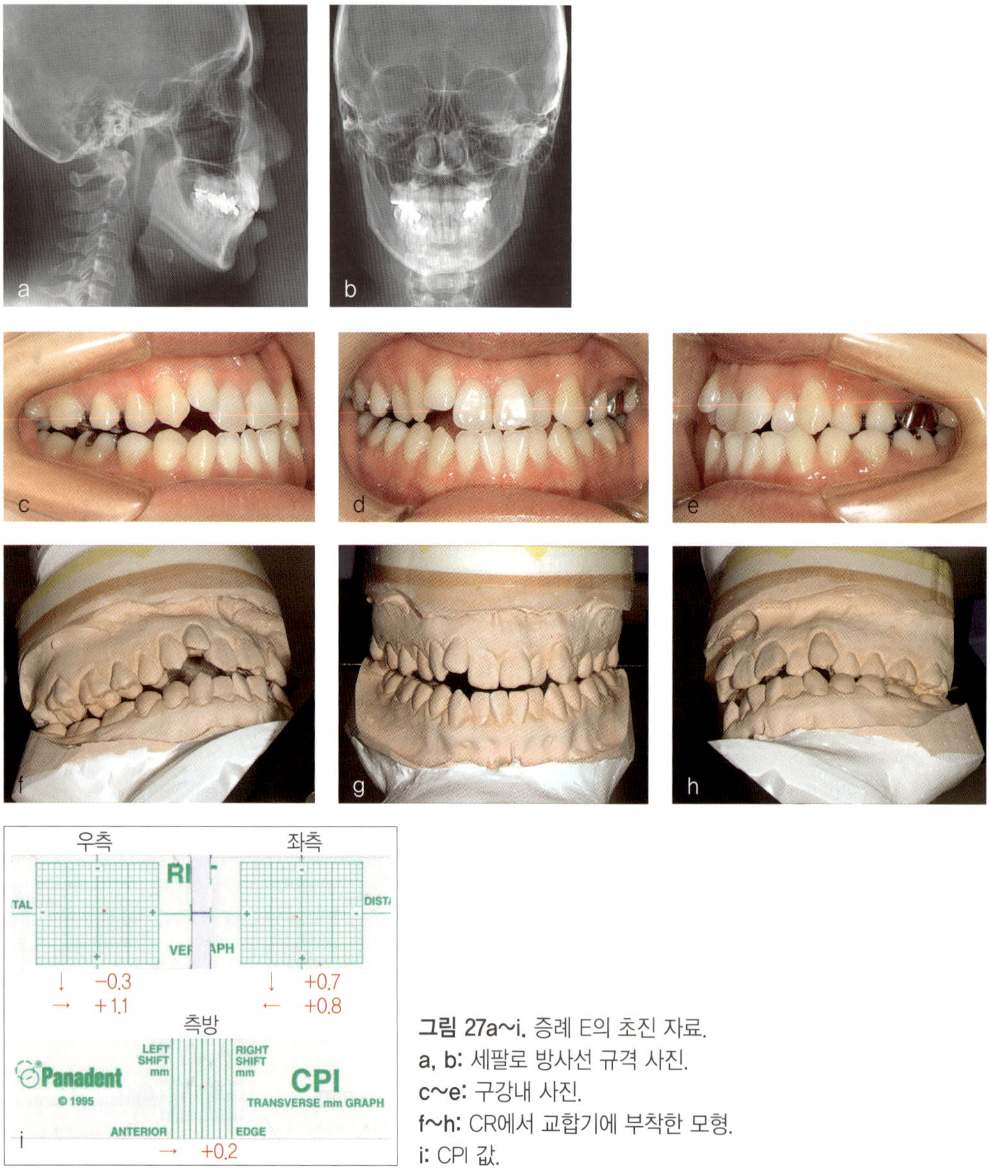

그림 27a~i. 증례 E의 초진 자료.
a, b: 세팔로 방사선 규격 사진.
c~e: 구강내 사진.
f~h: CR에서 교합기에 부착한 모형.
i: CPI 값.

초진, 스플린트 치료 후, 동적 치료가 끝났을 때의 어느 쪽에서도 초진 때 보인 경도의 평탄화한 표면이나 경화상의 악화, 위치의 변화는 보이지 않았다(그림 32).

Edgewise 장치를 사용한 교정치료 중에 유의했던 점은 조기 접촉점이 어디에 있는지를 항상 확인해 최후 구치에 조기 접촉이 있으면 치과 교정용 앵커 스크루 등을 사용해 압하를 도모한 것과 악간 고무는 사용하지 않은 것이다. 구치부의 조기 접촉은 하악위를 불안정하게 하는 큰 요인이 되는 것으로 일상의 교정 임상 중 항상 유의해야 하는 점이고, 필요에 따라서는 palatal arch 등을 병용한 토크 조절이나 치과 교정용 앵커 스크루를 이용한 압하를 도모한다. 또한 악간 고무의 사용도 하악위를 불안정하게 하는 것으로 기본적으로는 사용하지 않도록 유의하는 것도 중요하다.

그림 33에 보정 4년 7개월 후의 구강내 사진과 턱관절의 CBCT 영상을 나타내었다. 치료 후의 교합 상태와 치열은 안정되어 있고 턱관절의 상태에도 변화는 보이지 않는다.

증례 E: 초진 CBCT, MRI

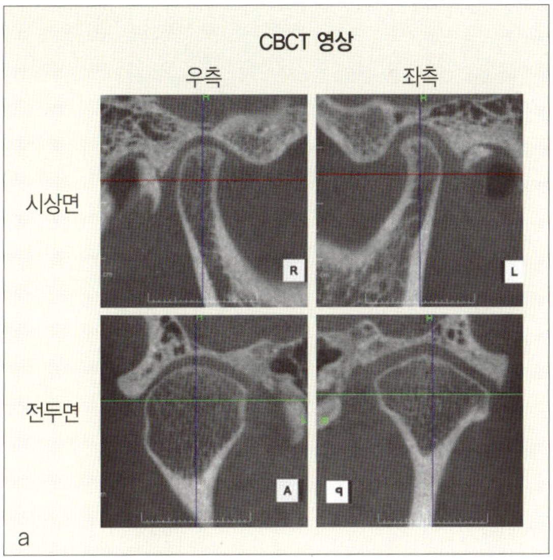

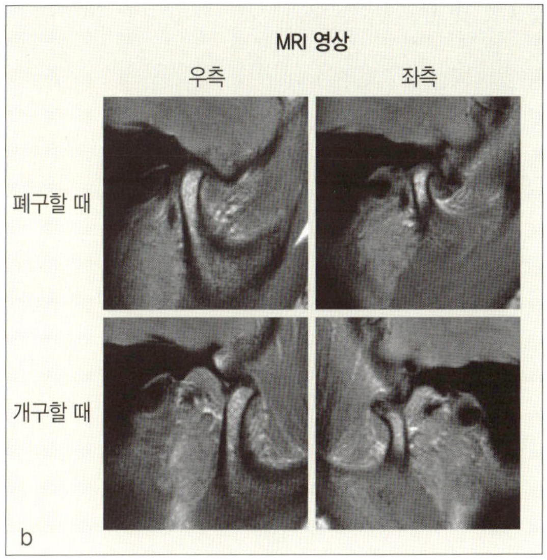

그림 28a, b. 증례 E의 초진 자료.
a: 턱관절의 CBCT 영상.
b: 턱관절의 MRI 영상.

증례 E: 스플린트 치료 후

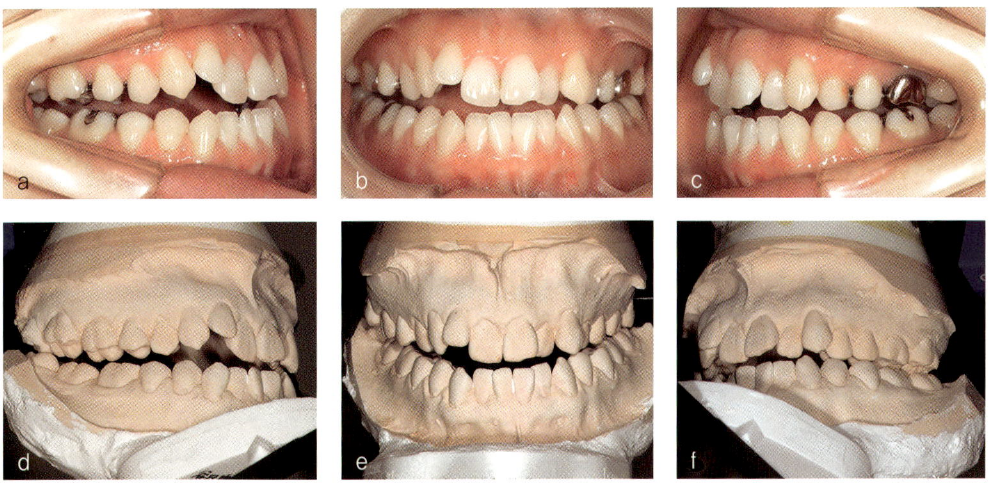

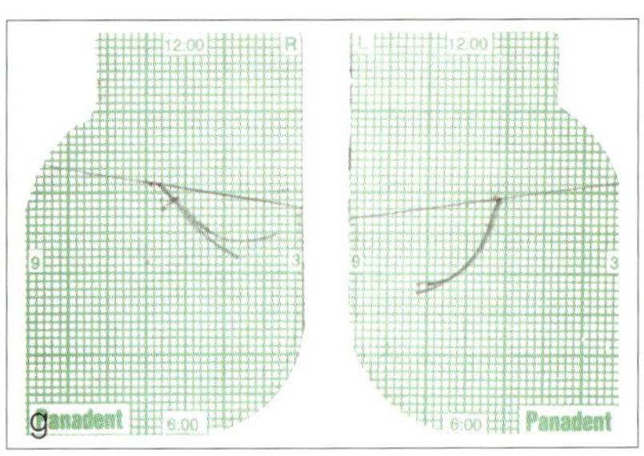

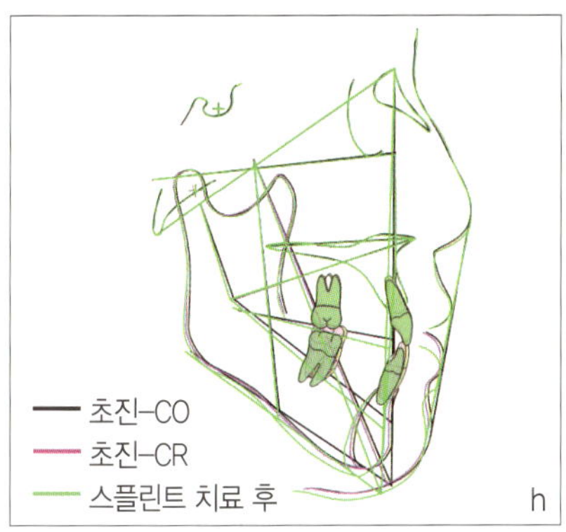

그림 29a~h. 증례 E의 스플린트 치료 후의 자료.
a~c: 구강내 사진.
d~f: 교합기에 부착한 모형.
g: Axi-path 기록.
h: 초진의 CO 세팔로 방사선사진, CR로 변환한 세팔로 방사선사진과 스플린트 치료 후 세팔로 트레이싱의 중첩.

증례 E: 스플린트 치료 후

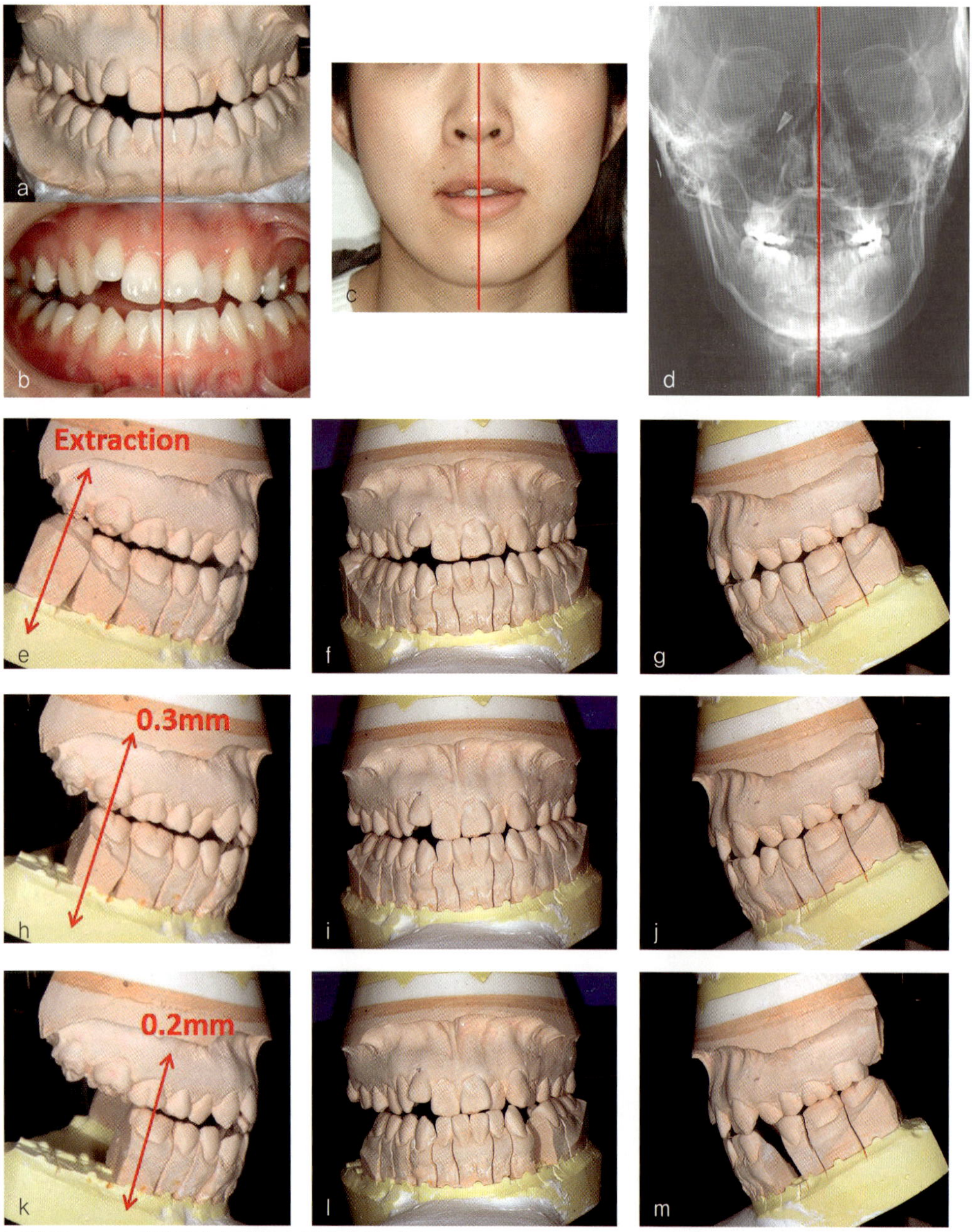

그림 30a~m. 증례 E의 스플린트 치료 후의 자료.
a~d: 스플린트 치료 후 상 · 하 정중의 틀어짐.
e~m: 모형을 사용한 삼차원 시뮬레이션.

정리

교정치과 진료에서는 대체로 브래킷의 사양이나 와이어 시퀀스, 치과 교정용 앵커 스크루를 사용한 치료 역학 등이 화제가 된다. 한편 교합에 대해서는 Angle, Andrews 등이 주장한 '정적인 교합'을 달성 목표로서 오랜 세월 치료를 하고 있지만, 예후의 장기 안정에 필요한 하악위의 안정성 및 견치유도나 전치유도를 포함한 '기능적 교합'에 대해서는 많이 논의해 오지 않았다.

증례 E: 동적 치료가 끝났을 때

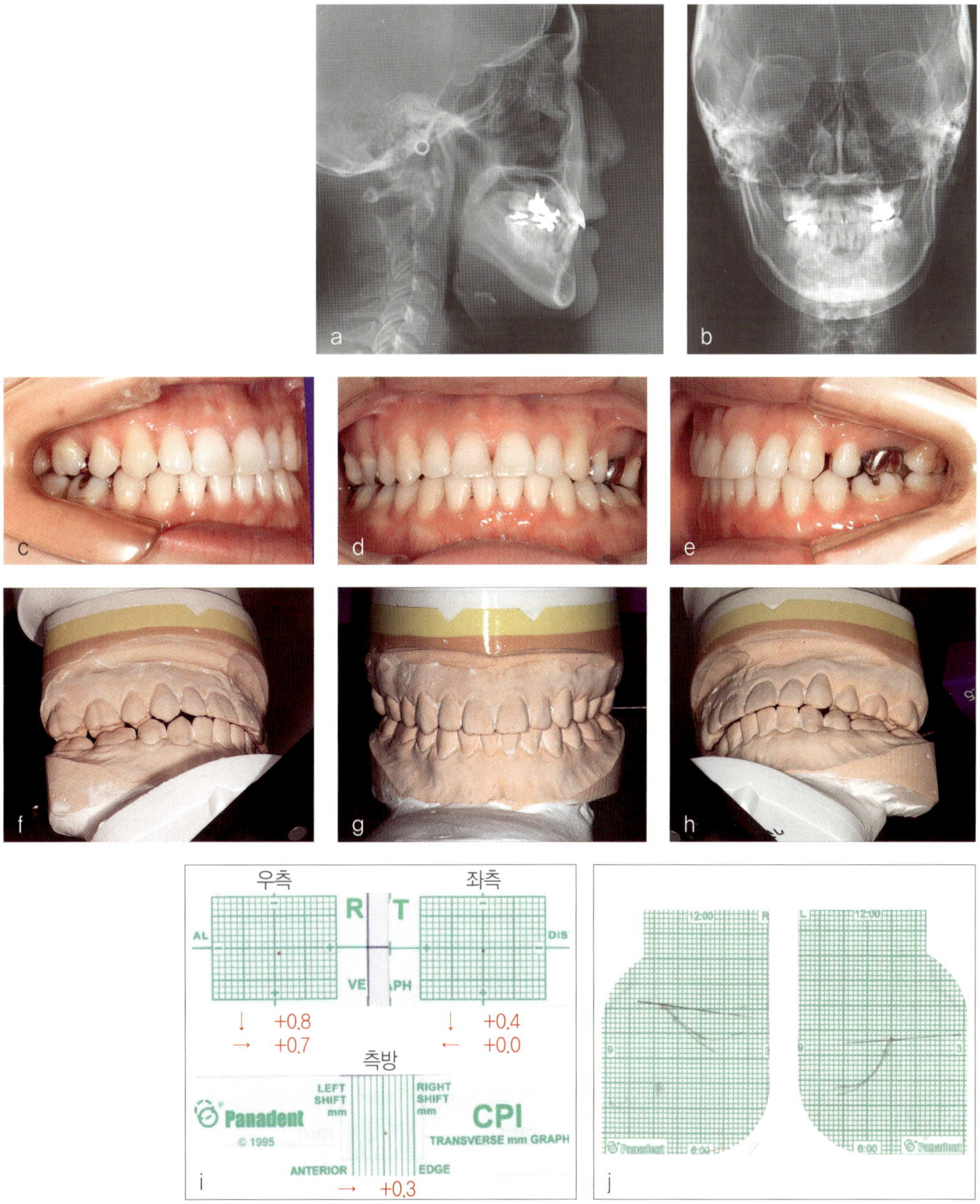

그림 31a~j. 증례 E의 동적 치료가 끝났을 때의 자료.
a, b: 세팔로 방사선 규격 사진.
c~e: 구강내 사진.
f~h: 교합기에 부착한 모형.
i: CPI 값.
j: Axi-path 기록.

그러나 전악에 이르는 교합의 재구성을 다루는 치과 진료에서 기능적 교합을 얻는 것은 치과 전반에 공통인 동시에 필수의 조건이므로, 교정치과 진료라고 해도 그것을 무시할 수는 없다. 교정치과 진료에서 '심미'는 중요한 목표의 하나이지만, 동시에 혹은 그 이상으로 안정된 치열과 교합을 얻고 가능한 한 장기에 걸쳐 그것을 유지하며 저작 등의 기능을 충분히 완수하는 것을 목적으로 하는 '건강한 교합'도 중요한 목표라고 말할 수 있지 않을까?

증례 E: 시간에 따른 턱관절과 교합의 변화

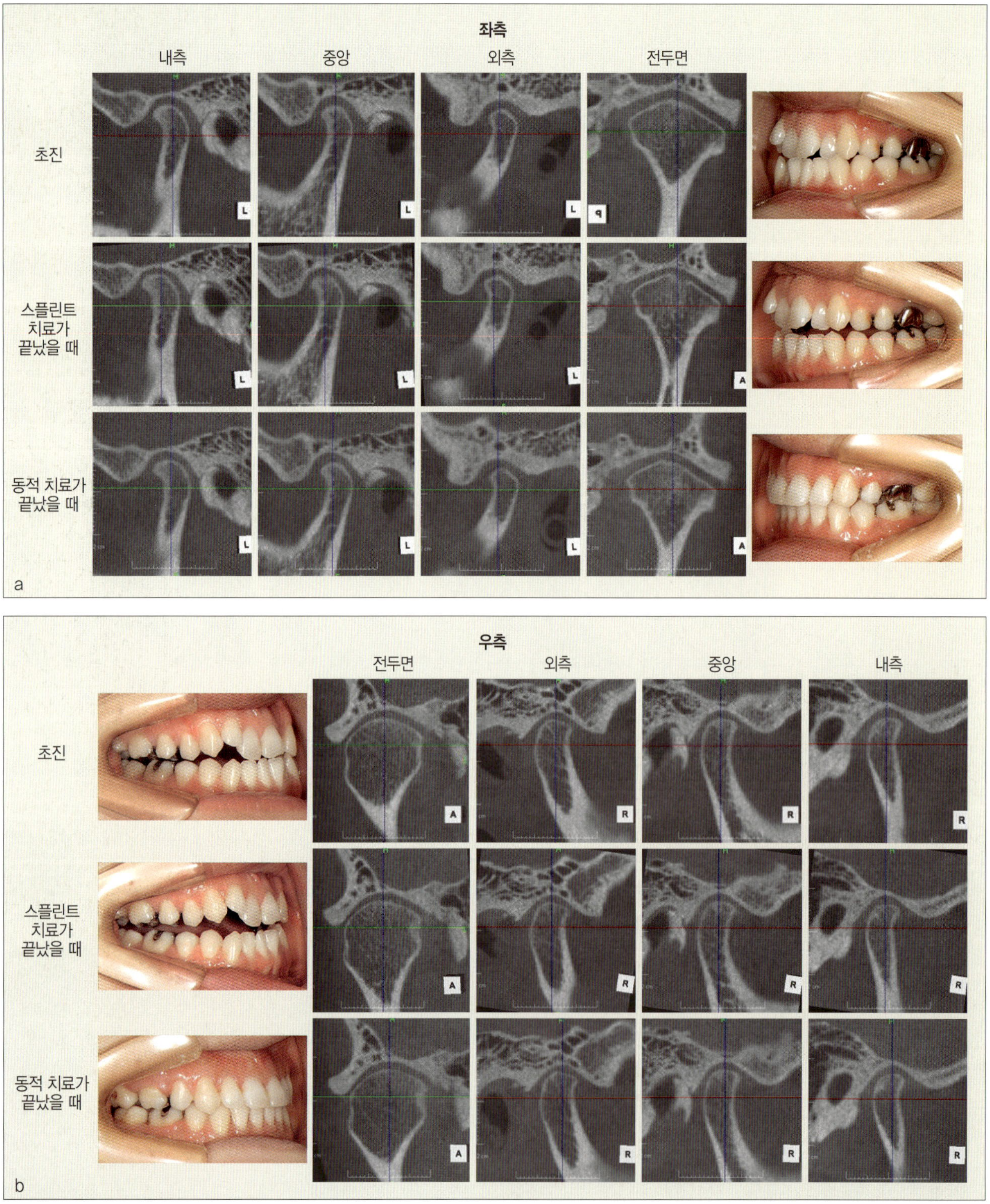

그림 32a, b. 증례 E의 시간에 따른 턱관절과 교합의 변화.
a: 좌측의 턱관절 CBCT 영상과 구강내 사진.
b: 우측의 턱관절 CBCT 영상과 구강내 사진.

증례 E: 보정 4년 7개월 후

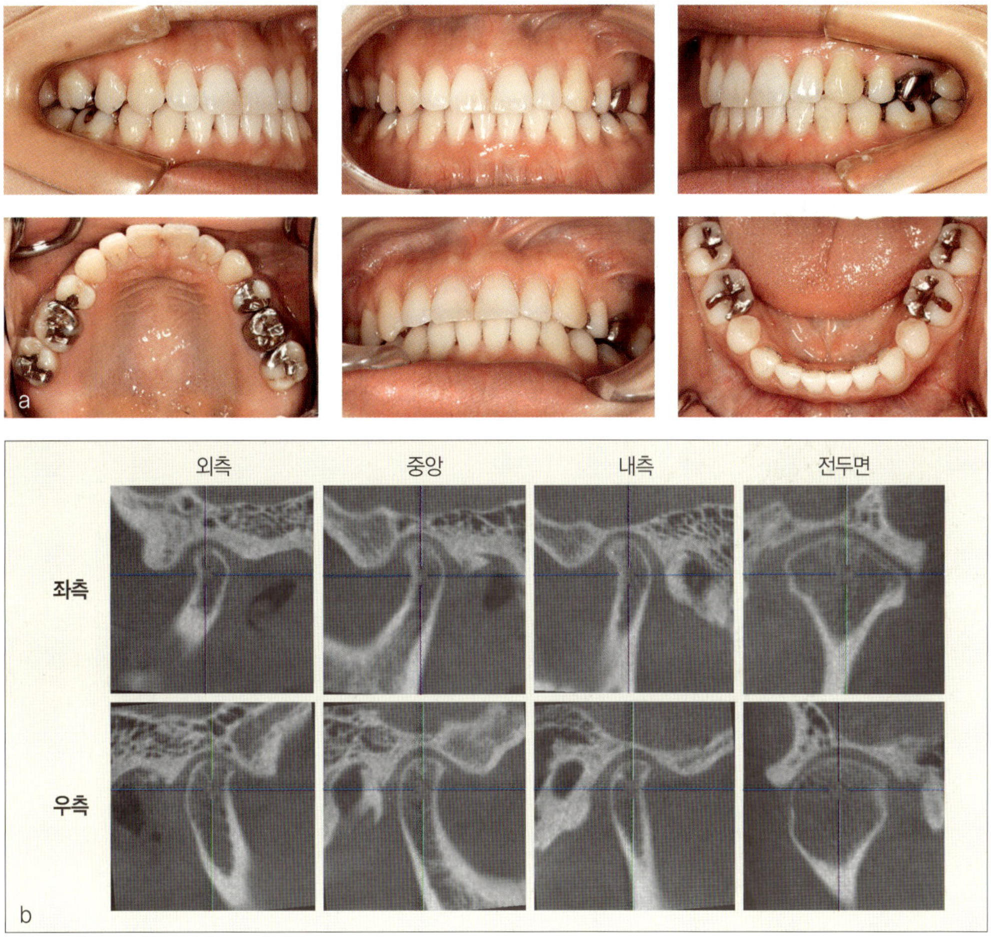

그림 33a, b. 증례 E의 보정 4년 7개월 후의 구강내 사진과 턱관절의 CBCT 영상.
a: 구강내 사진.
b: 턱관절의 CBCT 영상.

참고문헌

1. Roth RH. Functional occlusion for the orthodontist. J Clin Orthod 1981;15(1):32-40.
2. Andrews LF. The six keys to normal occlusion. Am J Orthod 1972; 62(3):296-309.
3. Stuart CE, Stallard H. Principles involved in restoring occlusion to natural teeth. J Prosthet Dent 1960;10(2):304-313.
4. Dawson PE. Centric relation. Its effect on occluso-muscle harmony. Dent Clin North Am 1979;23(2):169-180.
5. Schmitt ME, Kulbersh R, Freeland T, et al. Reproducibility of the roth power centric in determining centric relation. Seminars in Orthodontics 9:102-108, 2003.
6. Utt TW, Meyers CE Jr, Wierzba TF, Hondrum SO. A three-dimensional comparison of condylar position changes between centric relation and centric occlusion using the mandibular position indicator. Am J Orthod Dentofacial Orthop 107:298-308, 1995.
7. Hidaka O, Adachi S, Takada K. The difference in condylar position between centric relation and centric occlusion in pretreatment Japanese orthodontic patients. Angle Orthod 2002;72(4):295-301.
8. Ricketts RM. Variations of the temporomandibular joint as revealed by cephalometric laminagraphy. Am J Orthod 1950;36(12):877-898.
9. Ikeda K, Kawamura A. Assessment of optimal condylar position with limited cone-beam computed tomography. Am J Orthod Dentofacial Orthop 2009;135(4):495-501.
10. Krisjane Z, Urtane I, Krumina G, et al. The prevalence of TMJ osteoarthritis in asymptomatic patients with dentofacial deformities:a cone-beam CT study. Int J Oral Maxillofac Surg 2012;41(6):690-695.
11. Ahmad M, Hollender L, Anderson Q, et al. Research diagnostic criteria for temporomandibular disorders(RDC/TMD):development of image analysis criteria and examiner reliability for image analysis. Oral Surg Oral Med Oral Pathol Oral Radiol Endod 2009;107(6):844-860.
12. Arnett GW, Milam SB, Gottesman L. Progressive mandibular retrusion—idiopathic condylar resorption. Part I. Am J Orthod Dentofacial Orthop 1996;110(1):8-15.
13. Arnett GW, Milam SB, Gottesman L. Progressive mandibular retrusion-idiopathic condylar resorption. Part II. Am J Orthod Dentofacial Orthop 1996;110(2):117-127.
14. Gunson, Arnett GW, Milam SB. Pathophysiology and pharmacologic control of osseous mandibular condylar resorption. J Oral Maxillofac Surg 2012 ; 70(8):1918-1934.
15. Ikeda K, Kawamura A. Disc displacement and changes in condylar position. Dentomaxillofac Radiol 2013;42(3):84227642.
16. Bal B, Dikbas I, Malkondu O, Oral K. Radiological study on mandibular ramus asymmetry in young population. Folia Morphol 2018;3.
17. Pirttinieml PM. Associations of mandibular and facial asymmetries—a review. Am J Orthod Dentofacial Orthop 1994;106(2):191-200.
18. Leung MY, Leung YY. Three-dimensional evaluation of mandibular asymmetry:a new classification and three-dimensional cephalometric analysis. Int J Oral Maxillofac Surg 2018;47(8):1043-1051.

5

MRI를 이용해 기능적 안정위에서 시행한 교합 재구성

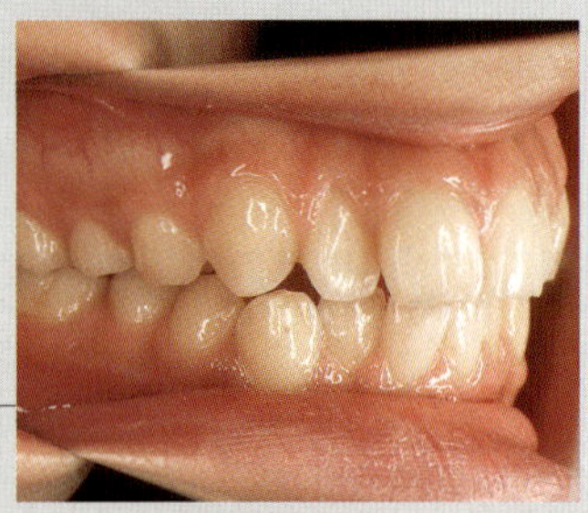

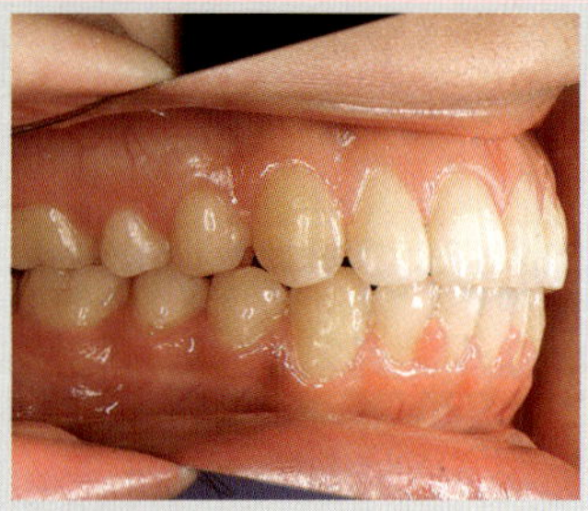

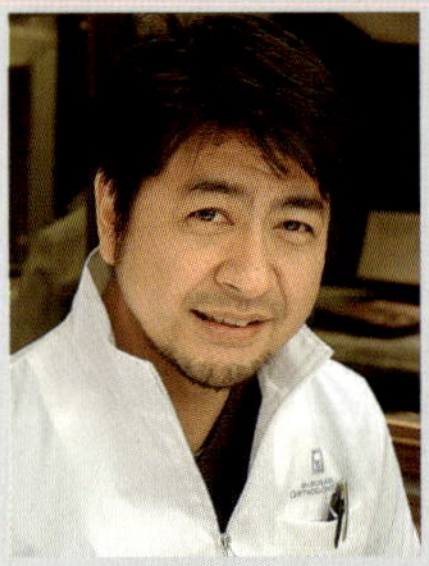

Tatsuyuki Shibusawa (渋澤龍之)
도쿄도 개업 시부사와 교정치과
연락처: (우)152-0035 도쿄도 메구로구 지유우가오카 1-29-14
J · front 빌딩 3층

1. 교합과 치과 교정치료, 필자의 생각

유치악의 교합론은 hinge axis를 구해 그곳을 centric relation(CR)으로 하고 CR에서 교두감합위를 부여한다는 gnathology의 기계적 교합론[1,2]에서 시작되어, 반세기 이상에 걸쳐 변화해 왔다. 현재의 치과 임상에서도 치아의 접촉에 의존하지 않고 임의의 악간 거리에 존재하는 상 · 하악의 위치 관계라는 점에서, CR은 교합 재구성을 할 때의 기준위로서 그 임상적 가치를 부정할 수 없다.

그러나 관절와 내에서 하악과두의 위치를 지표로 정의된 CR은 정의 그 자체가 역사적으로 우여곡절을 거쳐 1994년의 GPT-6[3] 이후 7개의 정의가 제시되어 있었지만, 2017년에 개편된 GPT-9[4]에서는 '치아의 접촉에 의존하지 않는 상 · 하악 관계이고 하악과두는 관절 결절 후사면을 마주보고 전상방에 위치해 이 위치에서 하악은 회전운동으로 한정된다. 긴장이 없고 생리적인 상 · 하악 관계에서 환자는 수직, 측방, 전방 운동을 할 수 있다. 임상적으로 유용하고 재현성이 있는 기준위이다'라고 되어 있다. 이처럼 CR은 사용하는 개인의 해석에 따라 개념이 크게 다를 가능성이 있으므로 주의가 필요하다.

턱관절은 교합 접촉과 함께 하악위를 구성하는 요소의 하나이며 그 상태에 따라 하악위에 변화를 가져온다. 높은 적응 능력을 보이는 생체는 하악위가 관절와 내에서의 하악과두의 위치 관계에 부조화를 일으키려 하거나 관절 주위 연조직에게는 부적절한 위치이면 이러한 부조화를 보상해 버린다. 그러나 허용 범위를 초과한 부조화나 부조화의 축적은 생체의 기질적 변화를 가져올 뿐만 아니라 그 후의 환경 요인 변화에 따라 급성 증상을 일으킬 가능성을 가지고 있다는 점은 턱관절원판 장애나 변형성 턱관절질환이 턱변형증의 후천적 요인이 된다는 보고[5-8]를 보아도 분명한 사실이다.

치과 교정치료에서는 동적 치료를 할 때 시간이 지나면서 치아의 이동에 따라 교두 간섭이 나타난다. 잠재적으로 부조화를 내포한 턱관절을 가지는 환자는 치과 교정 치료를 통한 이러한 환경 변화가 발단이 되어 턱관절 증상 및 하악위의 변화를 일으켜 치료를 어렵게 할 뿐만 아니라 위중한 진행성 하악과두 골흡수를 일으킬 가능성이 있다. 따라서 치과 교정치료를 할 때는 안정된 하악위와 턱관절 환경을 가졌는지 확인하는 것이 중요하다.

그렇다면 안정된 하악위란 CR을 의미하는 것일까? 앞에서 서술한 것처럼 최신의 정의에서는 관절와 내에서 하악과두의 위치를 기준으로 하고 있어 저작근이나 턱관절원판을 포함한 관절 주위 연조직과 같은 해부학적 및 생리학적으로 필요한 요소에 대한 고려는 없다. 치과 교정치료를 원하는 환자 중에는 어떠한 턱관절 증상을 가지는 환자가 잠재해 있고[9], 턱관절원판 장애나 변형성 턱관절 질환이 있는 환자도 있다. 정상 턱관절의 상태라면 몰라도 이러한 기질적 변화를 동반하는 경우에는 단지 관절와 내에서 하악과두의 위치뿐만 아니라 거기에 저작근이나 턱관절원판을 포함한 관절 주위 연조직과의 조화와 같은 요소를 통합하는 것이 필연이고, 그 평가를 토대로 치료 기간을 통해 안정된 하악위를 얻을 필요가 있다.

필자는 이러한 하악위를 기능적 안정위(그림 1)라고 파악해 치과 교정치료를 할 때의 치료적 악위로서 각각의 환자가 가진 고유의 것으로 생각하고 있다. 또한 안정된 턱관절 환경으로서 기능적 안정위에서 턱관절의 최적 상태란 '하악과두가 하악와 내에서 기능적으로 안정되는 허

기능적 안정위의 개념과 정의

Optimal condition ≠ Point

턱관절의 최적 상태란 하악과두가 하악와 내의 특정된 위치에 있는 것이 아니다

Optimal condition = Area

'개인에 따라 기능적으로 안정되는 최적 상태의 범위가 있다'

Area = FSP

'각각 어느 범위에 안정된 하악위를 턱관절의 기능적 안정위(FSP: functionally stable position of TMJ)로 삼아 교합 재구성을 할 때의 치료적 악위로 정한다'

a

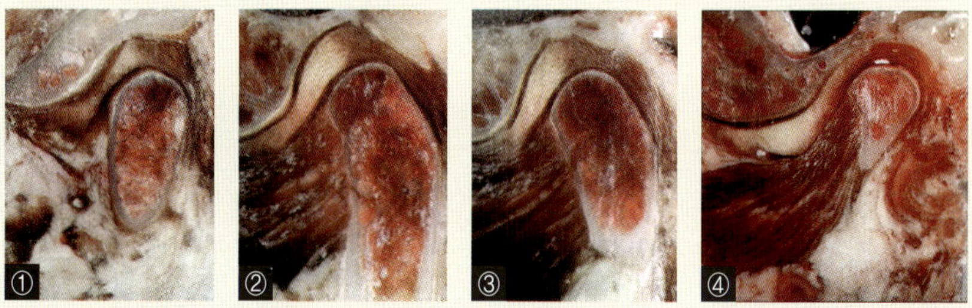

해부학적으로 정상인 사람 턱관절 표본의 시상단면. ①은 외측, ②는 중앙부, ③은 내측. 턱관절원판 형태, 턱관절원판 위치 및 뼈도 정상이다.

위성턱관절원판화(pseudodisk)를 보이는 사람 턱관절 시상단면 표본. 턱관절원판은 전방전위해 있지만 후부 조직의 섬유화를 볼 수 있다.

기능적 안정위(FSP: functionally stable position of TMJ)

【정의】

'하악과두가 하악와 내에서 가장 안정되어, 저작근이나 관절 주위 연조직과 조화가 이루어진 환자 각각에 최적인 상태에 있는 하악과두와 하악와의 위치 관계이다'

(최적의 상태에 있는 하악과두와 하악와의 위치 관계란 하악와 내에서 하악과두의 어느 한 점에 특정된 위치라고 파악하지 않고, 환자 각각에 안정되는 허용 범위가 있음)

b

그림 1a, b. 기능적 안정위의 개념과 정의. 모든 치과치료 개입에서는 안정된 하악위가 대전제이며, 특히 교합 재구성에서는 전체 치료 기간을 통해 안정된 턱관절 환경이 필수이다. 전악의 치과 교정치료는 분명한 교합 재구성이므로 진단할 때 하악위의 검사는 필수이며, 그중에서도 턱관절에 자각 및 타각 증상이 보이면 치료적 악위를 모색할 필요가 있다(그림 1b 안의 ①~④는 "Temporomandibular Disorders: An Evidenced-Based Approach to Diagnosis And Treatment"[Daniel M. Laskin(편), Charles S. Greene(편), William L. Hylander(편), Quintessence Publishing Co, Inc, Chicago]에서 출판사의 허가를 받아 인용).

용 범위에 있고 턱관절원판의 움직임은 정상인 것이 바람직하지만, 턱관절원판 후부 조직의 적응 변화가 보이는 때도 있어[10–15] 반드시 그럴 필요는 없다. 또한 이 위치에서는 턱관절, 저작근, 관절 주위 연조직에 염증이 없고 좌 · 우 하악과두가 서로 협조하는 회전 및 활주 운동을 영위할 수 있는 상태이다'라고 생각하고 있다.

치과 교정치료에서 교합 재구성을 할 때의 목표는 안정된 하악위, 다시 말해서 기능적 안정위에 안정된 교두감합위를 부여하는 것이고 기능적 안정위의 확인을 위해서는 일반 검사, 기능 검사, 영상진단을 이용한다. 임상 증상이 없는 정상 턱관절의 상태라면 이미 기능적 안정위는 얻었다고 생각되지만 턱관절질환의 다수는 턱관절원판을 주체로 하는 연조직의 이상이라는 점에서, 턱관절 증상이 보일 때는 경조직뿐만 아니라 연조직도 삼차원적으로 평가할 수 있는 자기공명영상(MRI)을 이용한 영상진단과 임상 검사의 결과를 바탕으로 턱관절에 대한 치료 개입의 필요성을 확인한다. 치료 개입이 필요하게 될 때는 우선 가역적 보존요법으로 증상의 개선과 함께 기능적 안정위를 모색한다. 필요에 따라서는 기능 개선을 위해 더 적극적으로 하악위를 유도하는 때도 있다.

2. 일반 치과 임상의와 연계할 때 주의할 점

안정된 악기능, 안정된 교두감합위, 치주조직의 안정, 심미성, 치료 결과의 영속성은 치과의사가 시행하는 치과치료의 도달 목표이다. 이러한 목표를 달성하기 위해서는 최적의 턱관절 환경, 최적의 치아 위치, 최적의 치아 형태, 정확한 보철 처치, 염증 조절, 힘 조절, 오랜 기간의 유지관리에 환자가 응한다는 사항이 필수 조건이다.

따라서 공동으로 진료에 종사하는 치과의사는 각각의 기술적 연구와 상호의 치료 내용에 대한 이해가 필요하다. 포괄적 치과 진료에서 공통 인식으로서 치과치료 계획을 세울 때 필자가 중요시하는 4개의 요소(elements 4 dental treatment planning)에 대해 서술하겠다(그림 2).

턱관절

연계 치료에서 맨 처음으로 요구되는 것은 안정된 악기능을 영위하기 위한 최적의 턱관절 환경이다. 치료의 목표로는 하악과두가 하악와 내에서 가장 안정되어 저작근이나 관절 주위 연조직과 조화가 이루어진 상태에 있고,

Elements 4 dental treatment planning

TMJ
- ☐ Symptom
- ☐ Condylar morphology
- ☐ Disk status

Periodontal tissue
- ☐ Gingivitis
- ☐ Occlusal traumatism
- ☐ Attachment loss / Chronic periodontitis
- ☐ Aggressive periodontitis
- ☐ Recession

Occlusion
- ☐ Functional interference
- ☐ Parafunctional habits
- ☐ Overjet & Overbite
- ☐ Molar relationship
- ☐ Anterior guidance

Tooth
- ☐ Form
- ☐ Pulpal pathology
- ☐ Position
- ☐ Missing
- ☐ Color
- ☐ Caries
- ☐ Restorations

그림 2. 실제 임상에서 사용하는 체크 시트.

이 위치에서는 턱관절, 저작근, 관절 주위 연조직에 염증이 없으며 이것과 동반해 좌 · 우 하악과두가 서로 협조하는 회전 및 활주 운동을 영위할 수 있는 상태를 얻는 것이다. 평가를 위해서는 임상 증상, 하악과두 형태, 턱관절원판 움직임 등의 확인이 필요하다.

교합

상 · 하악 치아의 정적 · 동적인 위치 관계가 정상이지 않은 상태를 교합 이상이라고 파악하여 상 · 하 치열궁이 마주하는 관계의 이상, 교합 접촉의 이상을 elements 4 dental treatment planning의 '교합' 항목에서 다룬다. 마주하는 관계의 이상에는 수평피개뿐만 아니라 수직피개도 포함되어 전방 가이던스에도 영향을 미친다. 교합 접촉의 이상은 조기 접촉, 교두 간섭, 접촉 없음 등으로 악구강계에 다양한 영향을 미친다. 필자는 이러한 이상에 대해 조기 접촉이 없고 안정된 교합 접촉(교두감합위)을 이루며 편심 활주 운동 시에 교두 간섭이 없고 적정한 가이드가 있는 것을 치료의 목표로 하고 있다.

치주조직

교정력이라는 기계적 자극을 통해 골흡수와 골첨가에 의한 치주조직의 개조 현상이 일어나기 때문에 치아는 이동한다. 그러나 치주조직의 적응 능력을 넘는 기계적 자극이나 치주질환이라는 염증이 있으면 조직에 퇴행성 변화나 진행성 변화를 일으키게 된다. 또한 치은퇴축으로 대표되는 치조 점막의 문제에 관해서는 치과 교정치료로 인한 중증화의 가능성도 포함하여 어느 시기에 치료 개입을 할 것인지 검토가 필요하다. 치료 전후는 물론 치료 기간을 통해 적절한 염증 조절, 힘 조절에 의한 치주조직의 안정(치주조직의 구조나 기능을 건강한 상태로 유지하는 것)이 치료 목표이다.

치아

포괄적 치과 진료에서 치아 자체에 대한 평가는 우식, 치수 질환은 물론 치아의 여러 가지 이상을 파악하는 것이 진단학적으로 매우 중요하다. 치아의 이상으로는 선천적인 것과 후천적인 것, 국소적인 것과 전신 질환에 합병하는 것이 있다. 선천적 이상으로는 치아의 크기, 형태의 이상, 치아 수의 이상, 맹출 이상, 치아의 위치 이상을 들 수 있고, 후천적 이상으로는 치아의 물리적 손상, 화학적 손상, 치질의 흡수 · 첨가, 구조의 이상, 착색을 들 수 있다.

또한 치관 수복과 결손 보철에 관해서도 확인한다. 특히 성인 환자에서 무수치의 치관 보철물은 원칙적으로 보철물을 제거해 근관 내의 상태나 잔존 치질의 양 등을 확인하는 것이 예후 판정에도 중요하다. 또한 교정학적인 치아의 이동으로는 해결할 수 없는 치관 형태의 문제에 관해서는 보철적 수법을 포함한 치료 목표의 설정이 필요하다. 또한 단근이나 만곡 등 치근의 평가도 치료 계획에 반영한다.

3. 임상 증례 고찰: 개구장애를 동반하는 전치부 개방교합 증례

증례 개요

환자: 18세 10개월, 여성

주소: 치아가 고르지 않고(전치부의 총생), 입을 벌리기 어려움

기왕력: 특이 사항 없음

현 병력: 4년 정도 전부터 개구장애 자각, 개구할 때 좌측에 턱관절통 있음

환자는 초진 때 18세의 여성으로 입을 벌리기 어렵고 상 · 하악 전치부의 총생을 주소로 내원하였다. 약 10년 전부터 좌측 턱관절의 잡음을 자각하였고, 4년 정도 전부터 개구장애 증상이 발현되었으며 좌측 턱관절 부위에 통증을 자각하였다. 최대 개구량은 손가락 두 개 정도이고 좌측 턱관절에 관절 잡음이 있었다. 구강내 소견에서는 전치부 개방교합, 상 · 하악 전치부의 총생이 있었다 (그림 3). 파노라마 방사선사진 소견에서는 상하좌우 제3대구치의 매복, 좌측 하악과두의 축소화가 확인되었다

초진 구강내 소견

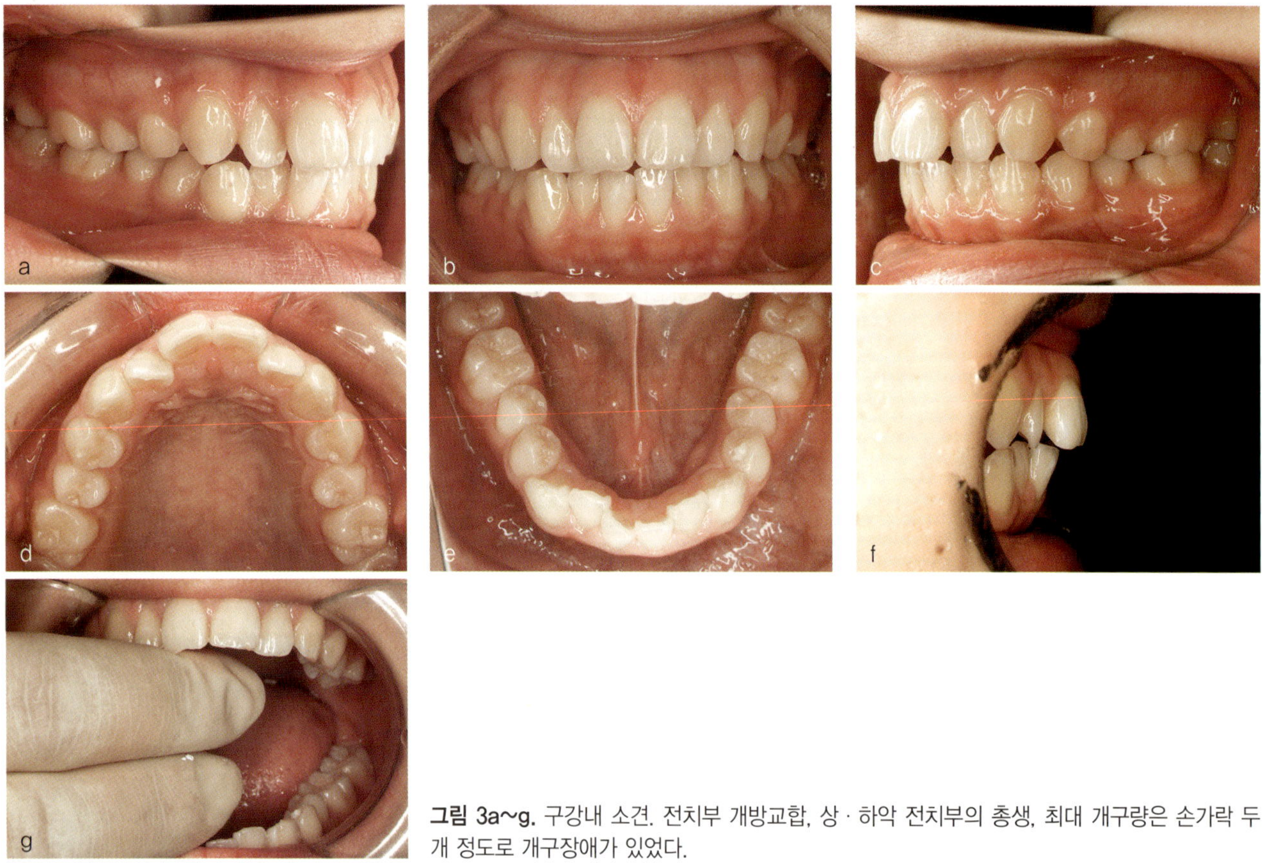

그림 3a~g. 구강내 소견. 전치부 개방교합, 상 · 하악 전치부의 총생, 최대 개구량은 손가락 두 개 정도로 개구장애가 있었다.

초진 파노라마 방사선사진 소견

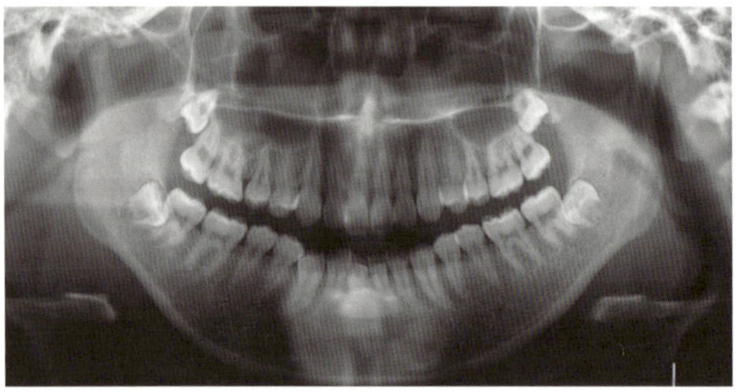

그림 4. 파노라마 방사선사진 소견. 상하좌우 제3대구치의 매복이 보인다. 좌측 하악과두는 우측과 비교해 축소화해 있었다.

(그림 4). MRI 소견에서는 좌측 턱관절의 복위성 턱관절 원판 전방 전위, 좌측 하악과두의 축소화를 볼 수 있었지만 골수 변화는 보이지 않는다(그림 5).

치료 계획

교정 진단에서는 개개인의 환자에서 개선해야 하는 문제점을 추출해 그 문제점에 대해 치료 목표를 설정하는 것으로 치료 방법이 결정되고 치료 계획이 세워진다. 개선해야 하는 문제점의 우선순위로는 원칙적으로 기능성의 문제가 최우선이고, 다음으로 골격성 문제, 치성 문제로 이어진다. 이 증례는 검사 결과로부터 '개구장애를 동반하는 전치부 개방교합 증례'로 진단되었다. 따라서 기능장애에 대한 치료가 최우선으로 여겨지고 골격 혹은 치열에 대한 치료는 기능적 개선이 된 후에 재진단하게 되었다. 치료 목표로는 좌측 턱관절 부위의 염증과 통증의 소실, 개구장애의 개선, 기질적 변화를 동반하는 턱관절에서 기능적 안정위를 얻는 것이고 치료 방법으로는 스플린트 요법을 선택했다(그림 6).

초진 MRI 소견

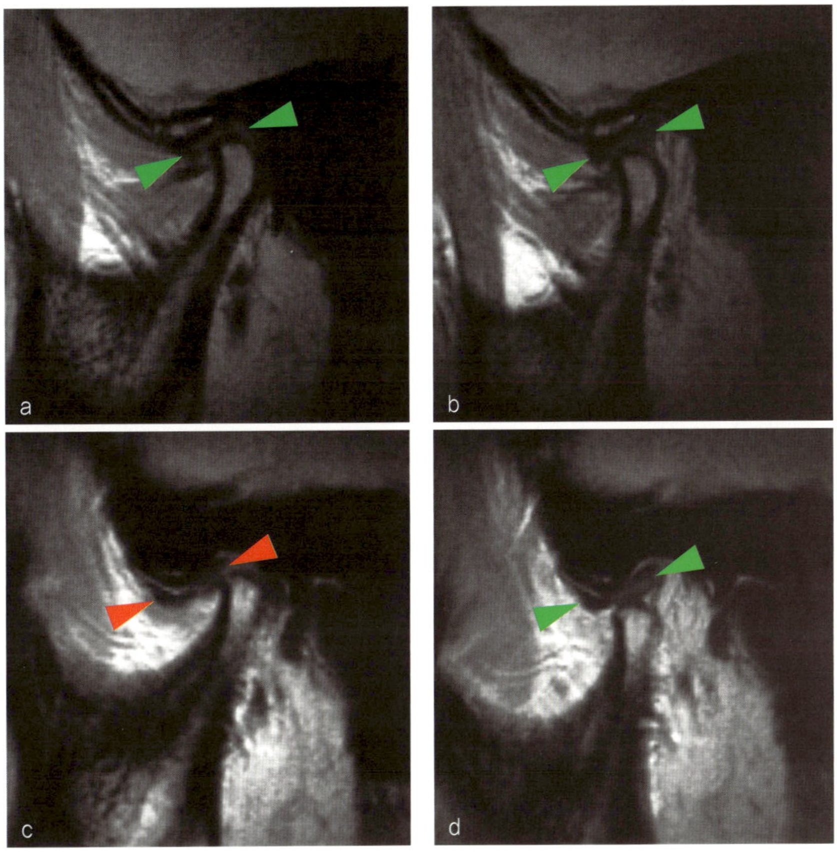

그림 5a~d. MRI 소견. **a:** 우측 턱관절(프로톤 밀도 강조 영상, 폐구위), **b:** 우측 턱관절(프로톤 밀도 강조 영상, 개구위), **c:** 좌측 턱관절(프로톤 밀도 강조 영상, 폐구위), **d:** 좌측 턱관절(프로톤 밀도 강조 영상, 개구위). 우측 턱관절의 턱관절원판 움직임은 정상이었다. 좌측 턱관절의 복위성 턱관절원판 전방 전위를 볼 수 있었지만, 하악과두에 골 변화와 골수 변화는 보이지 않는다. 또한 양측 모두 하악과두의 이동 거리가 적다. 각 그림 안의 화살표는 턱관절원판을 나타낸다.

안정형 스플린트를 장착했을 때의 구강내 소견

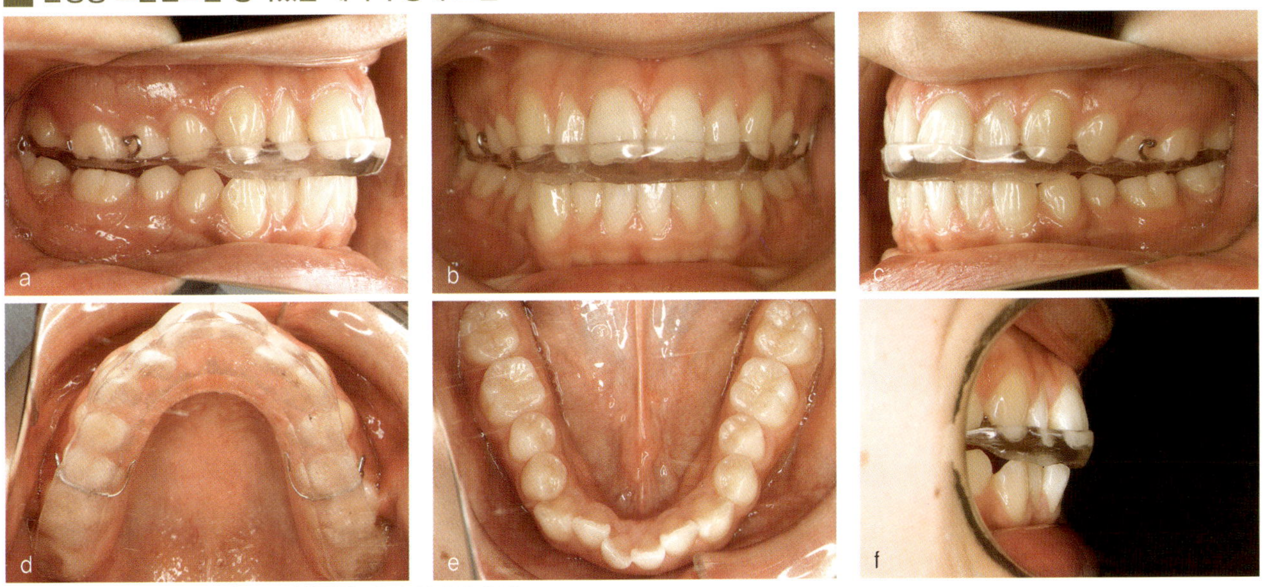

그림 6a~f. 안정형 스플린트를 장착했을 때의 구강내 소견.

치료 경과

스플린트 장착 약 2개월 후에 최대 개구할 때 좌측 턱관절 부위의 통증이 소실했기 때문에 manipulation을 병행했는데 약 2개월 후에 개구장애의 개선, 좌측 턱관절 잡음의 소실, 하악위의 우측 편위를 보였다(그림 7).

그 후 우측 편위한 하악위의 안정을 확인하기 위해 스플린트를 약 1개월 계속 사용했고, 하악위의 안정을 보였기 때문에 MRI를 이용해 재평가했다. 그 결과 전방 전위하고 있었던 좌측 턱관절원판의 정복을 볼 수 있고(그림 8), 체어사이드에서는 서로 협조하는 좌 · 우 하악과두의 개폐구 운동과 개폐구 경로의 일치를 보이고, 턱관절이나 저작근의 운동통 및 압통은 보이지 않았다. 따라서 처음의 치료 목표인 좌측 턱관절 증상의 개선과 기능적 안정위의 획득은 달성되었다고 판단했다.

기능적 안정위

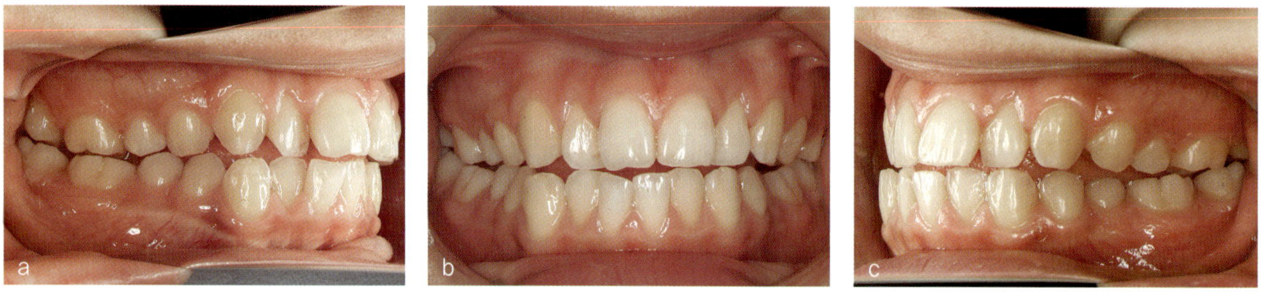

그림 7a~c. 기능적 안정위.

재진 MRI 소견

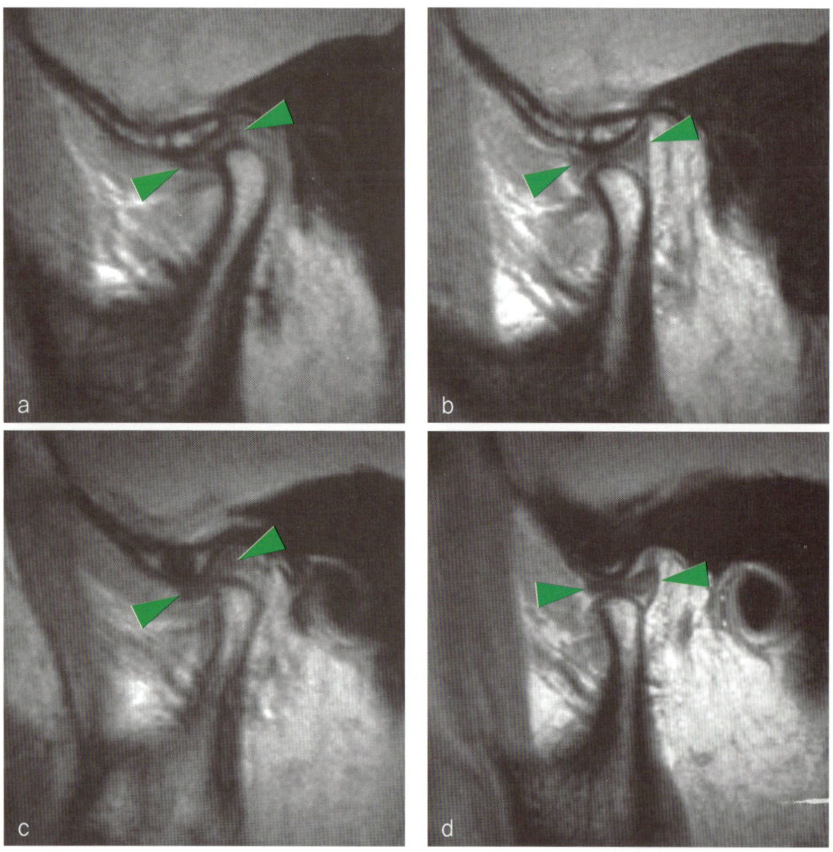

그림 8a~d. MRI 소견. **a:** 우측 턱관절(프로톤 밀도 강조 영상, 폐구위), **b:** 우측 턱관절(프로톤 밀도 강조 영상, 개구위), **c:** 좌측 턱관절(프로톤 밀도 강조 영상, 폐구위), **d:** 좌측 턱관절(프로톤 밀도 강조 영상, 개구위). 우측 턱관절의 턱관절원판 움직임은 정상이었다. 좌측 턱관절원판의 정복을 볼 수 있었다. 하악과두에 골변화와 골수 변화는 보이지 않는다. 또한 양측 모두 하악과두의 이동 거리는 전과 비교해 증가하여 관절 결절 바로 아래까지 이동하고 있다. 각 그림 안의 화살표는 턱관절원판을 나타낸다.

재진단

교정 재진단의 각종 검사[안모 · 구강내 사진, 세팔로 방사선사진, 파노라마 방사선사진, 평행 모형, 셋업(setup) 모형]에서 골격성 문제는 보이지 않아 기능적 안정위에서의 부정교합으로 진단되어, 치료 목표로는 기능적 안정위를 유지하면서 상 · 하 전치부의 총생, 하악 정중선의 우측 편위, 전치부 및 양측 구치부 개방교합을 개선하기로 했다.

치료 방법으로는 먼저 하악 좌측 구치부에 오버레이 스플린트를 장착해 유일하게 교합 접촉이 있는 좌측 제2대구치를 기준으로 상악 치열을 레벨링하고, 양측 구치부를 최후방치부터 차례대로 교합 접촉을 부여한다. 그 후 멀티 브래킷으로 이행해 교합 재구성을 하기로 했다.

치료 결과

이 증례는 스플린트 요법을 통해 턱관절 증상의 소실과 함께 좌측 턱관절원판의 정복을 볼 수 있었다. 그 후 거기에서 얻은 기능적 안정위를 유지하면서 교합 재구성을 하여(그림 9, 10), 조기 접촉이 없고 안정된 교합 접촉(교두감합위)이 있고 편심 활주 운동을 할 때 교두 간섭이 없으며 적절한 가이드가 있는 교합을 얻을 수 있었다(그림 11, 12). 또한 치근의 평행성을 얻었고(그림 13), 좌측 턱관절원판은 정복된 채로 유지되고 있었다(그림 14).

정리

생체의 일부인 턱관절은 시간의 흐름에 따라 구조가 변화하기 때문에 hinge axis로서 CR의 불변성이 부정되어 CR의 정의는 다양한 변화를 겪게 되었다. 교합을 논하는 데 있어서 하악위를 어떻게 파악하는지는 하악위의 정의나 배경에 있는 개념이 달라서 통일된 견해를 얻지 못하고 있는 것이 현 상황이다.

기능적 · 심미적 개선의 목적으로부터 치아의 이동을 주체로서 교합 재구성을 하는 것이 전제인 치과 교정치료에서 턱관절질환은 단지 통증의 제거, 개구장애의 개선에만 머무르지 않고 치료 후의 안정성을 크게 좌우하는 요인이다. 또한 그 하악위가 턱관절이나 주위 연조직에 부적절한 위치인 경우나 이미 부조화를 내포하고 있는 하악위에 구성된 교합으로는 장기적인 악안면 형태와

상악 브래킷 및 하악 좌측 구치부 오버레이 스플린트를 장착했을 때의 구강내 소견

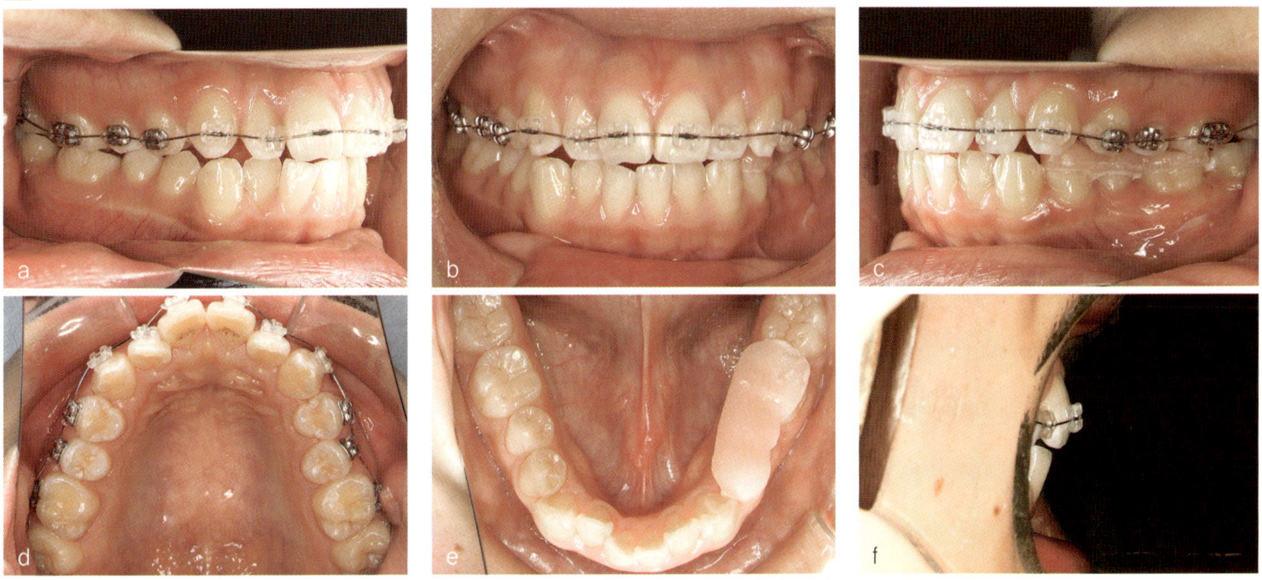

그림 9a~f. 상악 브래킷 및 하악 좌측 구치부 오버레이 스플린트를 장착했을 때의 구강내 소견.

멀티 브래킷 장치를 장착했을 때의 구강내 소견

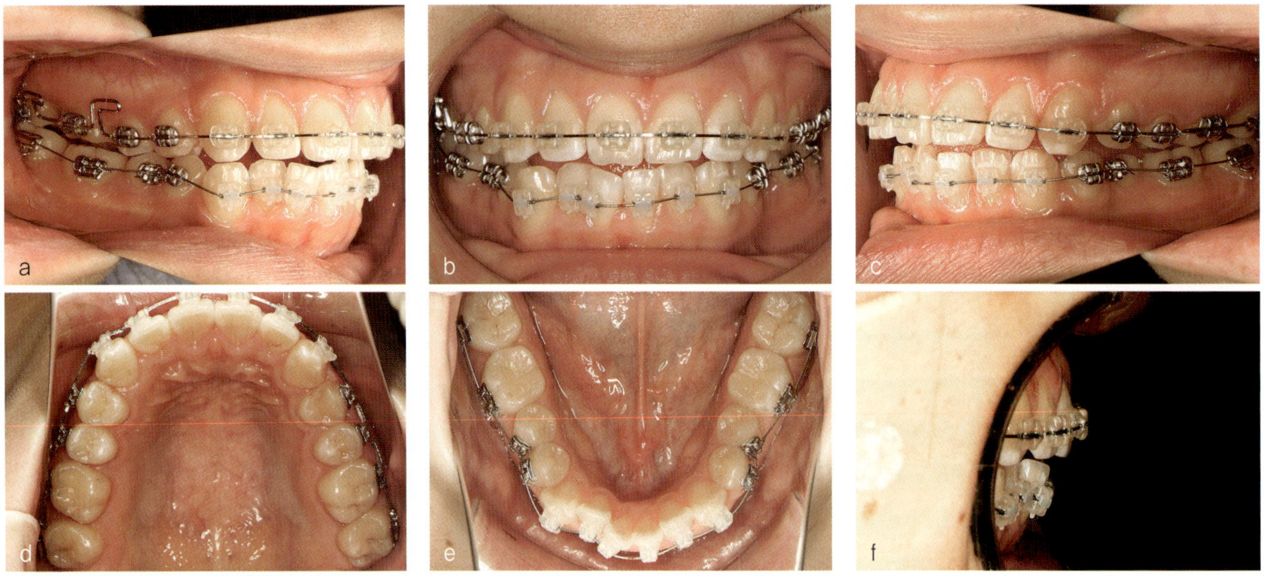

그림 10a~f. 멀티 브래킷 장치를 장착했을 때의 구강내 소견.

보정 시기의 구강내 소견

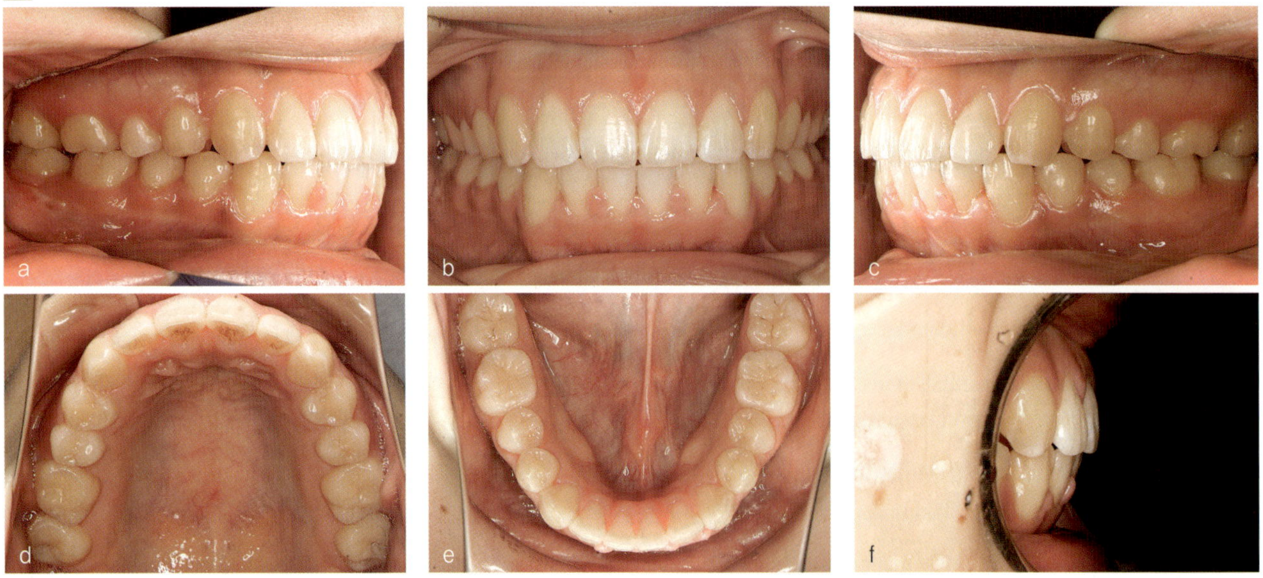

그림 11a~f. 보정 시기의 구강내 소견.

활주 운동

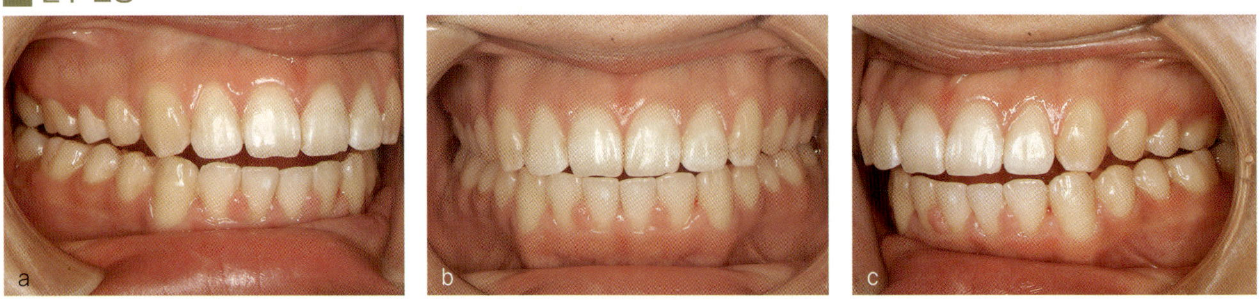

그림 12a~c. a: 우측 측방 활주 운동, **b:** 전방 활주 운동, **c:** 좌측 측방 활주 운동.

치열의 보존은 이루어질 수 없다고 생각한다.

따라서 교합 재구성을 할 때는 치아의 접촉에 의존하지 않는 치료적 악위의 설정이 필요하고, 필자는 턱관절을 경조직뿐만 아니라 연조직도 포함하여 형태를 보는 것과 동시에 기능이나 동작 상태도 관찰할 수 있는 MRI를 이용해 기능적 안정위 개념에서 안정된 교두감합위를 부여함으로써 각각의 생체에 최적인 교합을 재구성하는 것을 추천한다.

보정 시기의 파노라마 방사선사진 소견

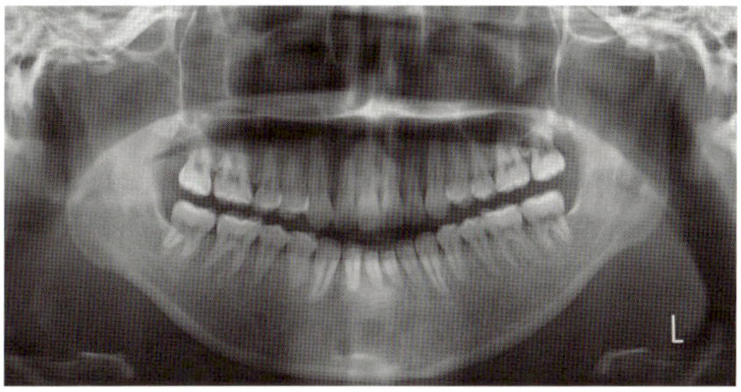

그림 13. 파노라마 방사선사진 소견. 치근은 거의 평행성이 얻어졌고, 좌 · 우 하악과두 형태는 초진 때와 거의 같다.

동적 치료 종료 후 MRI 소견

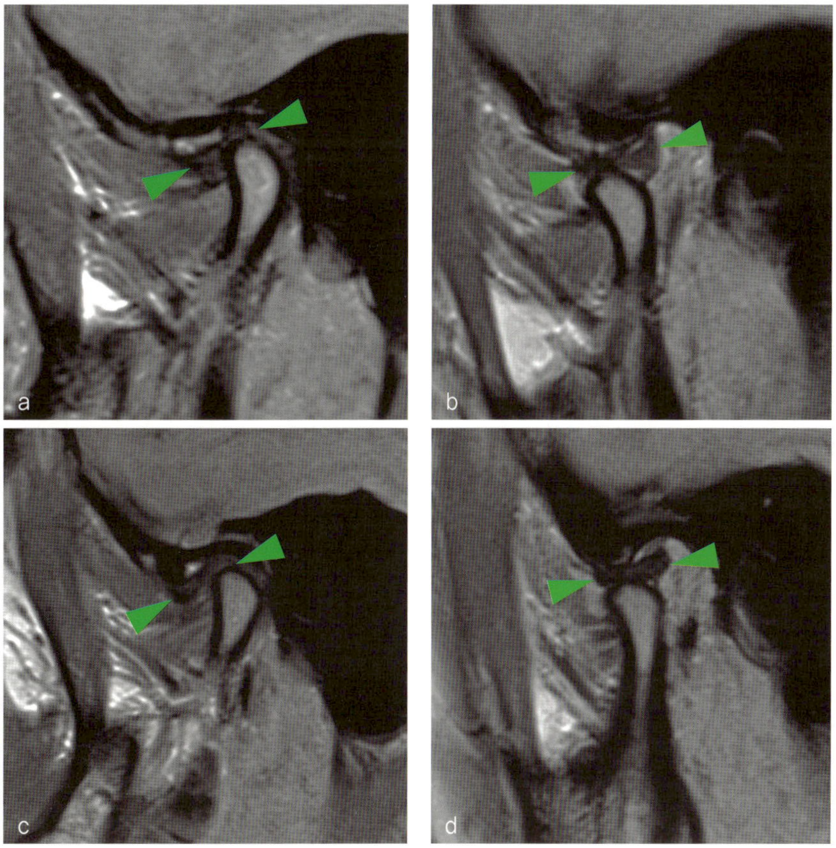

그림 14a~d. MRI 소견. **a:** 우측 턱관절(프로톤 밀도 강조 영상, 폐구위), **b:** 우측 턱관절(프로톤 밀도 강조 영상, 개구위), **c:** 좌측 턱관절(프로톤 밀도 강조 영상, 폐구위), **d:** 좌측 턱관절(프로톤 밀도 강조 영상, 개구위). 우측 턱관절의 턱관절원판 움직임은 정상이었다. 좌측 턱관절원판은 정복된 채로 턱관절원판 움직임은 정상이었다. 하악과두에 골 변화와 골수 변화는 보이지 않는다. 또한 양측 모두 하악과두의 이동 거리는 이전과 같이 관절 결절 바로 아래까지 이동한다. 각 그림 안의 화살표는 턱관절원판을 나타낸다.

참고문헌

1. McCollum BB, Stuart CE. A Research Report. Scientific Press, South Pasadena Calif 1955;91-123.
2. McCollum BB. The mandibular hinge axis and a method of locating it. J Prosthet Dent 1960;10:428.
3. The Glossary of Prosthodontic Terms:Sixth Edition. J Prosthet Dent 1994;71:41-111.
4. The Glossary of Prosthodontic Terms:Ninth Edition. J Prosthet Dent 2017;117(5S):e1-e105.
5. Schellhas KP, Pollei SR, Wilkes CH. Pediatric internal derangements of the temporomandibular joint:effect on facial development. Am J Orthod Dentofacial Orthop 1993;104(1):51-59.
6. Katzberg RW, Tallents RH, Hayakawa K, Miller TL, Goske MJ, Wood BP. Internal derangements of the temporomandibular joint:findings in the pediatric age group. Radiology 1985;154(1):125-127.
7. de Bont LG, Stegenga B. Pathology of temporomandibular joint internal derangement and osteoarthrosis. Int J Oral Maxillofac Surg 1993; 22(2):71-74.
8. Arnett GW, Milam SB, Gottesman L. Progressive mandibular retrusion-idiopathic condylar resorption. Part I. Am J Orthod Dentofacial Orthop 1996 Jul;110(1):8-15.
9. 田中栄二，丹根一夫，作田守．不正咬合患者の矯正科初診時における顎関節症の統計学的研究．日顎誌 1992;4(2):19-31.
10. Westesson PL, Paesani D. MR imaging of the TMJ. Decreased signal from the retrodiskal tissue. Oral Surg Oral Med Oral Pathol 1993;76(5):631-635.
11. Manzione JV, Tallents RH. "Pseudomeniscus" sign:potential indicator of repair or remodeling in temporomandibular joints with internal derangements ［abstract］. Radiology 1992;185(suppl):175.
12. Scapino RP. Histopathology associated with malposition of the human temporomandibular joint disc. Oral Surg Oral Med Oral Pathol 1983;55(4):382-397.
13. Hall MB, Brown RW, Baughman RA. Histologic appearance of the bilaminar zone in internal derangement of the temporomandibular joint. Oral Surg Oral Med Oral Pathol 1984;58(4):375-381.
14. Blaustein DI, Scapino RP. Remodeling of the temporomandibular joint disk and posterior attachment in disk displacement specimens in relation to glycosaminoglycan content. Plast Reconstr Surg 1986;78(6):756-764.
15. Scapino, RP. Histopathology of the disk and posterior at-tach-ment in disk displacement internal derangements of the TMJ. in:E Palacios, GE Valvassori, M Shannon, CF Reed (Eds.) Magnetic resonance of the temporomandibular joint. Thieme Medical Publishers, New York;1990:63-74.

제 3 장

일반 치과의사의 관점에서 본 교합론

교합과 치과 교정치료, 이렇게 생각한다

1

치과 교정치료와 Interdisciplinary

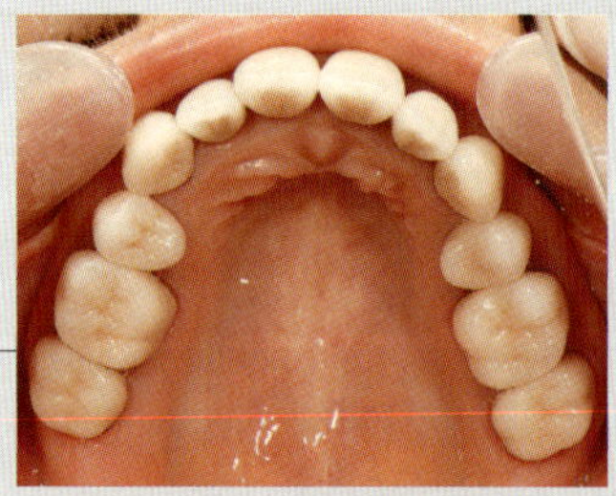

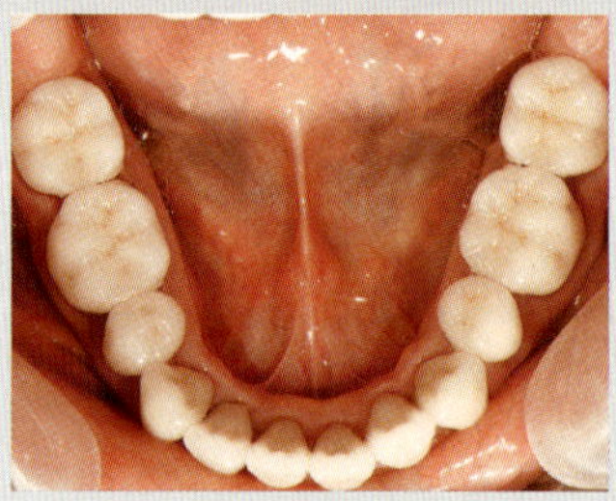

Masao Yamazaki (山崎長郎)

도쿄도 개업 하라주쿠 덴탈오피스
연락처: (우)150-0002 도쿄도 시부야구 시부야 2-1-12
도쿄 센트럴 미야마스자카우에 4F

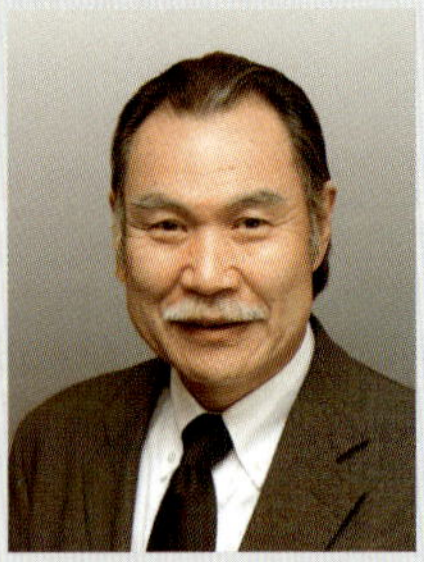

1. 교합과 치과 교정치료, 필자의 생각

먼저 그림 1~7의 증례를 보고 나서 필자의 생각을 이야기하고자 한다. 이 증례는 29년 전에 Yogosawa Fumio 선생님(도쿄도 개업)이 상·하악 전치부 전돌 환자에게 치과 교정치료를 한 증례이다(그림 1~3). 상악 우측 제1대구치에만 보철치료를 했다.

그리고 그림 4는 그로부터 29년 후에 환자가 재내원해 치석제거술을 통해 치주조직의 염증을 조절한 상태의 사진이다. 그 후 상악 우측 제1대구치의 재보철치료를 했다. 여기서 주목하기 바라는 부분은 그림 5b의 전·후 운동 및 그림 6의 견치유도에서 일어나는 구치의 disclusion이다. 약 30년 동안 재개입 없이 이 상태를 유지하고 있다. 치과 교정치료의 훌륭함을 여실히 나타내는 증례라고 해도 좋을 것이다.

왜 교정의와 연계하는 것일까? 그것은 심미와 기능을 일정한 수준으로 확립하기 위해서는 치과 교정치료가 필요하기 때문이다. 그 때문에 필자는 가능하면 치과 교정치료를 받도록 환자에게 설명하고 있다. 치과 교정치료를 하면 보철해야 하는 치아가 적어지거나 어쩌면 보철치료 자체를 하지 않아도 좋아지는 증례가 있을 수도 있다. 치과 교정치료를 통해 보철하는 치아를 줄이는 것도 MI 콘셉트에 대한 하나의 접근이라고 말할 수 있을 것이다.

필자의 경우 지금까지 교정의와 협력하여 치료한 사례가 300 증례를 넘는다. 그런 경험으로부터 치과 교정치료를 하면 영속성을 얻을 수 있다는 것을 강하게 실감하고 있다. 이제부터는 MI의 시대로 보철치료를 많이 이용하는 시대가 아니다. 치과 교정치료를 통해 보철치료를 줄이도록 노력하는 것이 보철의의 진정한 모습이 아닐까 생각한다.

참고 증례: 상 · 하악 전치부 전돌의 치과 교정치료 후 29년이 지난 증례

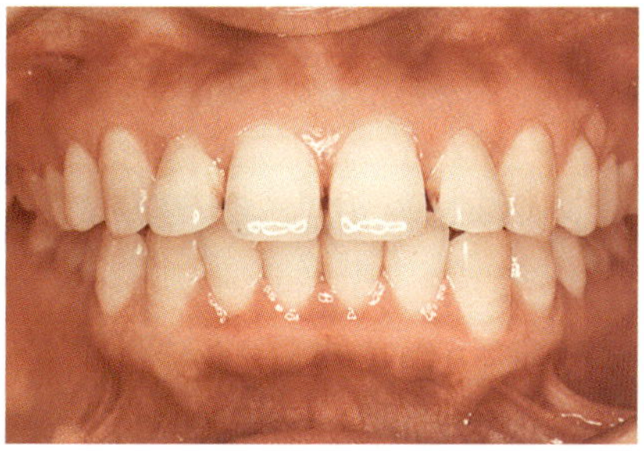

그림 1. 치과 교정치료 전의 정면 모습. 상 · 하악의 전치부가 전돌해 있다.

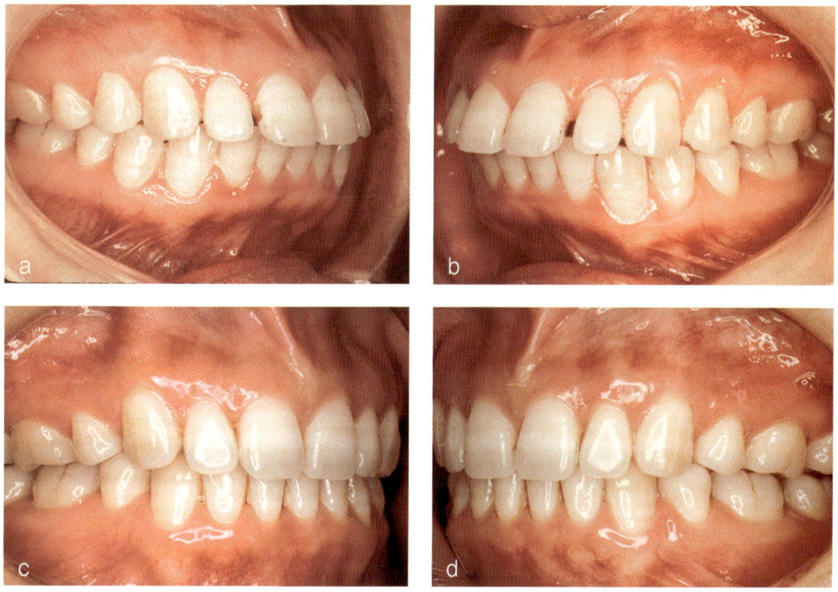

그림 2a~d. 치과 교정치료 전(**a, b**)과 치료 후(**c, d**)의 변화[교정의: Yogosawa Fumio 선생님(도쿄도 개업)]. 상악 우측 제1대구치에만 보철치료를 했다.

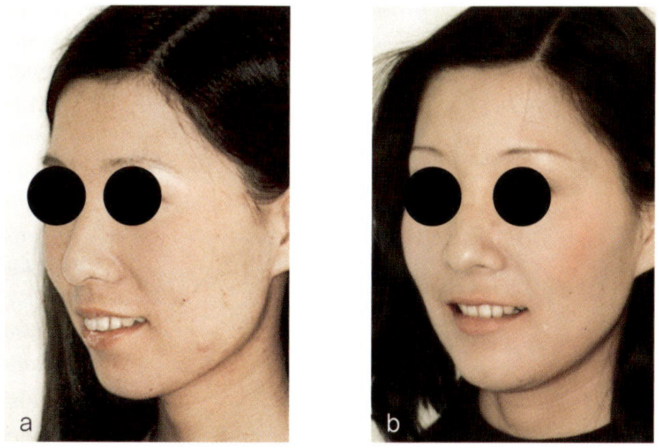

그림 3a, b. 치과 교정치료 전(**a**)과 치료 후(**b**)의 안모 변화.

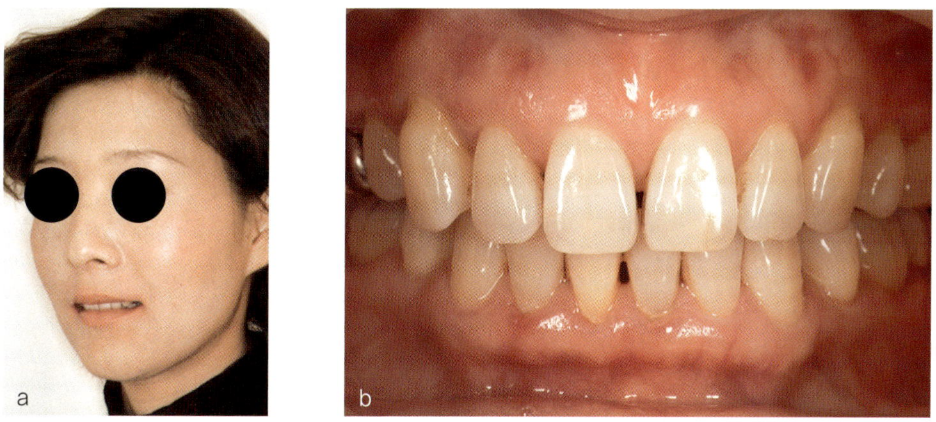

그림 4a, b. 치과 교정치료가 끝나고 29년 후에 재내원해 치주조직의 염증을 조절한 상태.

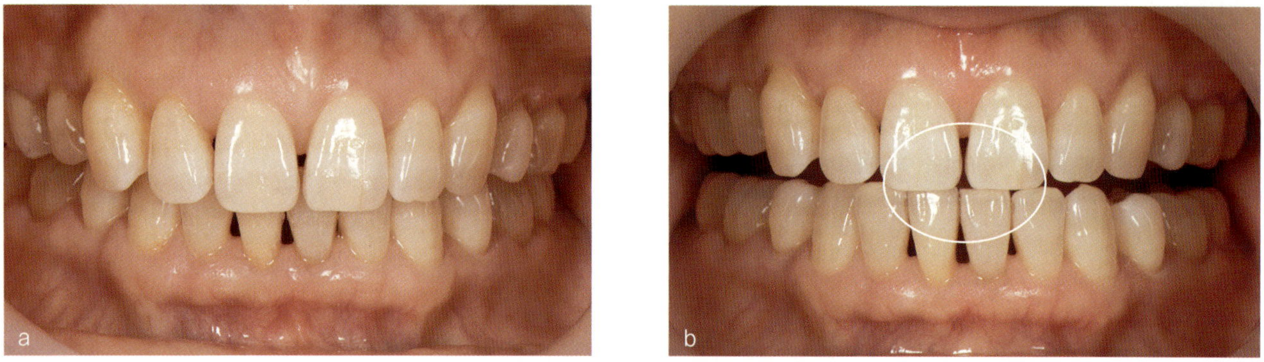

그림 5a, b. 상악 우측 제1대구치 재보철 후의 정면 모습(**a**)과 전 · 후 운동(**b**). **b**의 구치부 disclusion에 주목하기 바란다.

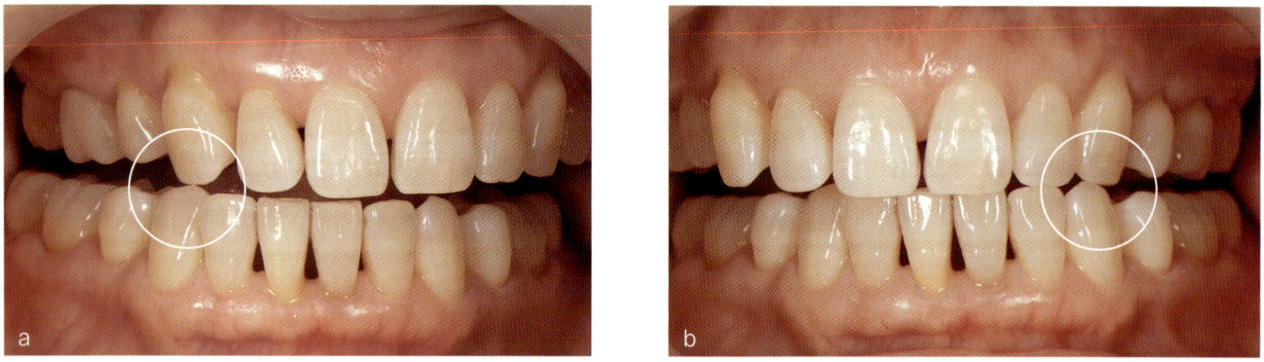

그림 6a, b. 견치유도와 구치부의 disclusion. **그림 5b**와 마찬가지로 보기 좋게 구치부가 disclusion하고 있다.

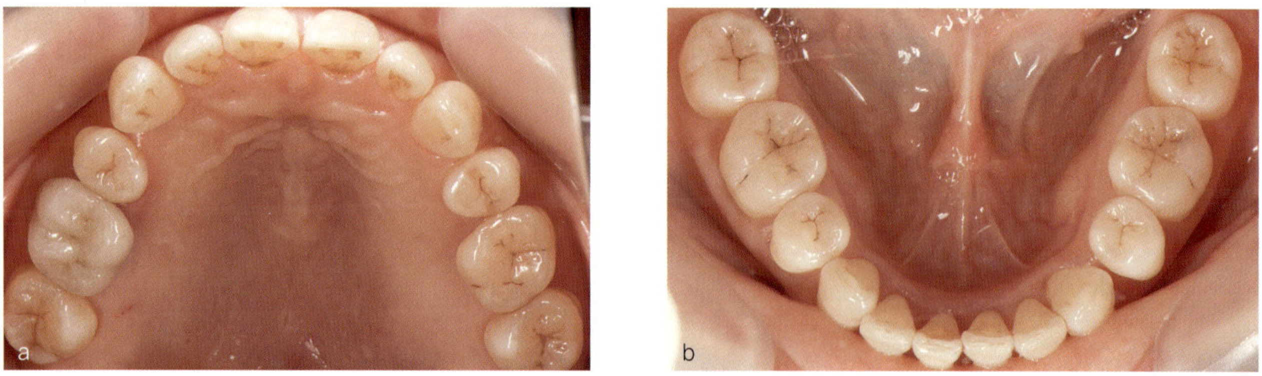

그림 7a, b. 상 · 하악의 교합면 모습.

2. 교정의와 연계할 때 주의할 점

교정의와 연계할 때 주의할 점은 보철의와 교정의가 지식을 공유하고 공통의 목표를 설정하는 것이다. 보철의에게 치과 교정치료의 지식이 없으면 '교정은 잘 모르니 치료 부탁합니다'라고 교정의에게 떠넘겨 버리는 경우도 많다. 그러나 환자를 진단해 치과 교정치료가 필요한지를 판단할 필요가 있다는 점과 치과 교정치료 후에 보철치료를 하는 점을 생각해서 적어도 보철의는 치과 교정치료 지식을 가질 필요가 있다. 그 때문에 필자 자신도 지금까지 치과 교정치료 공부에 시간을 투자해 왔다.

또한 필자의 경우 교정장치를 떼어 내기 6개월 전에는 반드시 필자 의원으로 환자를 내원하게 한다. 그리고 환자에게 이견이 없으면 그 이후는 필자 의원에서 유지관리를 하도록 한다. 그 기간에 다양한 조건과 치과 교정치료의 진척 상황을 확인하면서 그 후의 보철치료에 대비하도록 한다.

중도 Angle class II의 법랑질 형성 부전 환자를 치료한 22년 경과 증례

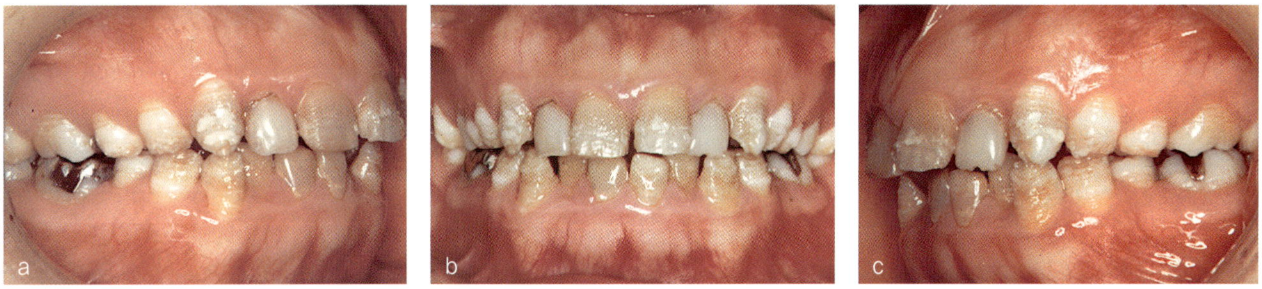

그림 8a~c. 초진의 구강내 사진. 아마도 선천적인 법랑질 형성 부전이라고 생각된다.

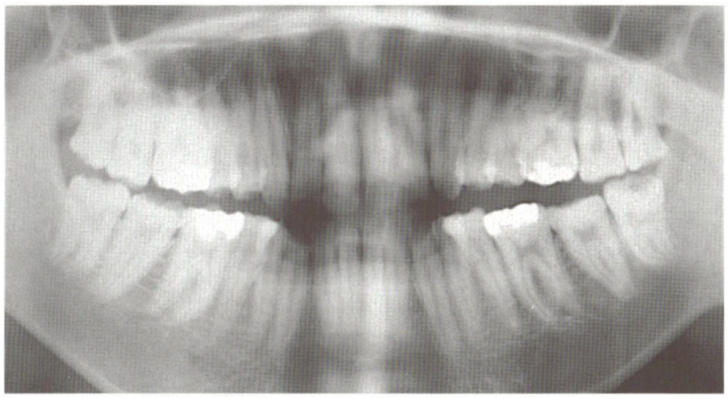

그림 9. 초진의 파노라마 방사선사진.

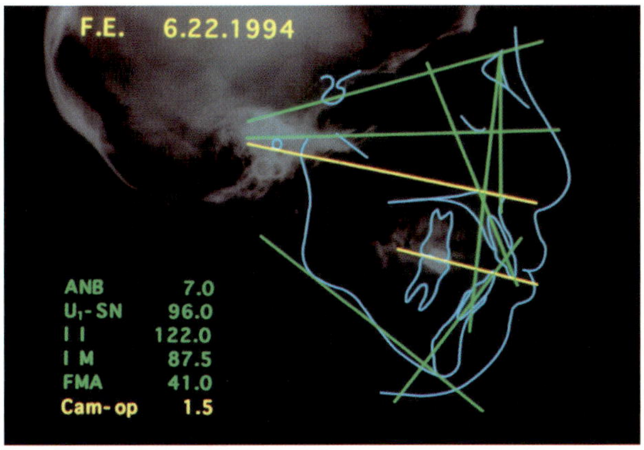

그림 10. 세팔로 방사선사진을 이용한 진단.

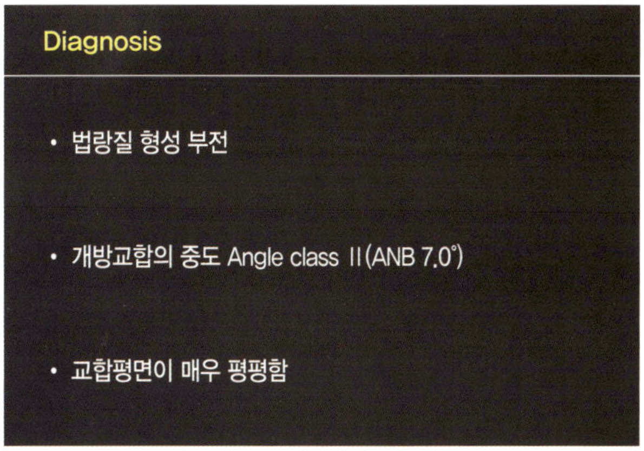

그림 11. 이 증례의 진단 결과.

3. 임상 증례 고찰

환자: 20대, 여성

초진: 1995년 12월

환자는 20대 여성이다. 모두 유수치이며 아마도 선천적인 법랑질 형성 부전이었을 것이다(그림 8). 교합 관계는 개방교합의 중도 Angle class Ⅱ로 ANB는 7.0°였다. 또한 캠퍼 평면-교합평면의 각도가 1.5°로 교합평면이 매우 평평했다(그림 9~11). 이 수치로부터 이 환자는 수평적인 저작 스트로크(stroke)일 가능성이 크다고 추측되었다.

이러한 증례의 경우 보통이면 Angle class Ⅰ을 목표로 해서 전방 가이던스는 상악 견치의 근심에서 가이드시켜야 했겠지만, 이번에는 굳이 Angle class Ⅱ를 유지하고 견치의 원심에서 가이드시키는 치료 계획을 세웠다. 왜냐하면 Angle class Ⅰ으로 만들어 버리면 전치부의 심미성을 획득하기 어렵다고 판단했기 때문이다.

이 증례의 치료 계획을 그림 12에 나타내었다.

Treatment plan

① High full 헤드기어를 장착해 상악 구치 고정

② 제3대구치 및 제1소구치의 총 8개 발치

③ Standard edgewise technique을 이용해 교합평면을 시계방향으로 회전시키고 수직적인 저작 스트로크를 만든다.

그림 12. 이 증례의 치료 계획.

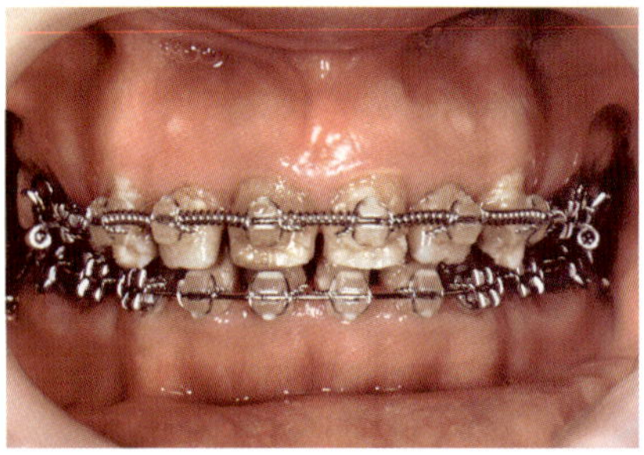

그림 13. 치과 교정치료를 할 때의 구강내 사진 [교정의: Kikuchi Kaoru 선생님(도쿄도 개업)].

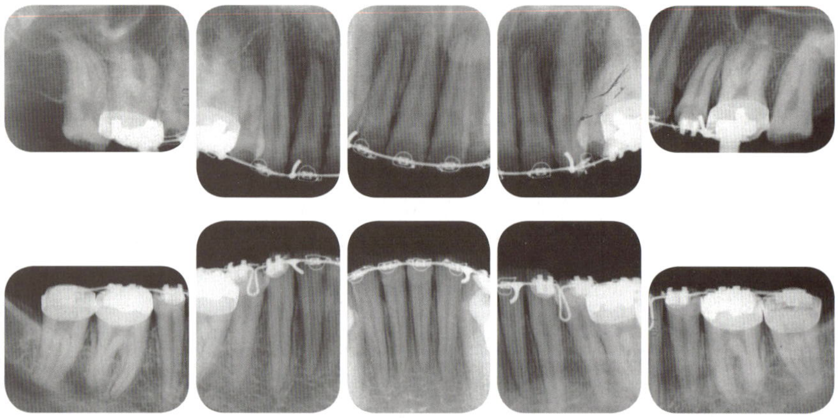

그림 14. 치과 교정치료를 할 때의 구강내 표준 방사선사진.

제3대구치 4개와 제1소구치 4개의 총 8개를 발치하고 치과 교정치료를 했다(그림 13, 14)[교정의: Kikuchi Kaoru(菊池 薫) 선생님(도쿄도 개업)]. 그러나 치과 교정치료를 통해 레벨링되어 가면 상·하악 사이의 공간이 사라져 교합평면을 시계방향으로 회전시킬 수 없게 되어 버린다. 그 때문에 치과 교정치료를 시작하고 1년 정도가 지난 단계에서 하악의 교정장치를 떼어 내 하악을 지대치 형성하고 provisional restoration으로 교합고경을 거상시켜 공간을 확보하기로 했다. 이 단계에서는 하악 구치부에서 1.0~1.5mm, 하악 전치부에서 2.0mm의 교합고경 거상을 목표로 하고 수평피개는 6.0mm를 부여했다(그림 15~17). 교합거상으로 공간을 확보한 후에는 한 번 더 치과 교정치료를 했다.

치과 교정치료가 끝난 후에는 상악도 지대치 형성을 하여 provisional restoration을 장착한다. 이때도 교합거상을 해 하악 구치부에서 합계 2.0mm, 하악 전치부에서 합계 3.0mm를 거상했다(그림 16). 여기서 주의해야 할 점은 교합고경을 회복할 때에 단순히 구치부의 교합고경을 거상해 버리면 하악이 열려 버린다는 것이다. 이것을 막기 위해서는 하악 provisional restoration의 교합평면에 맞추어 상악 교합평면을 회전시켜 가는 것이 포인트이다. 또한 회전시켜 교합평면을 앞으로 경사지게 함으로써 수평적인 저작 스트로크로부터 수직적인 저작 스트로크로 개선할 수 있다[1].

치과 교정치료 후의 U1 to SN이 89.5°, FH-op가 21.0°, Cam-op가 6.0°로 정상값보다 꽤 크지만, ANB가 6.0°인 골격계의 안모에서는 입가의 균형을 얻을 수 있고 전방 가이던스도 확립할 수 있어 심미적·기능적으로도 적절하다고 판단해 Angle class Ⅱ로 치과 교정치료를 마치기로 했다(그림 18~20).

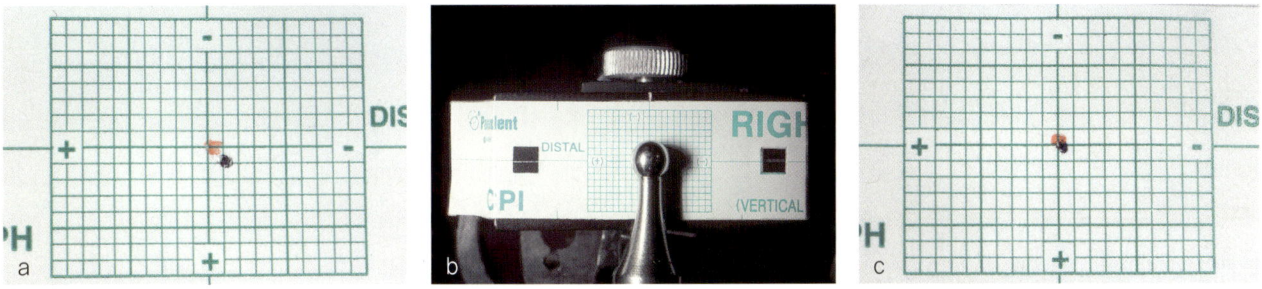

그림 15a~c. API(axis position indicator)로 어느 정도의 교합거상이 가능한지를 검사하였다. 빨간색이 CR이고 파란색이 이 단계의 centric occlusion이다.

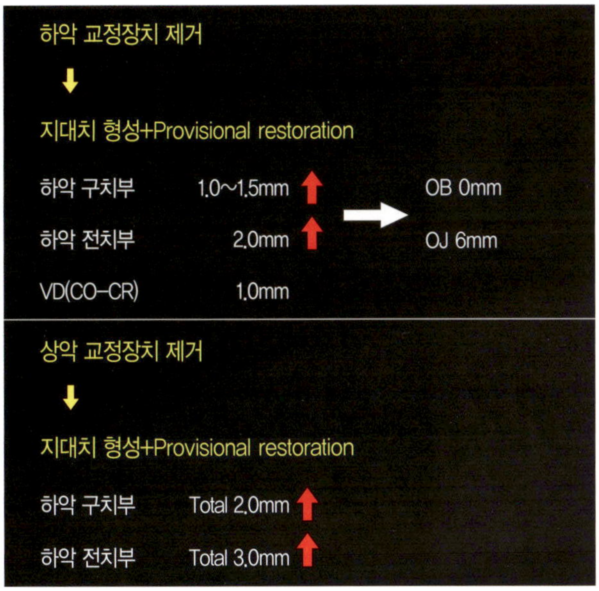

그림 16. 이 증례에서 교합거상의 양.

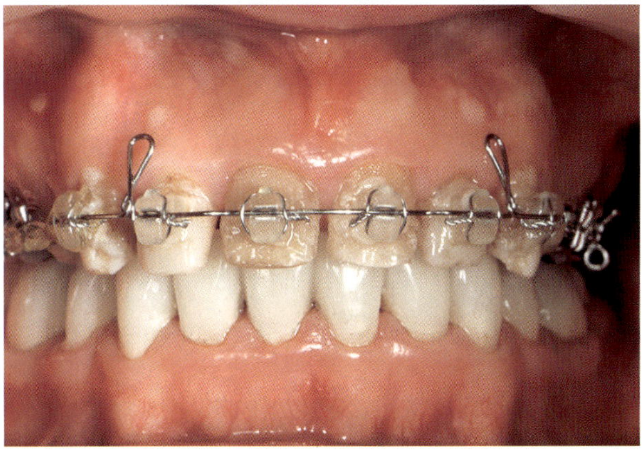

그림 17. 하악의 교정장치를 떼어 내고 지대치 형성을 해 provisional restoration을 장착하였다. 이때 **그림 16**과 같이 교합거상을 했다.

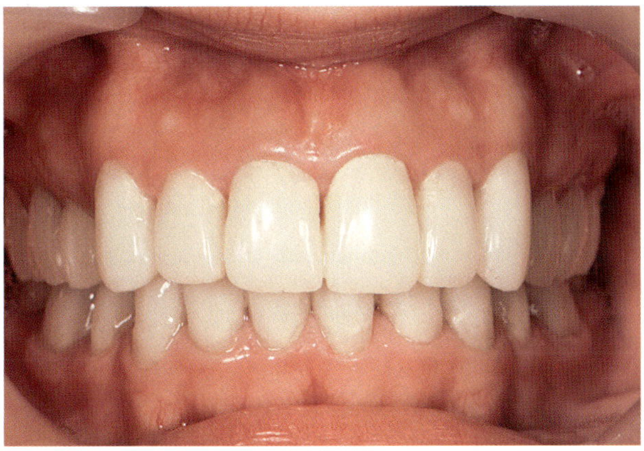

그림 18. 치과 교정치료 후 상 · 하악 provisional restoration을 장착했을 때의 정면 모습.

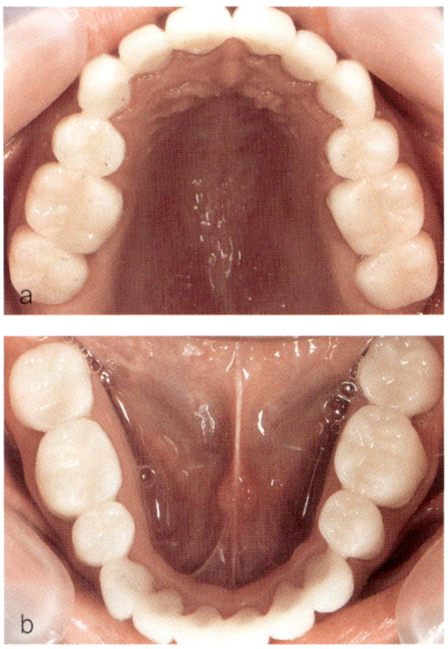

그림 19a, b. 치과 교정치료 후 상 · 하악 provisional restoration을 장착했을 때의 교합면 모습.

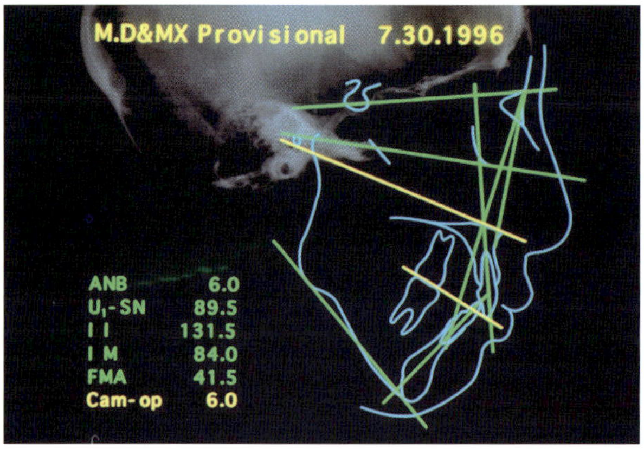

그림 20. 치과 교정치료 후의 세팔로 방사선사진. U1 to SN이 89.5°, FH-op가 21.0°, Cam-op가 6.0°로 정상값보다 꽤 크지만, ANB가 6.0°인 골격계의 안모에서는 입가의 균형을 얻을 수 있고 전방 가이던스도 확립할 수 있어 심미적 · 기능적으로도 적절하다고 판단했다.

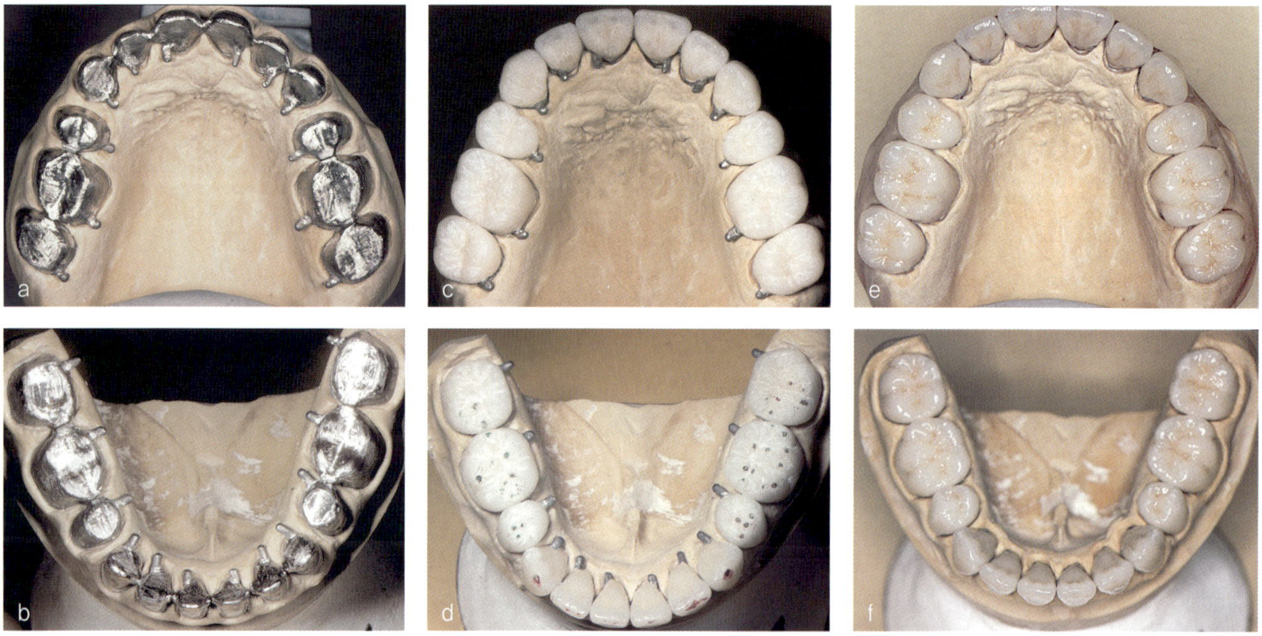

그림 21a~f. 최종 보철물은 단독관의 PFM으로 제작했다. 단독관이지만 만일 앞으로 개방교합이 되어 버려도 대응할 수 있도록 연결할 수 있는 프레임워크로 디자인했다.

그 후에는 인상을 채득해 PFM으로 최종 보철물을 제작했다. 이 증례는 모두 단독관으로 제작했지만 금속 프레임워크는 연결 가능한 형태로 제작했다(그림 21). 왜냐하면 Angle class Ⅱ이기 때문에 만일 앞으로 상악 전치부가 개방교합이 되었다고 해도 대응할 수 있도록 배려했기 때문이다. 교합은 closure stopper를 원심측에 부여해 구강내에서 음식을 씹을 때 근심에 힘이 가해지도록 배려했다(그림 22, 23). 또한 Angle class Ⅱ이기 때문에 견치유도이긴 하지만 상악 견치의 근심이 아니라 원심에서 가이드하고 있다. 이것은 전치부의 심미성을 우선한 결과이다(그림 24, 25).

Angle class Ⅱ의 경우 시간의 흐름에 따라 개방교합으로 되돌아오는 것도 걱정되지만 22년이 지나도 개방교합의 징조는 보이지 않는다. Angle class Ⅱ라도 장기적으로 양호한 경과를 얻을 수 있었던 것은 교합평면을 시계방향으로 회전시킨 것, 수직적인 저작 스트로크로 만든 것, 그리고 교합 접촉점 좋았던 것이 이유라고 생각한다(그림 26~28).

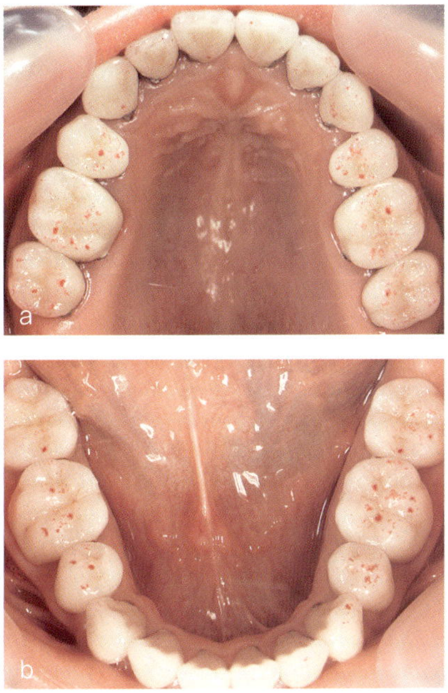

그림 22a, b. 구강내의 교합 조정. 이 증례에서는 closure stopper를 원심측에 부여해 구강 내에서 음식을 씹을 때 근심에 힘이 가해지도록 배려했다.

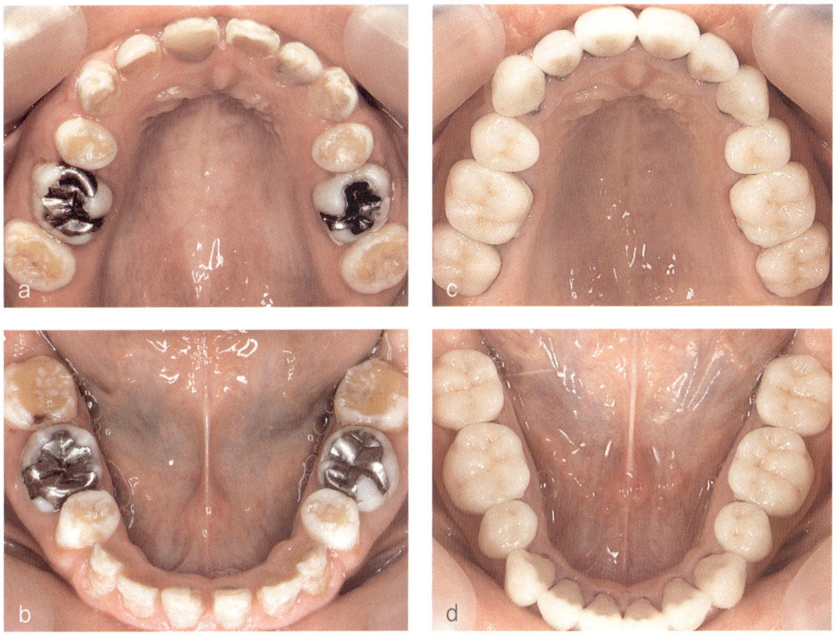

그림 23a~d. 초진(**a, b**)과 최종 보철물을 장착했을 때(**c, d**)의 교합면 모습 비교.

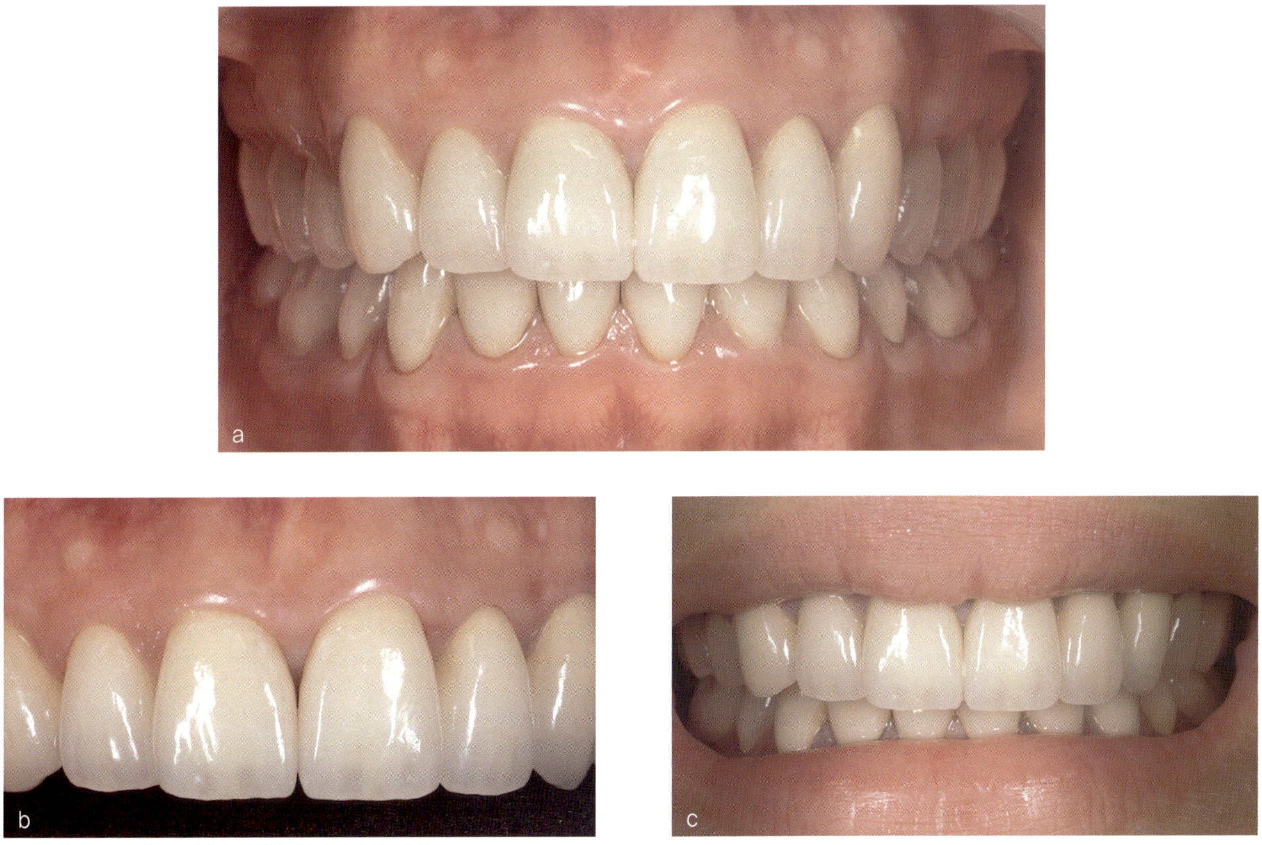

그림 24a~c. 최종 보철물을 장착했을 때의 정면 모습.

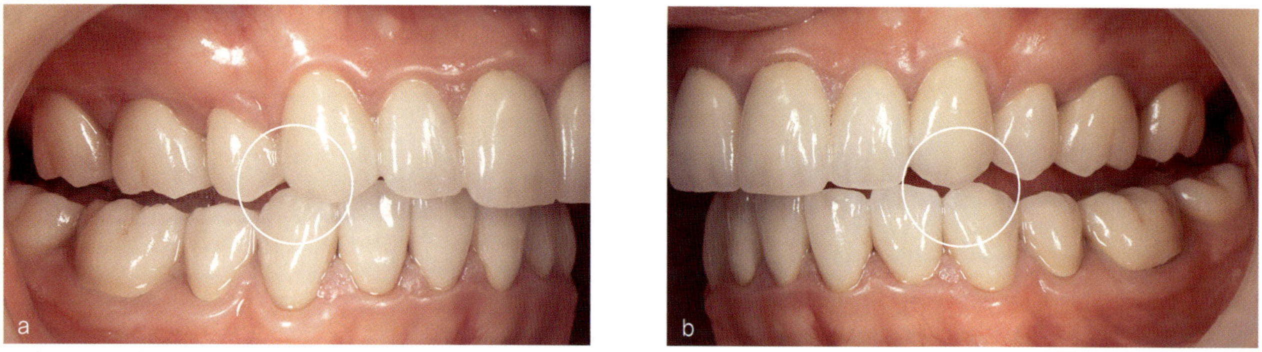

그림 25a, b. 이 증례는 Angle class Ⅱ이기 때문에 견치유도이긴 하지만 상악 견치의 근심이 아니라 원심에서 가이드하고 있다.

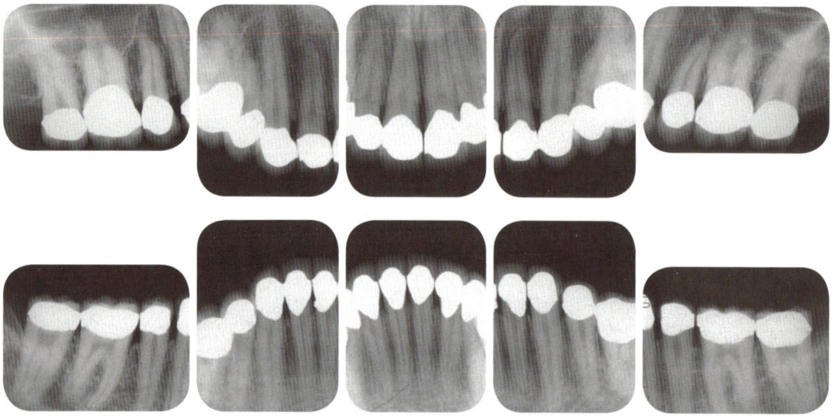

그림 26. 최종 보철물을 장착했을 때의 구강내 표준 방사선사진.

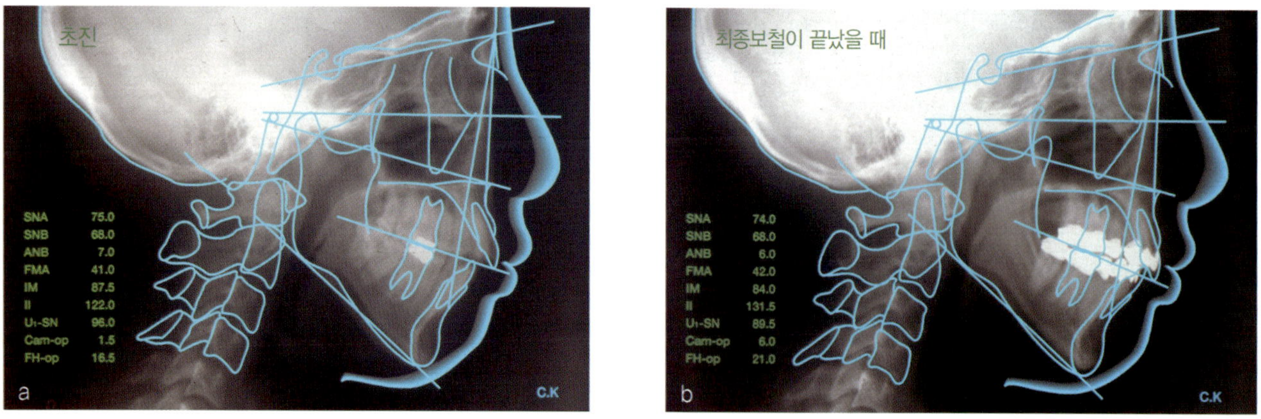

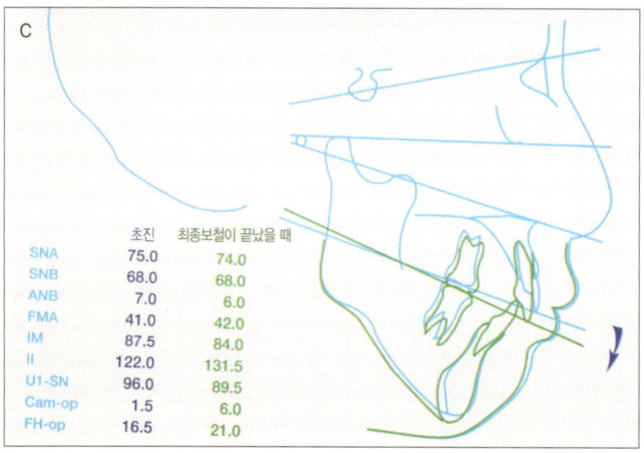

그림 27a~c. 초진과 최종 보철물을 장착했을 때의 세팔로 방사선사진 비교. 교합평면에 각도가 생긴 것을 알 수 있다.

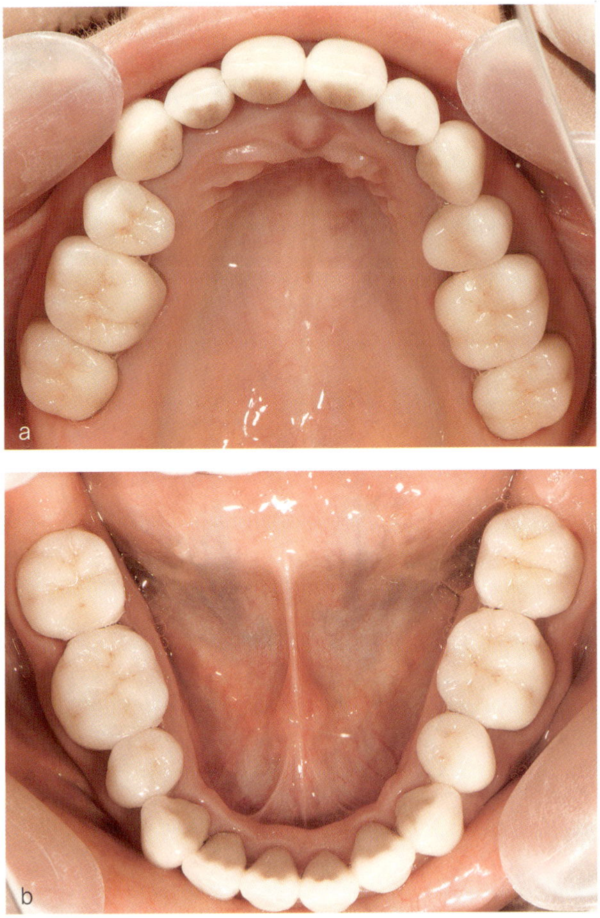

그림 28a, b. 최종 보철물 장착 후 22년. Angle class Ⅱ의 경우는 시간의 흐름에 따라 개방교합으로 되돌아오는 것도 걱정되지만 22년이 지나도 개방교합의 징조는 보이지 않는다. Angle class Ⅱ라도 장기적으로 양호한 경과를 얻을 수 있었던 것은 교합평면을 시계방향으로 회전시킨 것, 수직적인 저작 스트로크로 만든 것, 그리고 교합 접촉점이 좋았던 것이 이유라고 생각한다.

정리

교정의와 연계할 때 보철의와 교정의가 치료의 목표를 공유하는 것이 중요하다는 점은 이미 서술했다. 그러나 그 목표가 항상 이상적인 것만은 아닐 수도 있다. 이번 증례에서도 이상적으로는 Angle class Ⅰ을 목표로 해야 했겠지만, Angle class Ⅱ를 억지로 Angle class Ⅰ으로 만들어 버리면 심미성을 해친다고 생각하여 Angle class Ⅱ인 채로 치과 교정치료를 끝내는 계획을 세웠다. 현실적인 치료 목표를 보철의와 교정의가 공유하고 순서를 세워 치료 계획을 결정하는 것, 그리고 실제로 치료할 때는 반드시 단계마다 평가해 가는 것이 중요하다.

참고문헌

1. 小川隆広, 古谷野潔. 咬合平面の傾きと咀嚼運動閉口路との関係—補綴物作製のための機能的情報. 補綴臨床 1997;30(6):753-760.

2

포괄적 치료가 필요한 난증례에 대한 접근

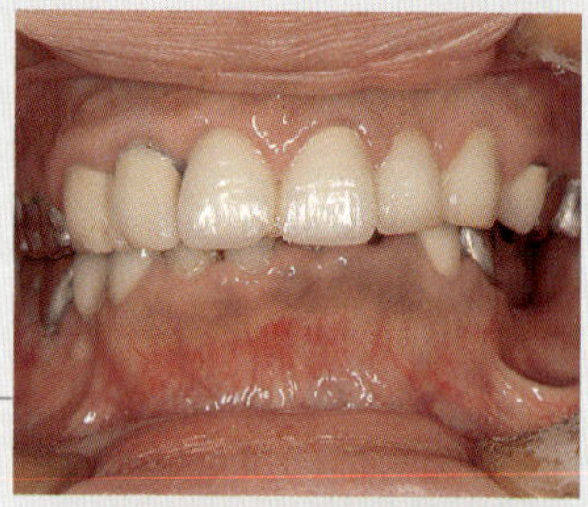

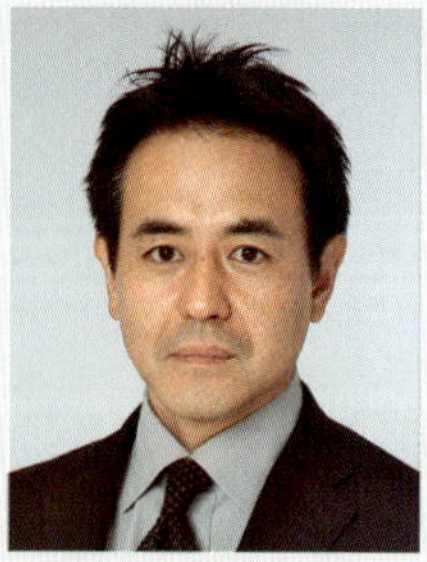

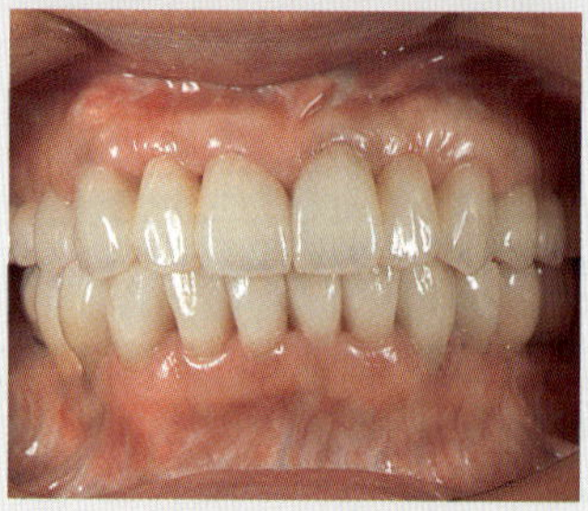

Masashi Otani (大谷 昌)

오사카부 개업 O.D.C.(오타니 덴탈 클리닉)
연락처: (우)542-0086 오사카부 오사카시 주오구 니시신사이바시 2-3-2
미도스지미나미빌딩 7F

시작하며

치과의료기술의 혁신은 머무름이 없이 임플란트, 현미경, CAD/CAM, 광학 인상과 같이 항상 진화, 발전하고 있다. 그러나 치료의 대상은 지금도 옛날과 변함없이 치아나 치은 등의 구강내로 한정되어 있다.

그러나 난증례로 여겨지는 대부분은 그 원인으로서 골격적인 문제가 내재해 있다. 악위(턱관절), 악안면 영역(중안면, 하안면), 상·하악 골격의 평형 등 더 커다란 관점에서 전체를 파악해 이상적인 목표를 고찰하는 과정이 필수가 되어야 하는데, 치아와 치은에 대한 접근만으로 문제를 해결하려고 하면 오히려 악화시켜 버리는 일마저 일어날 수 있다. 증례의 난이도가 높아지는 만큼 치주치료, 보철치료, 근관치료만을 단독으로 접근하는 방법으로는 개선이 어려워진다.

실제의 임상에서는 복수의 진료과가 개입하는 inter-disciplinary approach로 문제를 해결해 간다. 예를 들면, 교정과 보철치료, 임플란트와 교정치료 등 각각 전문 영역을 가지는 치과의사들이 하나의 증례를 해결하는 것을 목표로 치료해 가는 방법을 취하고 있다.

복수의 진료과가 관여하는 포괄적인 치료에 관해서는 증례의 분류를 비롯하여 검사·진단, 치료 계획 수립 등의 순서가 충분히 정리되어 있다고는 말할 수 없는 상황이다. 따라서 이 장에서는 자료 수집, 검사·진단, 치료 계획 수립부터 치료까지의 흐름에 관해서 되도록 자세하게 소개하고자 한다.

1. 포괄적인 치료를 할 때 주의할 점

포괄적인 치료의 분류

포괄적인 치료가 필요한 난증례는 골격에 문제가 있는 증례(골격성 증례)와 골격에는 문제가 없다고 판단되는

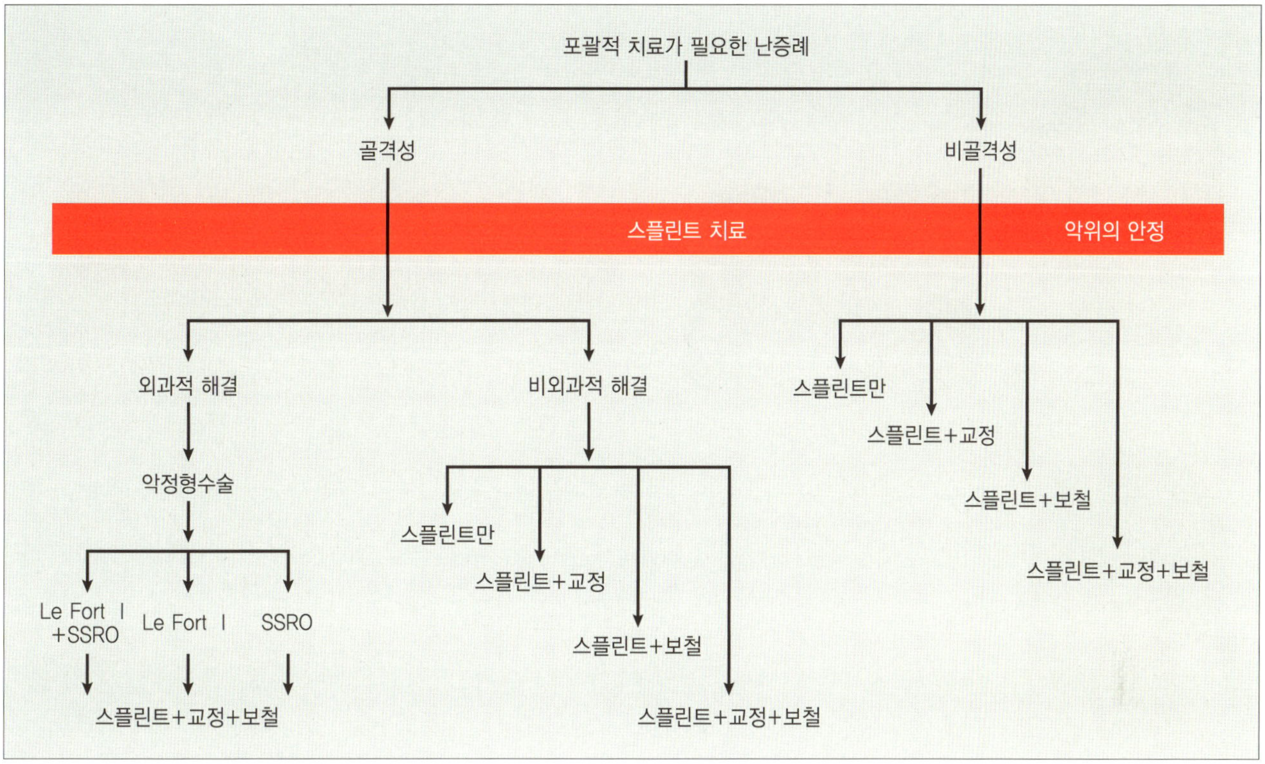

그림 1. 포괄적 치료가 필요한 난증례 치료의 분류.

증례(비골격성 증례)의 두 가지로 분류할 수 있다(그림 1). 일반적으로 비골격성 증례는 골격성 증례와 비교하면 치료의 난이도가 낮다. 따라서 여기서는 지면 사정으로 골격성 증례에 초점을 두고 서술하겠다.

골격성 증례에 대한 치료는 두 가지로 분류할 수 있다. 가장 이상적이라고 여겨지는 것은 악정형수술을 이용해 근본적으로 해결하는 방법이다. 또 하나는 나이나 비용, 입원할 수 없는 상황 등으로 제한이 있을 때 악정형수술은 이용하지 않고 목표를 향하는 방법이다.

외과적인 악정형수술을 이용한 해결책으로 상악에서는 Le Fort의 Ⅰ형, 하악에서는 하악지 시상분할술(SSRO)이 일반적이다. 물론 상·하악을 모두 악정형수술을 하는 증례가 많다.

악정형수술을 이용하지 않고 비외과적으로 해결하는 방법으로는 스플린트 치료 후에 교정치료를 하는 패턴, 임플란트를 포함한 보철만으로 치료하는 패턴, 교정 및 임플란트를 포함한 보철로 치료하는 패턴으로 구분할 수 있다.

자료 수집과 검사 · 진단 방법

안모 사진

맨 처음에 안모를 진단한다. 상악골과 구개를 포함한 얼굴의 연조직을 정면, 좌·우 45°, 측방에서 진단한다. 이용하는 자료는 안모와 입가의 사진이다.

안모 사진은 true vertical line(TVL)을 기준으로 해서 closed lip, small smile, big smile의 상태에서 각각 촬영한다. 촬영 각도는 정면, 좌·우 45°, 좌·우 측모이다. 정면 사진으로는 우선 안모의 정중에 대한 코끝의 위치와 턱끝의 위치를 확인한다. 다음으로 좌·우 눈의 위치 차이나 구각의 좌·우 차이, 입술의 왜곡, 귀의 좌·우 차이 등을 검증해 문제점을 추출한다.

좌·우 45° 사진으로는 눈썹, 눈, cheek line, face line의 좌·우 차이 등 안모의 비대칭성(asymmetry)을 판단한다.

좌·우 측모 사진으로는 좌·우 45° 사진과 같은 검증을 통해 상안면(Tr–Gr), 중안면(Gr–Sn), 하안면(Sn–

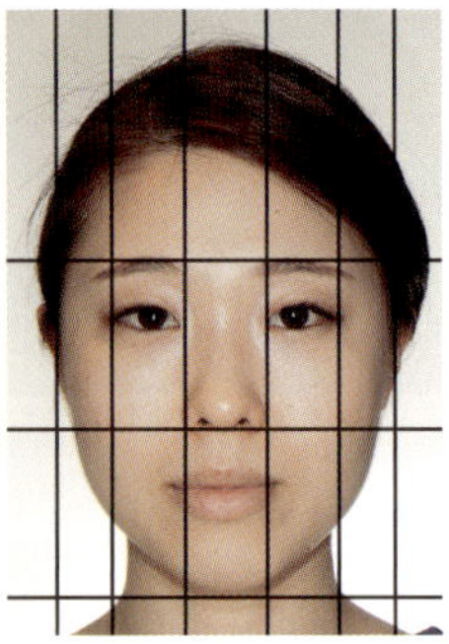

정면 사진
정면 사진으로는 눈의 위치, 정중, 상악골의 좌 · 우 차이나 비대칭, 하악골의 좌 · 우 차이, 턱끝의 정중에 대한 위치 관계 등을 검사하고 안모의 균형을 진단

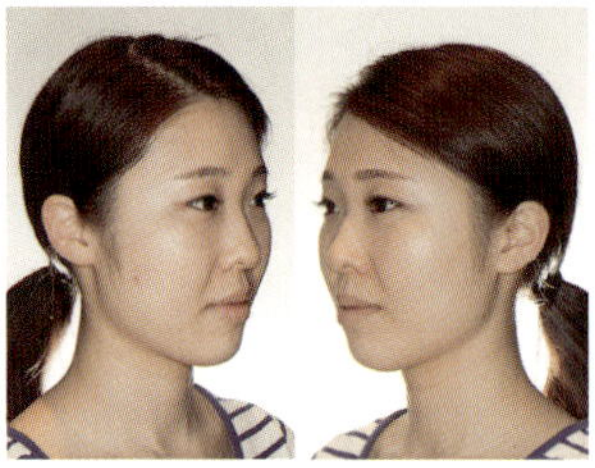

좌 · 우 45° 사진
좌 · 우 45° 사진으로는 눈의 좌 · 우 차이, 협골궁 위치의 좌 · 우 차이, 안모의 비대칭성 진단

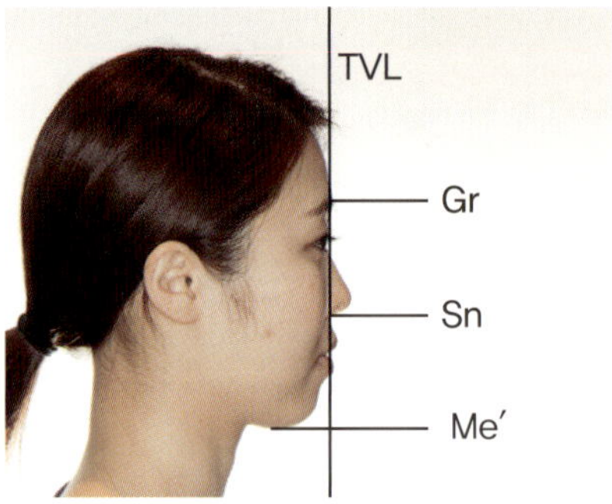

측모 사진
좌 · 우 측모 사진으로는 전체 얼굴의 균형과 교합고경이 적절한지 진단. Glabella(Gr), subnasale(Sn), soft tissue menton(Me′) 포인트로부터 안모의 비율 계측

그림 2. 안모에서 문제점의 추출 방법.

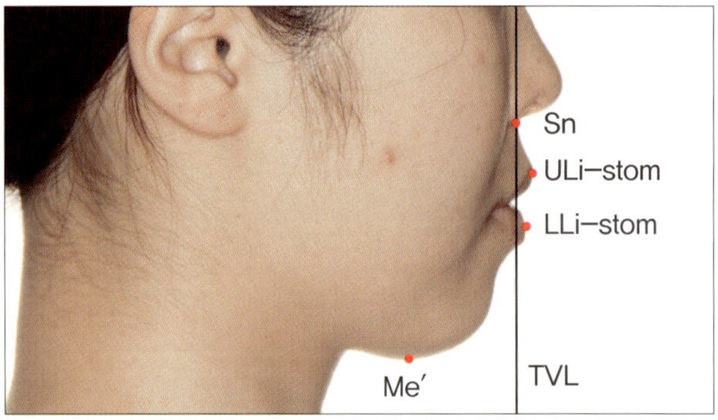

그림 3. 측모(입가)에서 골격적 문제의 간이 진단 방법.

Me′)의 비율 및 윗입술, 아랫입술, 턱끝의 전후 관계, throat length를 검증한다.

윗입술, 아랫입술, 턱끝의 전후 관계는 TVL과의 거리를 계측해 검증한다.

위치 관계에 관해서는 Sn을 통과하는 수선(TVL)을 그어 upper lip-stomion(ULi-stom), lower lip-stomion(LLi-stom), soft tissue menton(Me′) 포인트에 기초하여 수치로 측정해 입가의 균형이 얻어져 있는지와 적절하고 아름다운지를 판단해 간다(그림 2, 3).

세팔로 규격 사진

다음으로 세팔로 규격 사진에 관해서 설명하겠다.

정면 세팔로 방사선사진으로 안와하점의 좌 · 우 차이, 상악골의 왜곡, 하악지의 길이 차이, 교합평면의 왜곡, 비중격 만곡 등에 대해서 검증한다.

측면 세팔로 방사선사진으로는 구개평면, 교합평면, 하악골평면의 상호 관계 그리고 하악각의 각도, A점과 B점의 관계, 상 · 하악 전치의 치축, 하안면고(LFH: lower facial height)에 대해서 고찰한다.

치열 모형

계속해서 상 · 하악 치열 모형을 제작한다. 상 · 하악 치열 모형을 중심위에서 부착하는 것이 중요하다. 교두감합위(ICP)와 중심위(CR)에서는 어떻게 다른지를 파악할 수 있고 첫 번째 교합 접촉점도 발견할 수 있다.

Face bow transfer를 이용해 부착된 상악 모형에 대해 하악 모형은 중심위에서 채득한 바이트로 부착한다. 상 · 하악 치열의 위치 관계, 교합평면, 수평피개, 수직피개, 첫 번째 교합 접촉점 등을 교합기에 부착된 모형으로 진단해 간다. 두개골을 포함한 악안면을 전체적으로 파악하고 구강내의 상태도 파악해 간다.

CBCT와 MRI

다음으로 턱관절을 진단한다. CBCT와 MRI를 촬영해 관절와(fossa)와 하악과두(condyle)의 위치 관계를 진단한다. 턱관절원판(disk)의 위치는 MRI로 진단할 수 있다.

이처럼 안모를 조감도를 보듯 관찰하는 것에서 시작해 골격의 상태, 턱관절의 상태, 교합의 상태, 치주조직의 상태를 상세하게 확인해 간다.

위의 자료 외에도 14매법 방사선사진, 치주낭 깊이, 악운동의 검사 자료를 채득해 치료 계획 수립으로 이행한다. 이 단계에서 어느 진료과와 제휴하여 치료해 갈 것인지가 결정된다. 각각의 진료과가 최종적인 치료 목표를 공유해 어떤 순서로 치료를 조합할지를 검토해야 한다.

2. 임상 증례 고찰

증례 1: 외과적 해결 (악정형수술을 통해 골격적인 문제를 해결한 증례)

환자: 48세, 여성

초진: 2010년 2월

주소: #45 치근파절로 인한 교합통

구강내에는 불량 보철, 과개교합, 하악의 교모, 치주질환, 상악의 좌 · 우 비대칭 등 많은 문제가 산적해 있었다(그림 4, 5).

Face bow transfer를 이용해 중심위에서 상 · 하악 모형을 부착하고 CO/CR 부조화를 CPI 레코드로 확인했다(그림 6).

연조직 분석에서 상안면과 하안면의 비율을 계측하면 분명히 하안면고가 짧았다. Sn에서 TVL을 그으면 ULi-stom과 LLi-stom은 전방으로 돌출되고 Me′은 후퇴해 있는 것이 분명했다(그림 7, 8).

턱관절의 CT와 MRI에 의한 영상 소견에서 우측 하악과두는 하악와에 대해 후하방에 위치하고 하악과두 전방부에서는 골 형태의 변화도 확인할 수 있었다. 턱관절원판은 전방 전위해 비복위성이었다(그림 9). 좌측 하악과두는 하악와에 대해 하방에 위치하고 하악과두 전방부는 평탄화를 볼 수 있었다. 턱관절원판은 우측과 같이 전방 전위해 비복위성이었다.

세팔로 방사선사진을 이용한 경조직 분석에서는 상 · 하악골의 좌우 비대칭이 분명하다(그림 10).

이상의 진단 결과로부터 환자에게 4개의 치료 계획을 제시했다(그림 11).

치료 계획 1은 결손부에 임플란트치료만을 하는 것, 치료 계획 2는 결손부에 임플란트치료를 하고 불량 보철만 변경하는 것, 치료 계획 3은 임플란트치료, 불량 보철의 변경 및 교정치료를 하는 것, 치료 계획 4는 3의 치료에

증례 1: 외과적 해결(악정형수술을 통해 골격적인 문제를 해결한 증례)

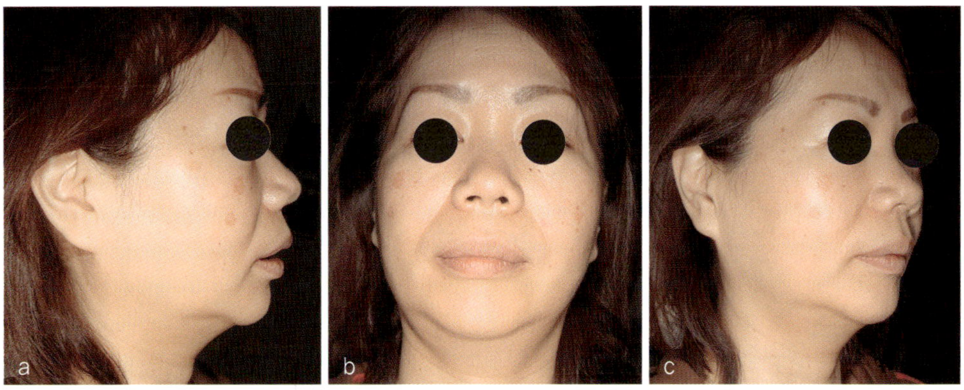

그림 4a~c. 초진의 안모 사진.

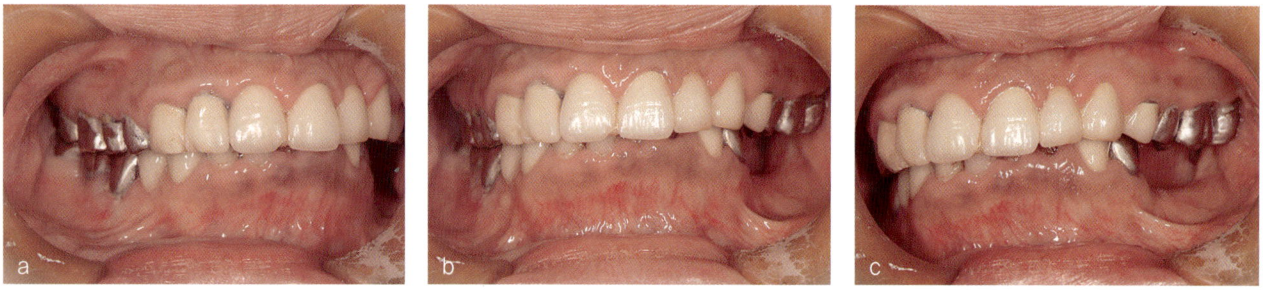
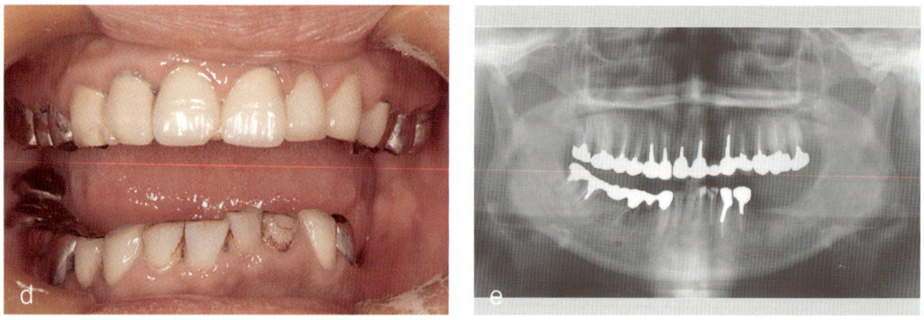

그림 5a~e. 초진의 구강내 사진과 파노라마 방사선사진. #45 치근파절로 인한 통증을 주소로 내원했다.

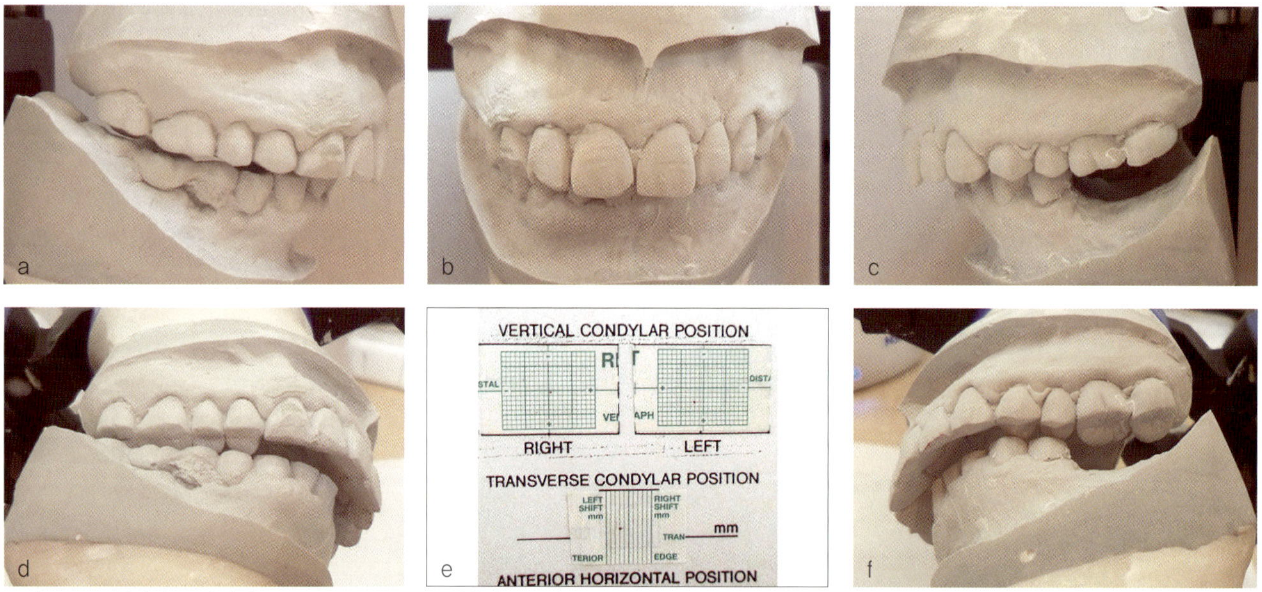

그림 6a~f. 환자의 초진에서 face bow transfer를 이용해 CR 바이트로 부착된 상 · 하악 모형의 상태. CPI 레코드에 의하면 CO/CR의 차이가 큰 것이 분명하다.

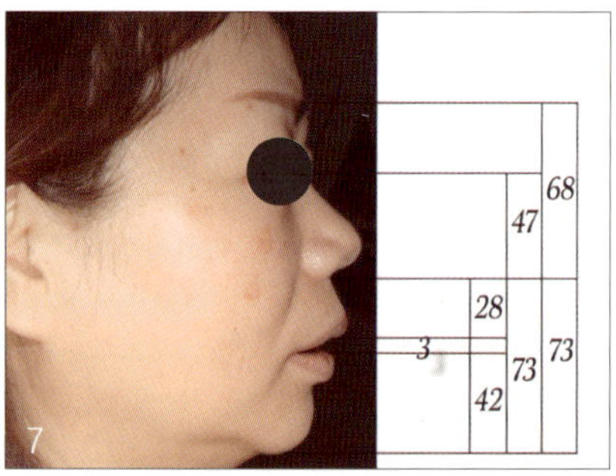

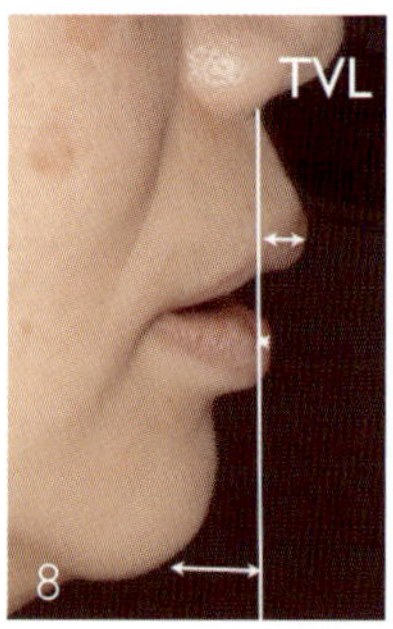

그림 7. 초진의 환자 측모 진단.

그림 8. 초진의 환자 입가 진단. 상순이 돌출되고, Me′이 후퇴해 있는 것이 분명하다.

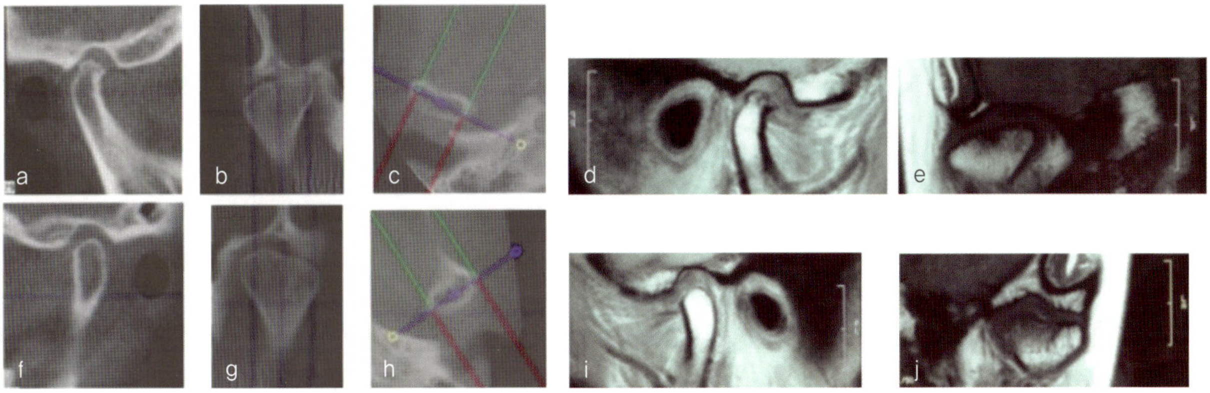

그림 9a~j. 상단: 초진의 우측 턱관절 CT(**a, b, c**)와 MRI(**d, e**). 하단: 초진의 좌측 턱관절 CT(**f, g, h**)와 MRI(**i, j**). 우측 하악과두의 형태는 변형된 것이 분명했다. 양측 모두 위치에 문제가 있다. MRI에서 양측의 턱관절원판은 전방으로 전위해 있는 것을 알 수 있다.

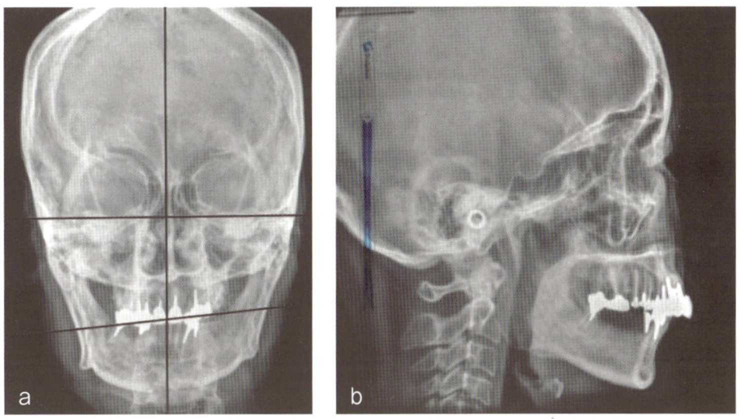

그림 10a, b. 초진의 세팔로 방사선사진. 교합평면이 오른쪽 아래로 내려간 것을 알 수 있다. 또한 교합평면이 뒤쪽 아래로 내려간 것도 분명하다.

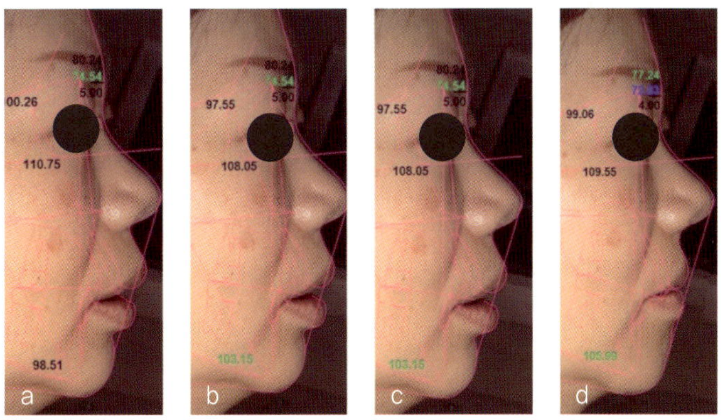

그림 11a~d. a: 임플란트치료만으로 치료를 끝냈을 때 치료 후의 예상, **b:** 임플란트치료와 모든 보철치료를 했을 때 치료 후의 예상, **c:** 임플란트치료와 모든 보철치료 및 교정치료를 했을 때 치료 후의 예상, **d:** 임플란트치료와 모든 교정치료 및 악정형수술을 했을 때 치료 후의 예상.

더해 악정형수술을 하는 것이다.

각각의 치료 방법에 대해서 치료가 끝난 후의 측모를 돌핀® 프로그램으로 진단해 환자와 검토한 결과 치료 계획 4를 선택하게 되었다.

치료는 악위의 안정을 도모하기 위해 스플린트 요법부터 시작했다. 구치부의 vertical stop을 얻기 위해서 구치부의 셋업 모형을 참고로 한 위치에 임플란트를 식립하고, 1회째의 provisional restoration을 장착했다(그림 12). 다음으로 교합거상을 시행해(2회째의 provisional restoration)(그림 13) 치열 동적 치료를 시작했다(그림

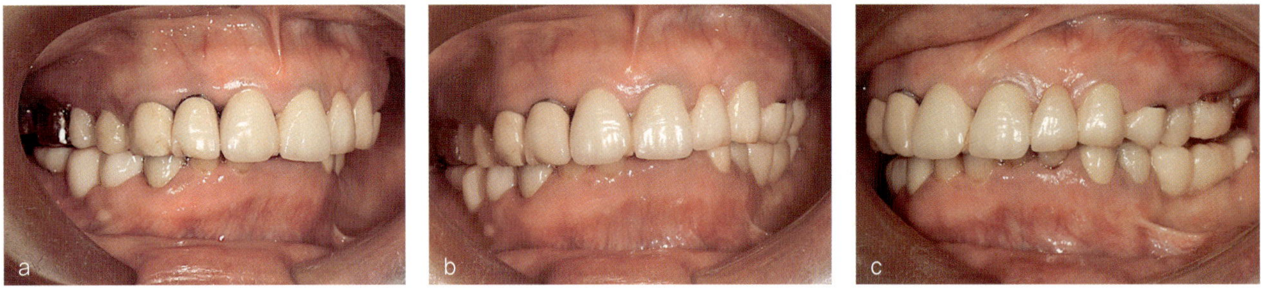

그림 12a~c. 셋업에 기초하여 구치에 임플란트를 식립하고 1회째의 provisional restoration을 장착한 상태. 악위의 유도를 위해서 구치에 vertical stop을 얻는다.

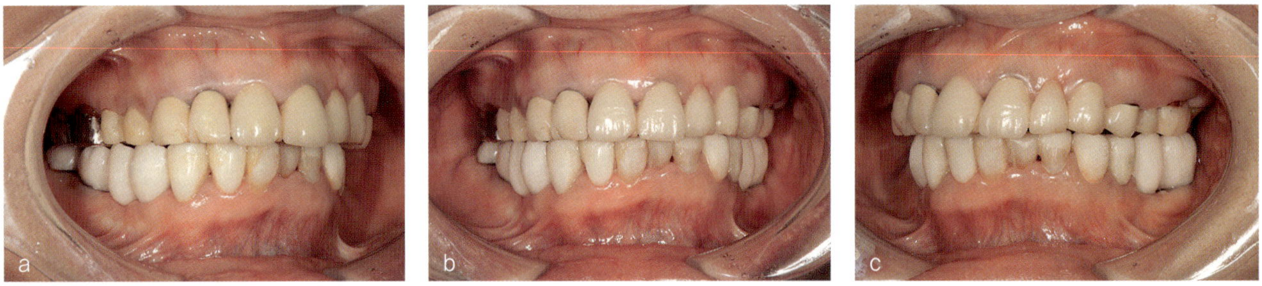

그림 13a~c. 2회째의 provisional restoration으로 구치의 교합고경을 거상했다.

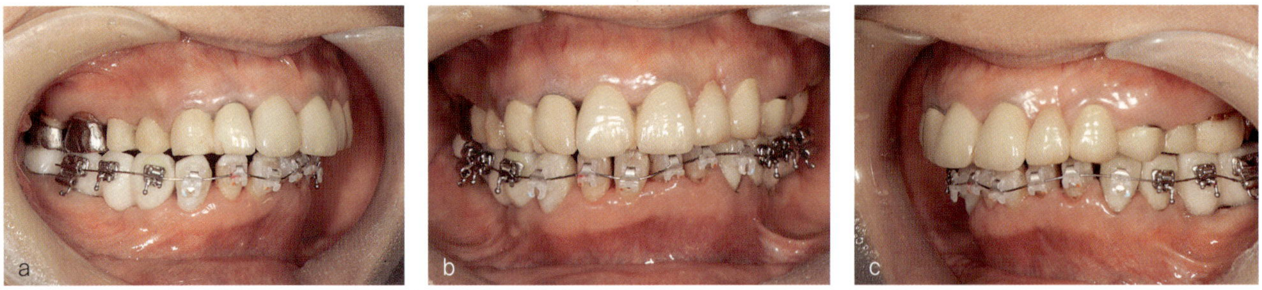

그림 14a~c. 하악 전치에 브래킷을 장착해 동적 치료를 시작한다.

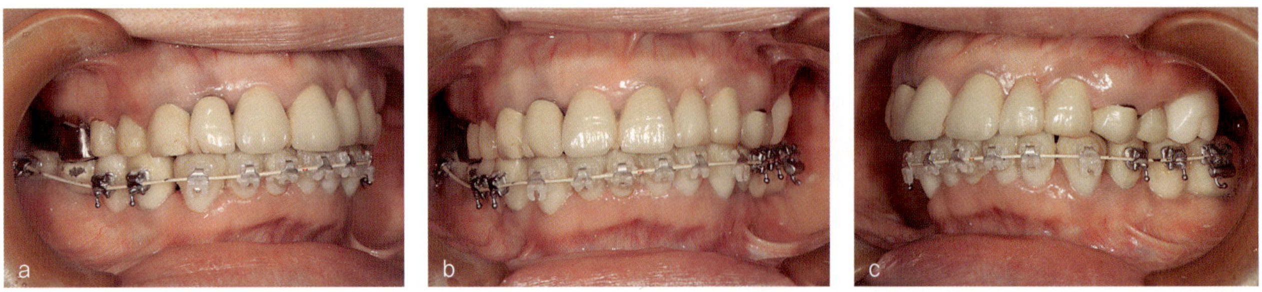

그림 15a~c. 하악 전치에 해부학적으로 이상적인 형태를 부여한 3회째의 provisional restoration으로 바꾸고 하악 전치의 치은 scallop을 개선했다.

14). 3회째의 provisional restoration(그림 15)을 장착할 때에는 하악 전치를 해부학적으로 이상적인 형태로 되돌려 동적 치료를 더 진행했다.

약 3년이 지나 임플란트 부위와 자연치에 4회째의 provisional restoration을 제작했다. 이 provisional restoration은 악정형수술 후의 교합을 예상한 provisional restoration이며, 각각의 치아를 해부학적으로 이상적인 형태로 되돌렸다. 구강내의 상태는 우측 대구치

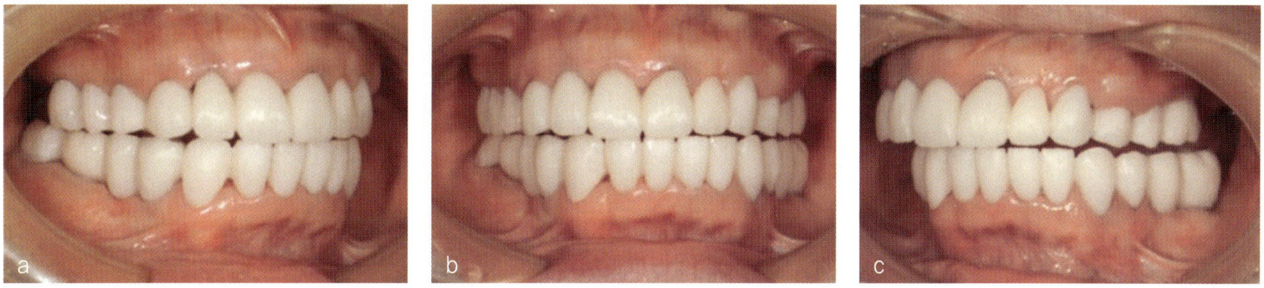

그림 16a~c. 4회째가 되는 악정형수술 전의 전악 provisional restoration. 모든 치아에 해부학적으로 이상적인 형태를 부여해 구강내에 장착했다. 악변형증으로 상 · 하 정중은 크게 어긋나 있는 것을 알 수 있다. 우측 최후 구치만으로 교합하고 있다.

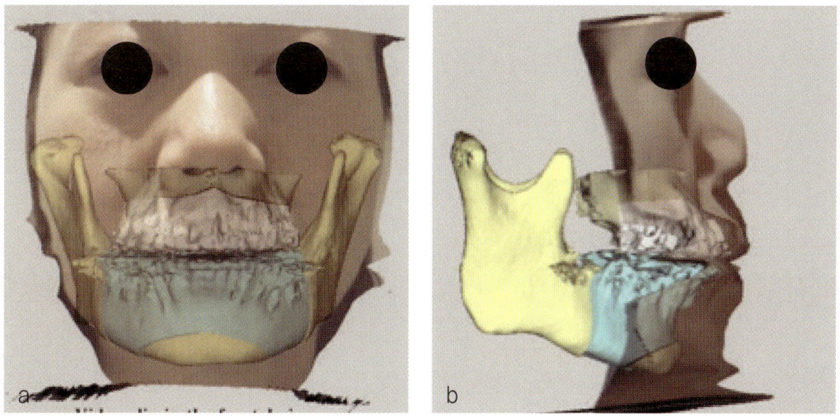

그림 17a, b. 상악 Le Fort Ⅰ형, 하악 SSRO를 시행한 경우의 시뮬레이션.

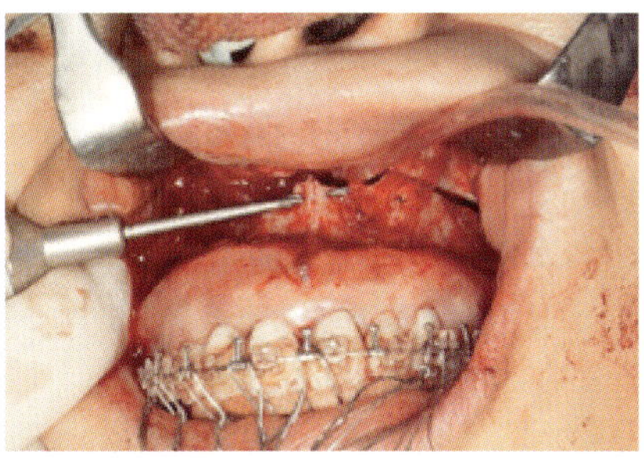

그림 18. 악정형수술의 술중 사진. 상악 Le Fort Ⅰ형으로 상악골을 절단했다.

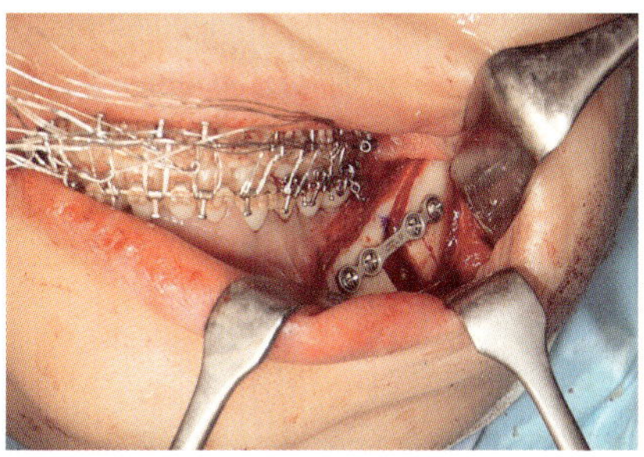

그림 19. 하악의 SSRO. 하악골이 전방으로 이동해 있는 것을 알 수 있다.

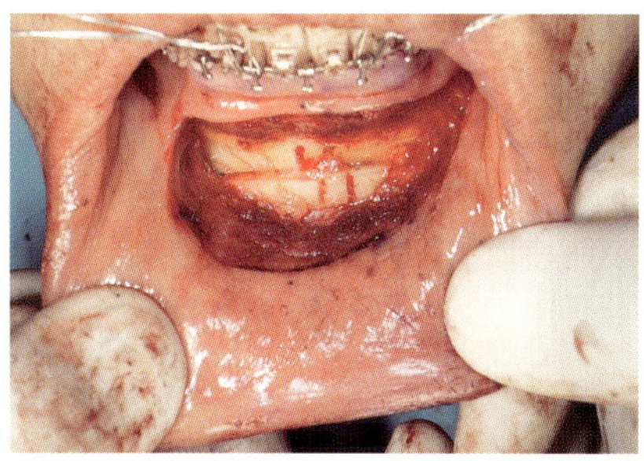

그림 20. Genioplasty를 시행해 악정형수술 후에 일어나는 턱끝의 틀어짐을 수정해 간다.

부위의 한 점에서만 씹히지만 CO/CR 부조화는 소실되고 CPI 레코드도 안정되었다(그림 16).

계속해서 provisional restoration에 브래킷을 장착하고 악변형증 수술에 대비했다. 왼쪽 얼굴과 오른쪽 얼굴 중 어느 쪽을 선택할지를 환자 및 보철의와 검토하여 오른쪽 얼굴에 악변형증 수술을 하기로 했다. 수술후 얼굴의 시뮬레이션을 그림 17에 나타내었다.

수술은 Kikuta Toshihiro 교수(후쿠오카대학)가 집도해 상악골은 Le Fort Ⅰ형(그림 18), 하악골은 SSRO(그림 19)와 genioplasty(그림 20)를 동시에 시행했다. 최종 보철을 하기 전에 적절한 페룰을 부여하기 위해 전악에 걸쳐 치주 외과를 시행하였다. 또한 연조직이 부족한 부분에는 결합조직이식술을 했다.

치은이 안정된 후에 최종 provisional restoration을 장착했다(그림 21). 그 후 세라믹의 최종 보철물을 장착해 자연치와 임플란트에 보철치료를 마쳤다(그림 22). 좌측과 우측 모두 견치유도가 달성되었다. 좌 · 우 턱관절은 안정되어 기능적 악운동을 할 수 있게 되었다(그림

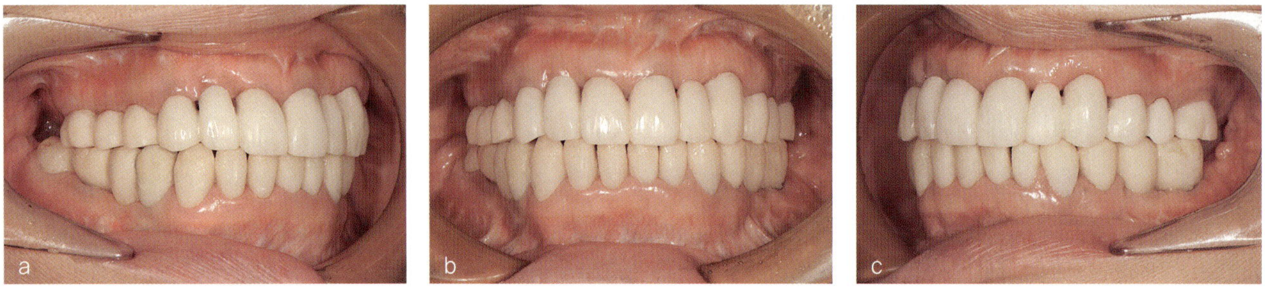

그림 21a~c. 초진 후 약 4년 반의 provisional restoration. 기능적, 심미적으로 문제가 없는지를 확인했다.

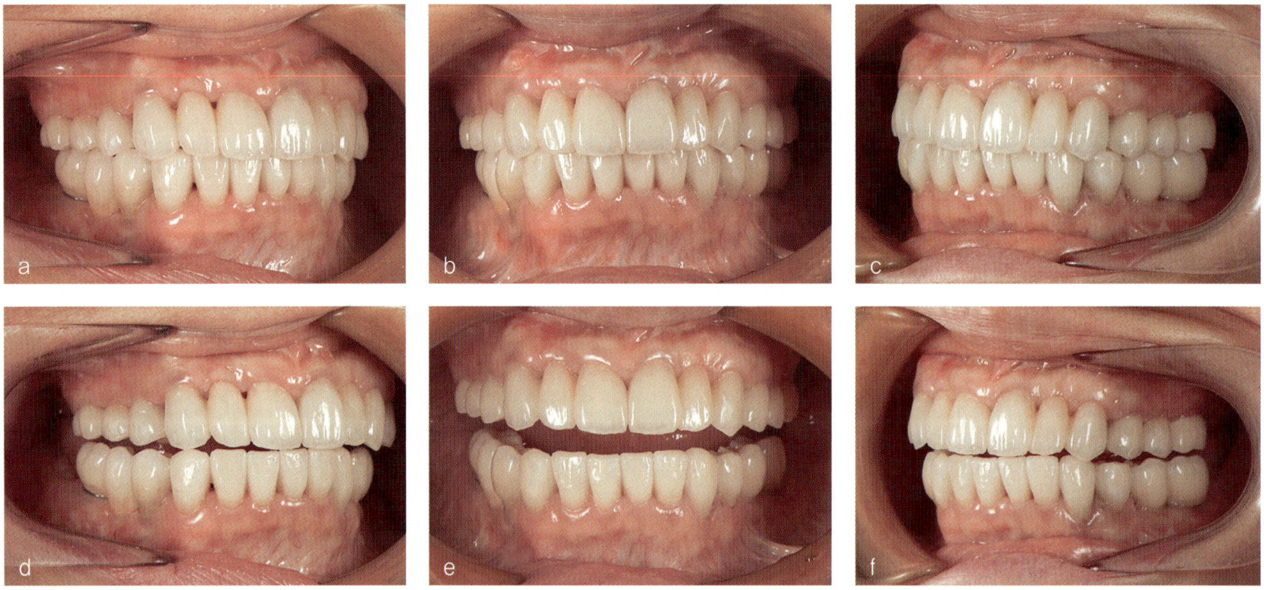

그림 22a~f. 임플란트의 최종 보철물과 자연치의 최종 보철물을 장착했다. 측방 운동을 할 때는 각각 견치로 유도하고 있다. 교합평면과 스피 만곡도 크게 개선되었다.

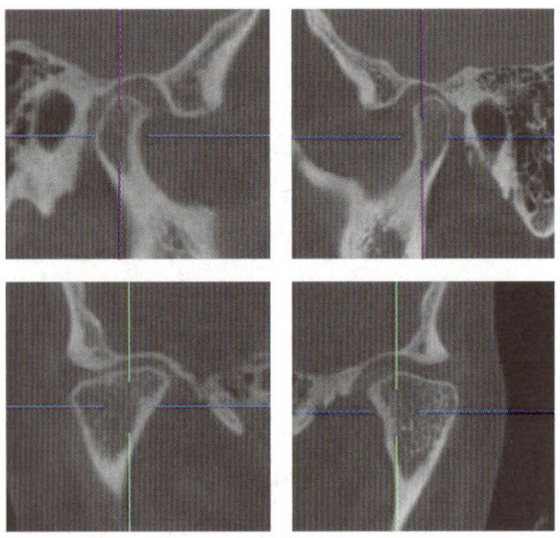

그림 23. 최종 보철물 장착 후의 좌 · 우 턱관절 CT. 좌 · 우 모두 과두의 위치는 개선되었고 우측 하악과두의 형태도 초진과 비교해 개선된 것을 알 수 있다.

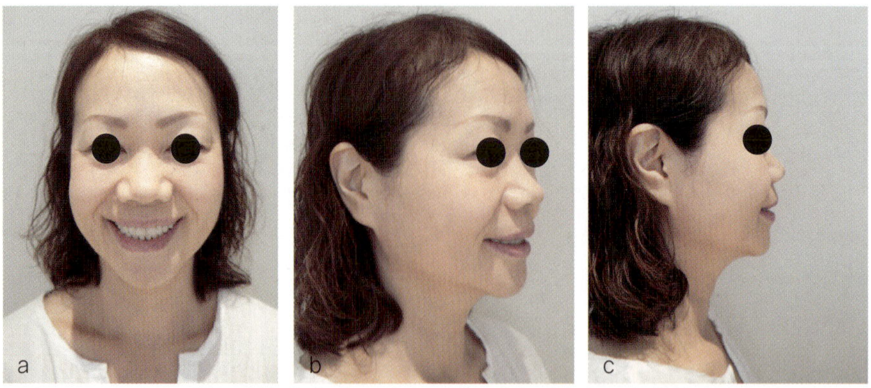

그림 24a~c. 최종 보철물 장착 후의 안모 사진. 교합고경을 개선하고 악정형수술을 통해 상 · 하의 골격적인 문제를 크게 개선함으로써 입가뿐만 아니라 안모의 심미도 얻을 수 있었다.

23). 안모는 크게 변화해 이상적인 측모를 얻을 수 있었다(그림 24).

치료 종료로부터 약 3년이 지났지만 양호하게 추이하고 있어 경과를 관찰 중이다.

증례 2: 비외과적 해결
(교정치료와 보철치료, 임플란트치료를 병용한 증례)

환자: 64세, 남성

초진: 2012년 3월

주소: 교합 기능 부전, 심미 장애

구강내 소견은 치열 부정, 다수치에 이르는 우식, 치주질환, 치근파절 등 많은 문제를 안고 있는 상태였지만, 그 이상으로 문제였던 것은 골격으로 소위 전형적인 class Ⅱ의 bird face(작은 턱)였다. 골격적으로는 상악골의 비대칭, 좌·우 하악지 길이의 부조화 등의 문제가 있었다(그림 25).

연조직 분석에 기초하여 안모를 진단했다. 측모 사진을 이용해서 안모의 Gr, Sn, ULi-stom, LLi-stom, Me′에 주목해 상안면과 하안면의 비율을 분석했다. Gr에서 Sn까지, Sn에서 Me′까지의 비율이 1:1이 되는 것이 이상적이다. 이 환자에서 안모 높이의 비율은 1:0.93으로 거의 좋은 상태였다. 문제점은 윗입술, 아랫입술, 턱끝의 전후 관계이며 특히 턱끝의 후퇴는 심했다(그림 26).

측방 세팔로 분석에서는 ANB 값과 gonial angle 값이 큰 점을 중시해야 했다. 게다가 palatal plane이 뒤쪽 아래로 내려가 있는 것과 교합평면의 경사(평평함)도 고려해야 할 점이었다(그림 27). AP 세팔로에서도 상악골과 하악골의 비대칭을 볼 수 있었다(그림 28).

이러한 정보에 기초하여 환자의 골격적인 문제를 해결

증례 2: 비외과적 해결(교정치료와 보철치료, 임플란트치료를 병용한 증례)

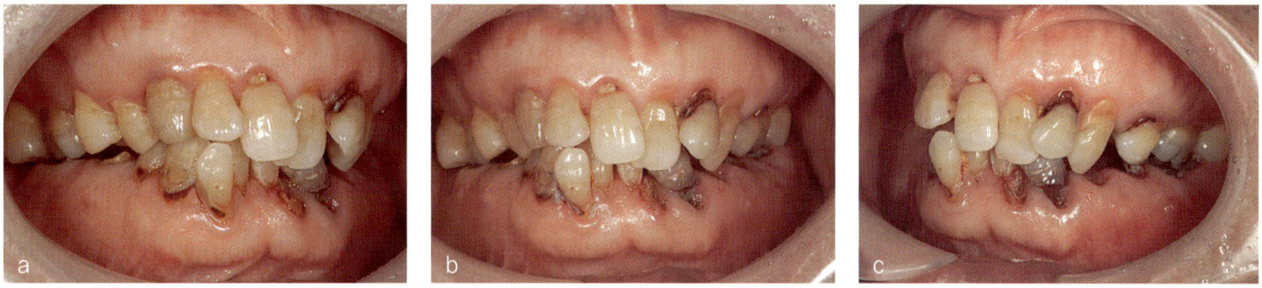

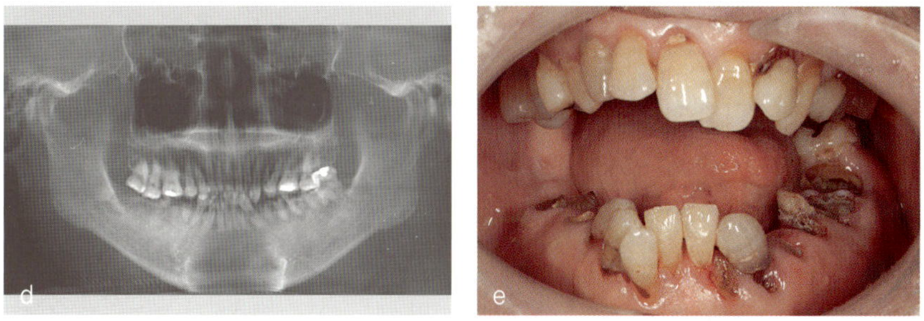

그림 25a~e. 초진의 구강내와 파노라마 방사선사진. 구강내에는 많은 문제가 있었다.

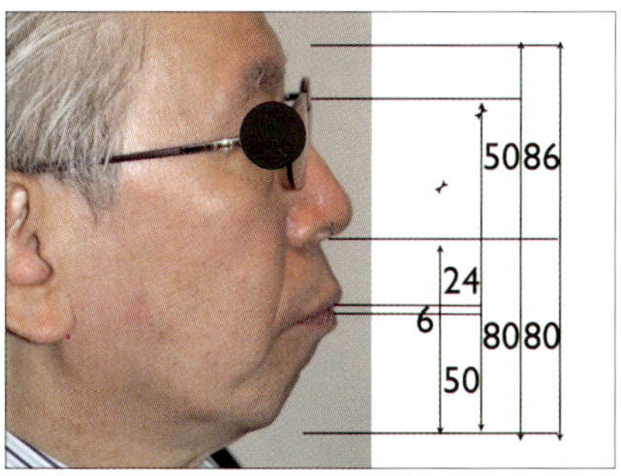

그림 26. 연조직 분석. 초진의 측모에서 상안면과 하안면의 높이 균형을 계산한다.

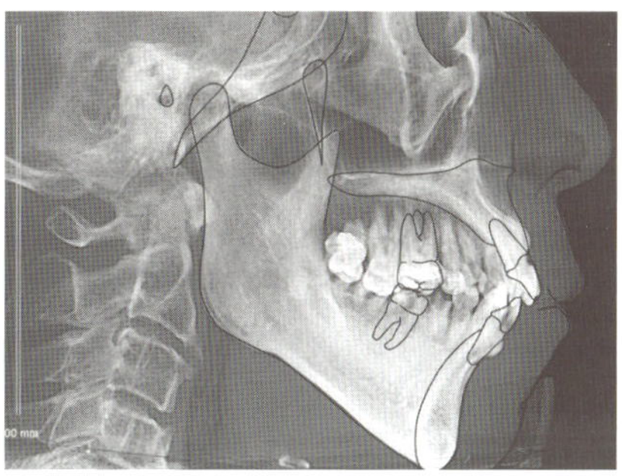

그림 27. 구개평면과 하악평면에 대해 교합평면이 뒤쪽 아래로 내려간 것을 알 수 있다.

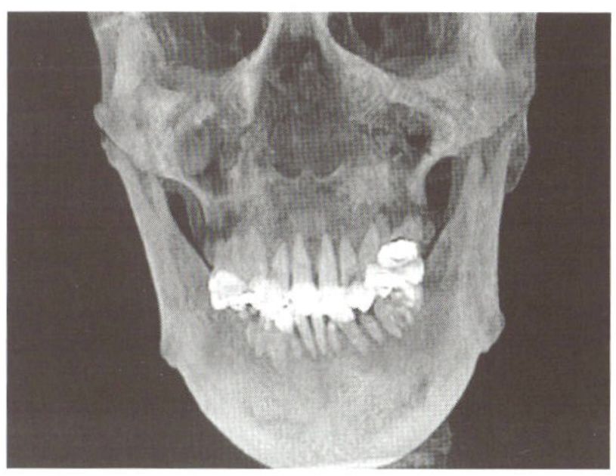

그림 28. 교합평면이 오른쪽 아래로 내려가고 좌·우 하악지의 길이가 비대칭인 것을 알 수 있다.

하기 위한 시뮬레이션을 했다(그림 29, 30).

여기서 환자에게 제시한 치료 계획은 두 가지였다. 치료 계획 1은 상 · 하악 모두 치열 교정치료를 한 후 Le Fort Ⅰ, SSRO, genioplasty를 시술해 보철치료, 임플란트치료를 하는 것이다(그림 31, 32). 치료 계획 2는 상악의 치아 이동에 더해 하악에 전악 임플란트치료를 하는 것이다.

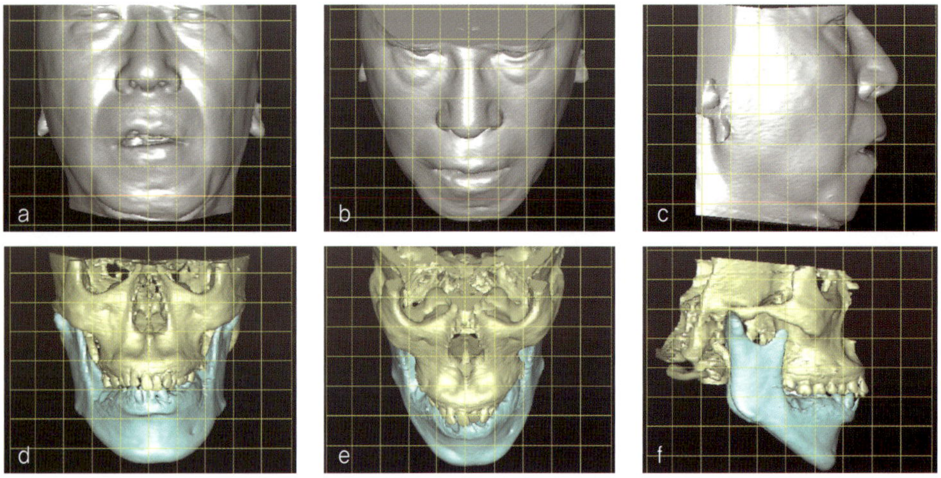

그림 29a~f. 상단: 안모에서 연조직 3D 평가(**a, b, c**), 하단: 두개부에서 골격성 평가(**d, e, f**). 상악골과 하악골은 악변형증인 것을 분명히 알 수 있다.

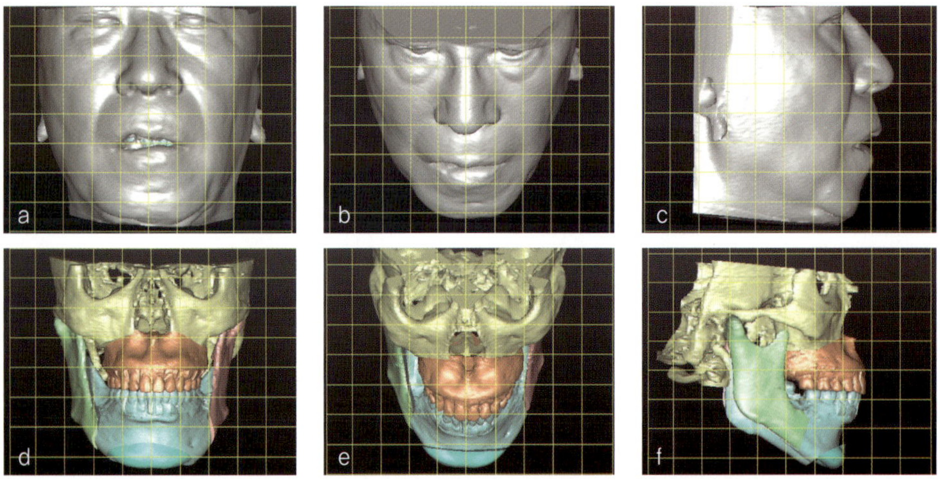

그림 30a~f. 상단: 골격성 문제를 해결했을 때 안모에서 연조직 평가(**a, b, c**), 하단: 골격성 문제를 해결했을 때 상악골과 하악골의 위치 관계(**d, e, f**).

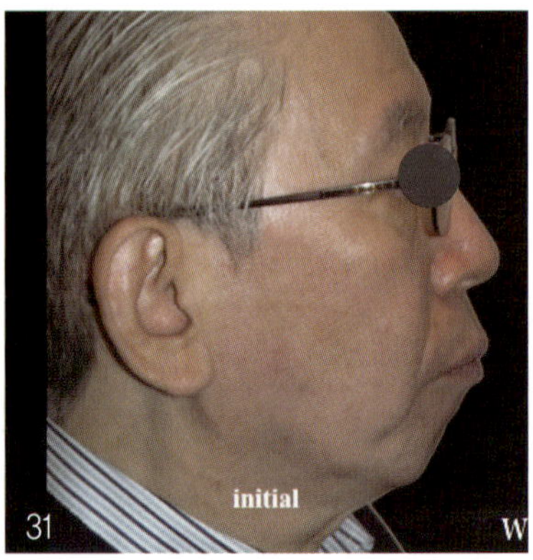

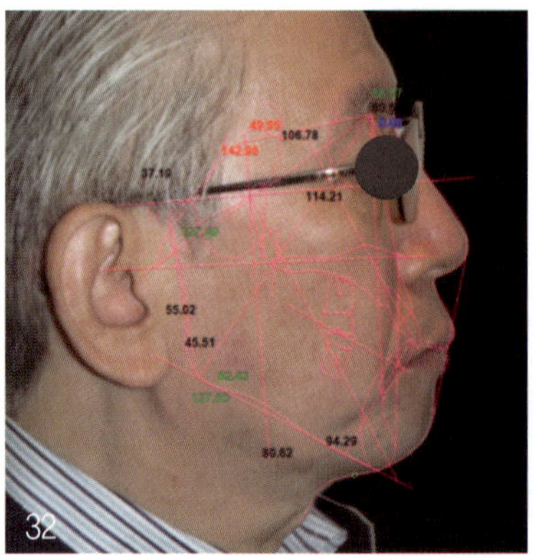

그림 31. 초진의 환자 측모.

그림 32. 상악 Le Fort Ⅰ, 하악 SSRO를 했을 때 치료 후의 측모를 예상한 시뮬레이션.

나이의 문제로 악정형수술은 불가능하다고 판단했고 환자 자신도 악정형수술은 원하지 않았기 때문에 치료 계획 2를 선택했다. 그때의 셋업을 그림 33에 나타내었다.

모형에서 상 · 하악 전치의 커플링을 얻기 위해서는 하악의 전치가 약간 길어질 것으로 예측되었기 때문에 환자에게 설명해 양해를 얻고 치료를 진행했다. 셋업을 토대로 치료를 진행했고 잔존치근 발치 후에 적절한 위치에 임플란트를 식립했다. 임플란트가 골결합을 얻은 후 인상을 채득해 제작한 provisional restoration을 구강 내에 장착하고 잔존치를 발치했다(그림 34). 치료 초기부터 스플린트 치료를 병용해 악위의 안정을 도모하면서 상악에는 치열 동적 치료를 했다(그림 35).

약 2년 반의 치열 동적 치료 후에 상악의 브래킷을 떼어 내고(그림 36), 하악의 임플란트에 대해서는 4회째의 provisional restoration으로 교합평면을 정돈했다. 하악에는 CAD/CAM을 이용한 전체 지르코니아의 상부 구조를 제작해 장착했다(그림 37).

최종적인 치료 결과를 그림 38에 나타내었다. 하악에는 전악의 임플란트 상부 구조를 장착하고, 상악은 우식처치와 치아의 치조골 내의 이동과 보철치료만으로 상 · 하악의 교합 기능 회복을 얻을 수 있었다.

최종 모형을 채득하고 중심위에서 부착해 CPI 레코드로 분석하면, CO/CR 부조화는 수직 · 수평으로 1mm 이내이고 좌 · 우로 1mm 이내였던 것으로부터 교합의 안정을 확인할 수 있었다(그림 39).

치료 종료 후 3년이 지났지만 문제가 발생하는 일 없이 안정된 상태로 추이하고 있다. 또한 치료 후에는 상 · 하악의 인상을 채득해 모형을 제작하고 face bow transfer를

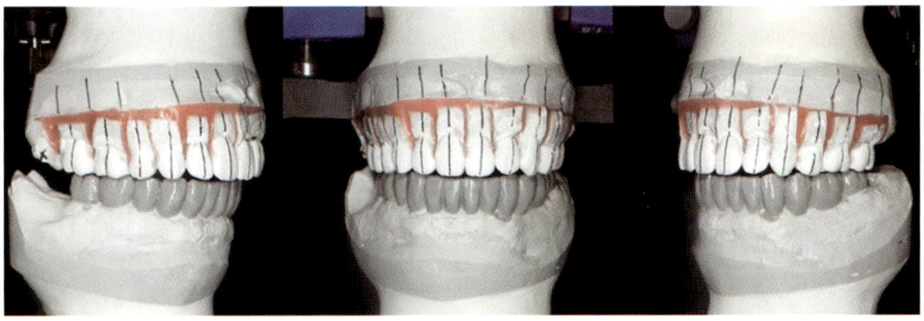

그림 33. 상악을 교정으로 이동시키고 하악에 임플란트를 식립했을 때의 치료 결과를 예상한 셋업 모형. 골격적인 문제를 해결하지 않으므로 문제가 남는다(악정형수술을 하지 않으므로 전치부의 커플링을 얻을 수는 없음).

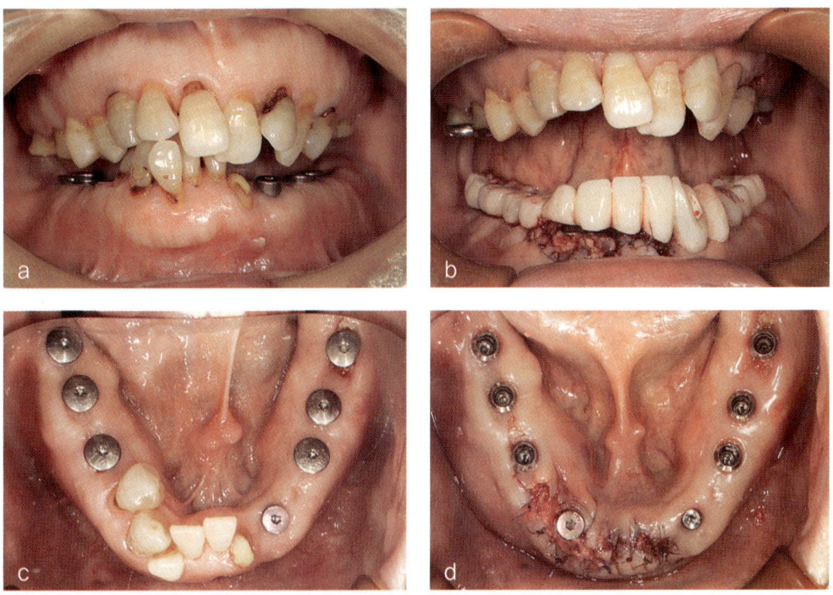

그림 34a~d. 셋업에 기초하여 발치 즉시 임플란트를 식립. 하악에 전악의 provisional restoration을 장착했다.

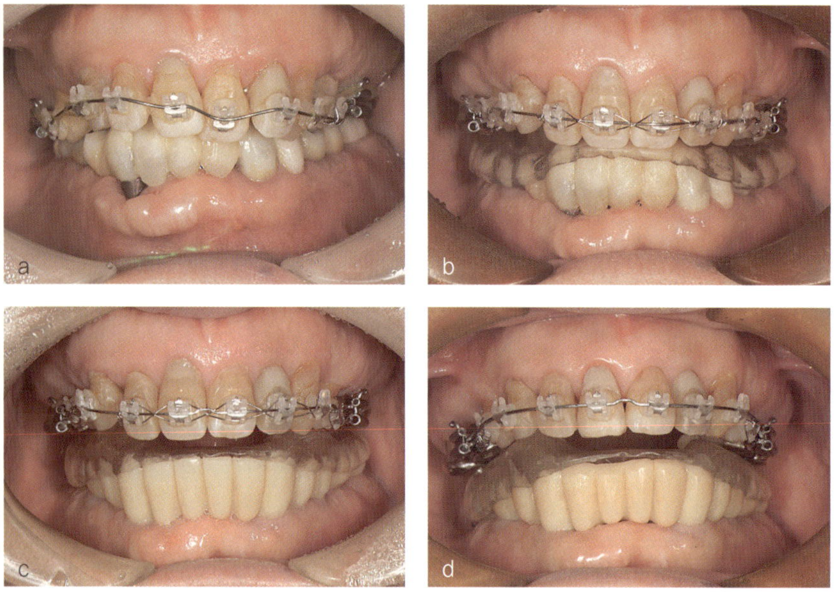

그림 35a~d. **a:** 상악에 브래킷을 장착해 동적 치료를 시작, **b:** 스플린트로 악위를 안정시키면서 치료 진행, **c:** 3회째의 provisional restoration을 장착, **d:** 4회째의 provisional restoration에서 하악의 최종 형태를 확인하였다.

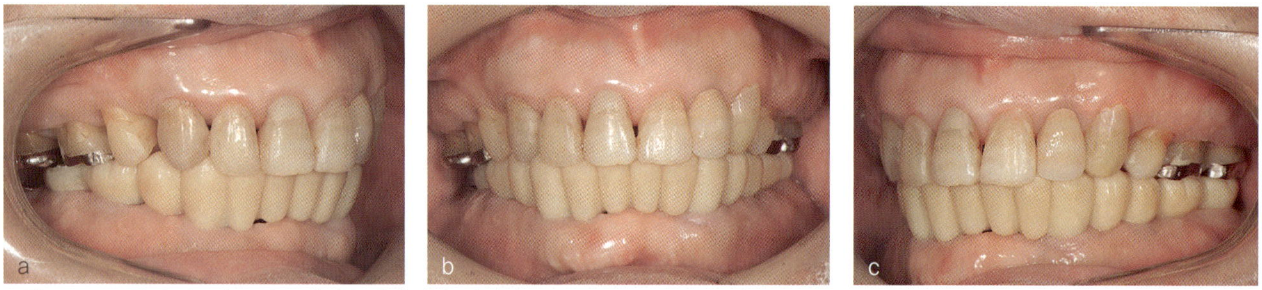

그림 36a~c. 동적 치료가 끝나 브래킷을 떼어 냈다. 마지막 provisional restoration에서 교합 관계를 확인하였다.

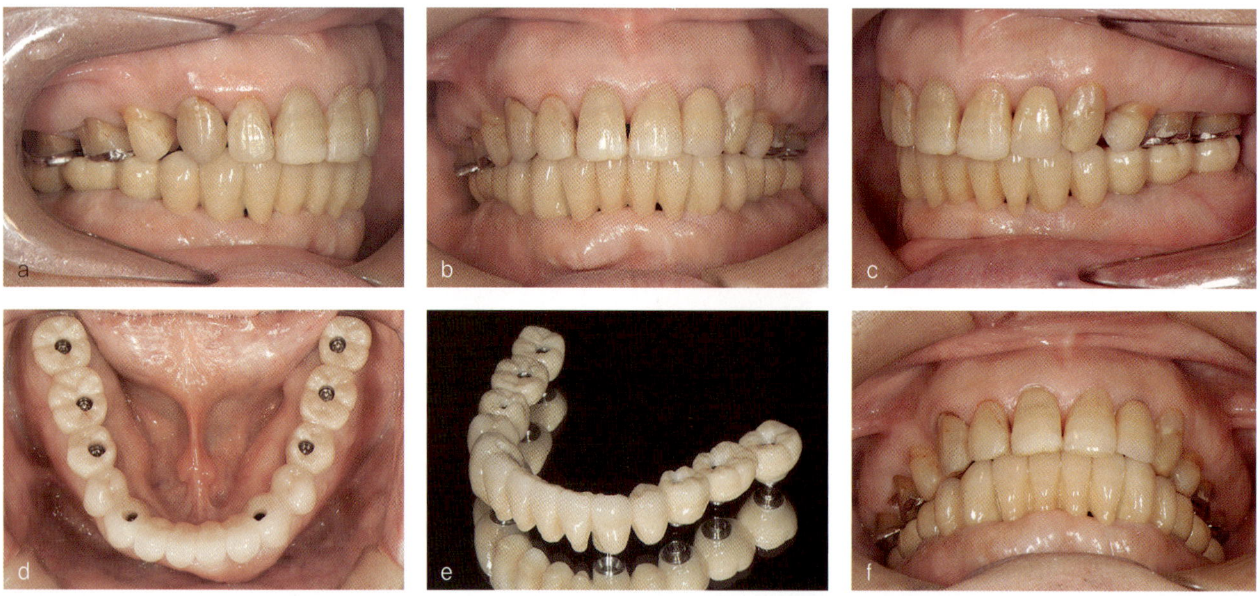

그림 37a~f. 최종 보철물을 장착했을 때의 구강내 모습. CAD/CAM을 이용한 지르코니아 전악 상부 구조를 하악에 장착했다. 셋업에서는 전치의 커플링을 얻을 수 없었지만 하악의 전치를 약간 길게 해 커플링을 부여했다.

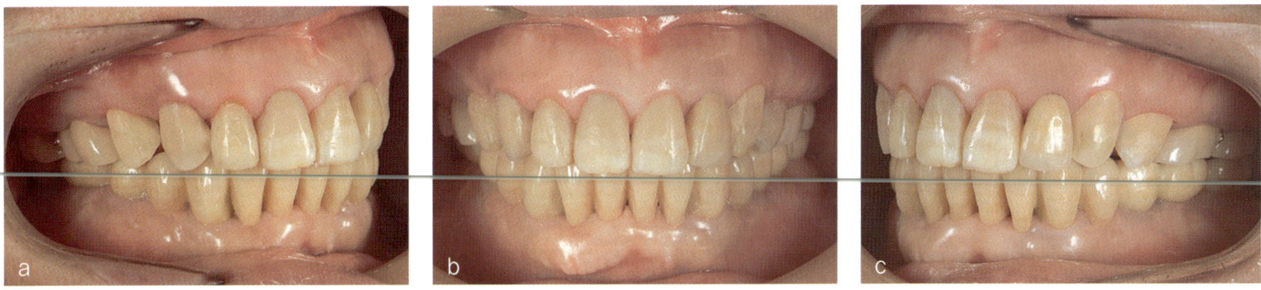

그림 38a~c. 치료 종료 3년 후의 구강내 모습. 큰 문제 없이 기능하고 있다.

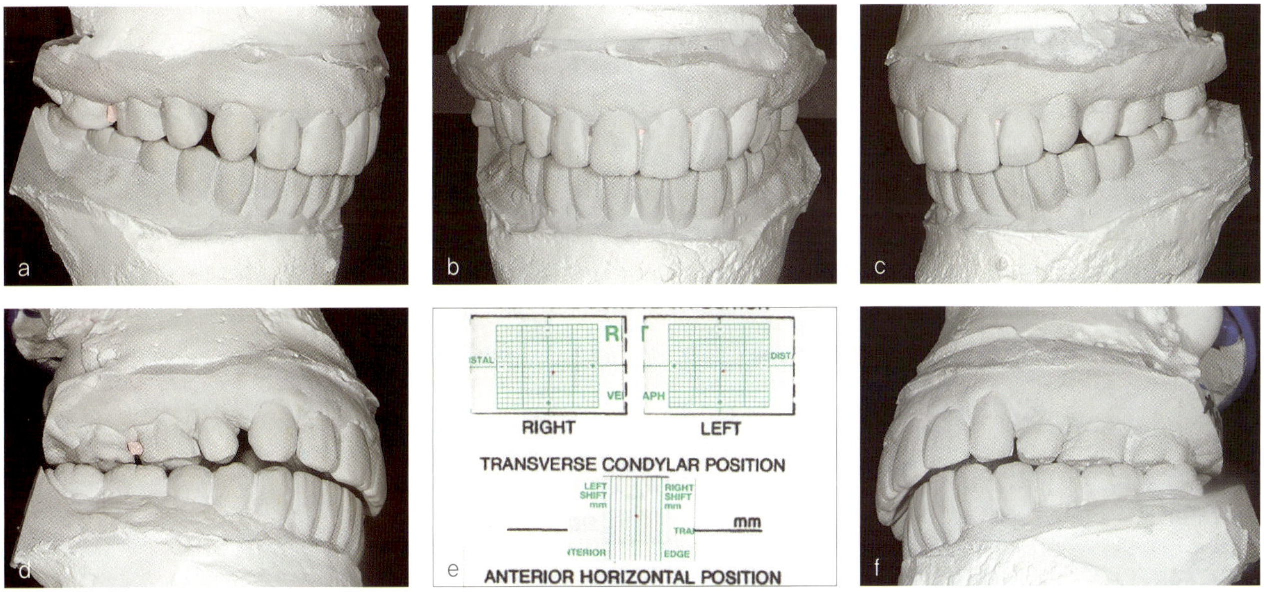

그림 39a~f. Face bow transfer를 이용해 부착된 상 · 하악 모형. CPI 레코드로 CO/CR의 차이가 거의 없는 것을 확인할 수 있었다.

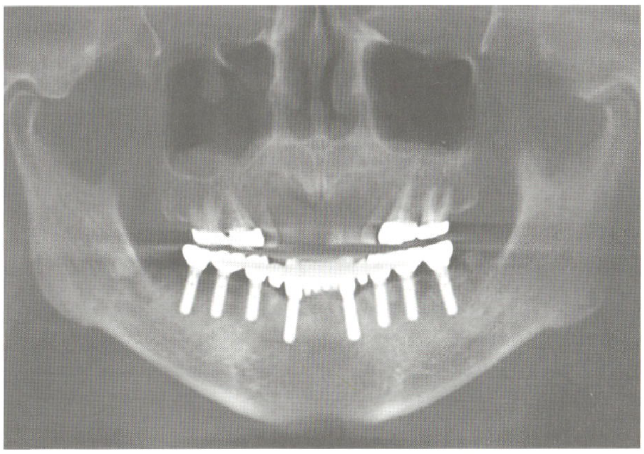

그림 40. 치료 후의 파노라마 방사선사진.

이용해 상악을 교합기에 부착했고 중심위에서 하악을 부착했다. CO/CR의 차이가 거의 없고 관절도 안정되어 있다(그림 40, 41).

상악골의 좌우 비대칭도 개선되고 교합평면도 적절한 위치가 되었으며 기도도 크게 개선되었다. 다만 안모에 관해서는 큰 변화 없이 전형적인 Ⅱ급 경향의 측모이다.

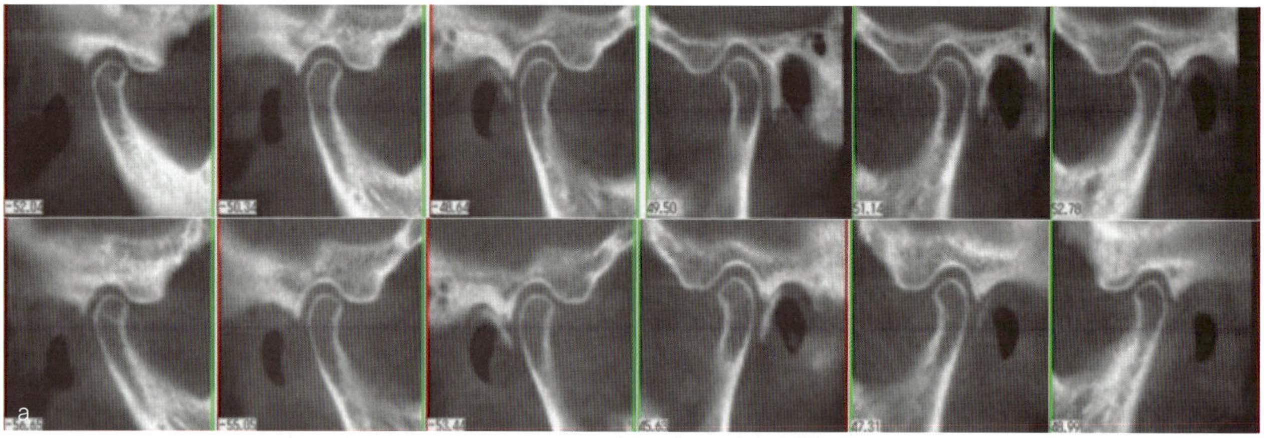

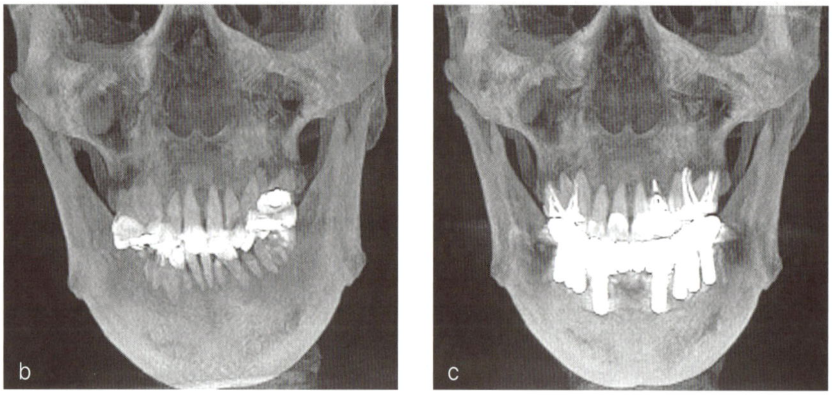

그림 41a~c. 치료 전후의 비교. a 상단과 b는 치료 전, a 하단과 c는 치료 후. 교합평면의 좌·우 기울기가 개선된 것을 알 수 있다.

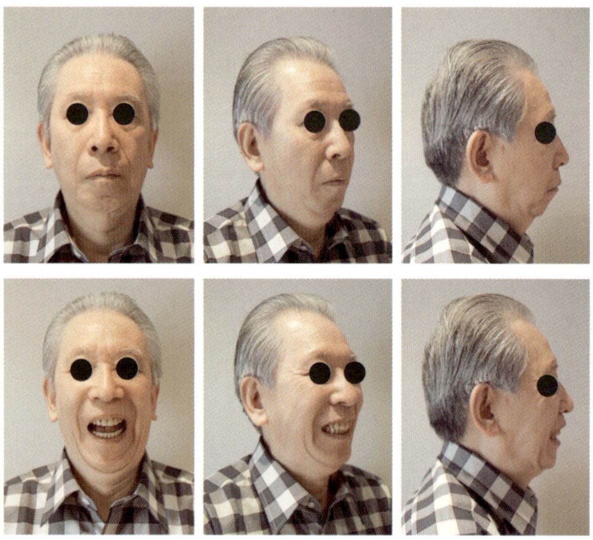

그림 42. 치료 종료 후의 안모. 안모에는 큰 개선이 없지만 구강내와 입가의 기능 및 심미는 크게 개선되어 환자는 만족했다.

입가로부터 보이는 치아의 심미성은 크게 개선되어 현재도 쾌적하게 사용하고 있다(그림 42).

증례 3: 비외과적 해결(보철만으로 치료한 증례)

환자: 56세, 여성

초진: 2010년 7월

주소: #25 치근파절

환자는 주소인 #25의 임플란트치료를 원해 내원했다. 구강내는 과개교합이 심해 정면에서 보면 하악 전치가 숨어 안 보이는 정도였다. 하악 전치는 심하게 마모해 원래의 치관 형태를 상실했다(그림 43, 44).

맨 처음에 CR 바이트를 이용해 교합기에 부착했는데 구강내보다 훨씬 큰 수평피개와 수직피개를 확인할 수 있었다. 안모 사진과 세팔로 방사선사진에서 치열 모형과 같은 문제점을 확인했다(그림 45, 46). 연조직 진단에서는 하안면고가 분명히 낮고 교합고경이 저하해 있는 것이 뚜렷하게 나타났다. 입가의 연조직 진단에서는 ULi-stom이 0, LLi-stom이 −2, Me′이 −3으로 입가의 전후 관계에도 문제가 있는 것을 알 수 있었다(그림 47).

증례 3: 비외과적 해결(보철만으로 치료한 증례)

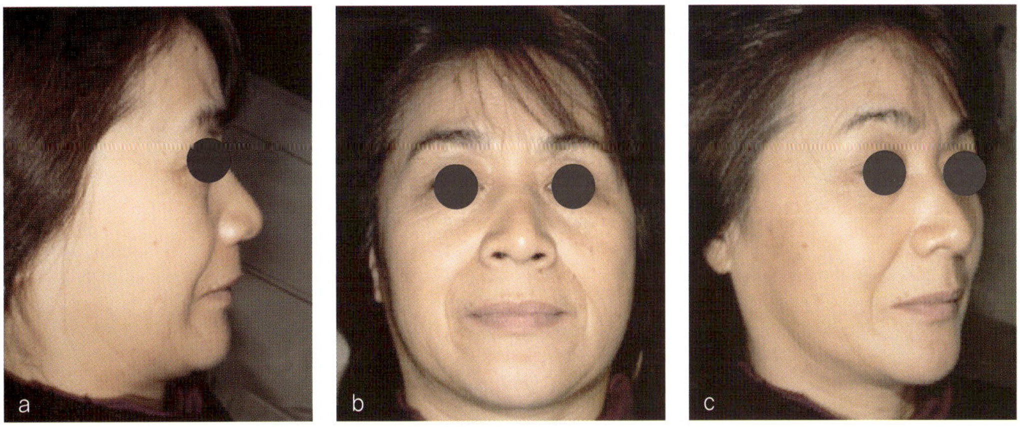

그림 43a~c. 초진의 안모.

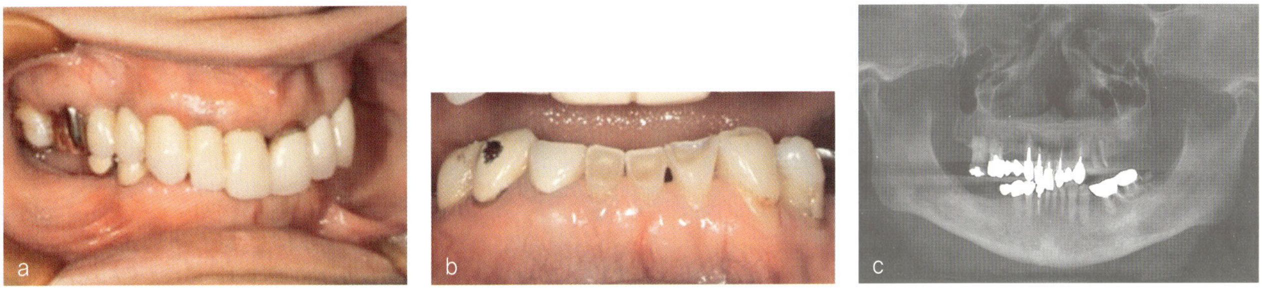

그림 44a~c. 초진의 구강내와 파노라마 방사선사진. 하악 전치부에 심한 마모가 있다.

그림 45a, b. 초진의 세팔로 방사선사진.

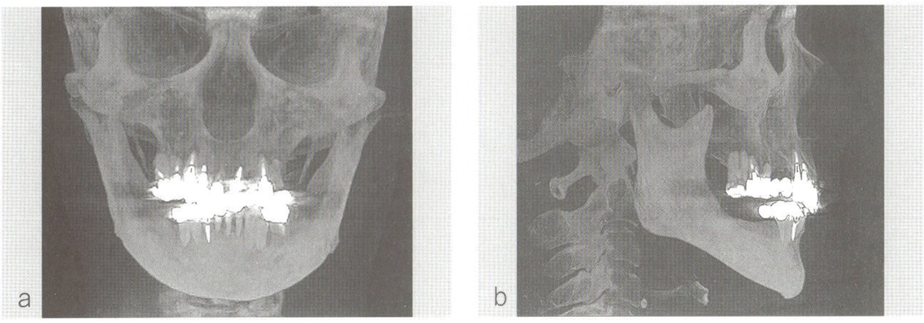

그림 46a, b. Face bow transfer를 이용해 중심위에서 부착한 모형. CO/CR에는 큰 차이 있고 수평피개가 크다.

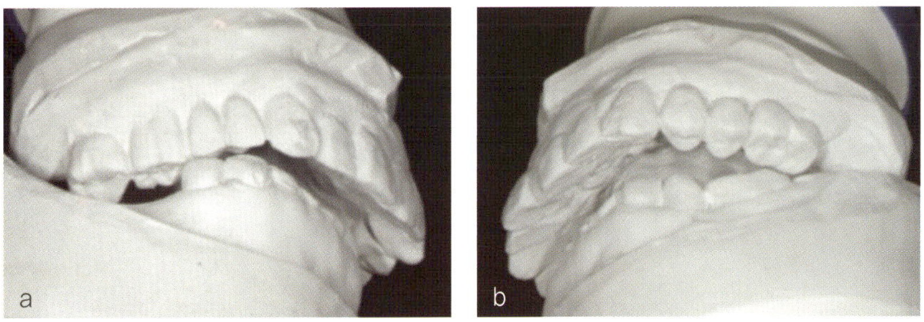

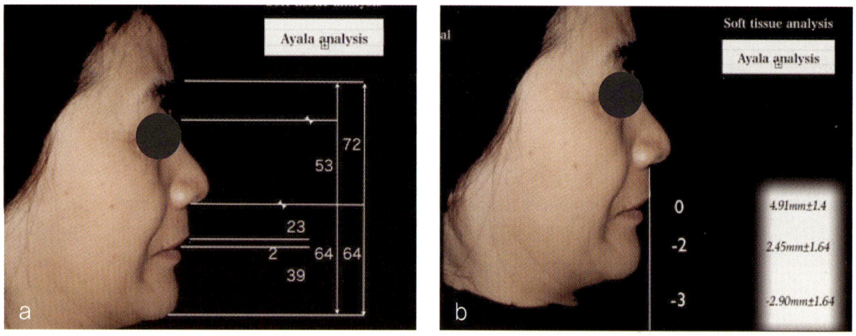

그림 47a, b. 측모 비율 진단.

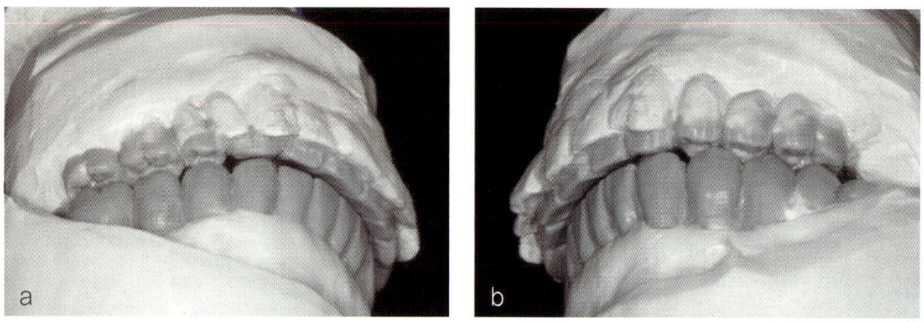

그림 48a, b. 치료 후를 예상한 셋업 모형. 전치의 위치를 크게 개선해야만 한다는 것을 알 수 있었다.

문제점으로 거론된 것은 전악의 불량 보철, 치은의 염증, 과개교합, 하악 전치부의 심한 교모, 다수치 결손, 교합고경의 저하, 교합평면의 문제, 턱관절의 문제였다.

이렇게 문제가 산적해 있지만 가장 중요시해야 할 점은 골격적 요소였다. 근본적인 문제를 해결하기 위해서는 악변형증 수술이라는 선택지가 필요했지만 환자의 나이를 고려하여 임플란트와 보철을 통한 치료를 계획했다.

하악에 남아 있는 자연치에 대해 해부학적으로 이상적인 형태를 부여하고 하악에 대해 적절한 위치에 상악 치아를 배열하려면 셋업 모형처럼 상악 전치의 위치를 크게 이동시켜야 한다(그림 48). 그림 48에 보인 것과 같이 상악 전치의 위치를 크게 바꾸기 위해서는 임플란트치료를 통해서 셋업 모형과 같은 치열을 제작하는 것이 적절하다고 생각했다(상악 전치는 이미 보존 불가능한 상태였음).

먼저 적절한 교합고경을 얻기 위해서 가철성 의치를 장착해 교합을 거상했다(그림 49c~f). 하악 우측 구치의 vertical stop을 얻기 위해서 셋업 모형을 참고하여 임플란트를 식립하고 스플린트 치료를 병용해 악위의 안정을 도모했다. 1년 10개월 후에 가철성 의치를 대신해 교합평면과 교합고경을 고려한 provisional restoration을 장착했다(그림 49g~i).

전치의 위치가 구개측으로 이동함에 따라 naso-labial angle이 커져 술전의 입가보다 악화할 것이 예상되었으므로, provisional restoration 장착 후에 환자에게 전치의 위치와 형태 및 입가의 심미적 문제가 없는지를 확인하도록 했다. 2년 8개월 후의 CPI 데이터에 의하면 CO/CR 부조화는 1mm 이내로 수렴해 있었다.

최종 provisional restoration을 참고하여 최종 보철물을 제작해 구강내에 장착했다(그림 50, 51).

3년 7개월의 치료 기간이 지나 교합고경과 교합평면이 개선된 기능적인 구강내를 얻었다(그림 52).

CT, 파노라마 방사선사진, 세팔로 방사선사진, 안모사진으로부터 술후에 양호하게 변화하고 있는 것을 확인할 수 있다(그림 53~55).

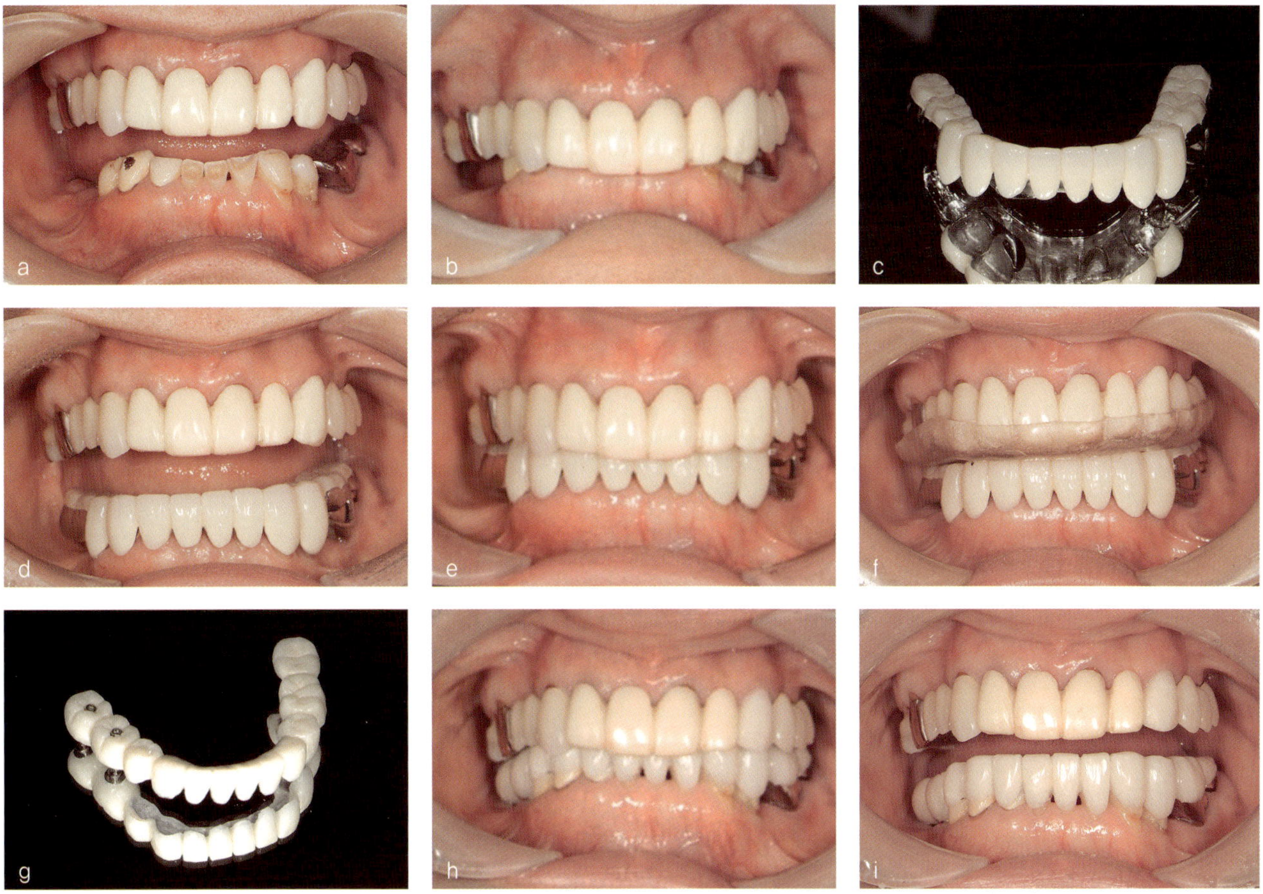

그림 49a~i. 하악 전치부는 교모가 심해 교합할 때는 상악 전치부 뒤로 하악 전치부가 숨을 정도의 과개교합이다(**a, b**). 교합을 거상하기 위해서 사용한 가철성 의치(**c**). 가철성 의치를 구강내에 장착한 상태(**d, e**). 악위의 안정을 얻을 수 있을 때까지 스플린트 치료를 한다(**f**). 악위의 안정 후에 제작한 하악의 전악 고정식 provisional restoration(**g**). 고정식 provisional restoration을 장착한 구강내 사진(**h, i**).

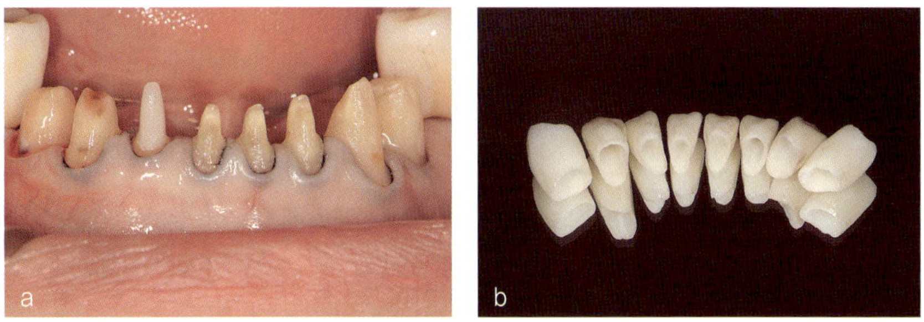

그림 50a, b. 하악 전치부에는 올세라믹 크라운의 최종 보철물을 장착.

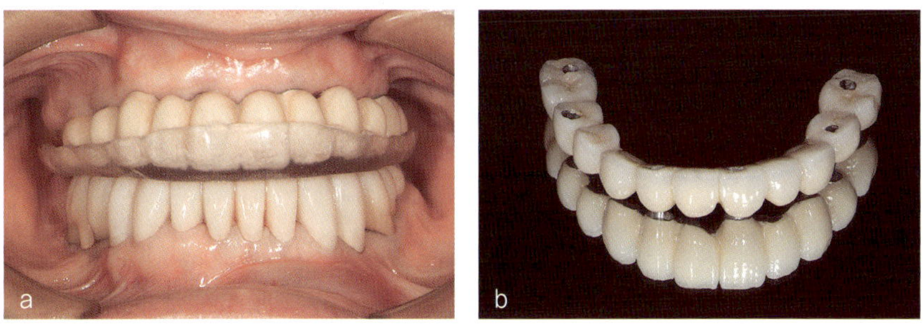

그림 51a, b. 상악에는 CAD/CAM으로 나사 고정의 상부 구조를 제작했다.

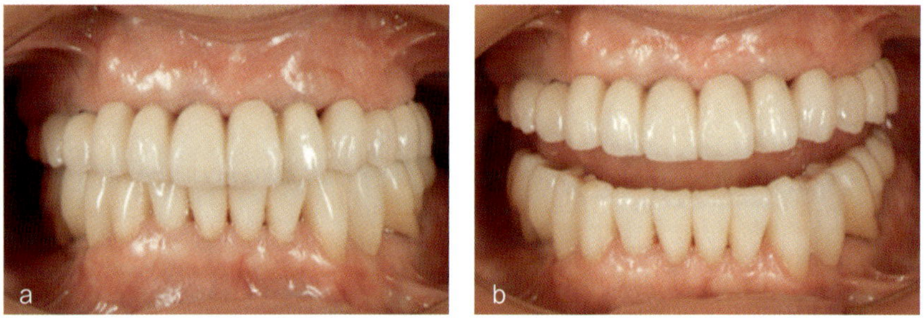

그림 52a, b. 최종 보철물 장착 후의 구강내 모습.

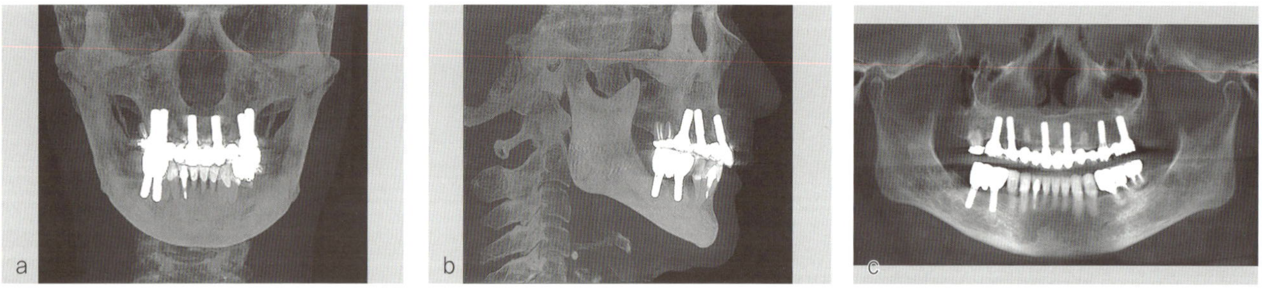

그림 53a~c. 치료 종료 후의 세팔로 방사선사진과 파노라마 방사선사진. 교합평면의 좌 · 우 기울기와 교합평면이 개선되었다.

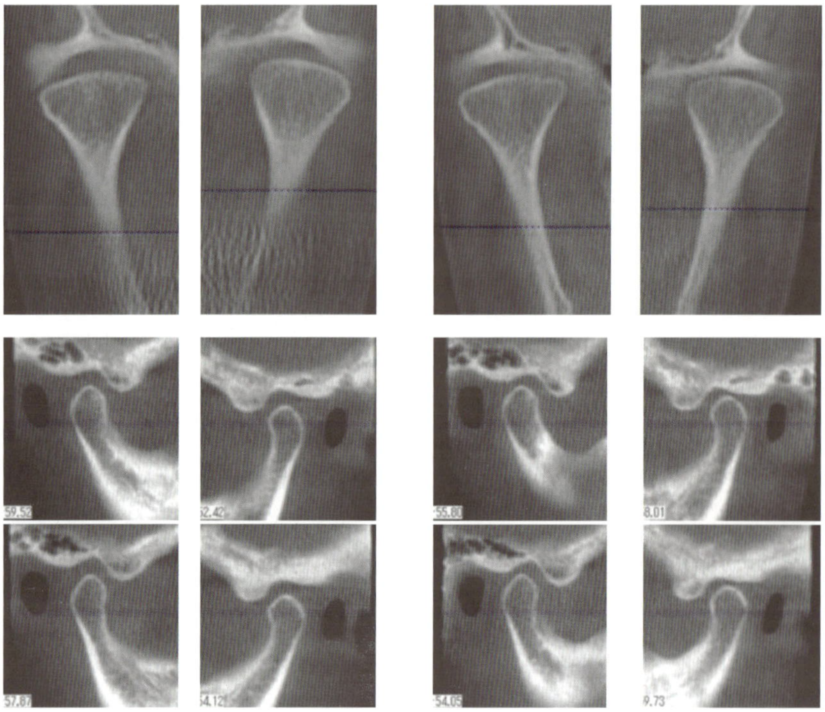

그림 54. 치료 전 · 후의 턱관절 CT. 왼쪽 사진은 치료 전, 오른쪽 사진은 치료 후. 관절와보다 하방에 있었던 하악과두가 술후에는 적절한 위치로 개선되었다.

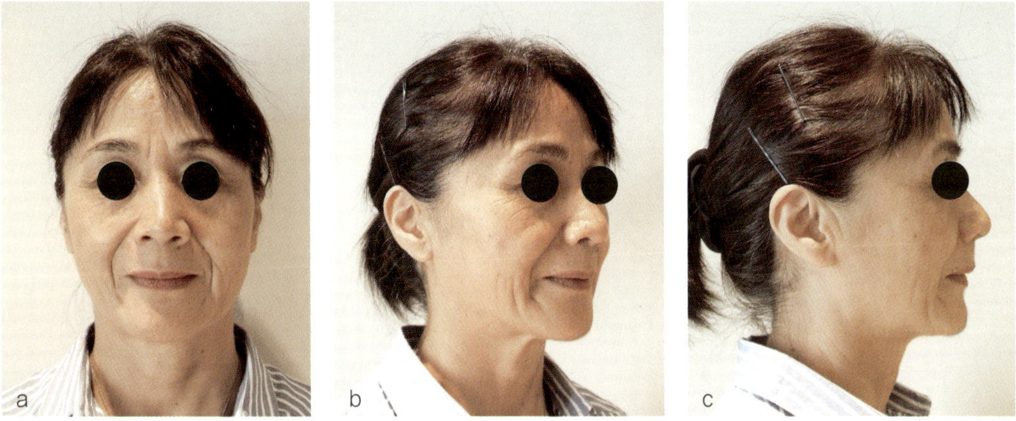

그림 55a~c. 치료 종료 후의 안모 사진. 교합고경을 거상함으로써 하안면고가 높아져 심미적인 안모를 얻을 수 있었다.

증례 4: 비외과적 해결(교정만으로 치료한 증례)

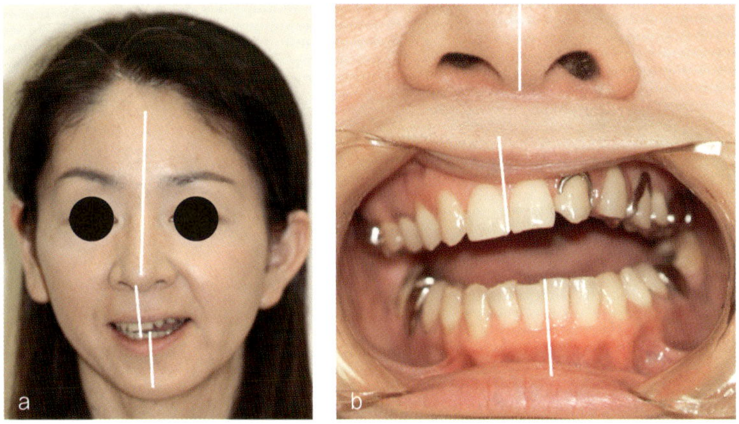

그림 56a, b. 초진의 안모와 구강내 모습. 상악은 얼굴의 정중에 대해 우측으로, 하악 정중은 좌측으로 나온 것을 알 수 있다. 교합평면은 오른쪽 아래로 내려가 악변형증인 것을 알 수 있다.

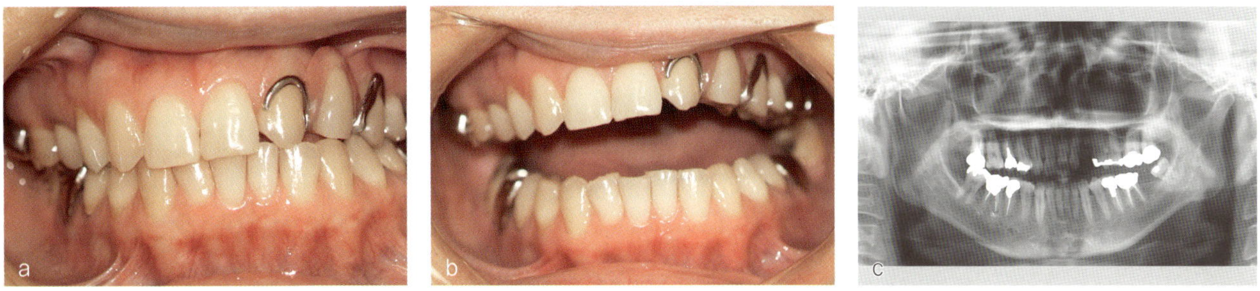

그림 57a~c. 초진의 구강내와 파노라마 방사선사진.

증례 4: 비외과적 해결(교정만으로 치료한 증례)

환자: 37세, 여성

초진: 2007년 3월

주소: #23 결손 부위에 임플란트치료를 원함

#23의 결손 때문에 가철성 의치를 사용하고 있는데 결손 부위에 임플란트치료를 원해 내원했다.

안모 사진을 봐도 분명한 것처럼 상악골의 왜곡과 하악골 하악지의 좌 · 우 차이 등 골격적으로 큰 문제를 안고 있었다(그림 56, 57).

지면 사정으로 생략하지만 CBCT 영상 소견으로부터

#23에 해당하는 부위의 뼈가 매우 얇아 골조성이 필요하다고 진단했다. 정면 안모 사진에서 중안면과 하안면 정중의 왜곡이 심하며, 구강내 소견에서는 교합평면의 큰 경사와 함께 상·하악 정중의 불일치를 확인했다. 또한 세팔로 규격 사진으로부터도 같은 고찰을 얻을 수 있었기 때문에 악변형증으로 진단했다.

결손 부위에만 임플란트치료를 하는 것보다는 근본적인 해결이 필요하다고 판단해 교정의와 상담했다. 수술을 통한 악변형증의 골격적인 문제 해결이 이상적이었지만, 환자의 육아 문제나 가정 내의 문제 등으로 악정형수술을 받는 것은 어려웠다. 그 때문에 악정형수술을 동반하지 않고 해결하는 방법을 검토했다.

우선 스플린트 요법을 시작해 악위의 틀어짐을 시정했다. 약 1년의 스플린트 요법을 시행해 구강내에 큰 변화를 볼 수 있었다(그림 58). 그 후 약 3년 동안 치열 동적치료를 하여 결과적으로 임플란트치료 없이 치료를 마쳤다(그림 59~63).

상악골의 왜곡 등 골격적인 문제가 근본적으로는 해결되지 않았지만 악위의 안정과 치아의 이동으로 치료를 마칠 수 있었다.

치료 종료 후 약 7년이 지났지만 큰 문제도 없고 정기적인 유지관리 이외에는 치과의원에 통원하는 일도 없게 되었다.

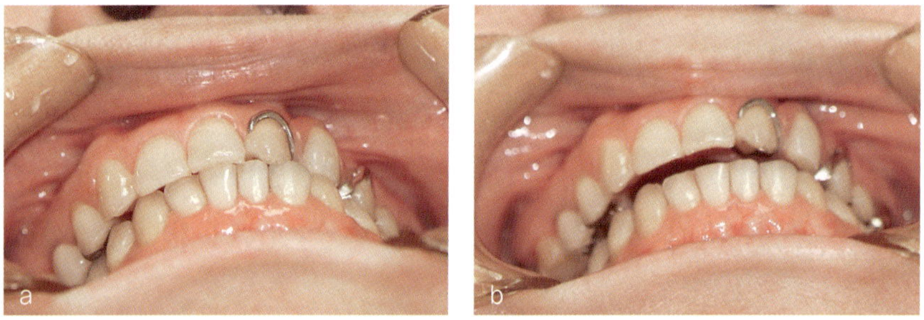

그림 58a, b. 초진의 커플링 상태(a)와 스플린트를 장착해 악위를 중심위로 유도한 후의 전치 커플링 상태(b). 초진과 비교해 수평피개가 있는 것을 알 수 있다.

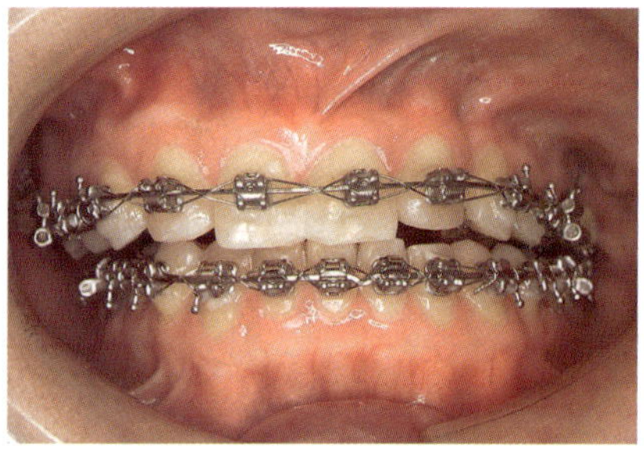

그림 59. 교정 중의 구강내 모습.

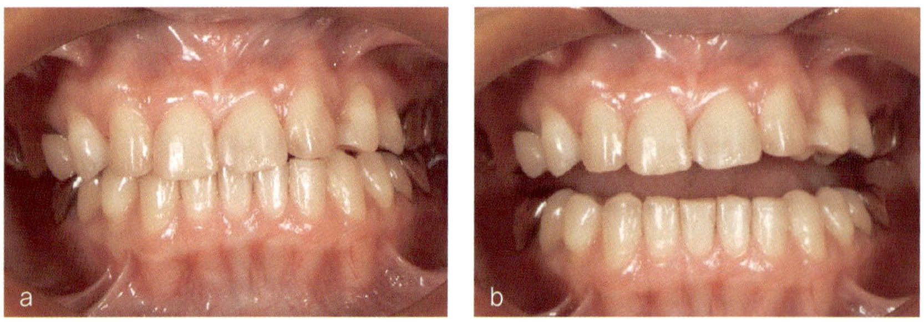

그림 60a, b. 치료 종료 후의 구강내 모습. 임플란트치료는 하지 않고 교정만의 치아 이동으로 교합평면은 초진보다 개선되었다. 악정형수술은 하지 않았지만 구강내는 안정되었다.

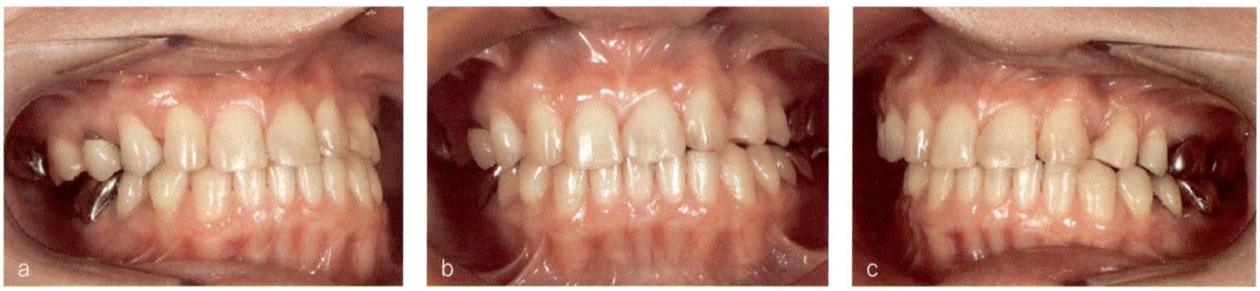

그림 61a~c. 치료 종료 후 약 7년의 구강내 모습.

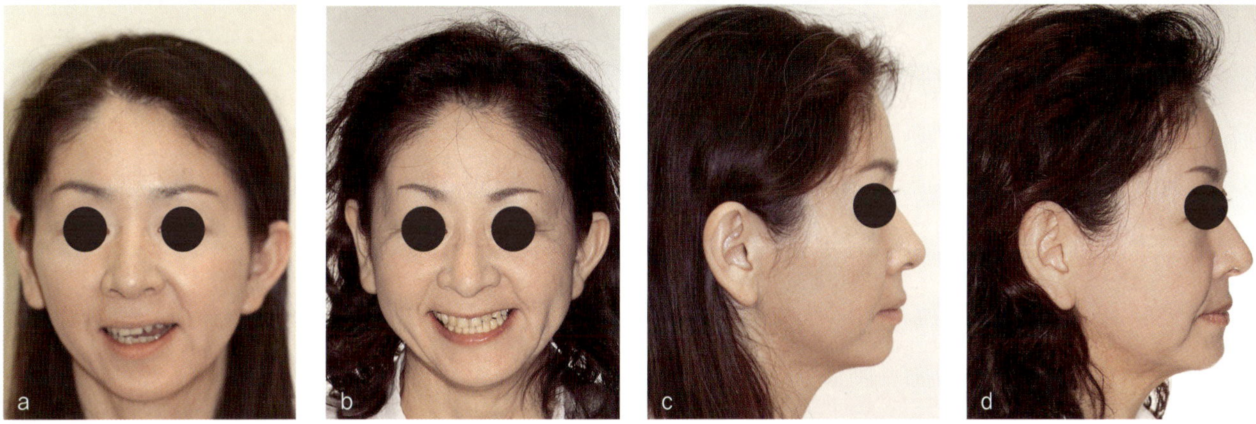

그림 62a~d. 초진과 술후 10년의 안모 비교. 악정형수술을 하지 않았기 때문에 큰 변화는 없지만 임플란트치료 없이 교정치료만으로 주소를 개선했고 환자는 문제없이 지내고 있다.

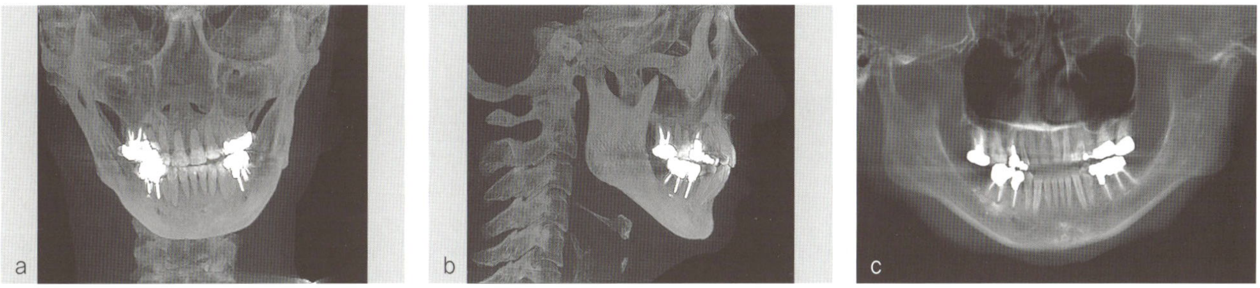

그림 63a~c. 술후의 세팔로 방사선사진과 파노라마 방사선사진.

정리

난증례는 골격적인 문제를 고려해야 하는 증례가 많고 다른 진료과와 연계한 치과치료를 해야 한다고 생각한다.

이 장에서는 난증례와 그 치료 방법을 정리하고 자료 수집과 진단 방법에 대해서 실제의 증례를 섞어서 자세히 서술하고자 했다. 향후의 치과 임상에서 난증례 해결에 도움이 되었으면 좋겠다.

감사의 말

스플린트 치료에서 악위의 안정과 치아의 동적 치료를 담당하는 Takagi Yukino 선생님, 악정형수술을 담당해 주신 후쿠오카대학 의학부 치과구강외과학 교수 Kikuta Toshihiro 선생님, 영상진단에 대해 조언해 주시는 홋카이도대학 치과방사선학 교수 Minowa Kazuyuki 선생님, 3D 영상으로 관절을 진단하는 Furuya Tadanori 선생님께 깊이 감사드린다.

3

교합 재구성에 포괄적 치료를 융합한 교합론

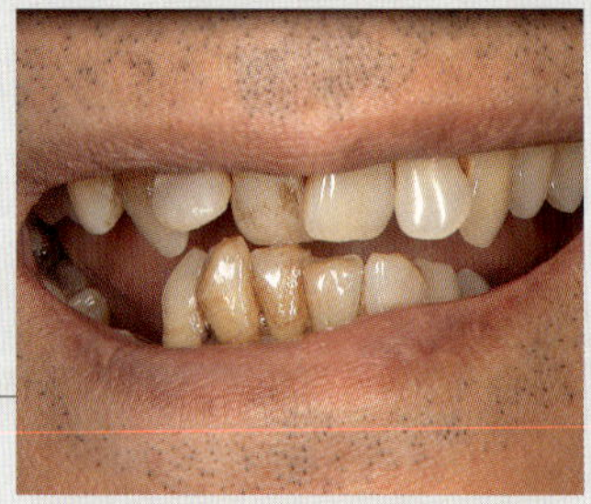

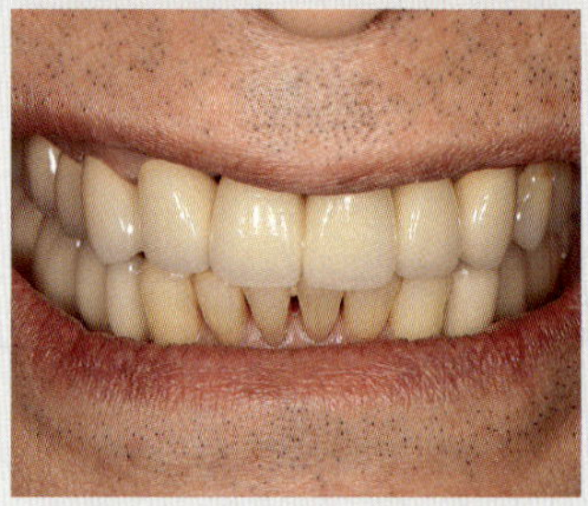

Kiyonobu Saburi (佐分利清信)
아이치현 사부리 치과
연락처: (우)460-0003 아이치현 나고야시 나카구 니시키 1-20-25
히로코지YMD 빌딩 2F

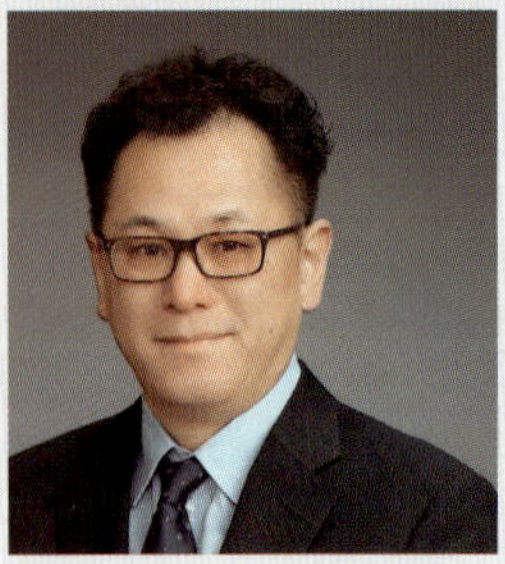

1. 교합과 치과 교정치료, 필자의 생각

시작하며

일반적으로 치과에서 보철치료와 교정치료는 다른 분야로 생각되지만, 필자는 교합의 관점에서는 둘 사이에 밀접한 관계와 공통성이 있다고 생각한다. 지금까지 대부분의 교정 전문의는 미성년 환자를 대상으로 부정교합의 치료에 전념해 왔다. 근래에는 성인 환자를 취급하는 비율이 증가해 '성인 교정'이라는 분야가 독립했고, 더 최근에는 중 · 노년 환자에 대한 교정치료의 필요성도 증가해 왔다. 그중에서도 치주질환을 동반하는 환자의 교정치료를 '치주-교정'이라 부르는데, 이상적인 치료 결과를 얻기 위해서는 포괄적 치과치료의 필요성이 커지는 새로운 분야가 탄생해 발전되어 왔다.

실제로 필자의 의원을 방문하는 환자 중에는 난증례라고 말할 수 있는 복잡한 문제를 동시에 여러 개 가진 분도 많다. 예를 들면, 다양한 유형의 결손 치열, 부정교합, 골격 이상, 턱관절질환, 불량 보철물의 존재, 중증의 치주질환, 심미적 문제 등이 합병하는 경우에는 당연히 보철치료나 치과 교정치료 단독으로는 치료할 수 없어 전문치료를 복합적으로 조합한 포괄 치과치료가 필요하다[1,2].

최적 하악위

구체적으로 교합치료를 할 때 가장 중요한 요소는 하악위이며, 교합 재구성을 하는 증례에서는 최종 보철물이나 교정치료의 마지막에 최적 하악위에서 치료 교합을 부여하는 것이 목표가 되어야 한다(그림 1)[3]. 교합 이상으로 하악위가 변위해 버린 증례에 대해 지금까지는 이완형(relaxation) 스플린트나 repositioner라 불리는 장치를 이용해 편위한 하악위를 정상적으로 되돌려 안정된 악위를 획득한 후, Dawson 법의 양측 유도법을 병용해 교합채득을 해서 상 · 하 치열 모형을 교합기에 장착하고 최종 보철물을 제작하는 방법을 채택해 왔다.

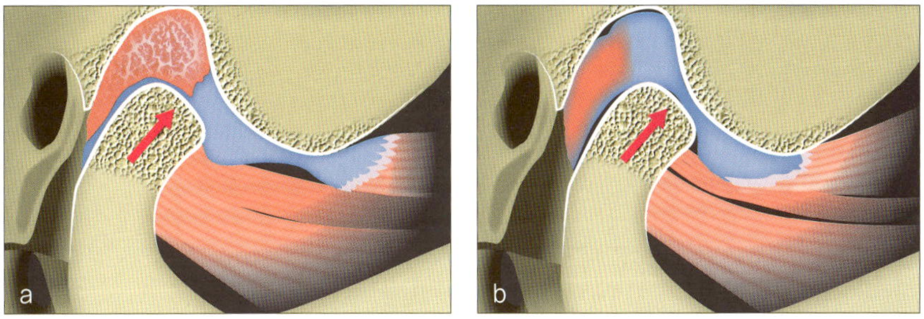

그림 1a, b. 교합치료의 목표. **a:** 턱관절원판 전방 전위, **b:** 정상 상태. **a**처럼 턱관절원판이 전방 전위해 버린 증례에서 하악과두는 후방에 편위한다. 목표는 될 수 있으면 턱관절원판의 위치를 복위시켜 턱관절이 정상 기능을 영위할 수 있는 상태로 치료할 필요가 있다(**b**)(문헌 3에서 변경 인용).

턱관절질환의 검사 · 진단

턱관절질환을 정의하면 턱관절이나 저작근의 통증, 턱관절 잡음, 개구장애 또는 악운동 이상을 주요 증상으로 하는 만성 질환군의 총괄적 진단명이다. 임상에서 관찰되는 턱관절질환은 다음과 같다.

① Parafunction에 관련된 저작근 장애

② 턱관절내장증

③ 변형성 턱관절질환

턱관절내장증은 턱관절질환 병태의 하나로 턱관절원판의 위치나 형태 이상에 의해 야기되는 턱관절의 기능장애이다(그림 2)[4].

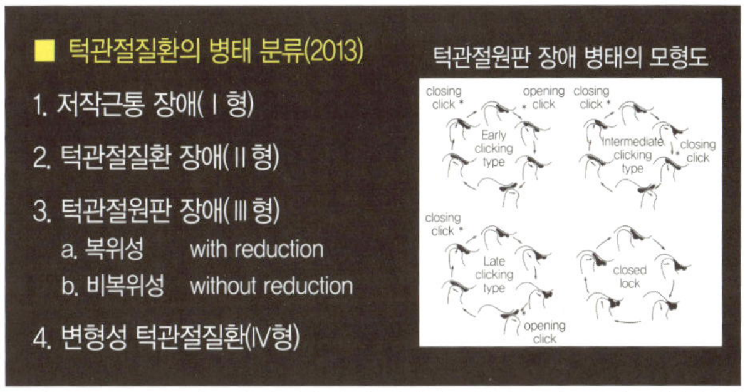

그림 2. 2013년 일본턱관절학회의 턱관절질환 분류[4]. 특히 Ⅲ형의 턱관절원판 장애에서 복위성, 비복위성 턱관절원판 전위의 문제를 뚜렷하게 제시했다. 확정 진단에는 MRI 영상진단이 필수이지만 우리가 치료하는 교합에 이상이 있는 환자에서는 매우 높은 확률로 턱관절원판 전위를 볼 수 있다.

필자가 실제 임상에서 느끼는 점은 교합에 이상이 있어 교합 재구성이 필요한 증례는 턱관절원판이 전방 전위하고 있는 증례가 대부분이고, 하악과두의 형태가 더 변형해 있는 경우도 많이 보인다는 것이다. 교합치료가 필요한 환자는 언뜻 보기에는 턱관절에 이상이 없어도 정밀히 조사하면 턱관절원판 전위를 포함한 턱관절질환인 경우가 많이 포함되기 때문에 더 정확한 검사 · 진단이 필요하다. 또한 교합치료는 동시에 턱관절질환에 대한 치료도 필요하게 된다.

Bruxism 운동과 교합치료의 관계

악운동과 bruxism

사람에서 하루 중에 상 · 하 치아가 직접 접촉하는 시간은 식사 시간을 더해도 17분 정도이고 대부분 시간은 비접촉이라고 한다. 그러나 야간의 수면 bruxism이나 clenching을 할 때 상 · 하 치아의 접촉은 정상자에서 15분, bruxer에서 40분이고[5], 교합력도 낮에는 약 30kgf인 것에 비해 야간의 수면 bruxism이나 clenching을 할 때는 약 50~100kgf라고 한다[6]. Parafunction 등의 비정상 기능에 대해서는 스플린트 요법으로 대응한다는 의견도 있지만 bruxism은 사람이 스트레스를 발산하는 데 필요한 기능이라는 이론도 있다. 따라서 bruxism을 억제하는 게 아니라 bruxism 운동을 원활하게 할 수 있는 교합 양식을 부여하는 교합 재구성의 중요성도 소개되어 있다[7]. 지금까지의 악운동은 한계 운동과 저작 운동에 주목하는 생각이 주류였지만 이 이론에서는 bruxism 운동에 대응하는 것의 중요성을 알려 주어 교합 재구성에서 빠트릴 수 없는 사항이 되었다[8].

2. 교정의와 연계할 때 주의할 점

필자는 연구자가 아니라 일반 임상가의 입장에서 치주, 임플란트, 보철 등을 중심으로 치과치료를 하고 있다. 교정에 대해서는 전문의가 아니지만 지금까지 독학으로 연수해 성인 교정이나 보철 전처치의 MTM을 중심으로 스스로 모든 분야를 취급하는 진료 시스템을 구축했고, 때로는 전문의와 협업하는 것으로 독자적인 포괄 치과치료를 해 왔다.

일본에서는 multi-disciplinary approach가 필요

일본에는 치과 모든 분야에 전문의가 있는 것은 아니다. 또한 보철의와 교정 전문의의 연계 치료에 대해서도 아직 충분히 기능하지 못하는 것이 현실이다.

치과 교정치료는 전문 치료로 고도의 지식과 기술이 요구되는 분야이며 일반 임상가가 교정치료 전반을 마스터하는 것은 쉽지 않다. 그러나 가까이에 자신과 같은 이론으로 연계할 수 있는 전문의가 없을 때도 있으므로 임상가는 교정치료 습득을 목표에 둘 필요가 있다고 생각한다. 실제의 교정치료는 전문의에게 맡긴다고 해도 포괄치료 전반을 성공시키기 위해서는 적어도 교정치료의 지식 습득은 필수라고 생각한다.

3. 임상 증례 고찰

보철치료, 교정치료 단독의 접근에서는 저절로 치료 결과에 한계가 발생한다. 둘의 단점을 보충하는 포괄적인 대응을 하고, 나아가서는 치주치료와 임플란트치료 등의 응용을 포함해 이상적 치료 결과를 추구하는 종합 임상의 중요성에 관해서 서술하고자 한다.

악안면 포괄 치과치료란: 악안면, 골격구조의 문제를 분석해 가능한 한 최적화하는 것

필자가 목표로 하는 악안면에 대한 접근이란, 외과 교정을 할지 말지의 경계선에 있는 악안면 · 골격구조 이상 증례와 같은 복잡한 증례에 대해 전문적 치료의 복합적인 활용으로 악안면의 좌우 대칭성을 개선하거나, 상 · 하악골이 마주하는 관계의 균형을 정돈하거나, 하안면 프로파일의 심미성을 개선하거나, 보철적으로 교합 재구성을 해, 교합 기능을 최적화하는 것을 목적으로 한 종합 치과 임상을 의미한다. 다시 말해서 악안면-포괄 치료의 목표는 심미성 · 기능성의 개선과 안정성의 획득이지만 구강내뿐만 아니라 악안면이라는 넓은 관점에서 상 · 하악이 마주하는 관계, 형태와 구조를 변경해 악안면의 심미와 조화, 기능 개선을 목표로 하는 종합 임상이라고 할 수 있다.

그리고 이것은 치주치료, 임플란트치료, 보철(교합)치료, 교정치료의 전문적인 테크닉을 구사해 복합적으로 활용함으로써 일반적으로는 해결이 어려운 악안면-골격구조(dento-facial)의 문제, 심미 장애, 교합 기능 이상 등을 가능하면 이상적인 상태에 가깝게 할 수 있는 치과치료이므로, 임상가는 다방면에 걸친 전문 분야의 지식과 기술을 습득할 필요가 있다.

근래 디지털 치과의학 분야의 발전이 눈부시지만 필자는 그중에서도 특히 광범위 촬영 영역의 치과용 CT를 응용한 악안면 3D 분석 기술을 융합해 새로운 진단과 치료 시스템을 단계적으로 구축해 왔다.

악안면-골격구조(dento-facial) 분석과 치료 계획 수립

악안면-골격구조 분석이란 악안면을 구성하는 기본 구성요소인 치아, 치열, 치주조직, 치조골, 골격, 턱관절, 얼굴 연조직 등을 대상으로 형태와 양, 삼차원적 위치 관계를 분석해 문제점을 추출하고, 가능하면 이상적인 상태에 가깝게 만드는 치료법을 결정하기 위한 분석법이다. 이것은 심미 분석을 포함해 치아의 형태와 색조, 치아와 입술의 관계, 치아와 얼굴 연조직 및 골격의 관계에 대한

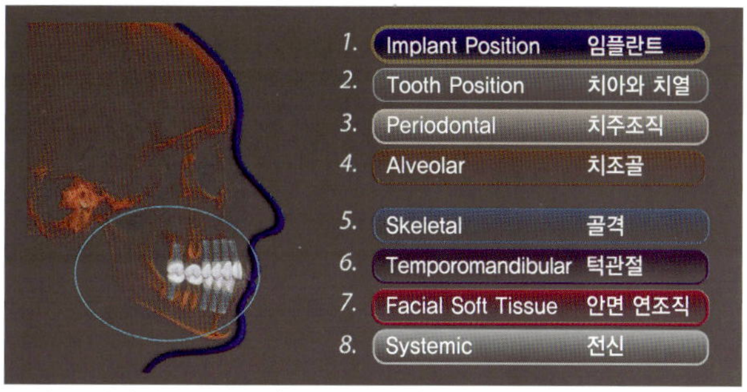

그림 3. 악안면-골격구조(dento-facial)를 구성하는 기본적 구성요소(문헌 9에서 변경 인용).

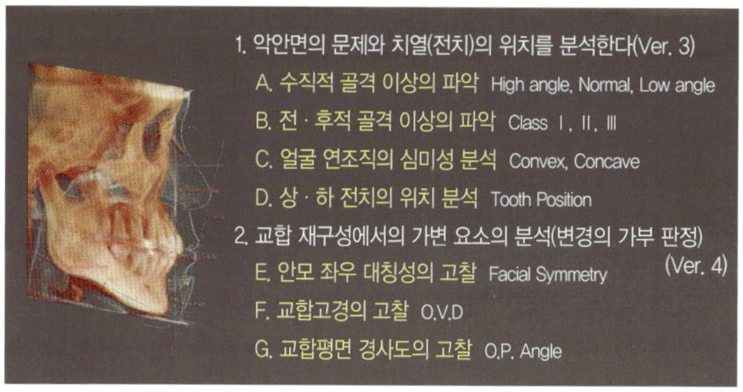

그림 4. Simplified 분석 Ver. 3과 Ver. 4. 악안면-골격구조를 간략하고 정량적으로 분석할 수 있다.

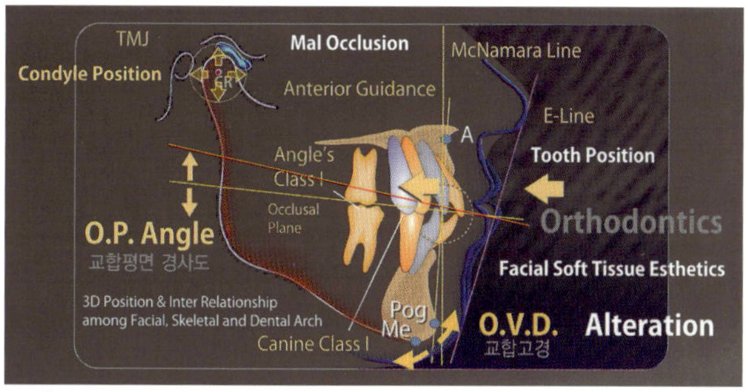

그림 5. V.T.P.: visual treatment plan. 상·하 전치의 위치, 입술 돌출도, 교합고경, 교합평면 경사도, 하악위 등을 평가하고 치료 목표를 설정할 수 있다.

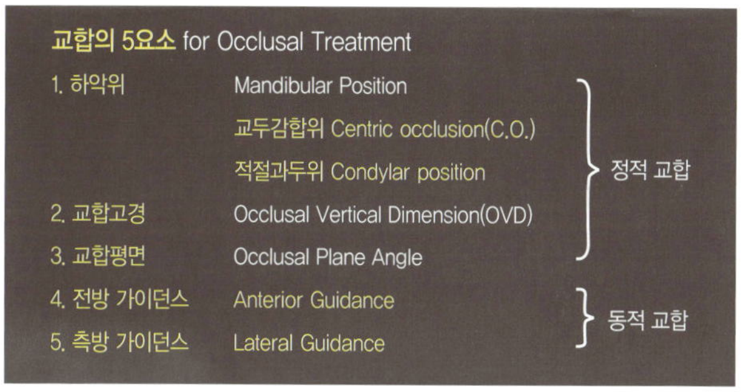

그림 6. 필자가 생각하는 교합 상태를 평가하기 위한 5요소.

객관적인 분석과 3D 세팔로 분석을 이용해 구성요소의 삼차원적 상호 관계를 분석하는 방법이다(그림 3, 4)[9,10].

V.T.P.: visual treatment plan(치료 목표)

이 분석법의 뛰어난 점은 술전에 분석한 결과를 바탕으로 변경 가능한 요소와 치료의 한계를 고려하면서 치료 목표를 설정해 이론상 가능한 범위에서 최종 목표를 예측할 수 있다는 것이다. 예를 들면, 상악과 하악 전치를 순측 또는 설측으로 얼마나 이동시켜야 하는지, 그로 인해 입술 돌출도는 개선되는지, 교합고경과 교합평면의 경사도를 변경해야 할지 말아야 할지, 그것들이 기술적으로 가능한지를 진단해 치료 계획을 세울 수 있다(그림 5).

악안면-골격구조의 치료 목표

악안면의 골격 이상과 악변형증은 기본적으로 구강외과 영역의 성형수술을 하지 않으면 완전히 치료할 수 없다고 이야기해 왔다. 그러나 환자가 외과 교정을 거부하는 예도 있고 고령자로 결손 치열과 중도 치주염이 동시에 발생하는 등 외과 교정을 적용할 수 없는 예도 있다. 또한 골격 이상의 정도가 외과 치료의 경계선에 있으면 해부학적인 한계는 있지만, 외과 이외의 수단을 이용해 가능한 만큼 악안면 형태와 구조를 최적화하는 것을 목표로 하는 개념도 있다[10].

교합 재구성 치료의 관점

필자는 '교합의 5요소'인 하악위, 교합고경, 교합평면, 그리고 한계 운동로인 전방 가이던스, 측방 가이던스를 평가해 각 요소의 최적화 가능성을 진단한다(그림 6).

최적 하악위의 정의

1987년 이후 중심위(centric relation: CR)의 정의는 The Glossary of Prosthodontic Terms 5th(GPT-5)[11]에서 다음과 같이 제시하고 있다. '하악와 내에서 하악과두가 각각 하악와의 전상방에서 관절 결절의 사면과 마주하고 또한 턱관절원판의 가장 얇고 무혈관성인 부분과

감합하고 있는 상 · 하악의 위치 관계로, 이 관계는 치아의 접촉에 의존하지 않는다'. Sato는 '하악과두와 턱관절원판 그리고 관절 결절의 관계가 생리적으로 정상 관계인 것이 CR의 진정한 의미이고, 이것이 지금까지 하악위라는 단어와 혼동해 이용되어 온 것이 역사적으로도 큰 혼란을 불러 임상가에게도 교합치료는 복잡하고 난해한 문제라고 생각되어 왔다'라고 서술했다[7].

혼란스러웠던 긴 세월이 지나 2017년에 GPT-9[12]가 발표되었다. 그 안에서 CR의 최신 정의는 'CR이란 치아의 교합 접촉과는 관계없이 결정되는 상 · 하악의 위치로, 그 위치에서 하악과두는 관절 결절에 대해 전상방위를 취하고 순수한 접번 운동을 영위한다. CR은 강제적인 위치가 아니라 생리적인 하악위로 환자는 거기에서 개구, 전방 · 측방 운동을 자유롭게 할 수 있다'라고 기록되어 있어, 이번에는 턱관절원판과의 관계성이 삭제되었다. 그리고 CR은 '순수한 접번 운동을 영위하고 개구, 전방 · 측방 운동을 자유롭게 할 수 있는 위치이다'라고 하는 정의가 제시되었으므로, 악운동이 적절하게 이루어지는지를 확인하는 것이 필수 사항이 되었다. Dawson은 저서 안에서 적응 중심위(adapted centric posture)에 관해 서술하고 있다. 거기에 따르면 '중심위란 하악과두-턱관절원판 복합체가 손상 없이 완전히 적절한 위치 관계로 배치된 상태에 있는 하악과두 축의 위치라고 정의할 수 있다. 턱관절원판의 변위를 동반하고 구조적으로 변화한 턱관절은 적절한 위치 관계로 배치된 턱관절원판의 엄밀한 조건을 채우지 못하므로 중심위에 있다고는 할 수 없다. 적응 중심위란 하악과두가 관절 결절에 대해 최상방위에 제대로 들어 있고 변형한 턱관절이 강한 하중을 문제없이 쾌적하게 수용할 수 있을 때까지 적응이 확립했을 때 얻을 수 있으며, 그 위치에서 상악에 대해 하악을 뜻대로 움직일 수 있고, 게다가 제대로 안정되어 있는 하악위이다'라고 되어 있다[3].

적절한 하악위(mandibular position)의 평가

필자의 CBCT-TMJ 분석은 하악과두 형태의 이상 유 · 무와 정도 · 골밀도 · 주변 피질골 흡수의 유 · 무, 관절 공극량의 계측과 하악과두의 편위 및 턱관절원판 편위에 대한 의심을 분석하고, 나아가 FH 평면을 기준으로 관절 결절의 경사 각도를 계측해 대략의 시상과로각 예측, 좌 · 우 턱관절의 대칭성과 좌 · 우 차이의 분석, 시간 변화에 따른 복수 영상 중첩, 과두위의 변화 방향과 양의 계측 등을 할 수 있다. 이것은 어디까지나 하나의 기준으로서 관절와 내에서 하악과두의 삼차원적 위치 관계를 분석하는 것으로, 요구하는 적절한 하악위를 예측할 수 있는 효과적인 수단이 된다고 생각한다.

술전의 악위나 교합고경을 변경할 필요가 있는 증례에서는 항상 적절한 악위에서 교합을 채득하는 일이 간단하지는 않다. 교합 지지가 없거나 불량 수복물이 다수 있거나 교합 간섭이 있는 경우에는 하악위가 편위해 있을 가능성이 커진다. 비록 겉보기에는 재현성이 있는 tapping point와 최대 교두감합위가 있다고 해도 그 하악위가 적절하지 않을 수 있다고 의심해야 한다.

또한 교합치료가 필요한 환자는 잠재적 턱관절질환이 함께 발생하는 비율이 높아서 턱관절질환의 진단과 치료를 동시에 시행할 필요성이 많아지므로, CBCT를 이용한 턱관절 특히 과두위의 분석을 병용하면 적절한 하악위를 결정하기 위해서는 효과적인 방법이라고 생각한다(그림 7)[13].

GPT-9[12]의 CR의 새로운 정의에도 있듯이 CR에서 교합 재구성이 성공하면 그 위치에서 적절한 악운동을 영위할 수 있다고 제시되었지만, 반대로 악운동을 계측하고 분석함으로써 환자의 적절한 하악위를 결정하는 치료 시스템도 소개되어 있다[7]. 필자는 교합치료의 새로운 대처로서 증례에 따라서는 이 시스템을 채택할 만한 가치가 있다고 생각한다. 또한 지금까지는 악운동 중에서도 저작 운동에 주목하는 경향이 있었지만, 'bruxism에 의한 그라인딩(grinding) 운동을 최적화하는 교합 재구성'을 목표로 할 필요성도 알려지고 있다.

악운동이란?

악운동은 교합 기능의 좋고 나쁨을 표현하는 하나의 지

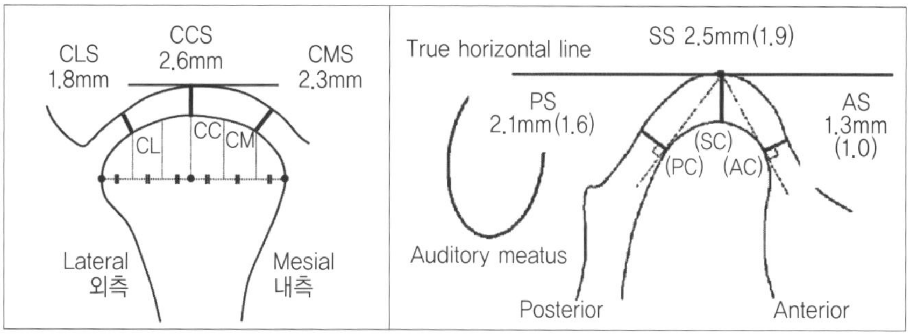

그림 7. Ikeda의 CBCT를 이용한 TMJ 영상진단[13]. TMJ 영상진단으로 관절 공극량을 정량적으로 계측해 적절한 하악위인지 아닌지 분석하는 방법이 소개되어 있다. 각 수치는 관절 공극량(mm)이고, ( ) 안의 숫자는 비율을 나타낸다.

표라고 할 수 있다. 또한 악운동을 분석하면 교합 재구성에서 치료 악위를 결정하기 위한 중요한 정보를 얻을 수 있다. Sato 등이 주장하는 'RP–TRP 콘셉트'가 제시하는 것처럼 CADIAX와 condylograph 등의 악운동 해석장치를 이용해 환자의 다양한 악운동을 기록하고 운동 궤적 등을 전문 지식에 기초해 분석하여, 기준위로서 구한 RP(reference position)에서 TRP(therapeutic reference position)로 악위(과두위)를 삼차원적으로 어느 정도 변경해야 하는지를 결정한다. 즉, 구강내에서 교합 채득하는 일 없이 교합기에 장착한 모형에서 최종적 치료 악위를 RP에서 TRP로 삼차원적 위치 관계를 변경해 스플린트나 provisional 크라운, 최종 보철물을 정확하게 제작하고, TRP에서 재구성한 교합 관계의 보철물을 환자에게 장착해 적응을 확인하는 방법론이다[14].

악운동이란 Fosselt's figure(하악의 한계 운동 영역) 내에서 하악의 전 · 후 운동, 좌 · 우 측방 운동, 개폐 운동, 그 밖에 추잉 사이클(운동)이나 bruxism 운동(유사 그라인딩 운동) 등이 있는데, 각각 기록한 운동 궤적을 계측 기기의 화면에서 겹치면 환자 특유의 악기능 문제점이 추출되는 예도 있다.

증례 1(그림 8~23)

환자 나이와 성별: 63세, 남성

초진: 2009년 9월

주소: 오른쪽 아래 어금니가 심하게 흔들려, 임플란트치료를 원함

검사 결과 #35, 36, 46 결손과 잔존치의 광범성 중등도 만성 치주염(generalized mild to severe chronic periodontitis)이 있다. 교합지지 영역은 하악 소구치와 대구치에 2개씩 있지만 치주염, 근심경사의 부정교합, 동요도가 심하고 교합 지지 능력을 현저하게 상실했으며, 구치부 교합 붕괴와 전치부의 총생 및 고도의 과개교합을 보였다. 이 증례는 치료 난이도가 매우 높아 심미적 · 기능적으로 이상적인 치료 결과를 요구하기 어렵지만, 환자의 강한 희망도 있어 포괄 치과치료를 통해 교합 재구성을 하기로 했다.

이러한 증례에서는 단지 치주질환의 검사 · 진단만으로 전악적인 보철 설계를 포함한 치료 계획을 세울 수는 없다. 이제까지의 검사에 따르면 치열 · 교합 및 악안면 구조의 문제도 의심스럽기 때문에 악안면–골격구조(dento–facial)의 검사 · 진단까지 필요하다. 그런 경우에는 세팔로 분석이 매우 효과적인 검사법이 되어 골격 이상, 얼굴 연조직의 심미성, 상 · 하 전치의 위치, 악안면–골격구조의 이상을 분석할 수 있다. 또한 교합 관계를 진단하기 위해 교합고경 및 교합평면 경사도를 분석해 보면 교합 재구성의 필요성이 분명해진다.

교합고경은 하안면고(lower facial height)의 계측으로 분석할 수 있다. 평균치가 49.0°(±4.0)인데 이 증례는 35.7°로 계측되어 가능하면 10.0° 정도 교합거상을 하고 싶지만, 심한 brachiofacial 타입이며 교합력이 강하기 때문에 약간만 교합을 거상하는 치료 계획을 검토했다. 또한 교합평면 경사도는 brachiofacial 타입의 평균치가 7.0°인데 1.4°로 거의 FH 평면과 평행하다고 계측되었기 때문에 5° 정도 급경사로 변경해야 한다고 진단했다.

증례 1

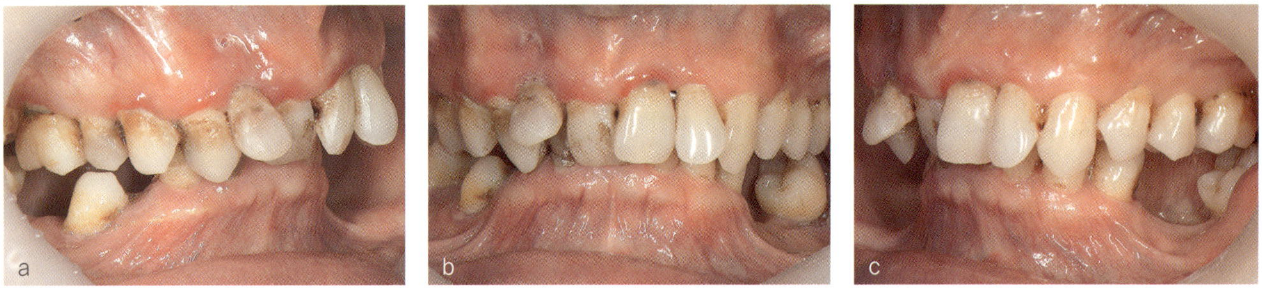

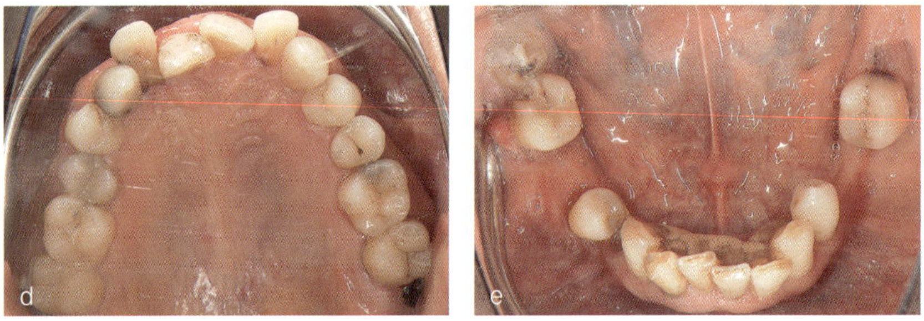

그림 8a~e. 초진의 구강내 모습. 치주염, 결손 치열, 치열 부정, 교합 관계의 이상, 우식 등 다양한 문제가 있는 치료 난이도가 높은 증례였다.

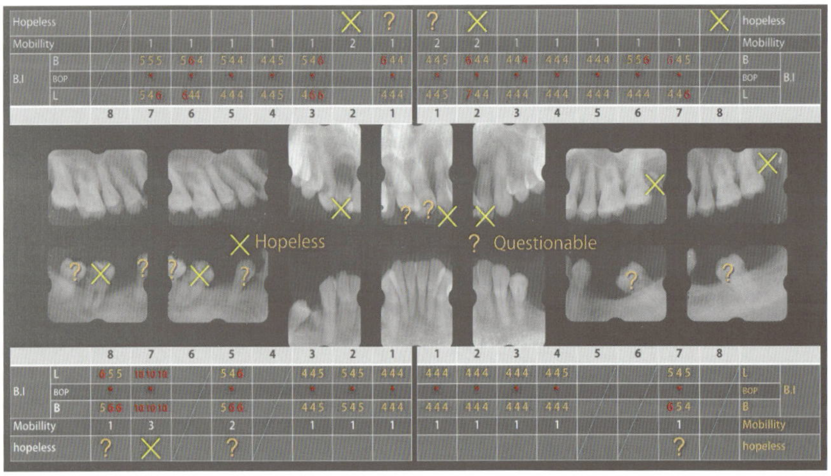

그림 9. 초진의 구강내 표준 방사선사진 14매법과 치주조직 검사표. #35, 36, 46 결손, 하악 구치부 잔존치는 근심경사와 치주염, #47은 근첨성 치주염으로 교합 지지 능력을 상실했고 구치부 교합 붕괴, 전치부 과개교합, 교합평면의 큰 왜곡 및 치열 부정의 양상을 보였으며, 교합 고경의 저하, 하악위의 편위 등 교합 관계의 이상이 의심되었다.

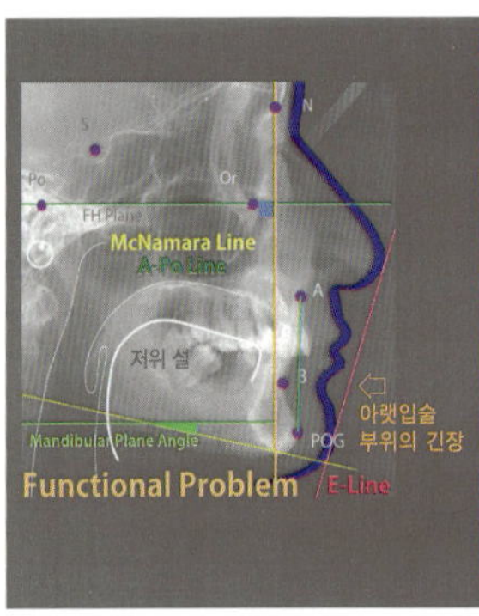

Simplified Analysis by Saburi

	Analysis(Ver.3)	Clinical Norms	Measure	
A	1. 하악하연평면각 (Deg)	+28.8±5	+13.3	**
	McNamara line과	(수평 거리)		*
B	2. A점 (mm)	+1.0±2	+7.2	
	3. Pogonion (mm)	−3.3±2	+6.2	*
C	4. E-line과 아랫입술 (mm)	+2.0±2	−3.4	**
	A-Pog line과	(수평 거리)		
D	5. 상악 전치 절연 (mm)	+6.2±1.5	+3.2	*
	6. 하악 전치 절연 (mm)	+3.0±1.5	−2.5	**

	Analysis(Ver.4)	Clinical Norms	Measure	
E	7. 하안면고 (mm)	+49.0±4	+35.7	**
F	8. 교합평면 경사도 (mm)	+7.0±4	+1.4	**

그림 10. 초진의 교정학적 세팔로 분석. 골격적 이상은 수직적으로는 심한 brachiofacial 타입(low angle 형), 시상면에서는 상악전돌형과 하악전돌형의 골격 이상을 동반하고 입술 부위는 후퇴 경향을 보이며, 상악 전치와 하악 전치 모두 설측 경사해 과개교합의 치열 교합 관계를 보이고 있었다.

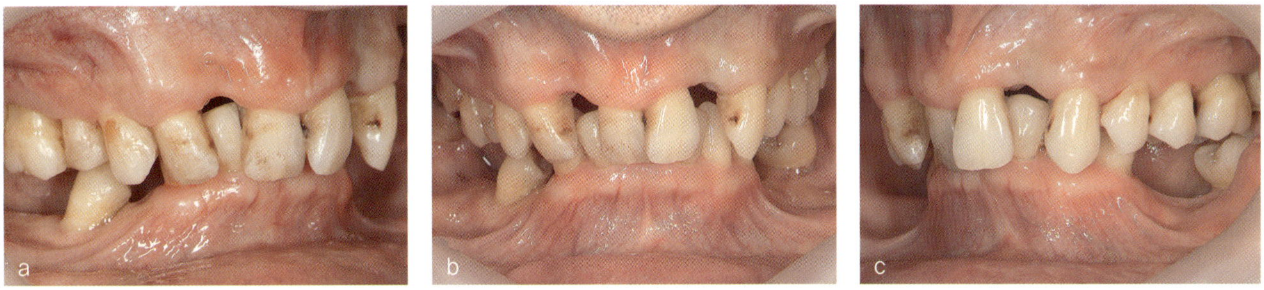

그림 11a~c. 치주 초기 치료가 끝났을 때. 예후 불량한 치아의 발치와 TBI, 치석제거술 · 치근활택술을 했다. 하악 구치부의 교합 지지 능력이 떨어지고, 교합 붕괴를 야기해 교합고경이 저하하고 상 · 하 전치부도 과개교합 양상을 보인다. 기능적으로는 저작 기능이 저하하고 있을 뿐만 아니라 원활한 하악 운동(전방 가이던스)도 방해를 받고 있다.

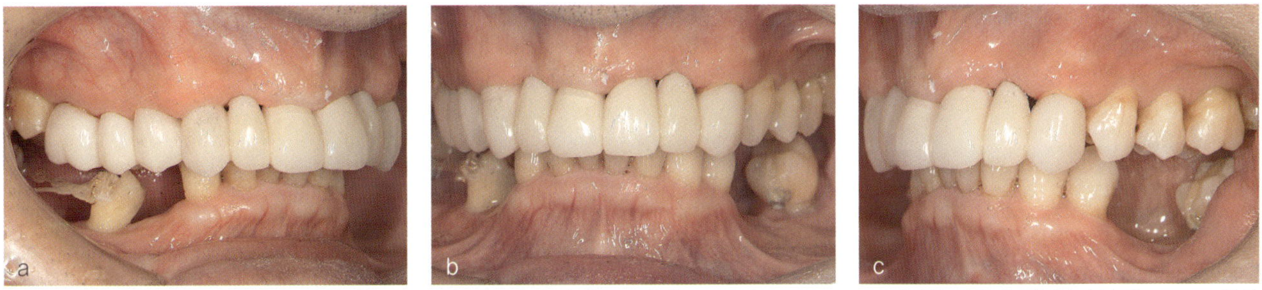

그림 12a~c. 상악 임시 보철물을 장착했을 때. 초기 치료가 끝난 후 #16에서 #23까지 provisional 브리지를 장착해 전치부에서 약 4mm 교합을 거상했다. Provisional restoration의 상악 전치 설면에는 선반 형태의 anterior vertical stop을 부여해, 교합고경의 유지와 동시에 스플린트처럼 자유롭게 측방 운동을 할 수 있는 형태로 조정해 하악 구치부를 일시적으로 교합되지 않도록 만들어 구치부의 교정치료를 하기 쉽도록 조정했다.

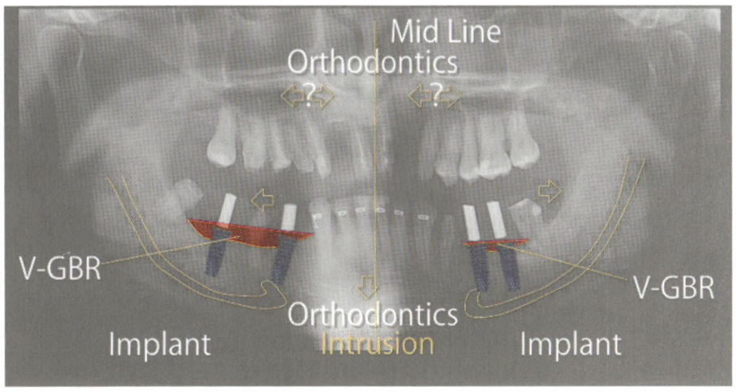

그림 13. 초기 치료가 끝난 후 하악 교정치료를 시작할 때의 파노라마 방사선사진 소견과 치료 계획 수립. 복잡하고 치료가 어려운 증례였기 때문에 기본 치료가 끝난 단계에서 최종적인 치료 계획을 세웠다. 제1단계의 교정치료를 통해 하악 구치부의 적절한 임플란트 식립 위치를 확보하고 임플란트치료로 이행해, 2차 수술이 끝난 후에 임플란트 지지형의 강한 교합 지지를 확보할 수 있었다. 이것으로 교합 관계의 안정을 도모해 교정치료의 앵커로서 이용하는 조건을 정비할 수 있다.

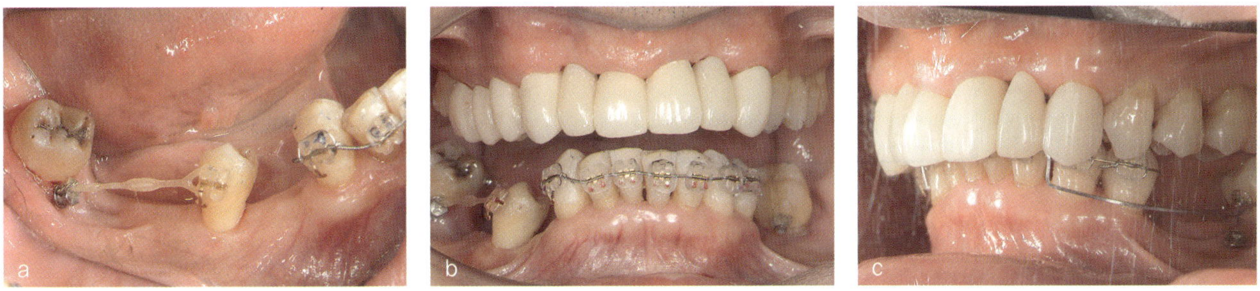

그림 14a~c. 하악의 교정치료를 시작했을 때. 이 증례는 하악 구치부 결손으로, 교합 지지를 증대하기 위해서 빠른 단계에서 임플란트치료를 하고 싶지만, 잔존치의 위치 이상 때문에 적절한 임플란트 식립 위치를 확보할 수 없다. 제1단계의 교정치료로서 하악의 LOT를 시작했다. 보통 교정의 앵커가 되는 제1, 제2 대구치가 결손한 경우에는 교정용 미니 스크루를 앵커로서 응용하는 등 증례마다 특별한 궁리가 필요하다.

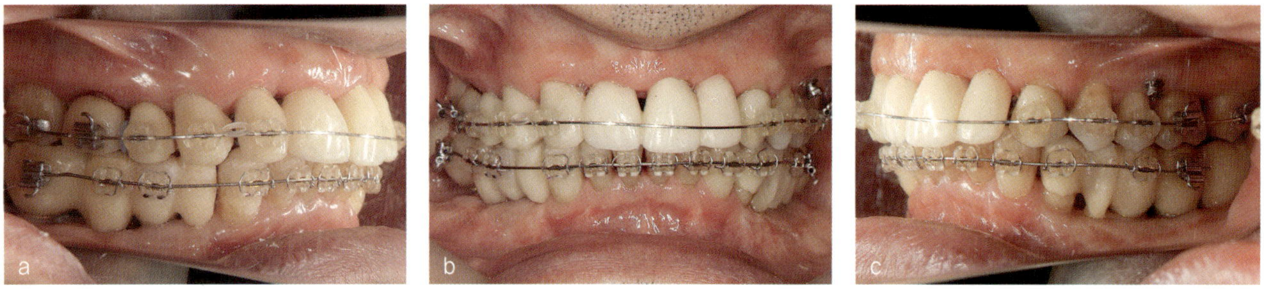

그림 15a~c. 교정치료가 끝나기 직전. 성인 교정으로는 해결이 어려운 문제도 있어 치료 결과에 한계가 있다. 이 증례에서는 #14을 #13의 형태로, #13을 #12의 형태로 보철적으로 변경하고 #23은 TAD를 앵커로 해서 최대한 원심 이동해 양측을 견치 1급과 유사한 교합 관계로 구축했다.

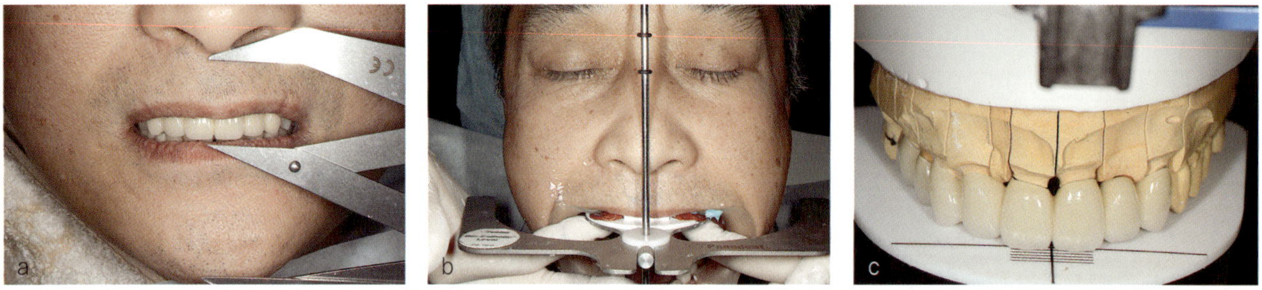

그림 16a~c. 보철적 교합 재구성을 위한 중요한 평가. 상악 전치 절단 위치의 결정이 교합 재구성에서 중요한 기준이 된다. Kois의 dento-facial analyzer로 교합평면 및 좌우 대칭인 전치부의 삼차원적 위치 관계를 이전했다.

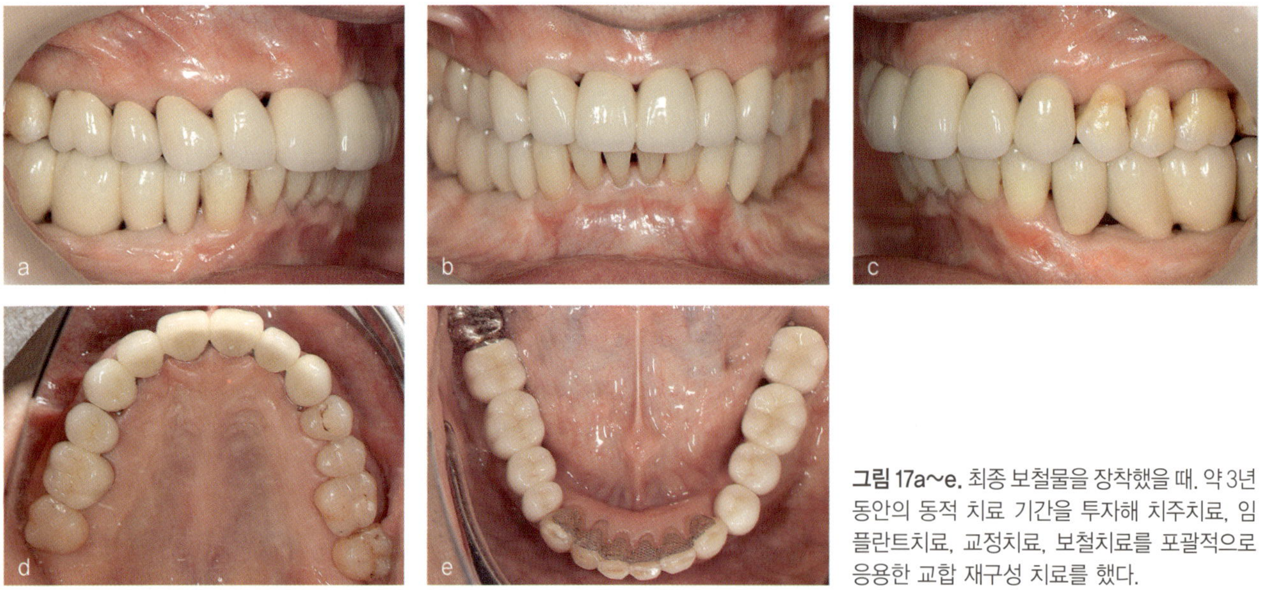

그림 17a~e. 최종 보철물을 장착했을 때. 약 3년 동안의 동적 치료 기간을 투자해 치주치료, 임플란트치료, 교정치료, 보철치료를 포괄적으로 응용한 교합 재구성 치료를 했다.

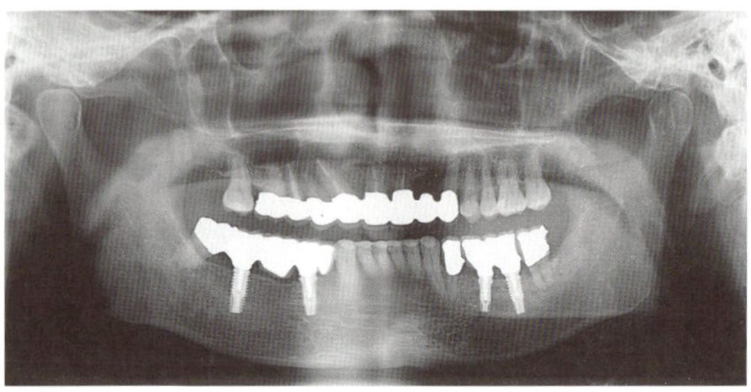

그림 18. 최종 보철물을 장착했을 때의 파노라마 방사선사진. 하악 양측 구치부는 임플란트 지지형의 크라운 브리지, 상악은 #16에서 #23까지의 PFM 브리지의 최종 보철물을 장착했다. 잔존치는 모두 치주낭 3~4mm 이하로 조절할 수 있었다.

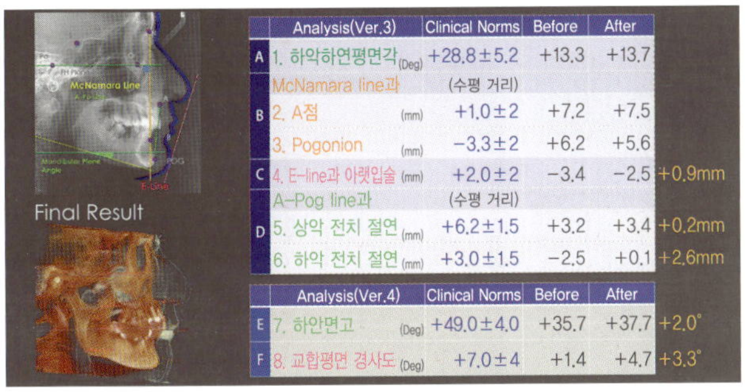

	Analysis(Ver.3)	Clinical Norms	Before	After	
A	1. 하악하연평면각(Deg)	+28.8±5.2	+13.3	+13.7	
	McNamara line과	(수평 거리)			
B	2. A점 (mm)	+1.0±2	+7.2	+7.5	
	3. Pogonion (mm)	−3.3±2	+6.2	+5.6	
C	4. E-line과 아랫입술 (mm)	+2.0±2	−3.4	−2.5	+0.9mm
	A-Pog line과	(수평 거리)			
D	5. 상악 전치 절연(mm)	+6.2±1.5	+3.2	+3.4	+0.2mm
	6. 하악 전치 절연(mm)	+3.0±1.5	−2.5	+0.1	+2.6mm

	Analysis(Ver.4)	Clinical Norms	Before	After	
E	7. 하안면고 (Deg)	+49.0±4.0	+35.7	+37.7	+2.0°
F	8. 교합평면 경사도(Deg)	+7.0±4	+1.4	+4.7	+3.3°

그림 19. 세팔로 분석의 술전 · 술후 비교. 술전보다 Pog 점이 전방으로 약 1mm 변화한 것은 하악위가 전방으로 변화한 것을 시사한다. D의 상 · 하 전치는 이상적인 수치에는 이르지 않았지만 술전보다 개선되었고 교합고경과 교합평면도 더 정상치로 개선된 것으로 평가되었다.

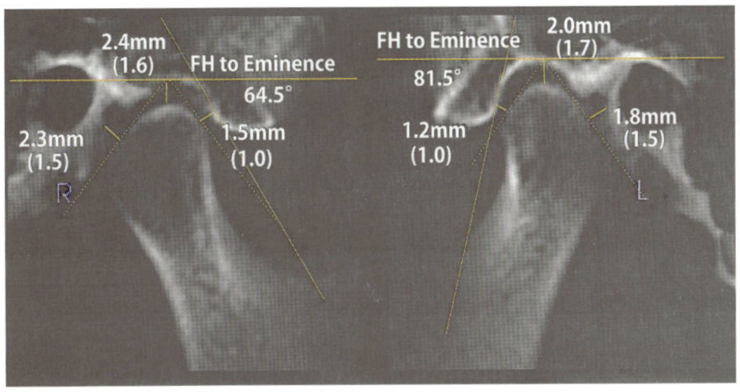

그림 20. CBCT 촬영에 의한 술후의 턱관절(과두위) 소견. 관절 공극량과 관절 결절의 경사도를 계측해 Ikeda의 계측치와 비교 검토했다. 각 계측 항목은 대체로 정상 범위에 있는 것이 확인되었다.

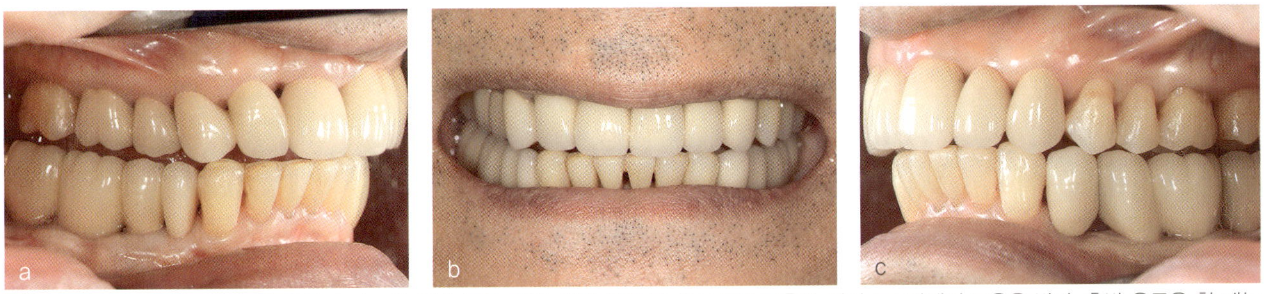

그림 21a~c. 술후의 하악 전방 운동과 좌 · 우 측방 운동. 전방 활주 운동 및 유사하게 구축한 견치 1급 관계의 도움을 받아, 측방 운동을 할 때는 구치부 개방교합을 부여할 수 있었다.

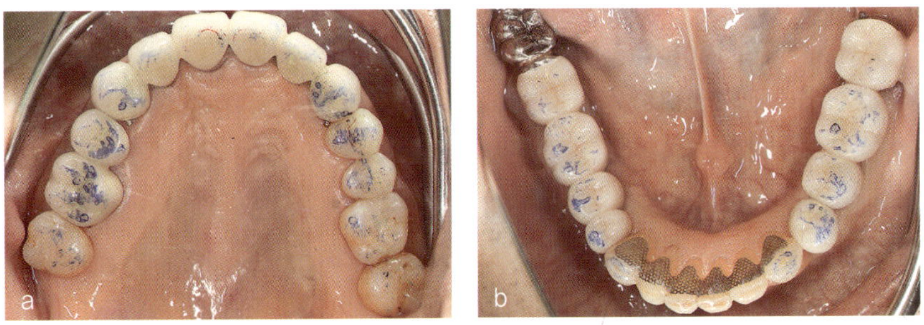

그림 22a, b. 치료가 끝난 후의 상 · 하 교합면 모습. 유지관리 기간 중에도 교합지로 교합 접촉점을 확인해 신중하게 교합 조정을 반복했다. 대체로 좌우 대칭이고 tapping과 clenching을 할 때 일치한 교합 접촉 관계를 부여할 수 있었다.

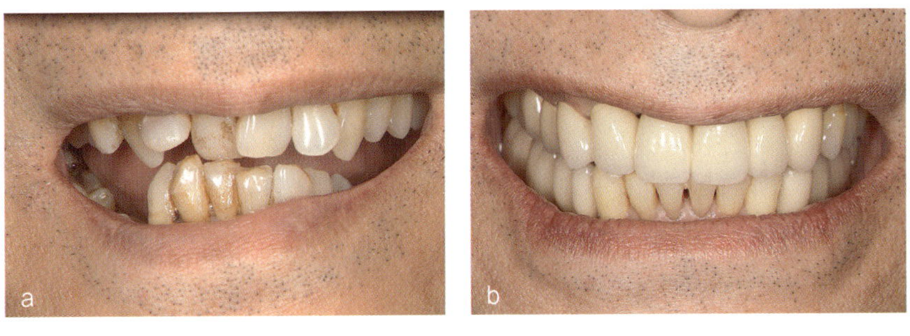

그림 23a, b. 술전 · 술후의 미소 모습 비교. 최종 보철물 장착 후 6년이 지났지만 큰 문제 없이 지금까지 유지관리를 계속하고 있다. 심미성도 술전과 비교하면 몰라보도록 개선해 저작 기능은 물론 직업상(승려) 발음 기능도 쾌적하여 환자는 치료 결과에 대단히 만족했다.

증례 2

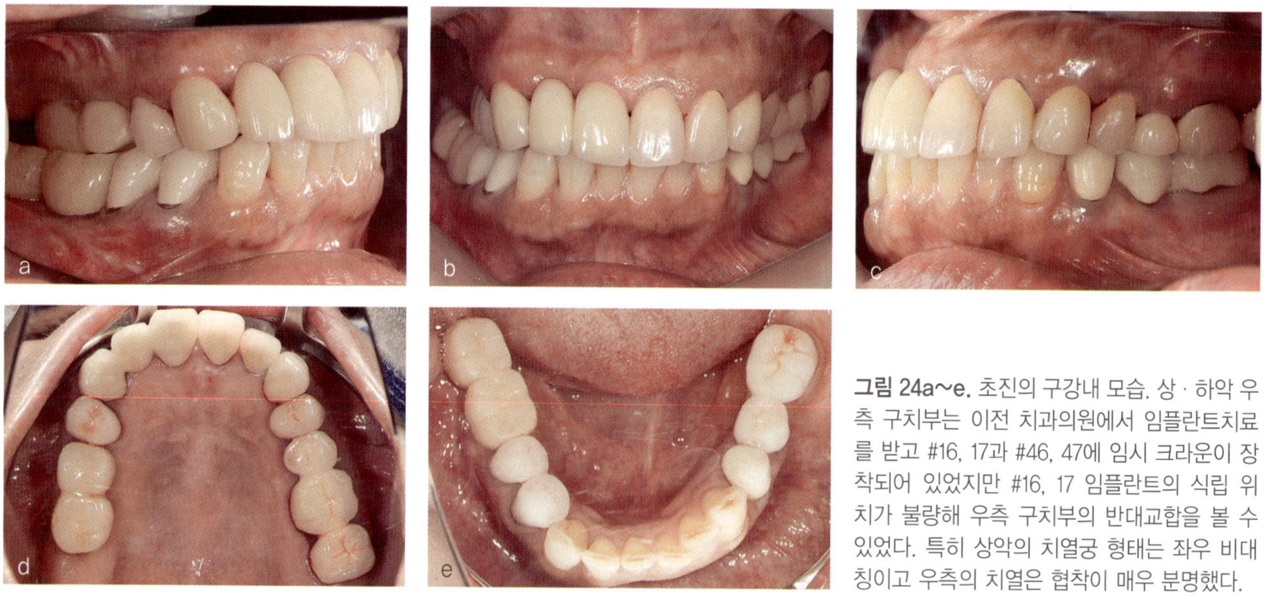

그림 24a~e. 초진의 구강내 모습. 상 · 하악 우측 구치부는 이전 치과의원에서 임플란트치료를 받고 #16, 17과 #46, 47에 임시 크라운이 장착되어 있었지만 #16, 17 임플란트의 식립 위치가 불량해 우측 구치부의 반대교합을 볼 수 있었다. 특히 상악의 치열궁 형태는 좌우 비대칭이고 우측의 치열은 협착이 매우 분명했다.

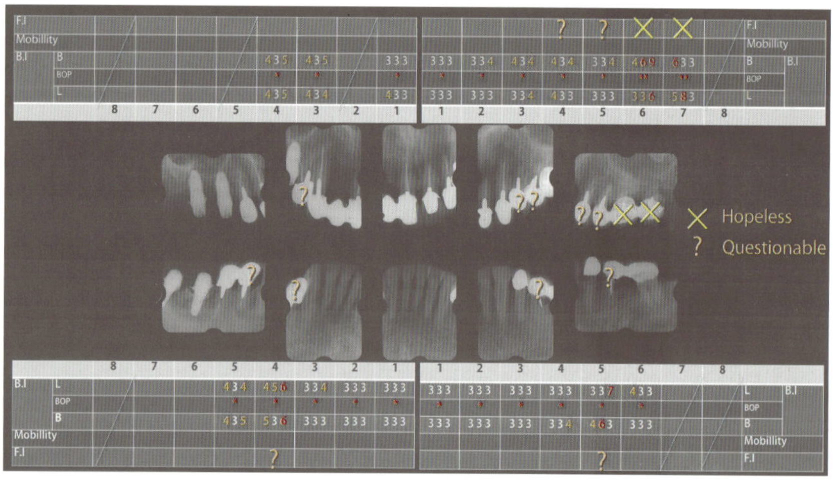

그림 25. 초진의 구강내 표준 방사선사진과 치주조직 검사표. #12, 15~17, 35, 37, 46, 47 결손. #16, 17과 #46, 47은 임플란트치료가 끝났고, #26, 27은 우식 때문에 보존 불가능, #24, 25, 35, 44은 불량 근관치료와 잔존치질의 양도 감소해 보존 불가능으로 진단했다.

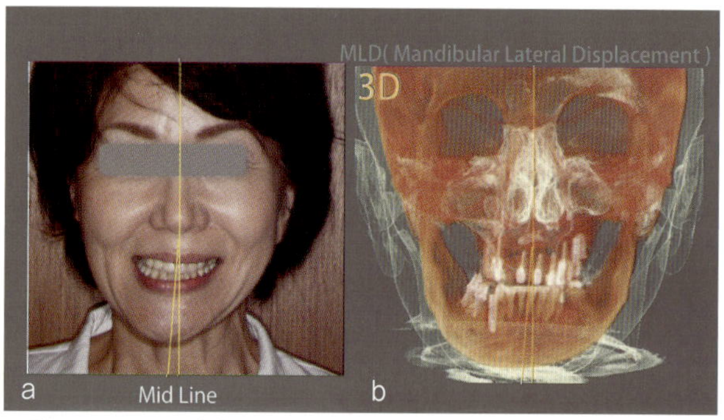

그림 26a, b. a: 정면 안모 사진, b: CBCT-3D 정면 세팔로 분석. 렌더링 영상 분석 결과 하안면은 우측으로 5mm 편위해 하악의 측방 편위에 의한 얼굴 비대칭이 있었다.

증례 2(그림 24~41)

환자 나이와 성별: 59세, 여성

초진: 2012년 7월

주소: '이전에 다른 치과에서 받은 임플란트치료를 계속 했으면 좋겠다'라는 주소로, 모 치과에서 본원으로 옮겨 초진으로 내원

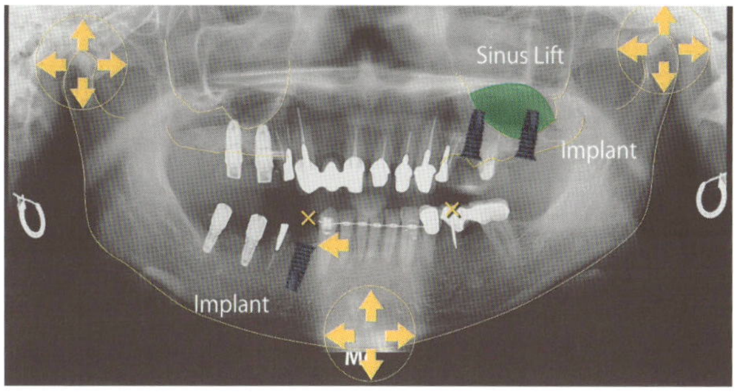

그림 27. 기본 치료가 끝났을 때 CBCT의 파노라마 방사선사진 소견. #25, 27에는 상악동저 거상술을 병용한 임플란트치료로 교합 지지의 획득을 목표로 하고 하악 전치부는 MTM으로 위치를 정돈해, 환자의 적절한 하악위를 예측하면서 교합 재구성의 목표를 고민했다.

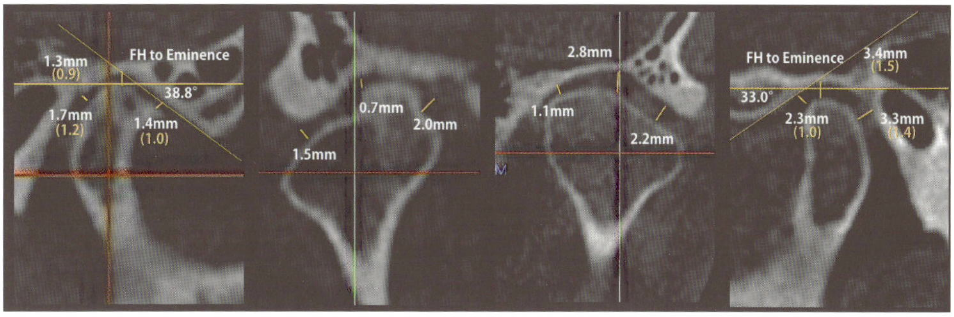

그림 28. 초진의 CBCT를 이용한 턱관절 분석. 광범위 FOV의 CBCT를 이용해 세팔로 모드로 CT 촬영을 하면 특정한 교합위에서 과두위의 턱관절 상태를 분석할 수 있다. 양측의 TMJ를 FH 평면을 기준으로 형태, 골밀도, 삼차원적 위치 관계를 분석할 수 있는데, 이 증례에서는 우측 하악과두에 매우 분명한 변형성 턱관절질환의 소견을 발견할 수 있었다. 우측 TMJ에 over load가 영향을 주어 CBCT 영상처럼 복잡한 형태로 변형했고, 우측 하악지의 길이가 줄어 하안면도 우측으로 변형한 것을 알 수 있었다.

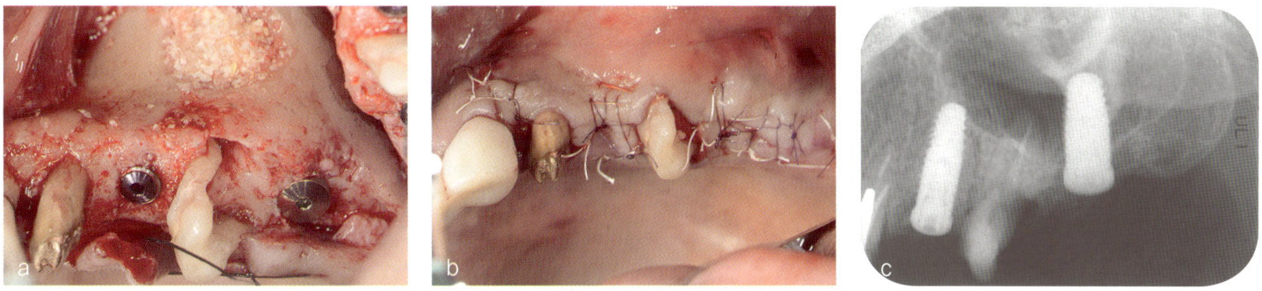

그림 29a~c. a, b: #25, 27의 임플란트 1차 수술 소견, **c:** 구강내 표준 방사선사진. 상악동저 거상술과 동시에 2개의 임플란트를 식립했다.

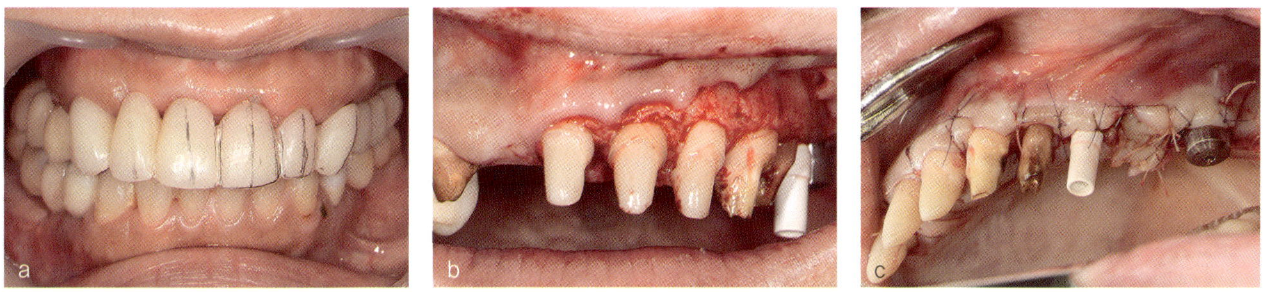

그림 30a~c. a: #12~23의 치주 성형 외과 술전, **b:** 술중 정면 모습, **c:** #25, 27 임플란트 2차 수술 모습. 교합평면, 미소선을 기준으로 임상 치관 길이가 좌우 비대칭이었기 때문에, 치경선의 대칭성을 얻을 목적으로 치주 성형 외과 수술을 하고 #26은 발치, #25, 27은 임플란트 2차 수술을 했다.

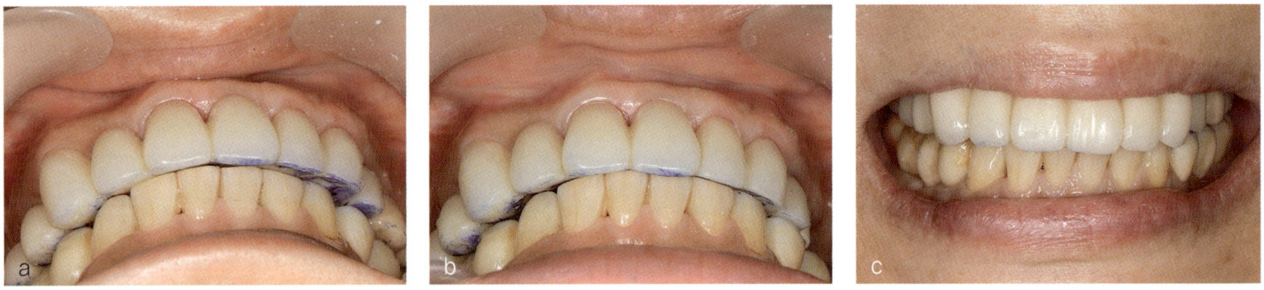

그림 31a~c. a: 상악의 provisional 브리지, **b:** 구강내에서 원활한 측방 운동을 할 수 있도록 교합 조정 중의 모습. 하악이 상악 정중선을 기준으로 3mm 좌측에 적응하도록 조정을 반복했다.

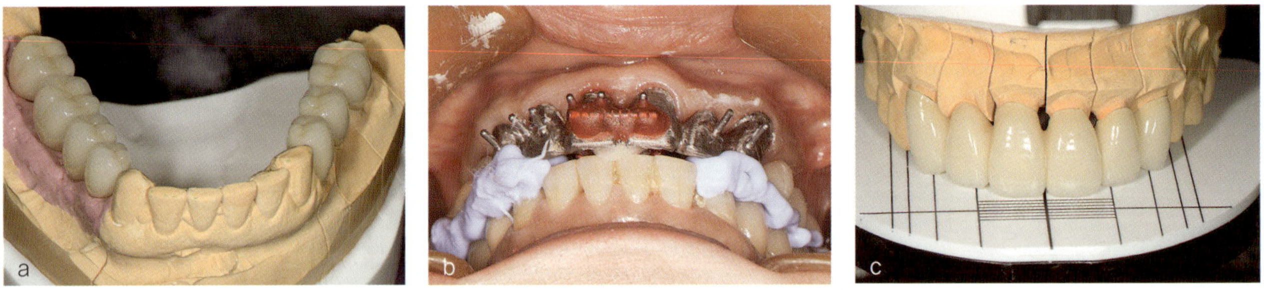

그림 32a~c. a: 하악 최종 보철물, **b:** 상악 금속 프레임워크 시적, **c:** 상악 전치부 최종 보철물 완성 모습. 하악의 최종 보철물을 선행해 구강내에 장착. 상악 전치부 금속 프레임워크를 시적할 때 안테리어 지그를 부여하고 CR 바이트를 채득했다.

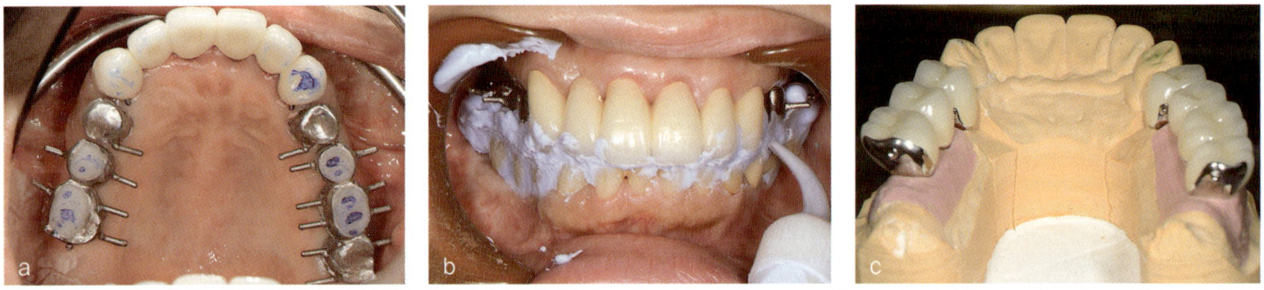

그림 33a~c. 상악 최종 보철물 제작 과정. 상악 전치부 시적 후 상악 구치부 최종 보철물을 시적할 때 다시 한번 우측 하악과두를 전방 적응한 악위에서 교합을 채득해 상악 구치부의 최종 보철물을 완성했다.

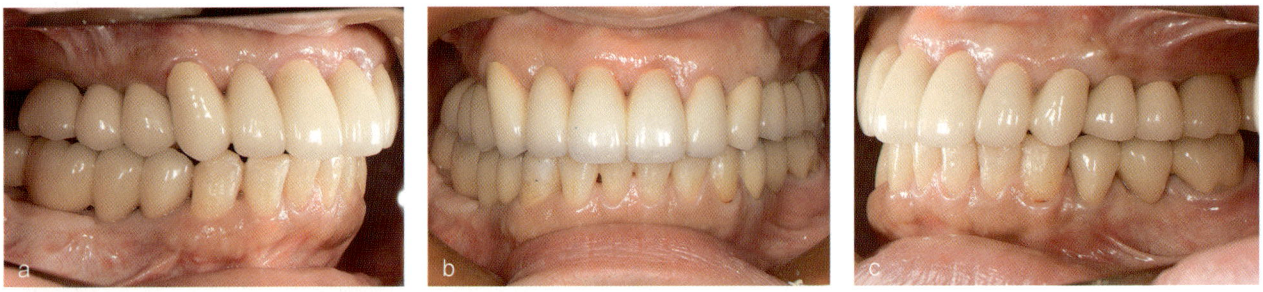

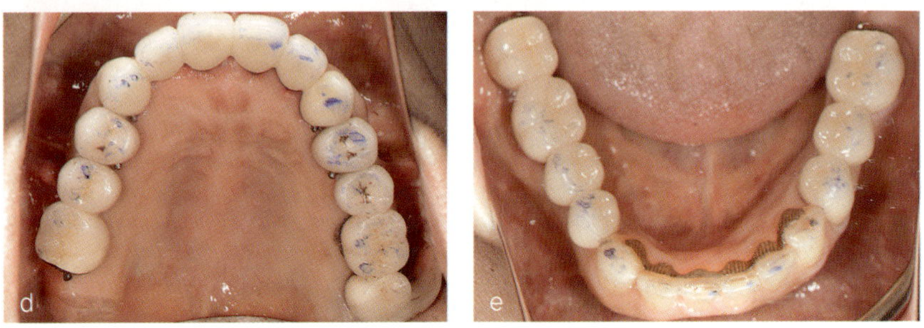

그림 34a~e. 최종 보철물을 장착했을 때. 술전보다 좌측 방향으로 약 3mm 변경한 하악위로 최종 보철물을 제작해 구강내에 장착하고 경과를 관찰했다.

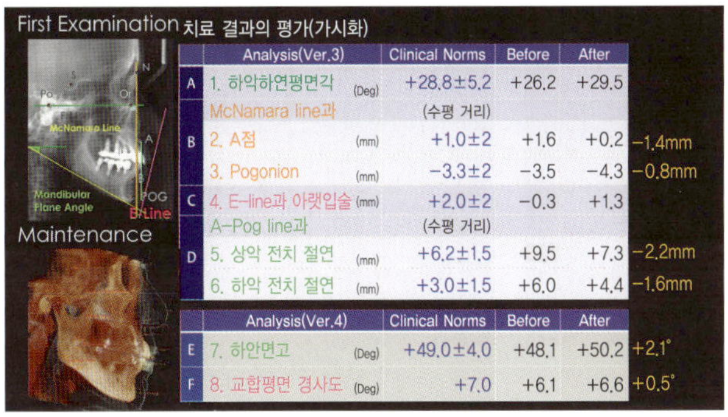

	Analysis(Ver.3)		Clinical Norms	Before	After	
A	1. 하악하연평면각	(Deg)	+28.8±5.2	+26.2	+29.5	
B	McNamara line과		(수평 거리)			
	2. A점	(mm)	+1.0±2	+1.6	+0.2	−1.4mm
	3. Pogonion	(mm)	−3.3±2	−3.5	−4.3	−0.8mm
C	4. E-line과 아랫입술	(mm)	+2.0±2	−0.3	+1.3	
D	A-Pog line과		(수평 거리)			
	5. 상악 전치 절연	(mm)	+6.2±1.5	+9.5	+7.3	−2.2mm
	6. 하악 전치 절연	(mm)	+3.0±1.5	+6.0	+4.4	−1.6mm

	Analysis(Ver.4)		Clinical Norms	Before	After	
E	7. 하안면고	(Deg)	+49.0±4.0	+48.1	+50.2	+2.1°
F	8. 교합평면 경사도	(Deg)	+7.0	+6.1	+6.6	+0.5°

그림 35. 측방 세팔로 방사선사진을 이용한 술전 · 술후의 세팔로 분석 결과 비교. 시상면의 측방 세팔로 분석 결과는 정면 세팔로 분석 결과만큼 심한 차이는 없지만, 상 · 하 전치부의 위치 관계와 교합고경이 개선되었다.

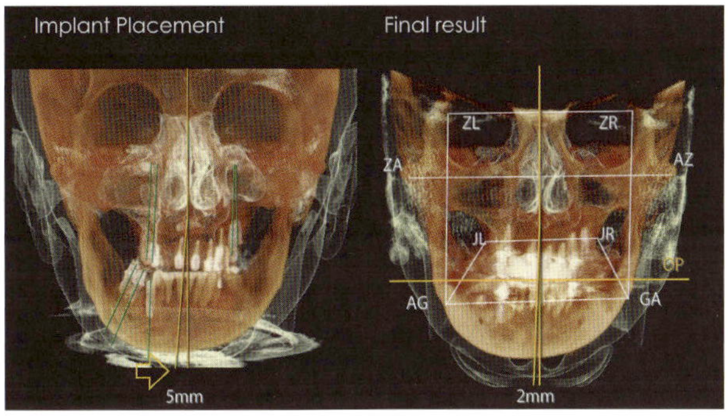

그림 36. 술중 · 술후의 3D 정면 세팔로 분석의 비교. 술전은 하악이 우측으로 5mm 편위해 있었지만 술후에는 약 3mm가 되어 측방 편위가 정상 방향으로 개선된 것을 확인할 수 있었다.

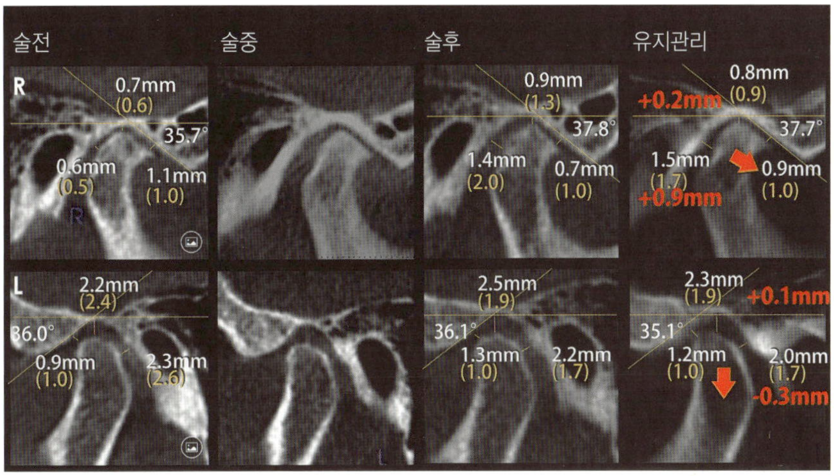

그림 37. 3DCT-TMJ 분석의 술전, 술중, 술후의 비교. 우측 하악과두는 술전보다 전방으로 0.9mm, 하방으로 0.2mm 변경되어, 교합치료를 통해 우측 턱관절에서 과중한 부담이 완화된 것을 알 수 있었다.

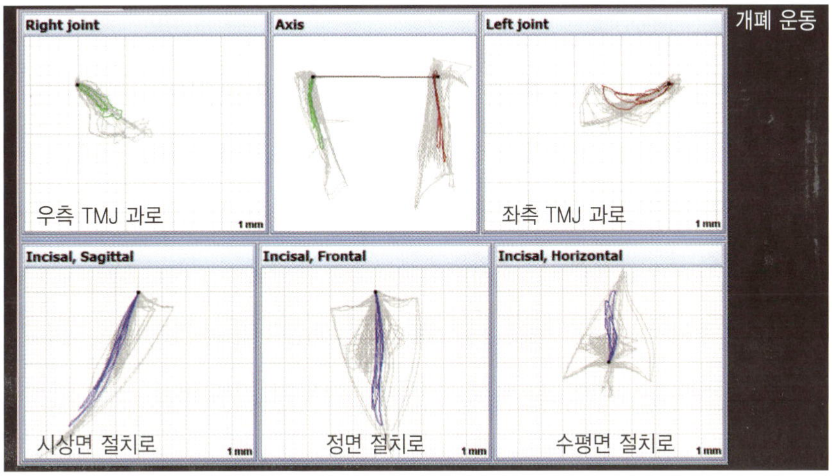

그림 38. 술후의 ARCUS® Digma Ⅱ를 이용한 악운동 궤적의 사진. 상단은 과로이고 하단은 절치로이다. 같은 시간에 축의 전 · 후 운동, 좌 · 우 측방 운동, 개폐 운동, 그라인딩 운동의 궤적을 겹쳐 운동 기능을 분석했다. 악운동에 약간의 이상 소견은 있지만 대체로 양호하다고 진단했다.

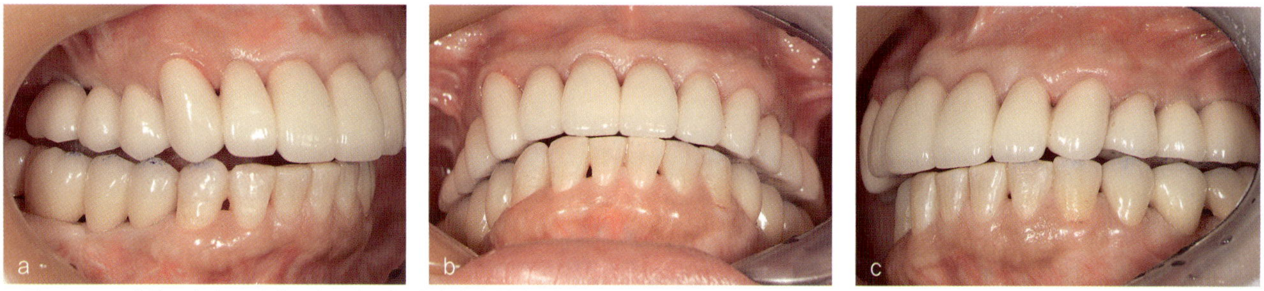

그림 39a~c. 술후 1년의 구강내 모습. 좌 · 우 턱관절의 형태, 과로각의 차이, 상 · 하 치열 형태의 균형 차이로 가이던스는 좌 · 우가 다르지만 원활한 전방 및 측방 운동을 얻을 수 있었다.

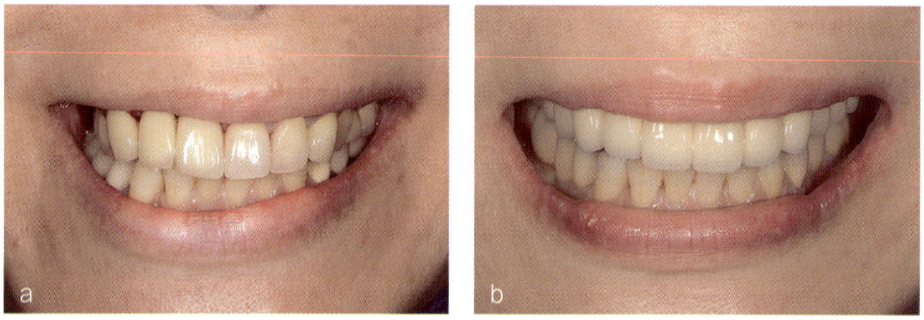

그림 40a, b. 초진(a)과 최종 보철물 장착 3년 후(b)의 미소 모습 비교. 초진과 비교해 이상적이지는 않지만 입술과의 조화를 포함한 심미성의 개선도 얻어져 환자는 만족했다.

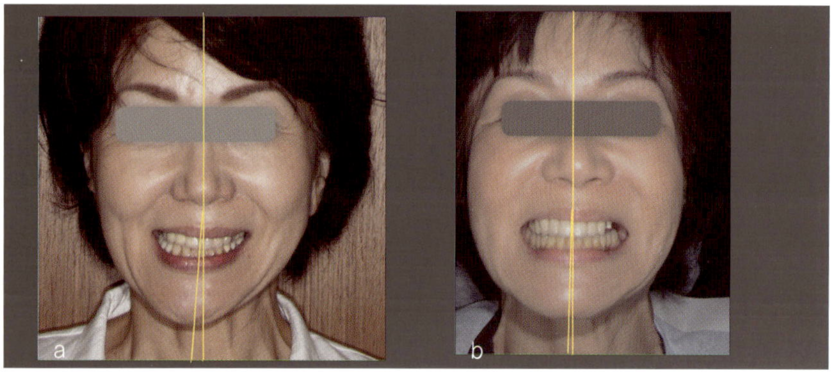

그림 41a, b. 초진(a)과 최종 보철물 장착 3년 후(b)의 안모 사진. 술전과 비교해 하악의 측방 편위와 악변형증으로 인한 얼굴 비대칭을 완벽하게 정중선과 일치시키는 것은 불가능했지만 더 심한 변형의 진행을 억제해 술전보다 개선할 수 있었다. 이 치료의 의의에 대해서는 의견과 비판을 기꺼이 받아들인다.

정리

포괄 치료와 교합 재구성 치료의 융합

필자는 악안면 · 골격구조와 교합에 이상이 있는 복잡한 증례를 치료할 때 악안면-골격구조(dento-facial)의 분석과 최적화를 위한 치료가 중요하고, 또한 교합 재구성을 위한 교합의 5요소 진단과 치료가 필요하다고 생각한다.

교합 지지 능력의 평가와 획득

먼저 모든 증례에서 정밀 검사를 통해 결손 치열 형태의 분석과 교합 이상을 진단하고 교합 지지 능력을 평가할 필요성이 있다. 그중에는 결손치는 없지만 치주질환으로 인한 치조골 흡수가 있어 동요도가 심한 잔존치의 보존 가부 판정이 필요한 증례 또는 부정교합으로 악위가 불안정한 증례 등이 있으므로 종합 판정이 필요하다.

교합 지지 능력이 불량한 경우에는 교합치료에 앞서 임플란트치료 등 강한 교합 지지를 얻기 위한 치료를 우선해야 한다. 그것으로 비로소 하악위를 안정시키기 위한 조건을 정비할 수 있고 하악위, 교합고경, 교합평면 등 치료를 통해 변경 가능한 요소를 분석해 치료 목표를 설정할 수 있기 때문이다.

또한 Sato 등이 소개하는 적응과 보상의 원리를 이용한 교합 재구성 치료법은 악안면 · 골격구조의 최적화라는 관

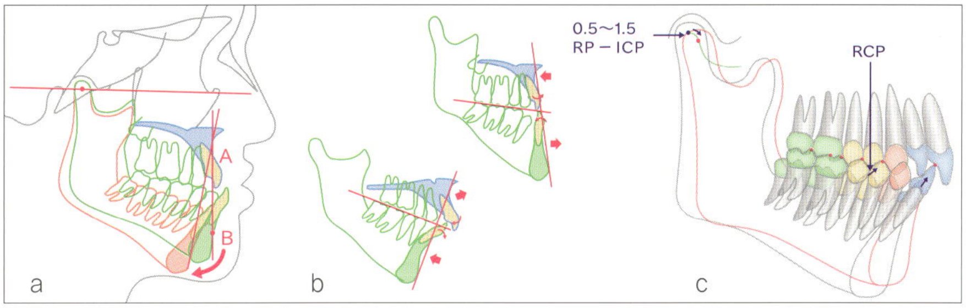

그림 42. 생체의 세 가지 보상 반응. a: 수직적 보상, b: 치아와 치조의 보상, c: 턱관절에 의한 보상(문헌 15에서 변경 인용).

점에서 증례에 따라 매우 효과적인 치료 선택이 된다. 여기에는 (1) 턱관절에 의한 보상, (2) 치아와 치조의 보상, (3) 수직적 보상의 세 가지 방법(그림 42)이 제시되어 있는데, 악안면 · 골격의 비정상에는 해부학적 한계라고도 할 수 있는 치료 한계가 있어, 이상적인 치료 결과를 추구해도 어느 정도는 타협해야 하는 국면이 생긴다[15]. 2급 증례는 일정한 조건에서 하악위를 전방으로 적응시키고, 3급 증례는 교합고경을 거상시키면 적절한 균형이 얻어져 악안면 · 골격 평형을 최적화하는 것이 가능해질 때도 있다.

교합의 부정 요인으로서 Sato는 (1) 교합 지지의 상실, (2) 조기 접촉, (3) 교두 간섭, (4) 교합 간섭, (5) 전치부의 간섭을 들었고, 턱관절질환 증상을 발현하기 쉬운 부정교합의 종류로는 하악 측방 편위, 구치부 반대교합, 개방교합, 전치부 반대교합, 과개교합 등이 있다고 했다. 교합치료의 목표는 이와 같은 교합 이상이 없는 적절한 교합을 완성하는 것이라고 서술했다[15].

실제의 교합 재구성 치료: 악안면 포괄 치과치료

치료 방법의 선택은 보철학적 방법, 교정치료 혹은 여러 치료의 조합을 사용할 필요성을 각각의 증례마다 생각한다. 될 수 있으면 일정 기간 스플린트나 provisional restoration을 장착해 경과를 관찰하여 충분히 안정되는지를 재평가하고 최종 보철물 제작으로 이행한다. 최종 보철물은 균등한 교합 접촉 상태를 부여하고 필요에 따라서 교합 조정을 한다. 적응과 보상의 치료를 선택한 경우 충분히 적응해 장기적으로 안정되는지를 유지관리를 통해 재평가한다.

지면 사정으로 자세한 해설은 할 수 없었지만 지금도 역시 교합이란 난해하고 치료가 어려운 분야이며, 아직도 불명확하고 해결할 수 없는 문제가 산적해 있다. 앞으로 한층 더 연구가 발전해 누구라도 간단하게 이상적인 교합치료를 할 수 있는 시스템이 완성되는 시대가 되기를 진심으로 기대한다.

참고문헌

1. Robert Vanarsdall, Thomas Graber, Katherine Vig. Orthodontics:Current Principles and Techniques. 4th edition, Chapter22～23. NewYork:Mosby, 2005.
2. Roblee RD. Interdisciplinary Dentofacial Therapy:A Comprehensive Approach to Optimal Patient Care. Quintessence Pub, 1994.
3. Dawson PE(著), 小出 馨(監訳). Functional Occlusion. 東京:医歯薬出版, 2010.
4. 日本顎関節学会(編). 新編 顎関節症. 京都:永末書店, 2018.
5. 小林義典ら. ヒトの睡眠中のbruxismに関する臨床的研究 第1報. 歯学 1978;131:66.
6. Clarke NG, Townsend GC, Carey SE. Bruxing patterns in man during sleep. J Oral Rehabili 1984;11(2):123-126.
7. 佐藤貞雄ら. やさしい咬合生物学—シークエンシャル咬合の理論と実践1-12. the Quintessence 2003;22(5)-2004;23(4).
8. 佐藤貞雄, 玉置勝司, 榊原功二. ブラキシズムの臨床:その発生要因と臨床的対応. 東京:クインテッセンス出版, 2009.
9. Roblee RD, Bolding SL, Landers JM. Surgically facilitated orthodontic therapy:a new tool for optimal interdisciplinary results. Compend Contin Educ Dent 2009;30(5):264-275.
10. 佐分利清信. 矯正学的診断に基づいた全顎インプラント治療. 審美と機能(歯列と咬合)の再構成を目指して. Quintessence DENT Implantol 2008;15(5):41-56.
11. Glossary of Prosthodontic Terms, Edition 5. J Prosthet Dent 1987;58:713-62.
12. Glossary of Prosthodontic Terms, Edition 9. J Prosthet Dent 2017; 117(5S):e1-e105.
13. Ikeda K, Kawamura A. Assessment of optimal condylar position with limited cone-beam computed tomography. Am J Orthod Dentofacial Orthop 2009;135(4):495-501.
14. Slavicek R. The Masticatory Organ. Klosterneuburg : GAMMA Medizinisch-wissenschaftliche, 2002.
15. 佐藤貞雄, 白数明義. 機能的咬合構築を目指す不正咬合の矯正治療. 東京:第一歯科出版, 2014.

4

과두위를 고려한 치과 교정치료에서 교합 재구성을 생각하다

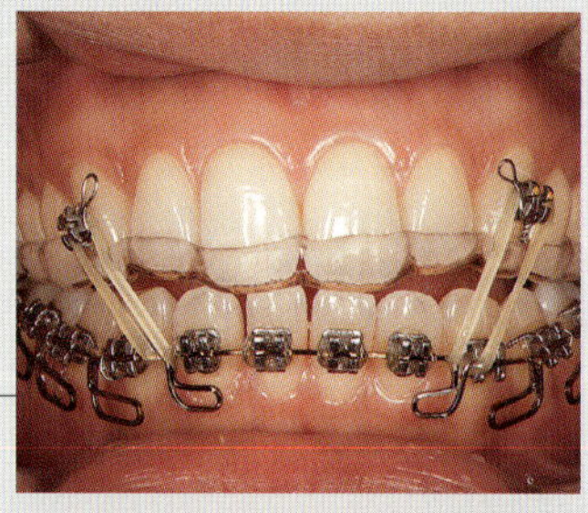

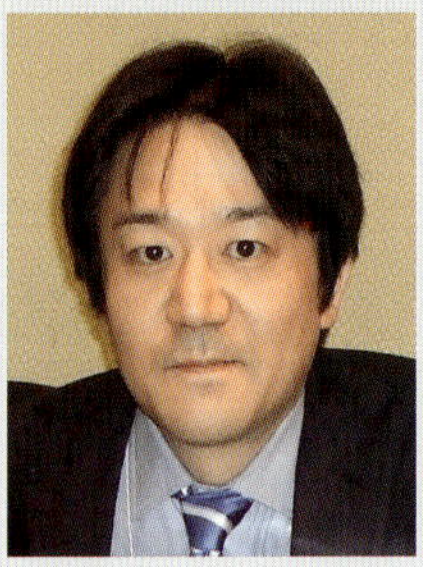

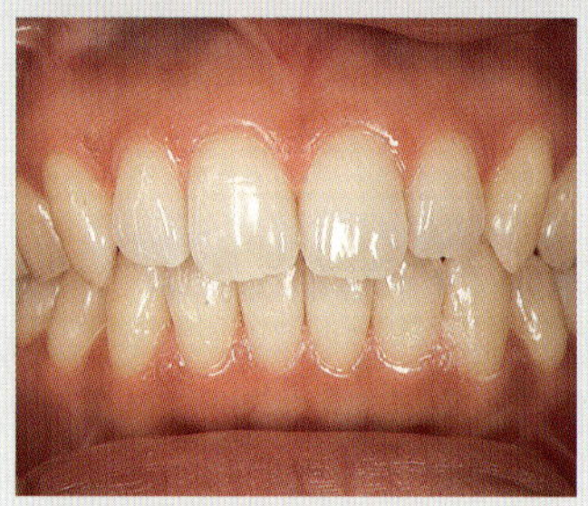

Masatoshi Araya (荒谷昌利)
사이타마현 개업 아라야 덴탈클리닉
연락처: (우)344-0061 사이타마현 가스카베시 가스카베 1-9-46

1. 교합과 치과 교정치료, 필자의 생각

치과에서 교합이란 무엇인지를 다시 물을 것도 없이 '치과는 교합이다'라고 할 수 있다. 일상 임상에서 한 개 치아의 가벼운 소규모 수복 처치를 할 때조차도 교합을 고려하지 않아도 좋은 치과치료는 있을 수 없다고 말해도 과언이 아닐 것이다. 하물며 치과 교정치료는 모든 치아를 움직여 새로운 교두감합위를 구축하는 교합 재구성 치료(full mouth reconstruction)의 하나이다. 치료로 부여한 새로운 교합이 악구강계라는 하나의 시스템 안에서 질서를 가지고 얼마나 오래 지속할 수 있는지는, 마찬가지로 그 시스템의 중요한 구성요소 중 하나인 턱관절과 협조한 관계를 확립할 수 있는지에 따라 다를 것이다.

그런데 치과치료를 받는 환자 대부분은 크건 작건 과두위와 교두감합위 사이에 부조화(discrepancy)가 있다는 것을 알고 있다. 다시 말해서 상 · 하 치열이 교두감합위에 있을 때 턱관절 내부는 정형외과적으로 불안정에 빠져 있는 예가 많다(그림 1). 그러나 그 부조화의 양이 많지 않으면 저작 사이클의 최종 국면인 연하할 때, 예를 들어 치아의 치근 방향으로의 변위나 하악골의 굴곡과 같은 생체역학의 작용으로 그 부조화를 상쇄해 환자의 생체는 환자 고유의 현존하는 교두감합위에서 치과의사가 시행하는 다양한 치과치료를 불평 없이 받아들이는 것이다.

한편 치과의사가 이른바 교합 재구성 치료를 할 때 먼저 턱관절 내부의 정형외과적인 안정을 확립하고 새로운 교두감합위를 재구축하는 것은 아주 정당한 개념이라고 생각한다. 왜냐하면 그래야만 모든 치아를 움직이거나 모든 치아를 보철할 때 하악골의 한쪽 끝인 교두감합위와 다른 쪽 끝인 좌 · 우 과두위의 양쪽을 모두 안정시킬 수 있기 때문이다. 또한 턱관절의 안정을 도모하지 않고 새로운 교두감합위를 구축하면 턱관절의 불안정을 술전보다 악화시킬 가능성도 부정할 수 없다. 따라서 치과의사가 치과치료에서 교합을 생각할 때는 (1) 환자 고유의

과두위와 교두감합위 사이의 부조화

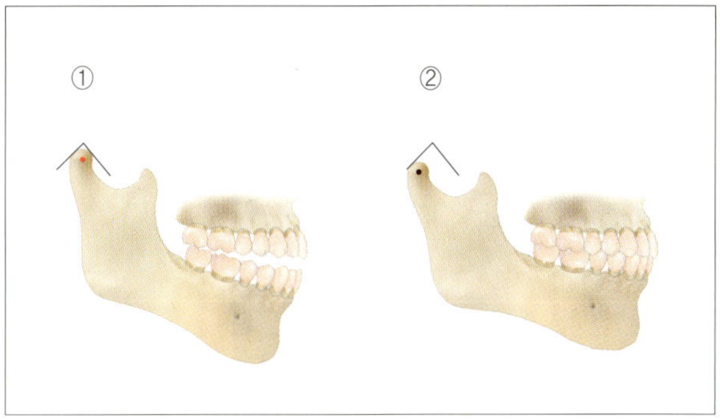

그림 1. ①: 많은 경우, 하악이 중심위에 있을 때 상 · 하 치열은 최후구치부 부근에 조기 접촉이 나타나 전방 치아는 개구를 보인다. ②: 많은 경우, 최대로 교두감합하기 위한 희생으로서 하악은 과두를 후하방으로 편위시키고 있다.

교합치료법의 선택

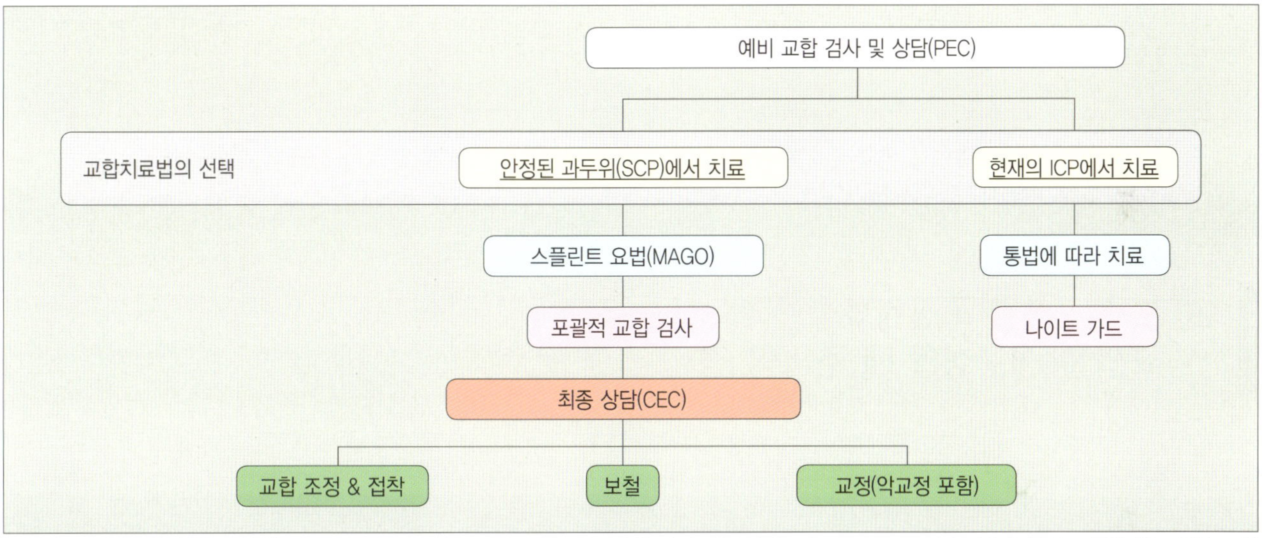

그림 2. 예비 교합 검사 및 상담(preliminary exam & consultation; PEC)은 먼저 평균치의 ear bow transfer를 이용해 상악 모형을 반조절성 교합기(필자는 Panadent PCH 교합기 사용)에 부착하고, 그 시점의 중심위 악간 교합 기록을 매개로 하악 모형을 부착한다. 과두위와 교두감합위의 부조화 정도 및 현증과의 관련 가능성, 또한 앞으로의 개략적인 치료법에 관한 예비 검사를 하고 환자와 상담한다. 예를 들면, 현증에 대한 치료법의 정도나 범위가 소규모이고 환자가 과두위의 변경을 포함한 대규모 치료를 바라지 않으면 환자의 현재 교두감합위에서 합당한 치과치료를 한다. 장착된 보철물을 야간의 불가피한 parafunction에서 지킬 필요성이 있으면 야간에 취침할 때 적절한 나이트 가드(night guard)를 장착해 준다. 한편 환자가 더 포괄적인 교합 검사를 원할 때는 상악 전치부 유도형의 occlusal orthosis인 MAGO(maxillary anterior guided orthotic)를 이용해 철저하게 안정된 과두위(stable condylar position; SCP)를 확립한 후에, 이번에는 핀포인트로 안정된 hinge axis trasnfer를 이용해 상악 모형을 부착하고 하악 모형은 MAGO 종료 후의 새로운 중심위 악간 교합 기록을 매개로 반조절성 교합기에 부착한다. 이다음 최종적인 포괄적 교합 검사 및 세밀한 치료 계획에 관해 환자와 상담(CEC: comprehensive exam & consultation)한다.

교두감합위를 받아들이고 교합을 부여하는 치료를 채택할지, (2) 먼저 턱관절을 정형외과적으로 안정시키고 나서 새로운 교두감합위를 구축하는 교합치료를 채택할지의 두 가지 치료법을 명확히 나누어 생각해야 할 것이다. 당연히 전악에 이르는 치과 교정치료는 후자의 방법을 채택해야 한다는 것은 말할 필요도 없다(그림 2).

그런데 현재 이루어지는 치과 교정치료의 많은 과정을 보면 왜 중심위에서 교합기에 부착하지 않고, 평행 모형에서 교합이 평가되는 것일까? 분명 평행 모형에서는 상 · 하 제1대구치나 견치에서 'Angle의 부정교합의 분류법'이나 '교두감합 상태'를 평가하기 쉬울지도 모른다. 그러나 아무리 정확하게 규격대로 제작된 평행 모형이어도 턱관절의 상태에 관한 고려는 전혀 없다. 앞으로의 치과 교정치료는 술전의 진단부터 술후의 교합 평가에 이르는

교합의 진단 · 평가법

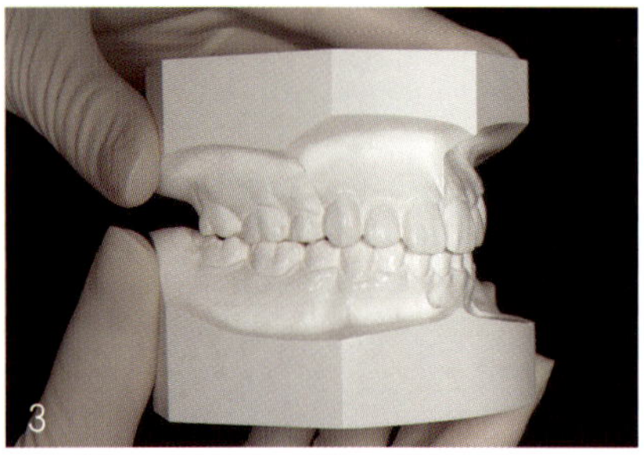

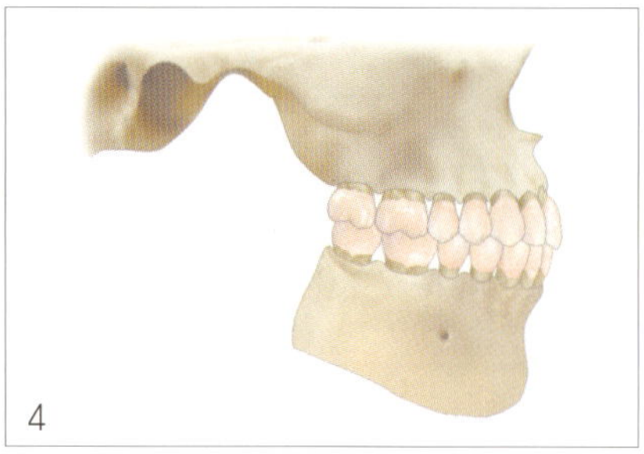

그림 3, 4. 턱관절을 고려하지 않고 상 · 하 치열의 교합 관계를 진단 · 분류하는 것은 하악골에서 과두를 잘라 내고 상 · 하 치열 관계를 진단 · 분류하는 것과 같은 것이다.

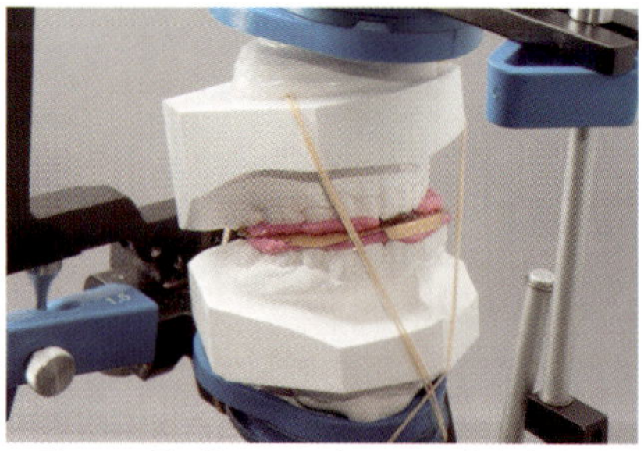

그림 5. 교합기는 구조적으로 중심위에서 하악 모형을 부착시켜야 비로소 의미를 갖는다. 따라서 'mesh bite'라 불리는 'closed bite registration'이 아니라 'open bite registration'으로 채득된 중심위 악간 교합 기록을 매개로 하악 모형을 부착한다.

모든 과정이 중심위에서 교합기에 부착된 모형에서 반드시 이루어져야 한다고 생각한다(그림 3~5).

2. 보철 · 치과 교정치료를 통해 교합을 재구성할 때 주의할 점

필자는 스스로 보철 · 치과 교정치료를 하고 있다. 여기서는 그 관점에서 교합 재구성을 하는 데 있어 주의해야 할 점에 관해 서술하겠다.

저작 기능은 하나의 흐름으로서, 개구해 음식물 덩어리를 구강내에 넣는 국면(개구 시기: opening phase)부터 시작해 최종적으로는 연하의 국면까지 하나의 사이클을 마치는 과정이라고 말할 수 있다. 이 안에서 치과의사가 가장 주목해야 하는 국면은 특히 작업측 교합면에 딱딱한 음식물 덩어리가 남아 그것을 거상근으로 마지막 힘을 주어 교두감합하고 연하에 이르기까지의 최종 폐구 시기(final closing phase)라고 불리는 시기이다(그림 6a~f). 이 시기의 임상적 의의를 생각하면 특히 성질이 딱딱한 음식물은 최종 폐구 시기에 작업측 상 · 하 구치 사이에서 지렛대의 받침점으로 작용하는데, 하악의 비틀림이나 치아 압하 등의 생체역학에 따라 비작업측에서 첫 번째 치아 접촉이 자주 일어난다. 이때 평형측 과두는, 만약 다른 관절이라면 정형외과적으로 탈구라고도 할 수 있는 관절와로부터 떨어진 상태에 있다[1].

유감스럽게도 치과의사는 이 사건의 발생을 완전히 예방할 수는 없다. 그러나 이 교합 접촉에 의한 압력이 치아의 장축 방향으로 가해지면 평형측의 치근막 내압 수용기는 중추신경계(central nerve system; CNS)에 침해 자극(nociceptive reflex)을 보내지 않는다는 것을 알고 있다[2]. 그것이 의미하는 중요한 점은 다음과 같다.

치과의사가 환자에게 부여하는 교합은 이 사건을 재현한 위치, 다시 말해서 대략 3mm의 좌 · 우 측방위에서 맨 먼저 비작업측에 충분한 clearance를 부여하는 교합이다. 이것을 현재의 치과 교정치료에 적용해 보면, 특히 중절치 및 견치부에서 수직적 피개량이 너무 적은 치과 교정치료 후의 환자와 만나는 기회가 너무 많다. 또한 위와 같은 일을 참고하여 교정치과의사와 보철치과의사 사이에서 의견의 불일치에 관한 논의가 자주 발생하는 것은 특히 견치를 포함한 상 · 하 전치부의 수직적 피개량이다. 필자는 원칙적으로 충분히 깊은 수직적 피개를 확립하기 위해서 특히 견치 및 전치부의 브래킷 위치는 일반적인 치과교정학이 가르치는 위치를 채택하지 않는다(그림 7a~i).

다음으로 치과의사가 조절할 수 없는 이 사건이 비록 발생했다고 해도 비작업측 치아의 장축 위에 압력이 가해지는 것을 실현할 수 있으므로, 자연계도 그렇게 하는

저작 기능에서 최종 폐구 시기

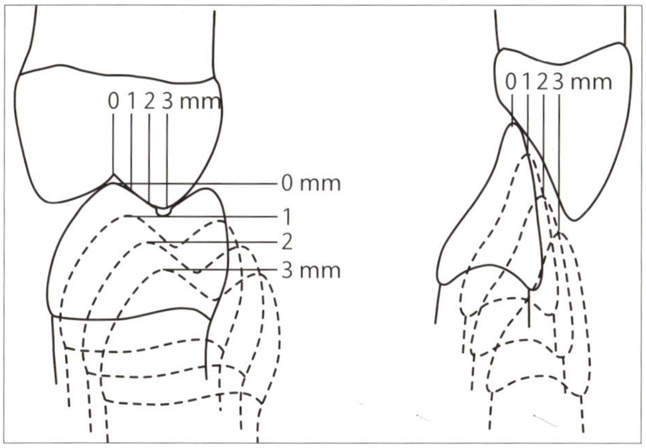

그림 6a. 최종 폐구 시기는 하악이 교두감합하기 직전의 3mm 이내의 부분이다.

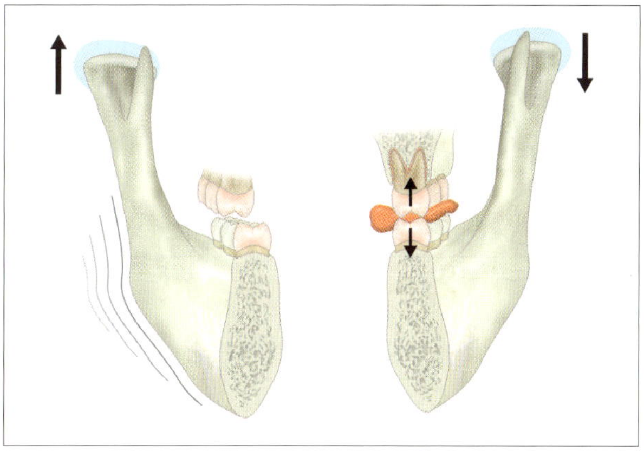

그림 6b. 비틀림이나 압축 등의 생체역학 현상이 있으므로 특히 최종 폐구 시기에서 교합기와 생체는 교합 상태가 다르다. 다시 말해서 이러한 현상을 보상하기 위해 충분한 평형측 clearance를 평가해야 한다.

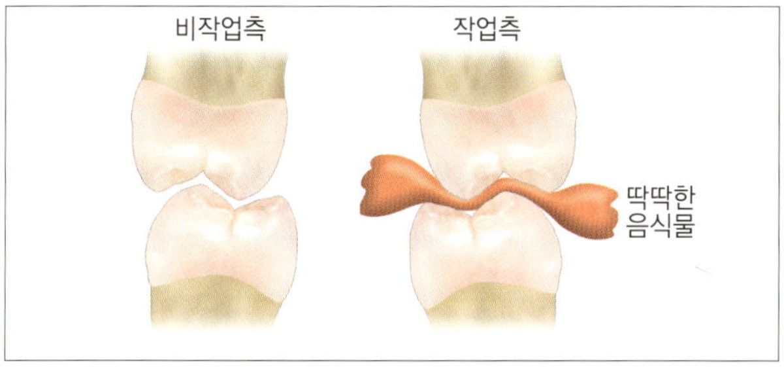

그림 6c. 저작 패턴 중의 폐구 초기에는 양측 구치가 이개하기 때문에 이 위치에서 평가는 특별히 중요하지 않다.

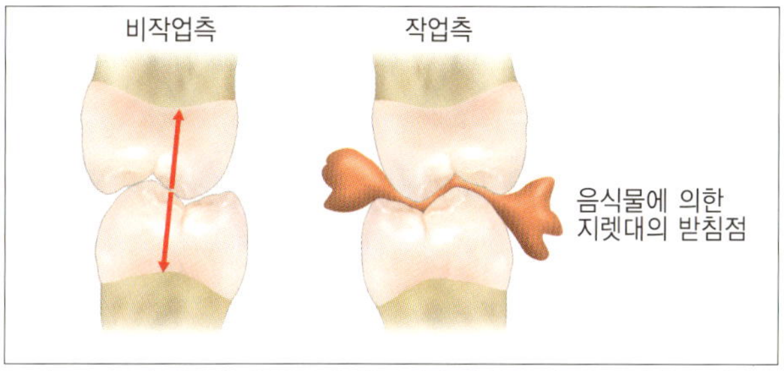

그림 6d. 특히 딱딱한 음식물에서는 저작 패턴 중의 폐구 말기에 하악의 비틀림이나 관련 조직의 압축 등이 발생하기 때문에 평형측에서 첫 번째 치아 접촉이 자주 일어난다(화살표). 치과의사가 이 현상을 일어나지 않도록 하는 것은 불가능하지만 이때의 압력이 치아의 장축을 따르고 과두도 CR 근처에 있으면 수용기는 침해성 신호를 중추에 보내지 않는다.

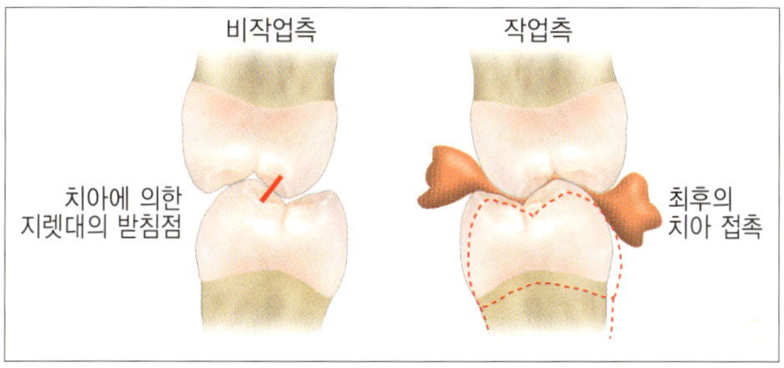

그림 6e. 폐구 최종 시기에서 평형측의 교합 접촉은 음식물 덩어리를 씹어 끊을 때의 마지막 접촉이 발생하는 작업측 치아의 교두를 보조하기 위한 지렛대의 받침점으로서 작용한다(빨간색 선).

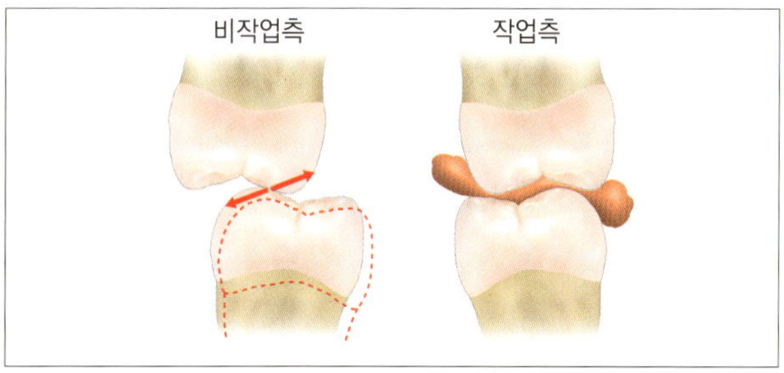

그림 6f. 평탄한 치아에서는 비틀림이나 압축 등의 생체역학 현상이 더 크게 발생해 평형측 교합 접촉은 치아의 장축으로부터 크게 벗어난다(화살표). 또한 과두도 CR에서 많이 떨어져 위치하기 때문에 수용기는 침해성 신호를 중추에 보낸다.

것처럼 교합면의 중앙에서 협설적으로 떨어진 이른바 A contact나 C contact는 부여하지 않도록 하는 것이 중요하다고 생각한다. 특히 상 · 하악 구치의 교합면 형태는 결코 완전히 합치하는 퍼즐 조각이 아니다. 그러므로 교합을 확립한 이후의 교합 접촉점 위치의 확인과 그 평가도 필요할 것이다(그림 8a~d).

필자가 생각하는 브래킷 위치

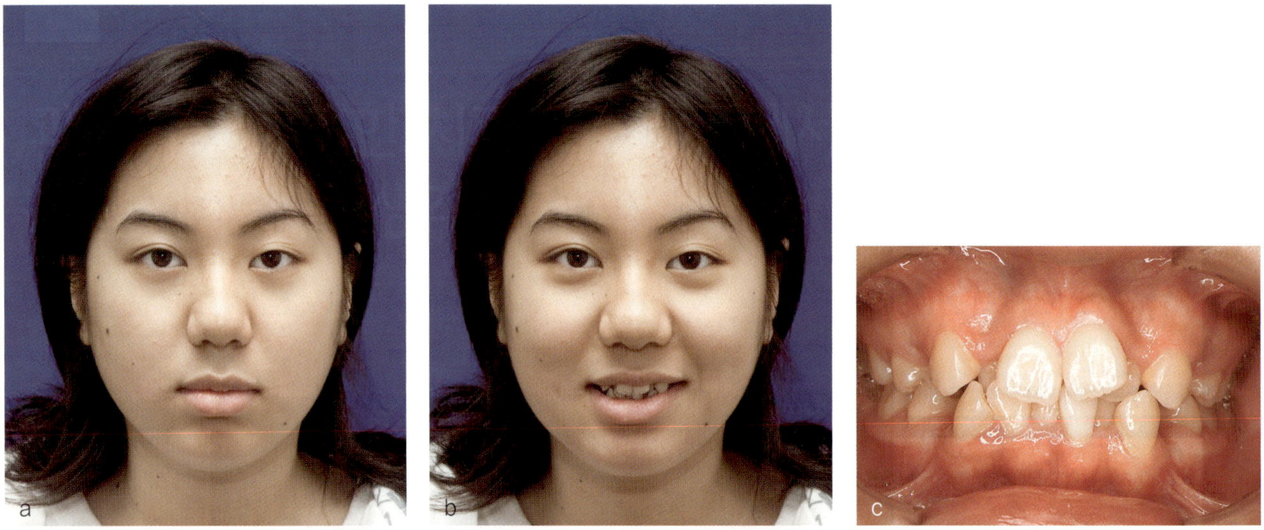

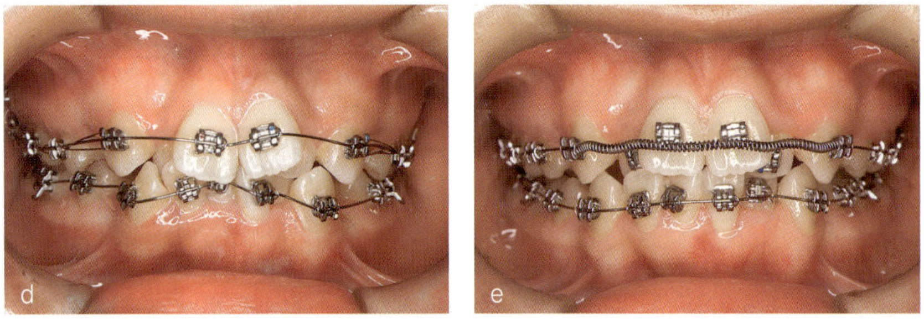

그림 7a~e. 술전의 안모 사진(**a, b**). 악운동을 제한하는 현재의 교두감합위로 인해 얼굴에는 만성 통증 및 긴장감이 있다. 술전의 교두감합위 정면 모습(**c**). 특히 전치 · 견치부에서 브래킷 위치는 심사숙고가 필요하다. 치료 초기에 이상적인 위치에 장착할 수 없으면 나중에 위치 변경이 필요한 경우가 있다(**d, e**).

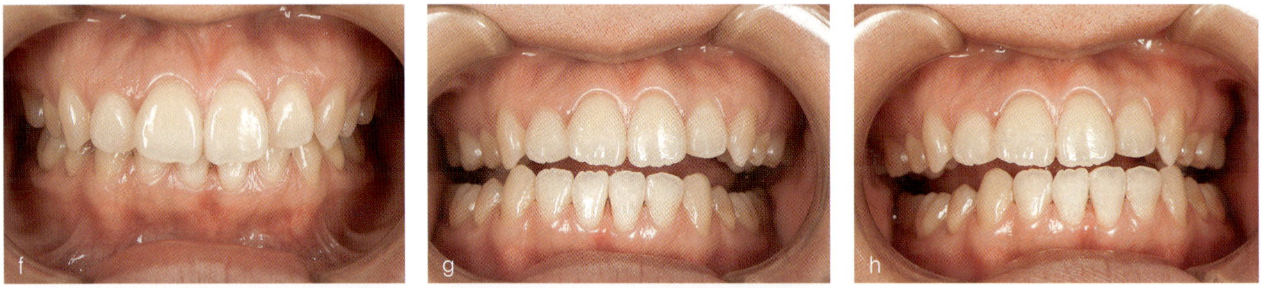

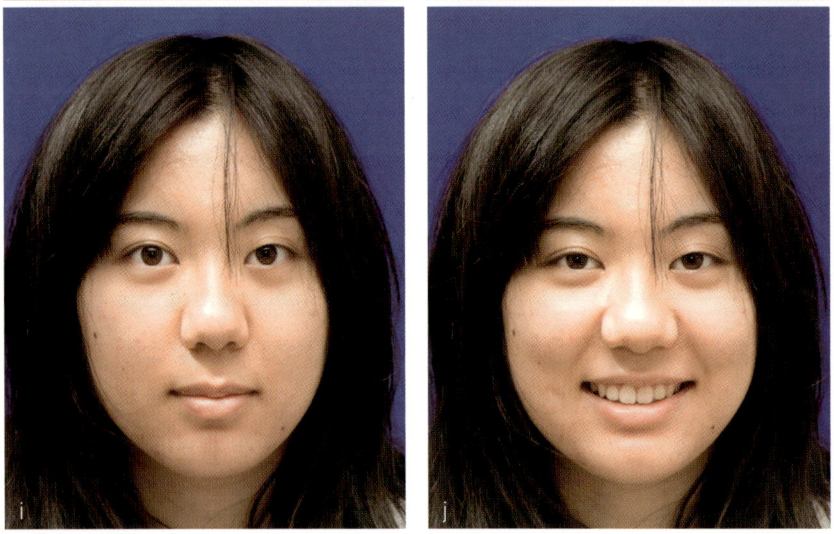

그림 7f~j. 술후의 교두감합위 정면 모습(**f**). 좌 · 우 3mm 측방위에서 충분한 양의 평형측 clearance를 보인다(**g, h**). 술후의 안모 사진(**i, j**). 모든 증상은 소실해 긴장이 완화된 안모를 보인다.

교합을 확립한 이후의 교합 접촉점 위치의 확인 · 평가법

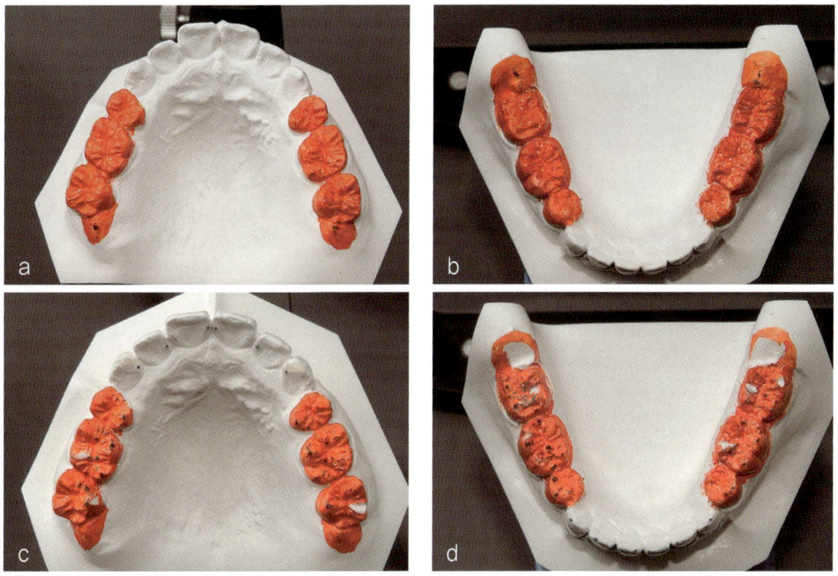

그림 8a~d. 치과 교정치료만으로 이상적인 교두감합을 확립할 수 있다고는 할 수 없다. 이 증례에서는 동적 치료 종료 후의 교합면 접촉점에서 해로운 부위 특히 치축 중심에서 떨어진 위치에 있는 이른바 A, C contact를 삭제하고 부족했던 가이드를 부여하기 위해 약간의 복합레진을 상악 좌 · 우 견치에 수복한다. 구치부 교합면에는 삭제하는 부위의 위치나 양을 치료 전에 파악할 수 있도록 컬러 잉크를 발랐다. 최후방 구치부의 원심부 연조직도 너무 근접하면 간섭이 될 수 있기 때문에 이다음에 distal wedge 수술로 치은을 내린다.

3. 임상 증례 고찰

초진 때 35세의 여성으로 좌 · 우 하악각 주위 및 입술 주위의 긴장감을 동반하는 만성 통증, 턱관절 주위의 압통 및 교합력 저하를 주소로 내원했다. 이러한 여러 증상은 식사하면, 즉 씹으면 악화하고 주위를 마사지하면 통증은 완화한다. 환자의 현 병력과 과거 병력에 특이 사항은 없다.

현증

안모 사진을 그림 9a, b에, 구강내 사진을 그림 10a~c에 나타내었다. 구강내 표준 방사선사진, 파노라마 방사선사진, 세팔로 방사선사진에 특별한 소견은 없다.

모형 소견(파나덴트 교합기에 ear bow transfer를 이용해 상악 모형을 부착하고 중심위에서 하악 모형을 부착한 치열 모형)을 그림 11a~f에 나타내었다.

치료 방법

먼저 초기 치료로서 첫 번째 조기 접촉 부위인 모든 제3대구치를 발치하고 스플린트 요법을 시행한다. 안정된 과두위가 확립되면 Panadent Axi-path Recorder를 이용해 hinge axis를 구하고 하악 개폐구를 동반하는 운동로를 묘기해 그 후 시상과로각을 구한다(그림 12). 상악 모형을 새롭게 구한 hinge axis에서 부착하고 하악 모형을 안정된 중심위에서 부착한다. 그 후 우측 대구치 부위의 조기 접촉을 확인했다(그림 13a~d).

다음으로 Panadent CPI를 이용해 과두위와 교두감합위 사이의 부조화를 계측한다(그림 14a, b). 모형에서 시험적 교합 조정을 시도하고 교합고경을 감소시켜 상 · 하 우측 견치가 교합 접촉한 곳에서 중단했다(그림 15a~d). 그 후 최종 상담에서, 이 방법을 채택하면 구치부의 특정 사면에서 상당한 양의 치질을 삭제하지 않으면 새로운 교두감합위를 확립하기 어렵다는 점, 결국은 복수의 구치에 치관 보철치료가 필요해진다는 점을 설명해 이 계획을 파기했다.

최종적인 치료 계획은 근심경사한 하악 구치의 up-right 및 압하, 그리고 하악 전치의 근소한 정출을 통해 새로운 교두감합위를 확립하는 것을 목적으로, 하악에만 치과 교정치료를 하는 것이다(그림 16~19). 10개월의 동적 기간이 지나 법랑질을 전혀 삭제하지 않고 안정된 CR에서 새로운 교두감합위를 확립했다. 치료 전에 있었던 상악 좌 · 우 견치의 교모를 복합레진으로 수복해 적절한 전방 가이던스를 확립했다(그림 20).

초진의 안모와 구강내

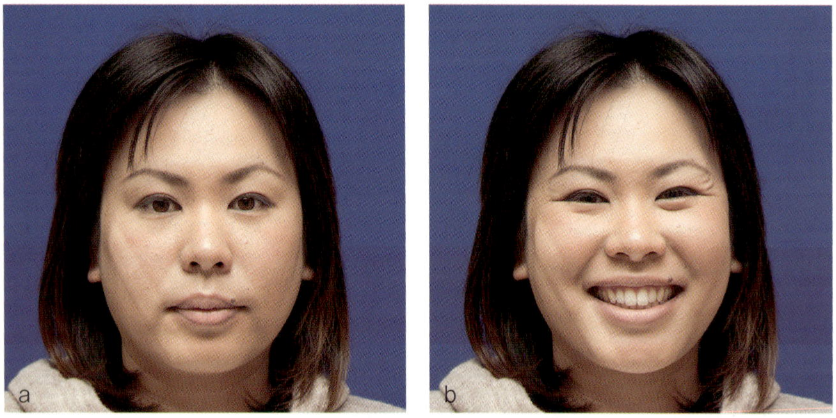

그림 9a, b. 입을 다물 때 입술 주위에는 항상 긴장감이 있다고 한다(**a**). 특히 웃으면 눈꼬리부터 측두부에 걸쳐서 긴장감이 증가한다고 한다(**b**).

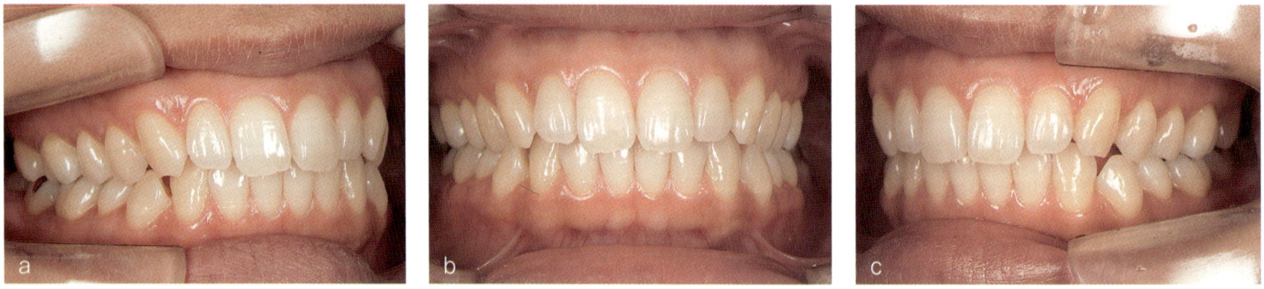

그림 10a~c. 술전 교두감합위의 우측면 모습(**a**), 정면 모습(**b**), 좌측면 모습(**c**).

초진 모형

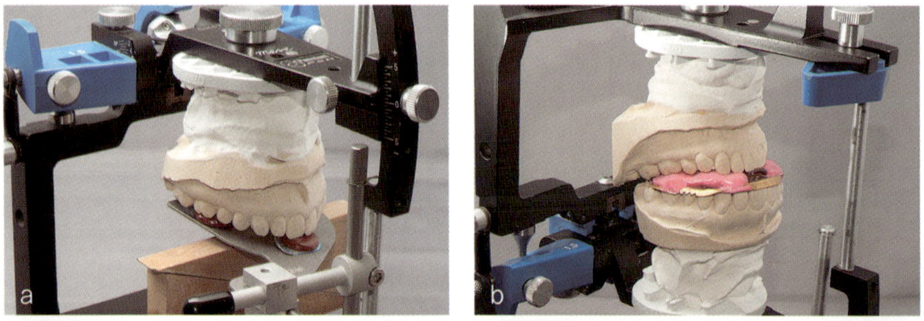

그림 11a, b. 예비 교합 검사를 위해 상악 모형을 ear bow transfer를 이용해 부착한다(**a**). 다음으로 'open bite registration'으로 채득된 CR 악간 교합 기록을 이용해 하악 모형을 부착한다(**b**).

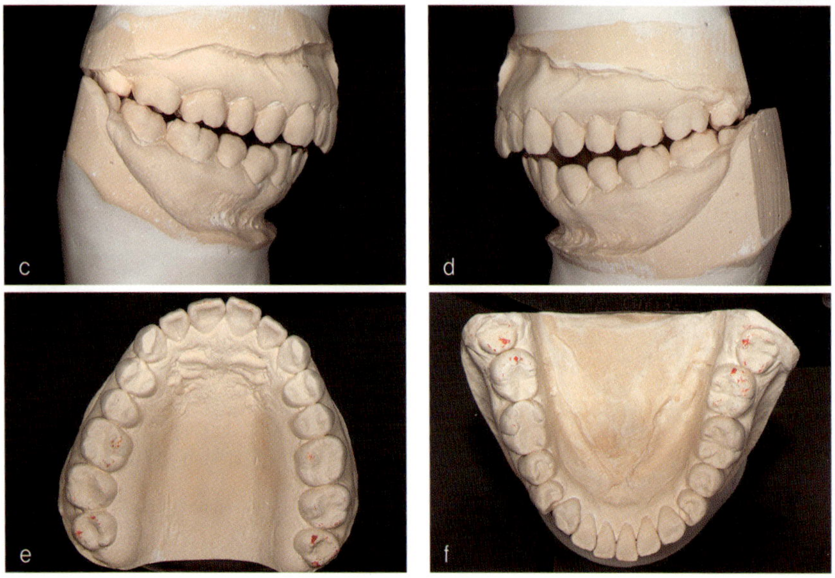

그림 11c~f. 악간 교합 기록을 빼고 절치 핀을 떼어 내면 좌 · 우 제3대구치 부위에 조기 접촉이 있다.

Axi-path Recorder

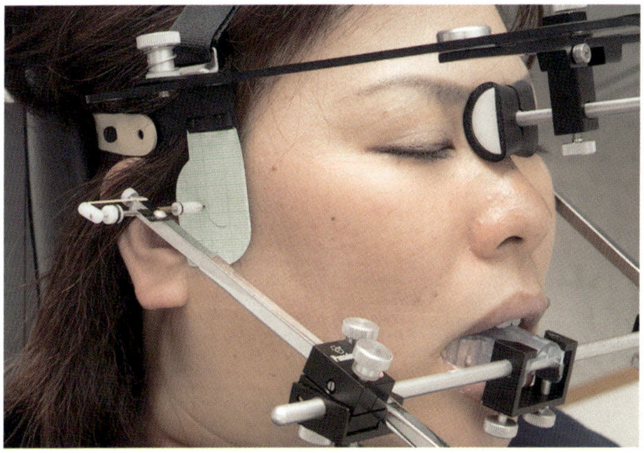

그림 12. Axi-path Recorder를 이용해 hinge axis, 정확한 시상과로각 및 ISS(immediate side shift)를 구한다.

조기 접촉 부위의 이동

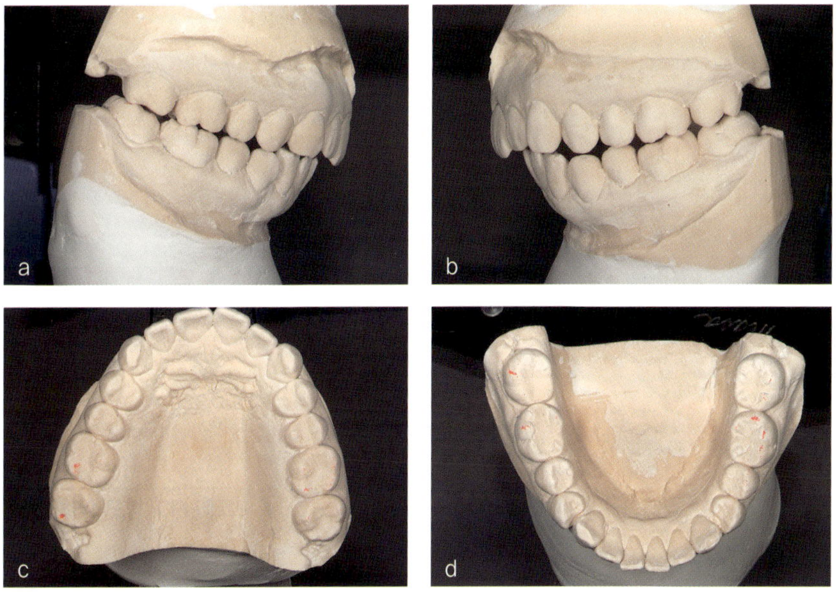

그림 13a~d. 새롭게 구한 hinge axis에서 부착된 모형. 개방교합은 다소 개선되었지만 좌 · 우측 제1, 제2 대구치 부위로 조기 접촉이 이동했다.

과두위와 교두감합위 사이의 부조화 계측

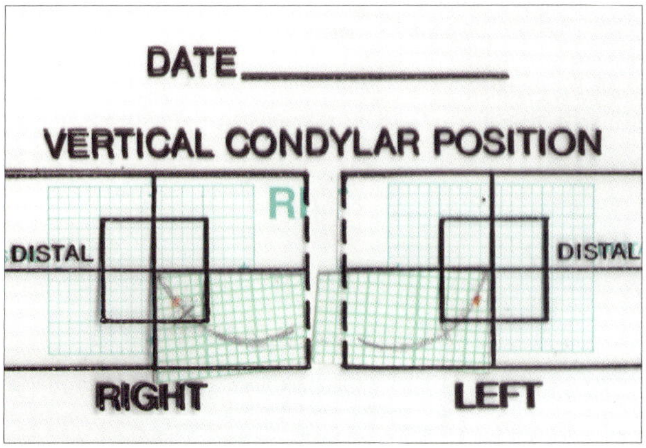

그림 14a. 교두감합을 할 때 좌 · 우 하악과두는 과로를 따라 전하방으로 편위를 보인다.

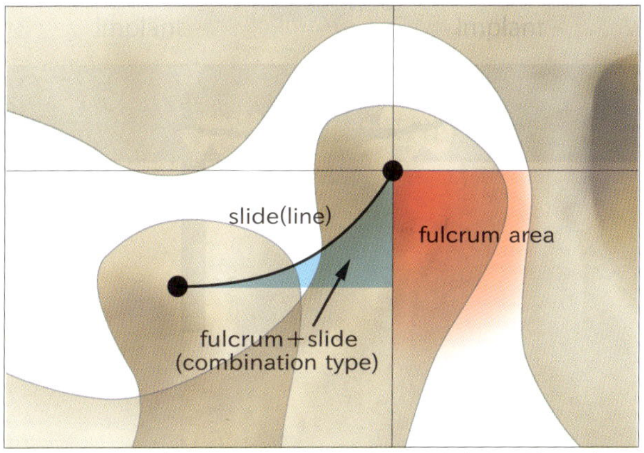

그림 14b. 'Slide'라고 불리는 과로상의 부조화에서 교합 조정으로 CR=ICP를 확립하려고 계획하면 고생하는 경우가 있다.

모형에서 시험적 교합 조정

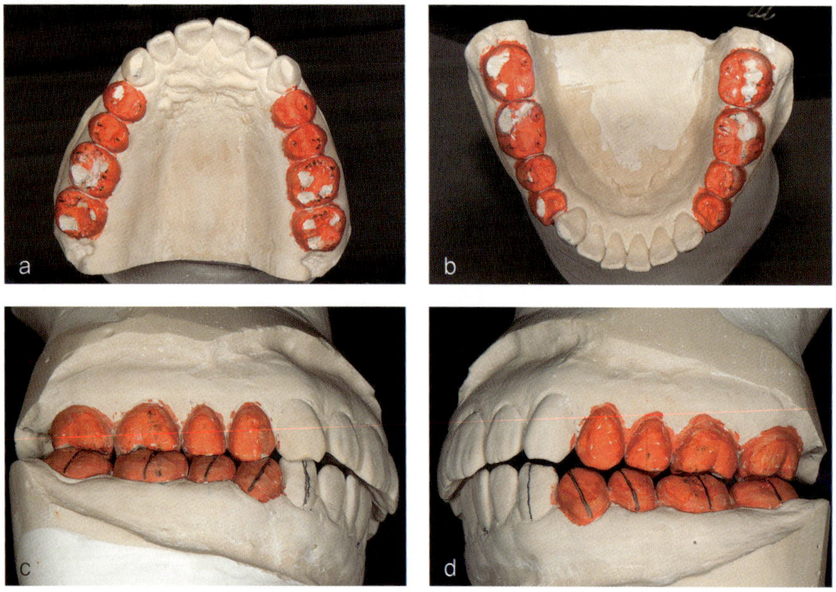

그림 15a~d. 우측 견치가 교합할 때까지 모형에서 교합 조정을 시도했다. 어느 부위를 어느 정도 삭제했는지를 알 수 있도록 구치부 치관부를 컬러 펜으로 칠했다. 또한 하악 구치부 치축의 방향을 연필로 그렸다. 특히 상악에서는 근심 교두 사면에, 하악은 원심 교두 사면에 삭제 부위가 집중하고 있다.

하악의 치과 교정치료

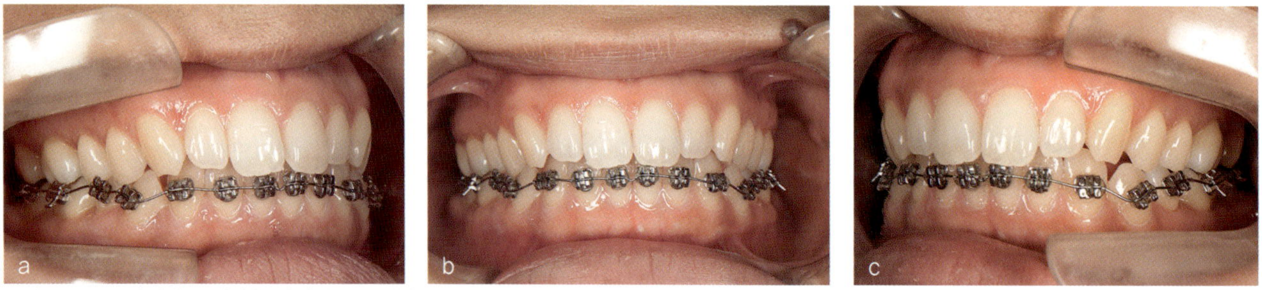

그림 16a~c. 하악만 브래킷을 장착해 .016 라운드 와이어를 이용해 레벨링부터 시작한다.

치료 결과

① 안모 소견: 좌 · 우 하악각 주위의 긴장감을 동반하는 만성 통증, 턱관절 주위의 압통과 같은 여러 증상은 모두 소실했다. 또한 측두부 부근이 분명히 쾌적해졌다고 이야기했다. 교합력 저하도 현재는 전혀 느끼지 않는다고 한다.

② 구강내 소견: 좌 · 우 구치부의 근심경사도 개선되어 3mm 측방의 테스트 포지션에서 작업측 및 비작업측에 이상적인 양의 clearance를 확립할 수 있었다(그림 21, 22)

고찰

과두-교두감합위 사이의 부조화가 있어 최후 구치부 부근에 조기 접촉이 나타나고 전방 치아가 개구를 보이는 경우에는 치과 교정치료가 효과적인 치료법의 하나가 될 수 있겠지만, 과두가 중심위에서 후하방으로 편위해 있는 'fulcrum'이라 불리는 부조화의 경우에는 구치부 교합면 법랑질의 경미한 삭제와 전치부의 부분적 수복이라는 보다 소극적인 방법을 이용하면 단기간에 안정된 CR과 새로운 교두감합위의 일치가 가능한 예가 많다.

그런데 같은 양의 부조화여도 이 증례와 같은 타입은 법랑질의 경미한 삭제로 고경을 내리는 것이 매우 어려

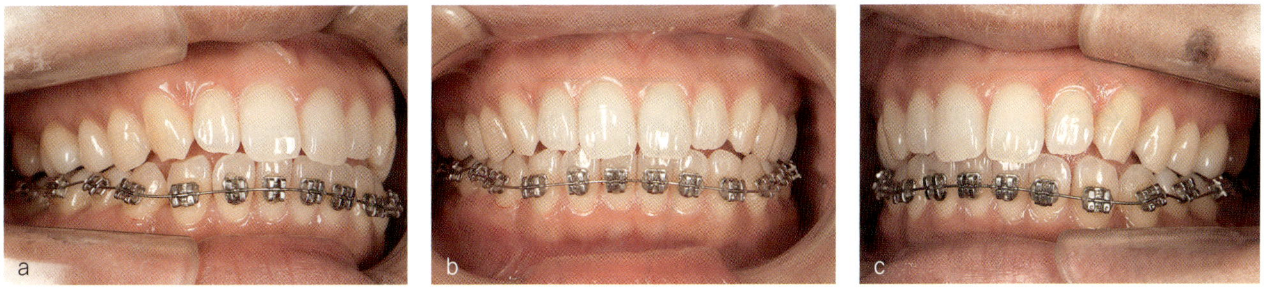

그림 17a~c. 4주마다 와이어를 교환하고 필요에 따라서 와이어를 조정해 간다.

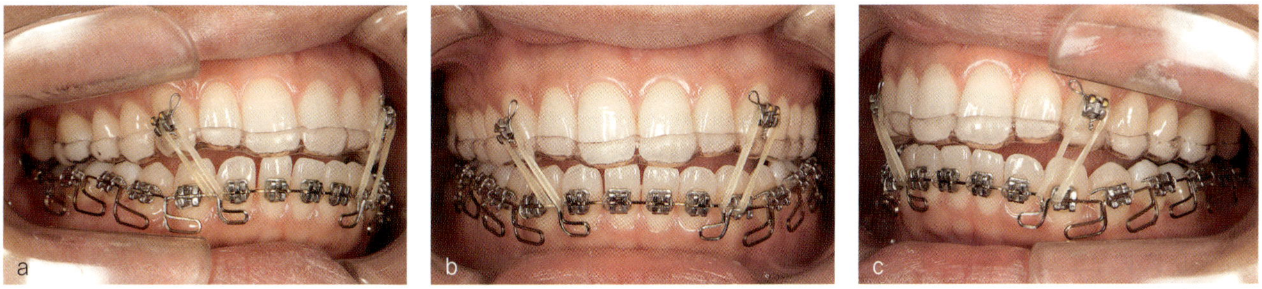

그림 18a~c. 도중부터 상악에 스플린트를 병용해 다시 악위를 안정시키면서 .016×.022 와이어로 접은 MEAW를 이용해 하악 구치부의 upright 및 압하를 적극적으로 시행한다.

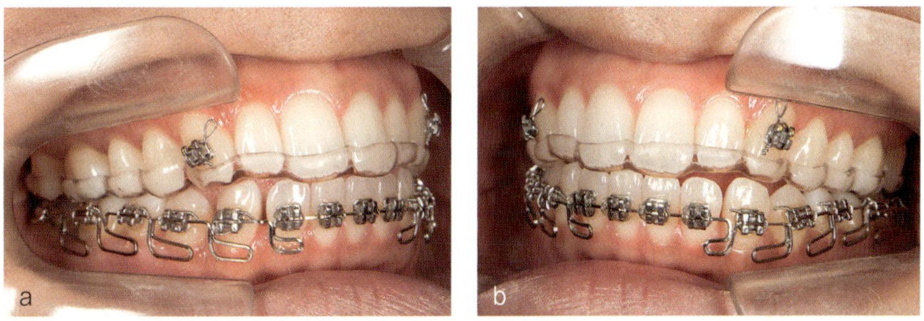

그림 19a, b. MEAW를 철거하기 직전의 좌 · 우측 교두감합위 상태. 이다음에 경미한 space closing과 finishing을 시행한다.

브래킷 제거 후의 구강내

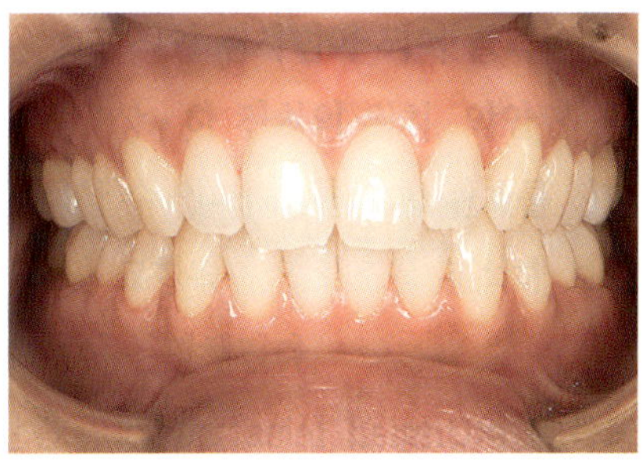

그림 20. 브래킷 제거 후의 교두감합위 정면 모습.

워진다. 그 이유는 항상 같은 사면을 계속 삭제해 가지 않으면 안정된 과두위로 이동하지 않기 때문이다. 그러한 경우야말로 치과 교정치료가 강력한 도구가 될 수 있다. 개방교합을 해소하기 위해서 삭제해야 하는 병적인 교합 사면을 치과 교정치료를 이용해 이동시킬 수 있기 때문이다.

다만 이 증례처럼 안정된 CR에 새로운 교두감합위를 구축할 때 치과 교정치료가 매우 강력한 도구가 될 수 있다는 가능성을 확신할 수 있었던 것은 CR에서 교합기에 부착한 모형으로부터의 진단이 있었기 때문이다. 이 진

술후의 구강내

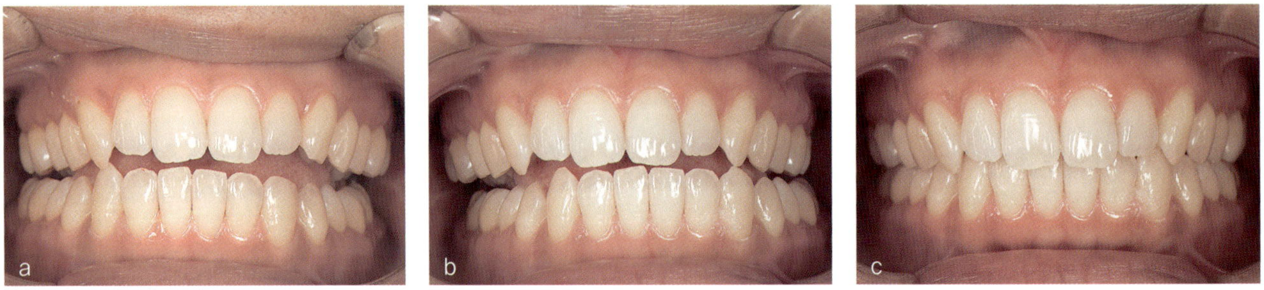

그림 21a~c. 먼저 우측 3mm의 측방 테스트 포지션에서 충분한 양의 평형측 clearance를 얻을 수 있도록 상 · 하 우측 견치를 복합레진으로 수복한다(**a**). 다음으로 상 · 하 좌측 견치에도 같은 수복을 한다(**b**). 술후 7년의 교두감합위 정면 모습. 복합레진 수복의 chip-off는 일어나지 않았다(**c**).

술후의 안모

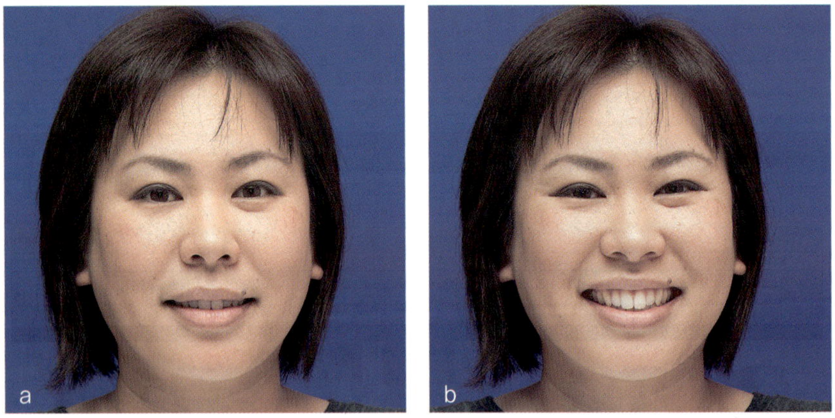

그림 22a, b. 술후 7년 후의 안모 사진. 현재도 입술 주위의 긴장감이 전혀 없이 쾌적하다고 이야기한다.

단이 있고 나서야 비로소 결코 적다고는 말할 수 없는 양의 법랑질 삭제를 회피하고 CR=ICP를 확립할 수 있었다. 필자의 은사인 Dr. Charles Wold의 '진단이란 무엇을 할지를 결정하는 것이 아니다. 무엇을 하지 않을지를 결정하는 것이다'라는 말대로 정말로 그렇다고 생각하지 않을 수 없다.

정리

필자는 하나의 다이어그램을 이용해 현재 이루어지고 있는 치과치료를 보다 넓은 시야에서 바라보고 장래의 전망을 찾고자 한다(그림 23).

일반 치과의사는 많은 임상 시간을 환자의 증세가 경도에서 중등도인 병태에 대한 치과치료, 즉 순위가 절반 아

건강을 공통 목표로 한 각 치과 전문 영역 본연의 모습

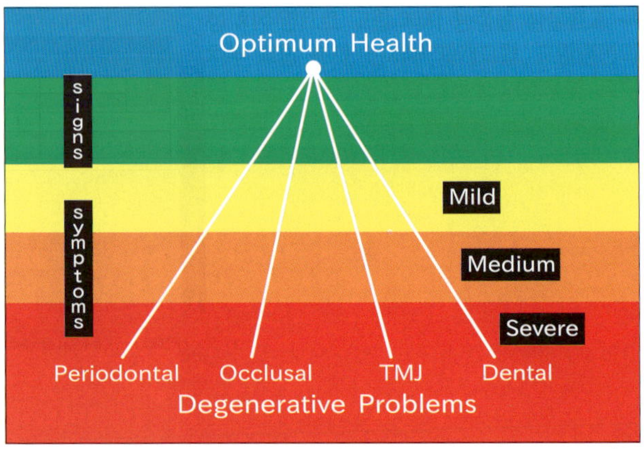

그림 23. 이 그림은 생체에서 최적의 건강 상태를 공통 목표로 하는 각 치과 전문 영역 본연의 모습을 나타낸다.

래인 위치에서 치료하고 있다. 한편 전문의는 대부분의 경우 그것보다 진행한 병태, 다시 말해서 순위가 더 아래인 위치에서 치료나 연구를 하고 있다. 병태가 심각해지

면 각 전문 분야의 병태에 관한 인식이나 치료법은 고립해, 상호 연계를 취하기 어려워진다. 가장 낮은 위치에서는 이러한 직선적인 사고를 따르면 치주과학은 교합학과 관련되지 않는다. 치주과학은 어디까지나 세균 감염에 의한 병변을 연구하는 학문이며 교합과의 관련에 주목하는 일은 별로 없을지도 모른다. 교합학과 턱관절의 관련도 그러하다. 교합의 문제는 치열 중에서 교합면에 일어나는 일이며 멀리 떨어진 턱관절이 주목을 받는 일은 별로 없다. 이처럼 전문 분야가 각자 독립한 현재의 치과의료에서 치주질환과 턱관절의 관련성에 관심을 기울이는 것은 희한할 일일 것이다. 왜냐하면 각 전문 분야는 독자적인 치료 목표를 가지고 있기 때문이다. 다른 예로는, 복잡한 치열 부정을 치료하는 것이 전문인 교정치과의사와 턱관절의 병태 분류나 병인론에 높은 지식을 가지는 턱관절 전문의 사이에는 지금까지 공통의 인식이 없었기 때문에 치료 목표도 각각 차이가 있었다. 교정치과의사가 직접 개입하는 치열은 해부학적, 생리학적으로도 턱관절과 명백한 상관성이 있음에도 불구하고 그러하다.

이런 딜레마는 교정치과의사와 턱관절 전문의 사이에만 머무르지 않고 넓게 펴지고 있다. 치과의사는 지금까지 치아나 치주조직, 턱관절의 병태에 대해 각각의 조직별로 대치해 왔다. 그러나 악구강 영역이 하나의 시스템이라면 악구강 영역의 병태에 대해서는 체계론적 관점에 서서 포괄적 생물학적 목표를 가지면 안 되는 것일까? 치열, 치주조직, 턱관절, 얼굴 연조직 등은 악구강 시스템을 구성하는 요소이며 각각 서로 밀접하게 관련되어 있다.

만약 다이어그램의 정상에 기록되어 있는 최적의 건강상태(optimum health)를 나타내는 악구강 시스템을 구성하는 선천적인 고유 요소를 알 수 있으면, 그 목표를 지향할 필요가 있는 사람들 특히 성장기에 있는 소아를 질병에서 구할 수 있을 것이다. 그것은 바꿔 말하면 그 소아의 생애를 구제하는 것이다. 그러기 위해 치과의학은 반드시 일체화해야 하고, 그래야 건전한 성장 발육을 막는 인자를 조기에 발견 · 제거하고 소아 악구강 시스템의 이상적인 성장 발육을 촉진하는 것이 가능해질 것이다. 비록 각각의 전문 분야에서 접근법은 다르다고 해도 목표(goal)는 항상 같을 것이다.

앞으로의 치과의료의 중요한 목표로서 필자는 악구강 시스템에서 포괄적인 예방 치과의료라는 개념을 추천하고 싶다. 이것은 단순히 우식이나 치주질환을 예방한다는 범위를 넘어 소아기의 건전한 악구강 시스템을 기르기 위한 예방 치과의료 및 청소년기의 과두위와 교두감합위를 조화시키는 치과 교정치료를 의미한다. 그것을 실현하기 위해서는 현재의 소아치과, 교정치과, 교합학, 그 밖의 여러 가지 전문 분야가 집단적인 자존심을 버리고 그러한 울타리를 넘는 '진정한 interdisciplinary approach'가 필수라는 점은 틀림없을 것이다.

참고문헌

1. Lundeen H, Gibbs C. The Function of Teeth:The Physiology of Mandibular Function Related to Occlusal Form and Esthetics. Florida:L and G Publishers LLC, 2005.
2. Lee RL. Esthetics and its relationship to function. In:Rufenacht CR(ed). Fundamentals of esthetics. Chicago:Quintessence, 1990;137-209.

5

변화에 너그러운 교정치료 교합과 변화에 엄격한 보철치료 교합의 조화를 목표로

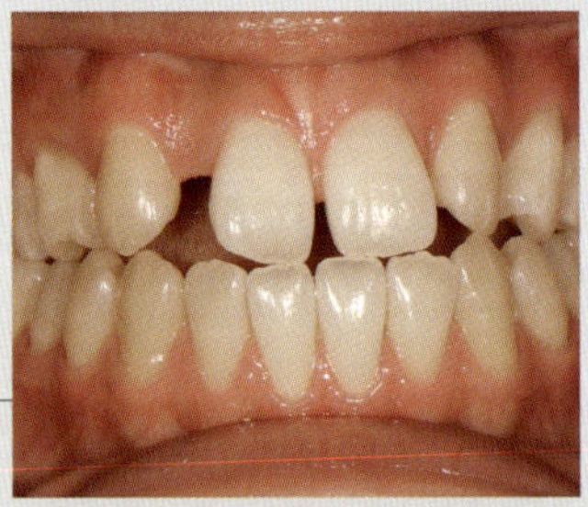

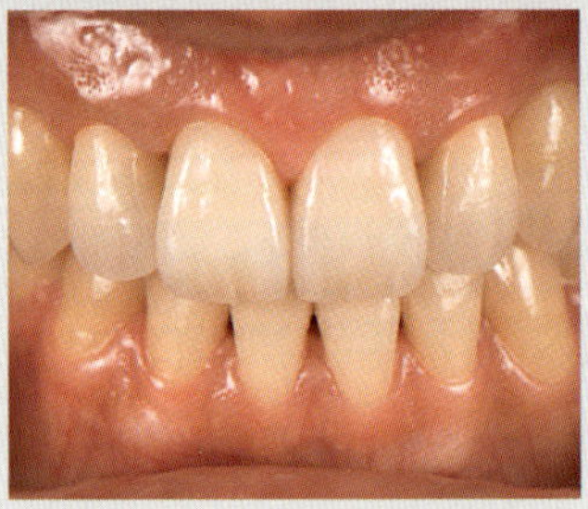

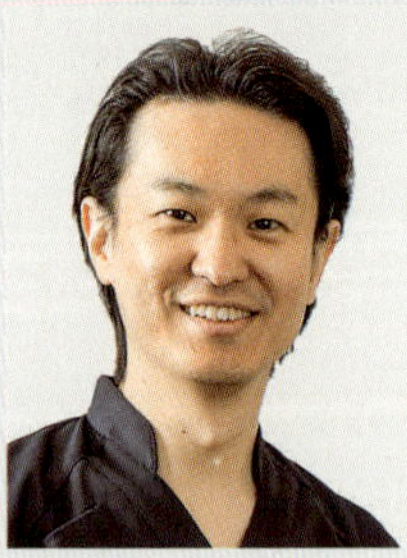

Junichi Watahiki (綿引淳一)

도쿄도 개업 AQUA 니혼바시 DENTAL CLINIC
연락처: (우)103-0022 도쿄도 주오구 니혼바시무로마치 2-4-1
유키요코지센비키야(YUITO ANNEX) 4F

1. 교정치료와 보철치료, 각각의 교합에 대한 필자의 생각

현재까지 약 20년 동안 필자의 임상 경험은, 교정 전문의로서 대학병원에서 약 10년을 보내고 그 후 개업 의사로서 약 10년 동안 보철을 하며 포괄적 치과치료에 종사해 왔다. 교정 전문의로 일할 때 교합에 관해 항상 생각하고 있었던 것은 교정의가 부여한 새로운 교합을 생체가 어떻게 허용해 줄 것인지에 관해서였다. 즉, 교정치료 후의 relapse를 생각해 주위의 근육 및 악관계와 조화를 이룬 교합을 부여하는 것을 목표로 하고 있었다.

한편 크라운 브리지 등의 고정식 보철치료를 하게 되고 나서는 필자가 장착한 세라믹 보철물 치핑(chipping) 등의 문제를 피하기 위해 가능하면 교합을 변화시키지 않고 오래 가는 수복물을 만들고 싶다는 의식이 싹트게 되었다. 또한 악위가 불안정하고 치조제가 과도하게 흡수한 총의치의 난증례를 스스로 다룰 수 있게 되자 또 다른 관점으로 교합을 생각하게 되었다. 몇 개의 난증례 무치악 환자를 진료하고 인상 깊었던 것은, 나이와 구강내의 상황을 고려했을 때 가장 많은 차이가 있을 거라고 상상했던 총의치 치료와 교정학의 교합 사이에 매우 많은 공통점이 있다는 점을 깨달은 것이다. 교정치료에서 치아의 위치는 구륜근 · 협근 · 상인두수축근 등의 주위 근육이 치열 외측에서 작용해, 치열 내측의 설압에 길항해서 치열이나 교합을 안정시킨다(협근 기능 기구: buccinator mechanism)[1]. 다시 말해서 교합을 지지하는 치아의 위치는 주위의 연조직과 조화를 이루지 않으면 안정되지 않는다고 생각할 수도 있다. 이 개념은 총의치의 인공치 배열 위치 결정에 크게 관여해 안정된 의치의 교합으로도 이어진다.

한편 필자는 교정치료와 총의치의 교합 부여는 크게 두 가지 점에서 다르다고 느낀다. 먼저 첫 번째는 사전에 시험할 수 있는지이다. 총의치의 경우는 최종 의치로 이행하기 전에 사전의 검사 · 진단으로 도출된 정보를 기초로 결정된 provisional 의치를 이용해 확인할 수 있지만, 교정치료에서는 이런 사전 확인을 할 수 없다. 게다가 치료 기간은 2~3년에 걸치므로 그사이에 나이가 들거나 성장에 의한 악골 형태의 변화 등, 다양한 변화를 동반하기 때문에 한층 더 복잡해진다. 그리고 두 번째는 교합 양식의 차이이다. 총의치의 교합 양식은 자연치의 경우와 목적이 크게 달라서 원칙적으로 점막 위에 배처럼 떠서 흡착하는 의치를 교합 저작을 할 때 어떻게 안정시키는지가 하나의 열쇠라고 생각하기 때문에, 양측성 균형 교합이나 의도적으로 전방 가이드를 피하는 교합을 취하는 경우가 있다. 그에 비해 교정치료 및 자연치의 교합 양식은 고정성 보철물과 같은 mutually protected occlusion이 원칙이라고 생각한다(mutually protected occlusion: 전치와 구치의 역할이 분담된 교합으로 구체적으로는 수직력에 강한 구치와 측방력에 강한 전치부가 서로 보완하는 교합 관계)[2].

어쨌든 현재 필자가 시행하고 있는 치료는 임플란트를 포함한 보철치료와 교정치료가 혼재해 교정 전문의로서 일하고 있었을 때 생각했던 것 이상으로 상황이 복잡하다. 이 장에서는 교정치료와 보철치료의 교합에 대한 필자의 개념을 정리하고, 개념이 다른 교정치료와 보철치료의 교합(그림 1)이 어떻게 조화를 이루도록 해야 하는지 서술하고자 한다.

2. 보철의 혹은 교정의와 연계할 때 주의할 점

목표의 실시간 공유

교정치료의 목표와 보철치료의 목표는 적절한 때에 실시간으로 공유할 필요가 있다. 필자의 경우 (1) 보철의와 교정의의 양쪽을 겸하고 치료에 종사하는 스타일, (2) 다른 보철의의 의뢰를 받아 교정 전문의로서 종사하는 스타일, (3) 교정 전문의의 의뢰를 받아 보철의로서 종사하는 스타일의 서로 다른 세 가지 스타일로 날마다 임상에 종사하고 있다. 어느 스타일이나 가장 중요한 것은 치료 전에 필요한 처치(치주치료, 근관치료, provisional restoration)와 치료 후의 보철 디자인을 사전에 명확하게 하고, 서로 확인해 교정치료 중에도 술자 전원이 항상 그것을 인식하는 것이다.

덧붙이면 교정치료를 전제로 한 경우에는 모든 분야의 하한선(치료의 필요성을 결정할 때의 기준선)을 한 단계 끌어올릴 필요가 있고, 때에 따라서는 교정치료 전·후로 추가 처치가 필요해지는 부분과 내용을 명기해 술자 사이는 물론 환자와도 이해를 공유하는 것이 중요하다.

교정치료의 교합과 보철치료의 교합

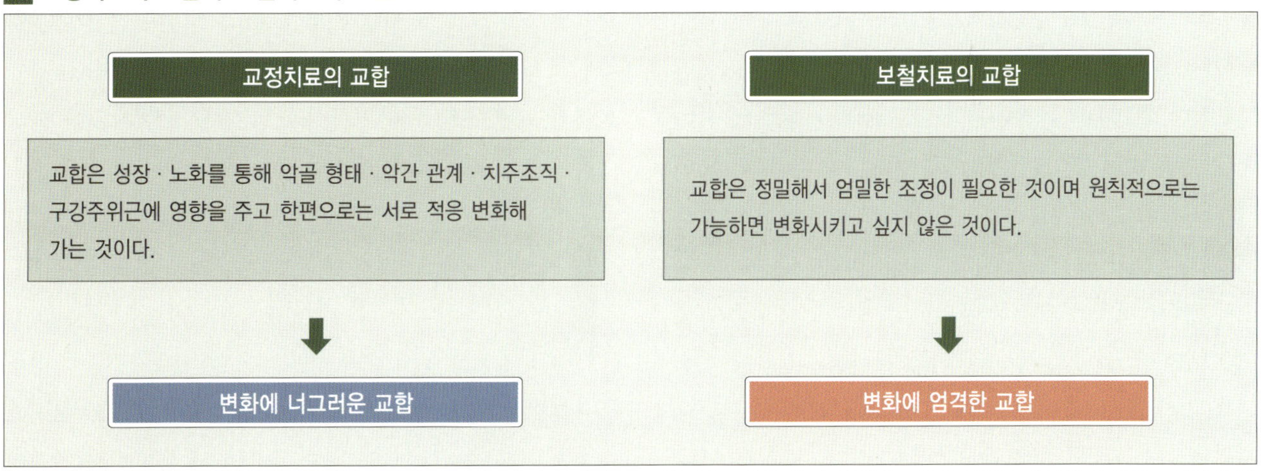

그림 1. 보철치료와 교정치료가 포함되는 포괄적 치과치료에서 장기적으로 안정된 교합을 얻기 위해서는 위의 차이를 충분히 이해하고 배려할 필요가 있다고 생각한다.

보철의 · 교정의가 최소한 이해해 주었으면 하는 것

보철의 · 교정의 모두가 이해해 주었으면 하는 것은, 교정치료는 보철치료와 비교해 예지성이 떨어진다는 점이다. 필자 나름의 말로 표현하면 교정 이동에는 치주조직, 악골 형태, 골질, 구강주위근, 저작근, 기도, 버릇, 식생활 등의 다양한 영향을 변화시킬 수 있는 매우 역동적인 변화가 일어날 가능성이 있다. 또한 이러한 커다란 변화가 일어나는 교정치료에서는 치료 도중에 치료 계획을 크게 변경하는 것이 매우 어려운 측면도 있다. 따라서 교정치료의 치료 계획을 세울 때는 교정학의 지식과 경험으로부터 생체의 적응 범위를 판별해 가는 것이 매우 중요하다. 그리고 만약 맨 처음의 치료 계획대로 치아를 위치시키는 것이 어려울 때는 교정학, 보철학, 치주과학 등을 종합적으로 생각해 적절한 때에 통합 · 상호 보완해 갈 필요가 있다는 사실도, 종사하는 담당 의사끼리 공통의 생각으로 해 둘 필요가 있다. 다시 말해서 대체 계획(backup plan)도 항상 준비해 둘 필요가 있다고 생각한다.

보정(retention)에서 보철치료로 이행할 때의 기준

보철치료가 필요한 경우의 교정치료에서는 치료의 finishing에도 세심한 주의를 기울인다. 특히 임플란트가 필요한 증례는 한층 더 주의가 필요하다. 다시 말해서 relapse가 적은, 교정학적으로 안정된 교합의 부여가 필요하다고 생각한다.

교정이 끝났을 때의 구체적인 교합의 기준은 교정학적 기준과 보철학적 기준의 양쪽이 필요하다. 교정학적 기준으로는 Lawrence F. Andrews가 발표한 교정학적 교합 기준인 'The six keys to normal occlusion'[3]을 참고해 만든, 미국의 교정 전문의 시험에서도 실제로 이용되는 ABO(American Board of Orthodontics)의 기준이 유명한데(the Quintessence 2017년 8월호 '성인 교정치료에서 빠지기 쉬운 오해' 참조), 필자 자신은 그러한 기준을 참고하여 교정 · 보철 · 치주의 세 가지 관점에서 그림 2에 보이는 13항목의 기준을 채우는 것을 원칙으로 한다.

교정치료 후 보철치료로 이행하는 타이밍

교정치료 후 보철치료로 이행하는 타이밍은 교합 상태나 보철의 범위, 부위에 따라 최소 3개월에서 12개월 정도 기간을 둘 필요가 있다고 생각한다. 필자가 임상에서 시행하는 보정 관리는 상 · 하악 전치부의 3~3번, 발치 증례의 경우에는 5(4)~5(4)번의 설측에 고정성 와이어 유지장치 그리고 야간의 Begg 타입 유지장치의 사용을 기본으로 한다. Debonding 후에는 약 1개월 후에 적절한 교합 조정을 통해 교합이 한층 더 안정되는 것을 목표한다.

교정치료 후 교합 안정의 판단 기준으로는 치아의 동요도를 참고한다. 기능적인 문제가 심한 개방교합 증례 등의 일부를 제외하면 debonding 후 1개월이 지난 시점에서 그림 2의 요건을 채운 교합을 얻을 수 있어서, 앞에서 서술한 보정 관리를 시행한 경우에는 거의 교정치료 후 1개월 정도면 치아의 동요도는 생리적 범위에서 안정된다고 생각한다. 또한 비용 측면에서 미국에서 많이 이용되는 교합면을 완전히 덮는 유지장치의 주간 사용은, 가끔 교합 관계의 seating을 불안정하게 한다. 이 현상은 오버레이 타입의 유지장치가 교정치료 후 교합의 적응 변화를 억제해 일어나는 것으로 생각한다.

필자는 clenching이나 bruxism 등의 버릇을 조절하기 위해 나이트 가드가 필요한 경우에는 보정 후 최소 1개월 이상 지난 다음 치아의 동요도로 교합의 안정도를 판단하고 나서 사용한다(그림 3).

3. 임상 증례 고찰

교정치료는 물론 보철치료도 크게 나누어 치주조직, 턱관절(악위), 교합 관계의 세 가지 조화가 장기 안정성의 열쇠가 된다고 생각한다. 따라서 여기서는 교합 관계의

필자가 생각하는 포괄적 교정치료에서 13항목의 목표 기준

1 Alignment: 요철이 없는 치열

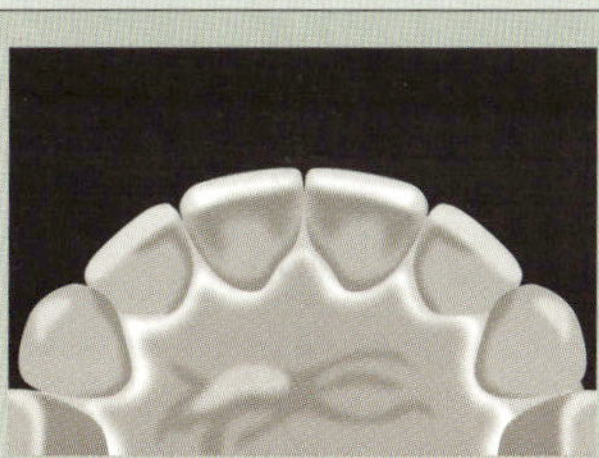

적절한 alignment가 얻어진 상태

2 Marginal ridges: 변연융선의 일치

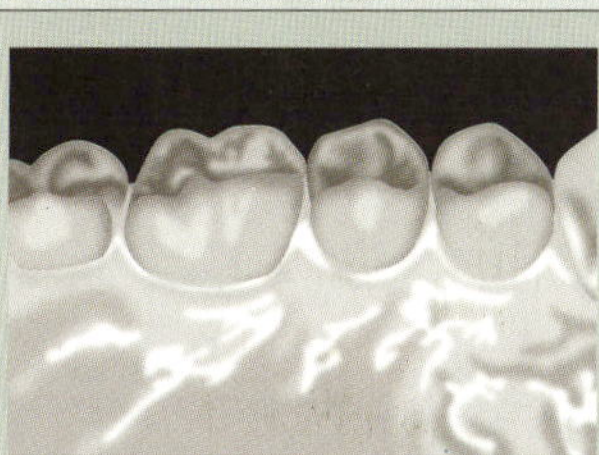

3 Occlusal contacts: 상 · 하의 space management

➡ 적절한 교합 접촉이 얻어졌는가?

➡ 보철을 예정하고 있는 경우 보철물의 clearance를 고려했는가?

4 Occlusal relationship: 근원심의 space management

➡ 적절한 상 · 하의 교합 관계가 얻어졌는가?

➡ 보철을 예정하고 있는 경우 보철물 · 임플란트의 공간이 고려되었는가?

5 Overjet, Overbite: 적절한 수평피개, 수직피개

6 Root angulation: 치열 전체에서 치축의 평행성

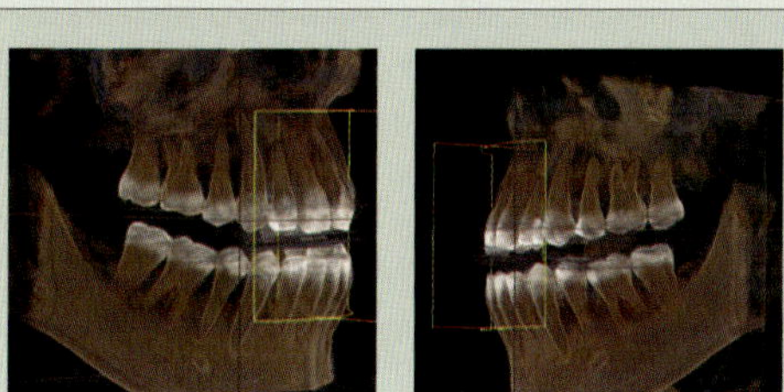

7 중심교합위와 중심위의 일치

➡ Dual bite 등이 발생하지 않았는가?

8 적절한 전치부 커플링

➡ 적절한 전치부 커플링이 부여되었는가?

9 Mutually protected occlusion의 달성

➡ 견치유도나 전치유도에 의해 구치부의 측방력을 억제하는 기능적인 교합(mutually protected occlusion)이 부여되었는가?

➡ 자연치의 교모가 있는 경우에는 수복 · 보철 디자인이 이미지 되었는가?

10 Bone housing을 과도하게 벗어나지 않은 교정 이동

➡ 자연치 주위에 경조직과 연조직이 충분히 있는가?

11 치조골 레벨의 평탄화

치주질환에 대한 유지관리에서 중요할 뿐만 아니라, relapse가 적은 안정된 교합의 유지에 있어서도 중요하다고 생각한다.

12 전치부의 심미적인 치은선 및 치축

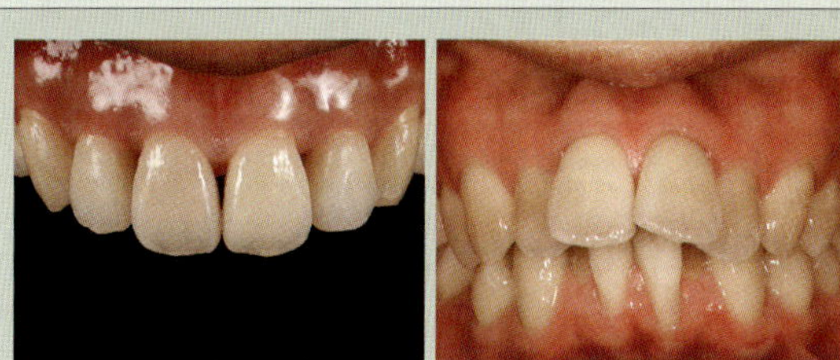

13 구강주위근 및 안모와의 조화

안모와 조화를 이룬 치열의 획득뿐만 아니라 구강주위근과의 조화도 치료 후의 교합의 안정을 도모하기 위해서는 매우 중요하다.

그림 2. 필자는 교정학 · 보철학 · 치주과학의 관점을 통합하는 위의 13항목을 스스로 생각해 포괄적 치과 임상에 이용하고 있다.

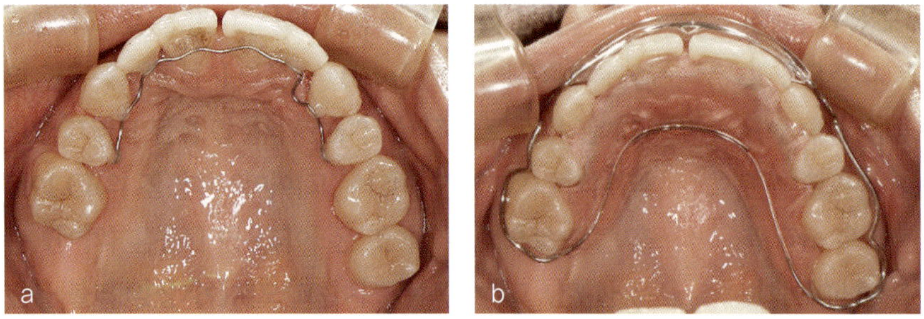

필자가 추천하는 교정치료 후의 유지장치

그림 3. a: 설측의 고정성의 와이어 유지장치, **b:** a와 Begg 타입의 유지장치를 병용. 필자는 Begg 타입 유지장치를 야간만 사용하도록 지시한다. 교정치료 후의 교합 관리에 있어서는 교합의 기능적인 적응 변화를 촉진하려는 배려가 매우 중요하다고 생각한다.

개선에서 교정치료가 필요한 3개의 개방교합 증례를 제시하면서 위의 세 가지 조화에 관해 고찰해 가고자 한다.

증례 1: 교정치료의 안정을 위해서는 구강주위근과의 조화가 필요

이 증례는 나이도 젊고 교정치료 이외의 처치가 비교적 경미해 교정을 주로 한 치료를 통해 교합의 개선을 기대할 수 있는 증례였다. 하지만 교정치료 단독이라고 해도 개방교합은 골격적 문제, 구강주위근 부조화, 버릇 등이 복잡하게 얽혀 교정 후의 장기 안정성을 얻기 어렵다고 하므로 치료에는 기능적인 배려가 필요하다[4,5]. 이 증례에서는 교정치료를 통한 교합 형태 부여와 동시에 구강 근기능 요법(MFT)을 통해 혀 버릇의 시정과 껌 저작 훈련을 시행했다. 교정치료를 통해 새롭게 주어진 교합에 적응하도록 구강 근기능을 얻어 장기적으로 안정된 교합이 유지되고 있는 증례이다.

초진 소견(그림 4~6)

환자는 22세 10개월의 여성으로 전치부 개방교합의 개선을 주소로 내원했다. 초진 소견으로는 혀 내미는 버릇에 기인한다고 생각되는 전치부 개방교합이 보이고 하악골의 우측 편위가 있었으며, tapping 운동을 할 때의 근전도 소견에서는 좌·우의 교근·측두근(전복)에서 진폭의 변화와 하악골의 위치를 제어한다고 알려진 측두근에서 진폭의 심한 변화가 보여, 교합과 기능(저작근 활동, 혀 등의 구강주위근, 턱관절 등)에 부조화가 발생하고 있는 것을 알 수 있었다.

치료 경과 및 결과(그림 7~9)

이 증례에서는 #14, 24, 34, 44를 발치하는 것과 동시에 구강 근기능 요법(MFT)을 통해 혀 버릇을 시정하고, 껌 저작 훈련을 시행해 부여한 치열·교합 관계에 기능이 순응하도록 치료했다. 교정치료 후 tapping 할 때의 평가에서는 초진에서 보인 근육 활동의 진폭 변화가 억제되어 근육 활동이 시정된 것을 알 수 있었다.

유지장치는 상·하악 전치부 설측에 고정식 유지장치(이 증례에서는 3~3번에 장착했는데, 현재는 발치 증례에서는 발치 부위를 넘도록 5~5번에 장착하는 예가 많음)를 장착하고, 야간에는 교정치료 후의 바람직하지 않은 relapse 변화를 억제하고 적응 변화를 저해하지 않도록 교합면을 가리지 않는 Begg 타입의 유지장치를 상·하악에 매일 저녁 사용하게 했다.

술후(그림 10)

보통 교정치료 후 약 3~6개월 정도에 상악 전치 설측의 고정성 유지장치는 철거한다. 목적은 보정 후 교합의 seating 증가에 의한 적절한 전치부 커플링의 획득을 위해서이다. 필자는 이 시기부터 가철성 유지장치는 1주일에 한 번 정도 야간에만 사용하게 하여, 적절한 생체 변화를 한층 더 촉진한다.

교정치료 후 5년(그림 11~13)

교정 후 약 5년이 지났을 때의 소견을 그림 13에 나타내었다. 하악 전치에 치은연상 치석의 부착을 볼 수 있지만 앞에서 서술한 13항목(그림 2 참조)을 크게 위협하는

증례 1: 초진의 상태

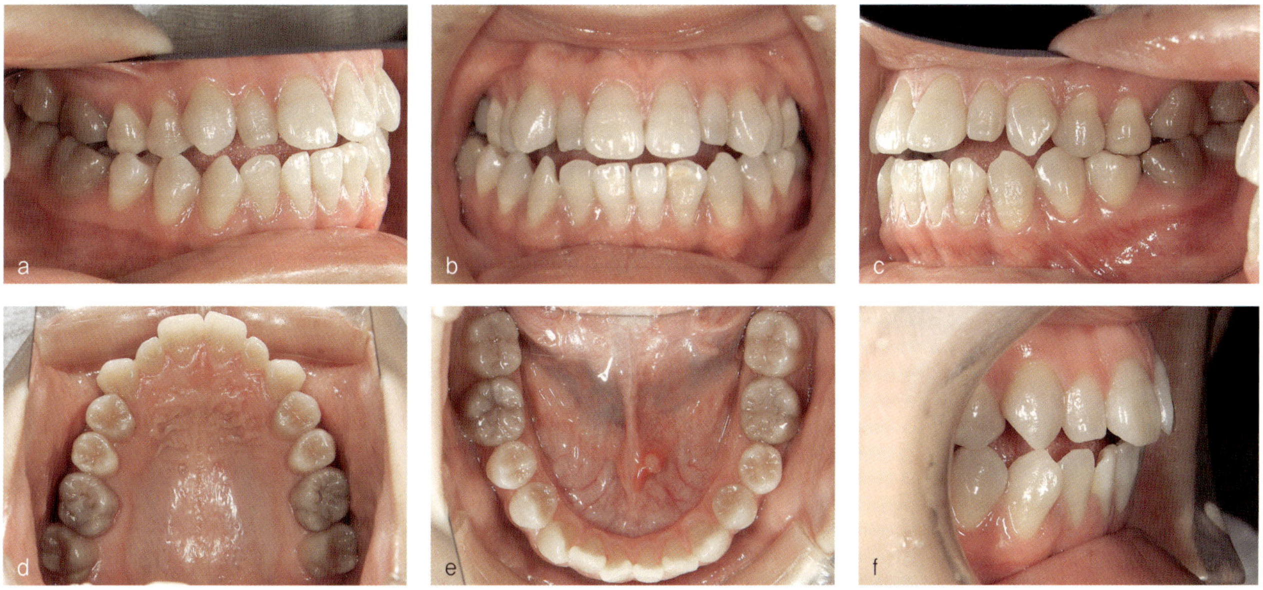

그림 4. 22세 10개월 여성의 초진 때 모습. 전치부 개방교합을 보이는 환자의 구강내 사진. **a, b, c, f**에서 저위 설을 보이는 것을 알 수 있고, 혀 버릇을 동반하는 구강주위근의 기능적인 문제에 기인하는 개방교합을 보이고 있다. 또한 상악 양측 측절치는 왜소치였다.

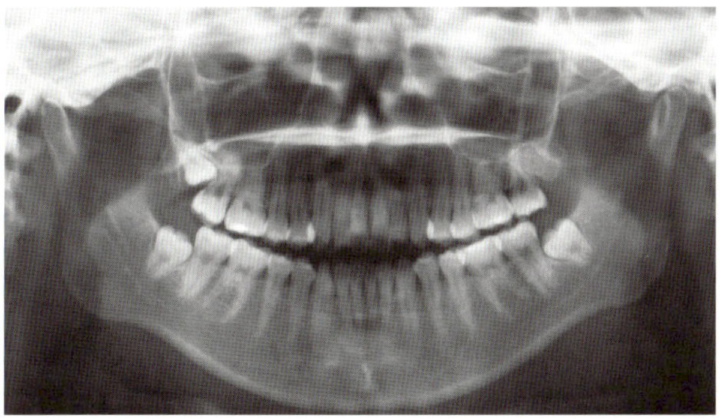

그림 5. 파노라마 방사선사진 소견에서도 하악과두에 경도의 변형이 보이지만 현시점에서 커다란 치과적 문제는 보이지 않았다.

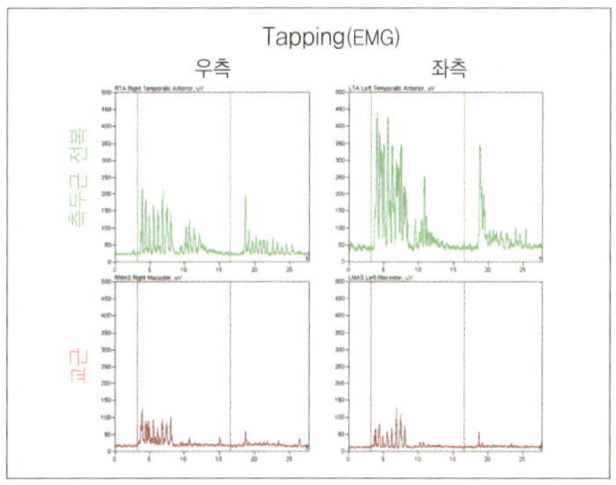

그림 6. 초진에서 tapping 할 때 저작근(교근 · 측두근 전복)의 근전도. CO(중심교합위)와 CR(중심위)의 불일치로 tapping 운동을 할 때 좌 · 우 측두근 · 교근 모두에서 근육 활동에 혼란이 보였다.

징조는 현재로서는 보이지 않는다. 하악 설측의 유지장치는 환자의 강한 요청이 없으면 원칙적으로 생애에 걸쳐 장착할 것을 제안하지만, 사진처럼 장치 주변에 치석의 부착이 발생하기 쉬운 점이나 장치의 탈락 · 변형 등의 위험도 있어서 정기적인 유지관리를 받는 것을 절대 조건으로 한다.

증례 2: 교정치료의 교합 안정에는 치아 주위 경조직과 연조직의 안정이 필요

교정치료에 있어서 맨 처음으로 고민하는 결단은 발치를 동반한 교정치료와 비발치 교정치료의 선택이 아닐까 생각한다. 1911년에 일어난 역사에 남는 유명한 '발치 논쟁'은 발치를 용인하는 학파인 Calivan S. Case에 대해 Angle 학파의 Martin Dewey 등이 반대론을 주창해, 최종적으로는 비발치론자인 Angle 학파의 승리로 끝났다고 여겨지는 논쟁이다.

증례 1: 교정치료가 끝났을 때

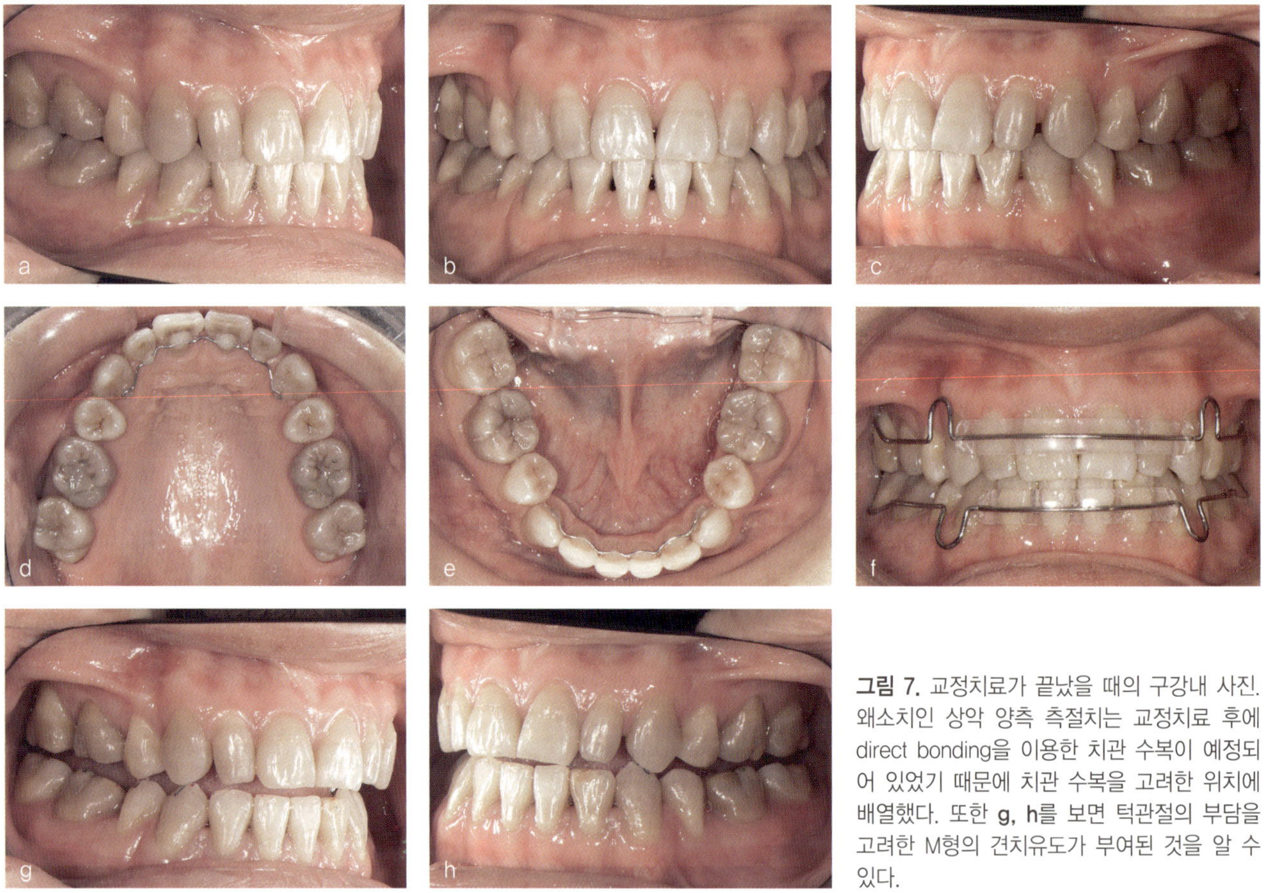

그림 7. 교정치료가 끝났을 때의 구강내 사진. 왜소치인 상악 양측 측절치는 교정치료 후에 direct bonding을 이용한 치관 수복이 예정되어 있었기 때문에 치관 수복을 고려한 위치에 배열했다. 또한 **g, h**를 보면 턱관절의 부담을 고려한 M형의 견치유도가 부여된 것을 알 수 있다.

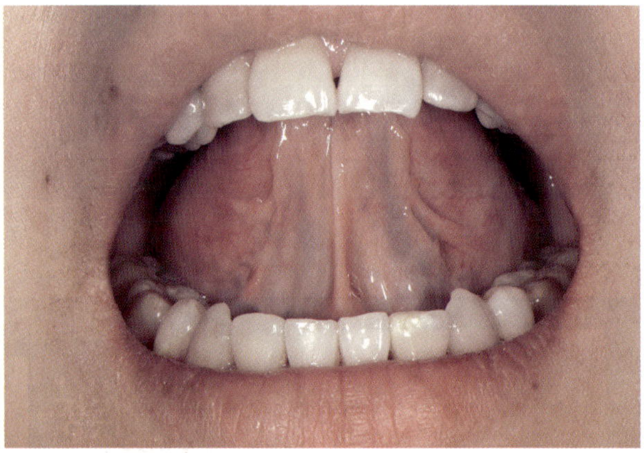

그림 8. 교정치료 후 1년 8개월의 혀 위치 확인을 보인다. 근육 기능에 문제가 있는 증례에서는 유지관리 중에도 치과위생사에 의한 근기능 훈련이 필요하다고 생각한다.

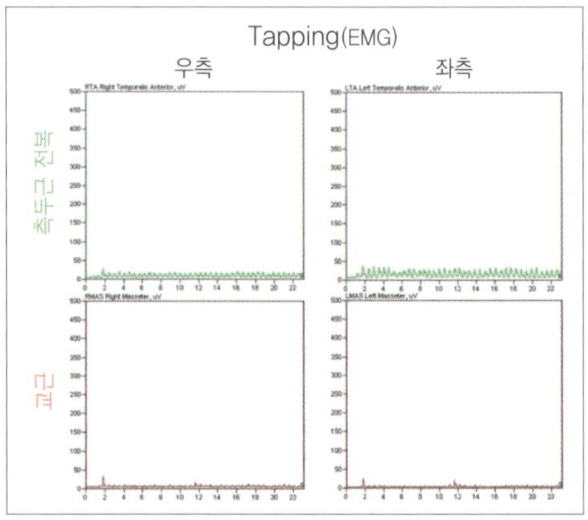

그림 9. 교정치료 후 tapping 했을 때 저작근(교근 · 측두근 전복)의 근전도. CO-CR도 일치한 것으로 보아 tapping 할 때의 근육 활동이 안정된 것을 알 수 있다.

증례 1: 교정치료 후 2년

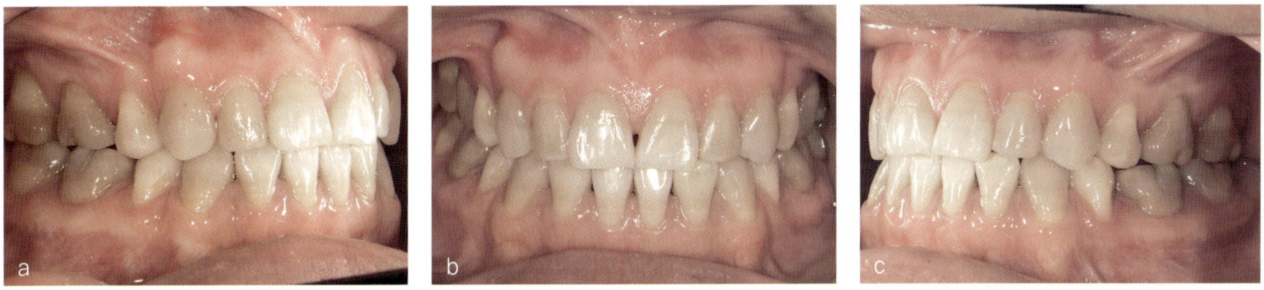

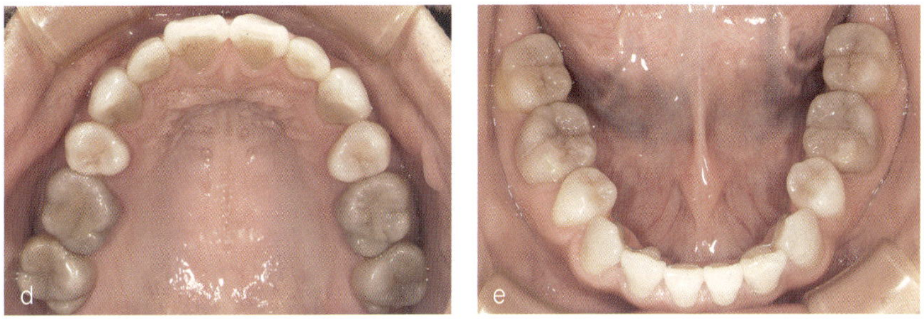

그림 10. 교정치료 후 약 2년이 지났을 때의 구강내 소견. 왜소치였던 상악 양측 측절치 및 좌측 견치는 교정 후에 direct bonding을 이용해 수복되었다. 또한 이때 상악 설측의 와이어 유지장치는 이미 철거하고, 상·하악 모두 Begg 타입 유지장치의 주 1회 사용(잠잘 때)과 하악 설측의 와이어 보정에 의해서만 교합 관리하고 있다.

증례 1: 초진으로부터 보정 관리 중의 파노라마 방사선사진의 비교

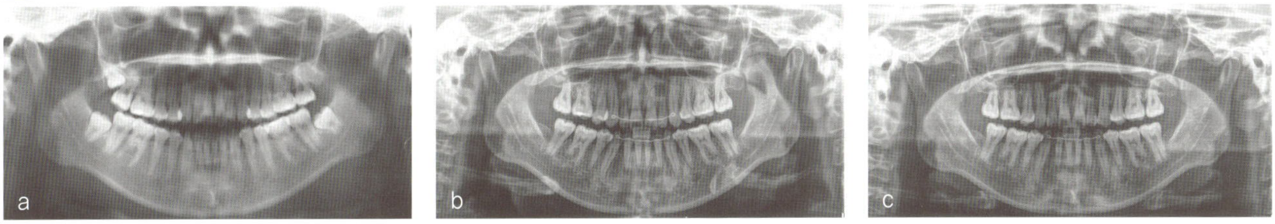

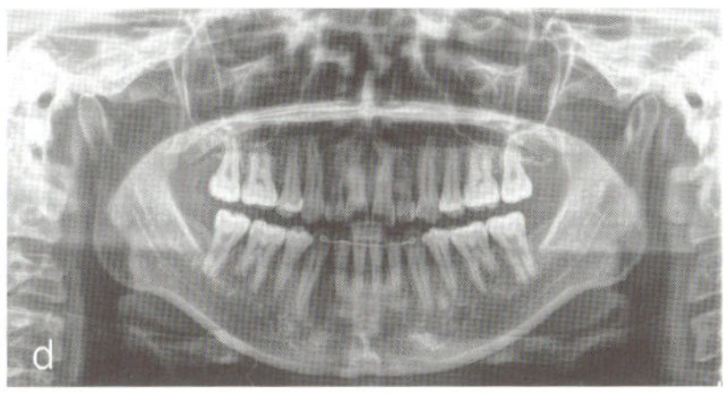

그림 11. 유지관리 기간은 보통의 구강 위생 지도 이외에 저작·연하 지도와 혀 위치의 확인 등 구강의 기능적 관리도 치과위생사를 중심으로 시행하고 있어, 현재까지 특별히 교합을 불안정하게 하는 변화는 보이지 않는다. **a:** 초진, **b:** 교정치료가 끝났을 때, **c:** 교정치료 후 2년, **d:** 교정치료 후 5년.

증례 1: 초진으로부터 보정 관리 중의 측면 세팔로 방사선 규격 사진(측모 세팔로그램)의 비교

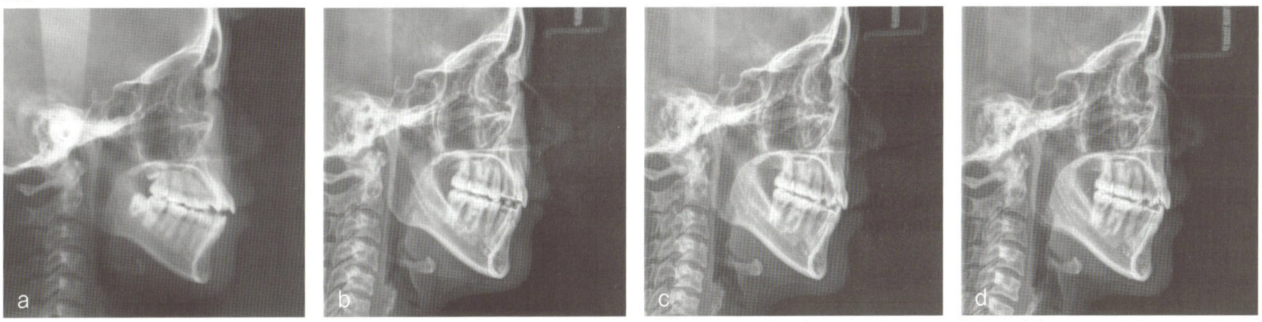

그림 12. 교정치료 후에도 교합은 안정되어 있고 세팔로그램에서도 relapse는 보이지 않는다. **a:** 초진, **b:** 교정치료 직후, **c:** 교정치료 후 2년, **d:** 교정치료 후 5년.

증례 1: 교정치료 후 약 5년

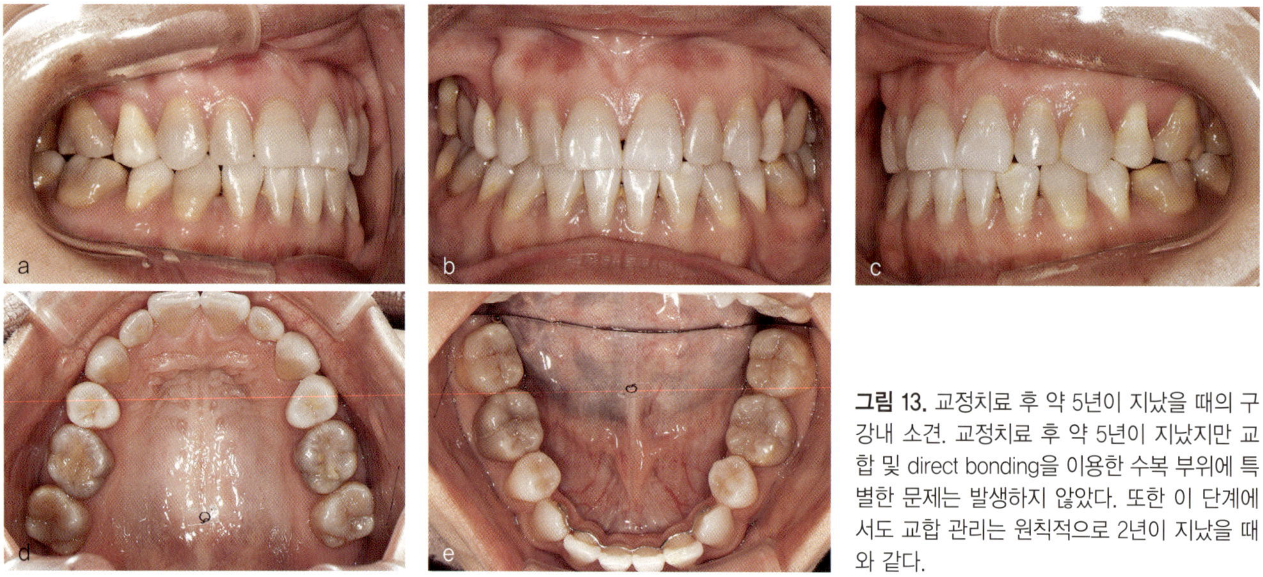

그림 13. 교정치료 후 약 5년이 지났을 때의 구강내 소견. 교정치료 후 약 5년이 지났지만 교합 및 direct bonding을 이용한 수복 부위에 특별한 문제는 발생하지 않았다. 또한 이 단계에서도 교합 관리는 원칙적으로 2년이 지났을 때와 같다.

그러나 독자도 알고 있는 바와 같이 근대의 교정학에서는 증례에 따라 발치 교정을 선택한다. 근대 교정학의 아버지라 불리고 90여 년 이전에 현대에도 주류인 edgewise 브래킷을 개발한 Angle이 정말로 발치 교정을 부정하고 있었는지에 대해서, 필자의 모교인 쇼와대학 치학부 교정학 교실의 1대 교수인 Fukuhara Tatsuro 선생님은 최종 강의에서 발치 논쟁에 관한 자신의 연구와 고찰을 "Angle은 사실 발치 교정을 용인했고 저서에도 발치 교정의 기준을 제시했다(그림 14)"라고 말씀하셨다. 발치 교정이 필요하게 되는 근저에 있는 가장 유명한 논문은 1925년에 Lundström에 의해 보고된 '치조 기저론'이다. Lundström은 '치아를 이동해도 치조 기저부를 바꿀 수는 없다'라고 했다[6]. 다시 말해 '교정치료에서는 bone housing 내에서의 움직임이 원칙이다'라고 하는 논문이다. 교정치료와 교합의 안정을 생각하기 위해서는 치아 이동을 bone housing 내에 두는 궁리가 필요하다는 것을 알 수 있다. 또한 Angle의 제자로 근대 교정치료의 체계화에 이바지한 Tweed는 교정치료의 목표로서 그림 15에 보이는 네 가지를 들었다.

하지만 현실에는 이 증례처럼 이미 치은퇴축이 일어난 예도 있고, 치열이 bone housing 내에 있는 것을 우선해서 생각하면 안정된 교합의 유지가 어렵거나 안모의 조화를 얻을 수 없는 증례가 많다. 근래 많은 독자가 가장 많은 관심을 가지리라 생각하는, 교정치료를 도입한 성인 환자의 포괄적 치과치료에는 특히 많다고 생각한다.

Angle의 발치 기준

Ⅰ급 부정교합

- 악골이 심하게 협착해 비발치로 치료하면 치축의 경사가 극단적으로 나쁜 결과를 가져오는 경우
- 안모 관찰에서 상 · 하악의 발육이 나쁘고 위치 이상인 치아를 바로잡으면 치열이나 입술이 너무 돌출되어 버리는 경우

Ⅱ급 1류 부정교합

- 상악에 이상이 있는 증례에서는 좌 · 우 제1소구치 2개를 발치함

Ⅱ급 2류 부정교합

- 상악 제1소구치 2개를 발치하고 절치를 치료함으로써 발치 공간을 폐쇄함

Ⅲ급 부정교합

- 이미 절치 및 견치의 설측 경사가 있는 경우 발치는 적절하지 않음

그림 14. 'Angle의 교과서' 제6판(1900년), 199쪽에서 인용.

이 증례에서는 필자가 주장하는 교정치료에 최적화한 치주조직 재생요법을 이용해 교정학의 철칙이자 한계였던 bone housing의 테두리를 넘어 안정된 교합 관계를

획득할 수 있었으므로 치료 과정을 소개한다.

초진 상태와 치료 방침(그림 16~19)

환자는 32세의 여성으로 치열 부정과 치은퇴축의 개선을 목적으로 내원했다. 이 증례는 분명 교정학적으로는 발치 증례이지만, 앞에서 서술한 것처럼 이미 치은퇴축이 발생해 있고 치주조직은 부족한 상황이었다. 교정치료 후의 교합 안정을 위해서 자연치 주위의 충분한 경조직과 연조직이 매우 중요하다는 점은 이미 설명했다.

Tweed의 교정치료 목표

① 조화를 이룬 안모

② 교합과 치열궁의 안정

③ 건강한 구강 주위조직

④ 능률적인 저작 기능의 확립

그림 15. 교정치료에서 궁극의 목표는 위의 네 가지를 모두 채우는 것이지만 실제로는 매우 어려운 일이다.

근래 폴란드의 Fudalej 등에 의해 발치 · 비발치를 불문하고, 교정치료를 통한 자극이 교정 후 장기에 걸쳐 치은퇴축을 촉진한다는 것이 보고되어 교정계는 큰 충격을 받았다[7].

다시 말해서 이 증례처럼 초진 때부터 치주조직이 부족한 증례의 교정치료는 안정된 교합을 얻을 수 없을 뿐만 아니라 교정치료 자체에 큰 위험을 동반한다고 생각한다. 따라서 환자의 동의 아래 치주조직 재생술과 교정치료의 양쪽에서 접근해, 교정치료 후에 안정된 교합과 건강한 치주조직 획득의 두 가지 목적을 달성하기 위한 치료를 했다. 또한 이 증례에서는 교정치료를 통한 자극 때문에 발생하는 치은퇴축의 악화를 피하기 위해 치주 재생치료를 교정치료 중에 시행하는 계획을 세웠다.

경과(그림 20, 21)

교정치료 후 4년, 치주조직 재생술 후 7년이 지났지만 교합은 안정되어 있고 치은퇴축도 초진 때보다 많이 개선되어 현재도 유지되고 있다. 다시 말해서 교정학의 위대한 선인들이 'relapse가 적은 안정된 교합을 얻기 위해서는 bone housing 내에 치열이 있도록 치료 계획을 세

증례 2: 초진 상태

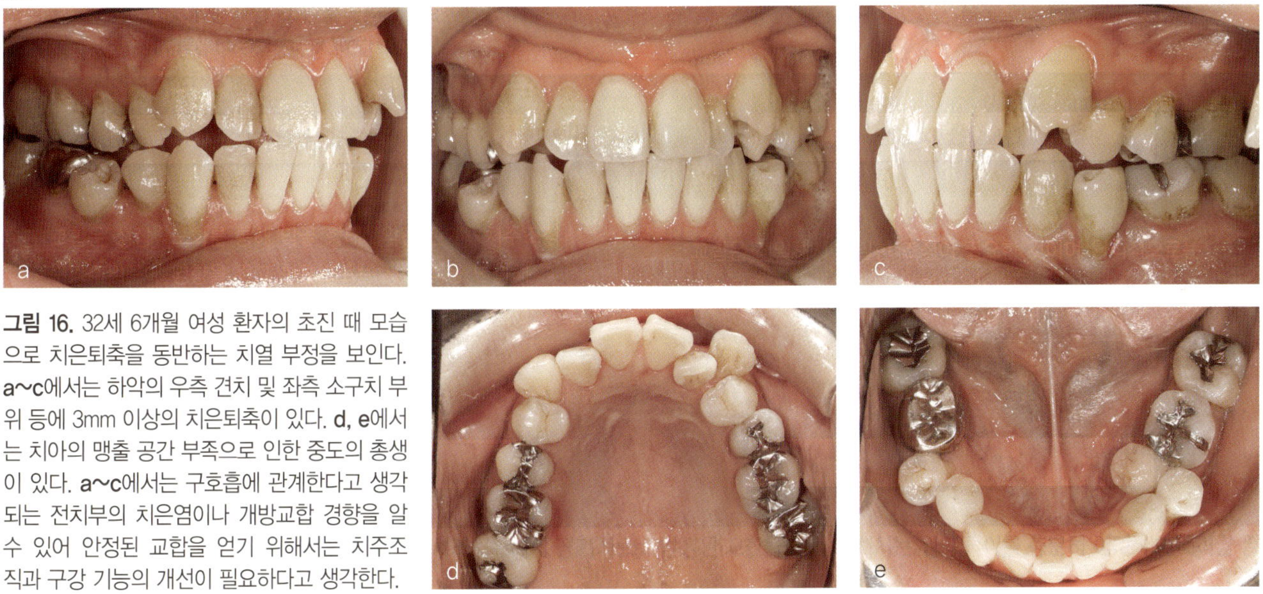

그림 16. 32세 6개월 여성 환자의 초진 때 모습으로 치은퇴축을 동반하는 치열 부정을 보인다. a~c에서는 하악의 우측 견치 및 좌측 소구치 부위 등에 3mm 이상의 치은퇴축이 있다. d, e에서는 치아의 맹출 공간 부족으로 인한 중도의 총생이 있다. a~c에서는 구호흡에 관계한다고 생각되는 전치부의 치은염이나 개방교합 경향을 알 수 있어 안정된 교합을 얻기 위해서는 치주조직과 구강 기능의 개선이 필요하다고 생각한다.

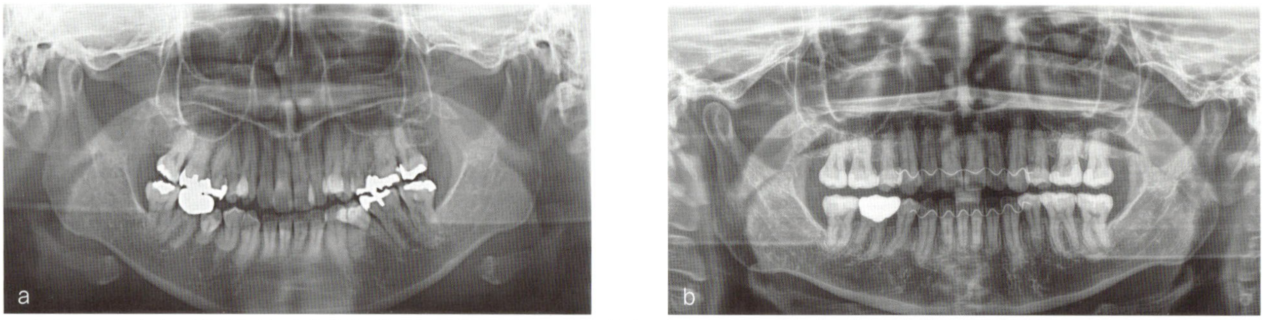

그림 17. 초진(a)과 교정치료 후 4년(b)의 파노라마 방사선사진 비교. 현재 4mm 이상의 치주낭도 없고 치축의 평행성과 치조골 레벨의 평탄화를 얻어 안정된 교합이 유지되고 있다. 하지만 #25 부근 등의 치조골은 현재도 적응 변화 중이라고 생각해, 유지관리에서도 적절한 때에 교합 조정 등의 관리에 더해 치주조직의 모니터링과 근기능 훈련 등을 장기적으로 시행하는 것이 기능적 문제가 많은 증례에서는 매우 중요하다고 생각한다.

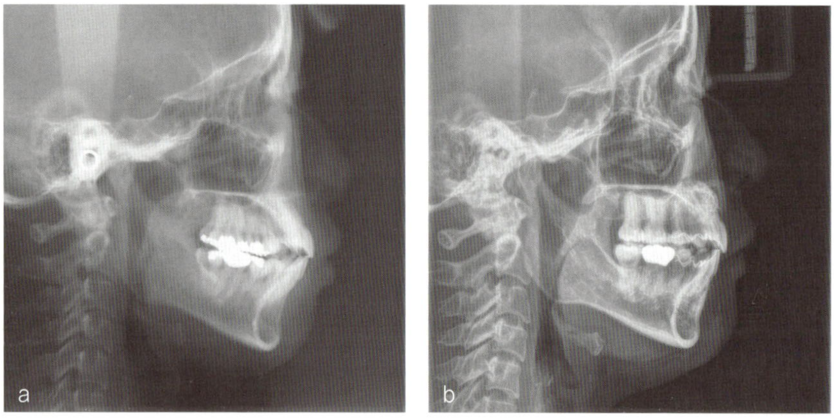

그림 18. 초진(a)과 교정치료 후 4년(b)의 측면 세팔로 방사선 규격 사진 비교. 교정치료 후 4년이 지났을 때 적절한 수직피개는 유지되고 있고, 치주조직 재생술 후 7년이 지난 시점에서도 bone housing의 골증대가 유지 안정된 것을 세팔로그램에서 확인할 수 있다.

증례 2: 교정치료 중에 시행한 치주조직 재생치료

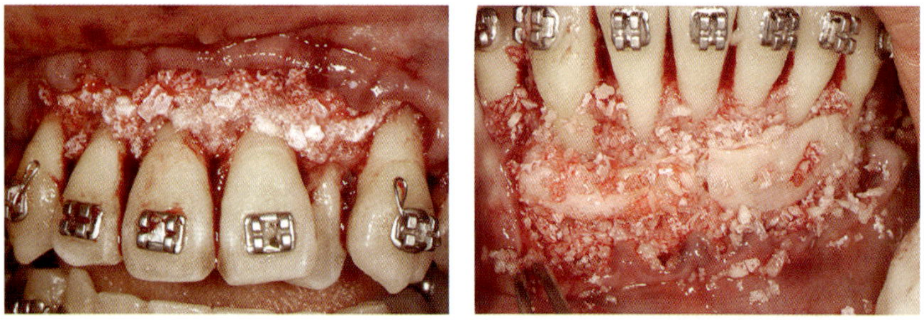

그림 19. 상악에는 경조직의 증대, 하악에는 경·연조직 양쪽의 증대를 시행했다.

증례 2: 교정치료 후 4년, 치주조직 재생술 후 7년의 상태

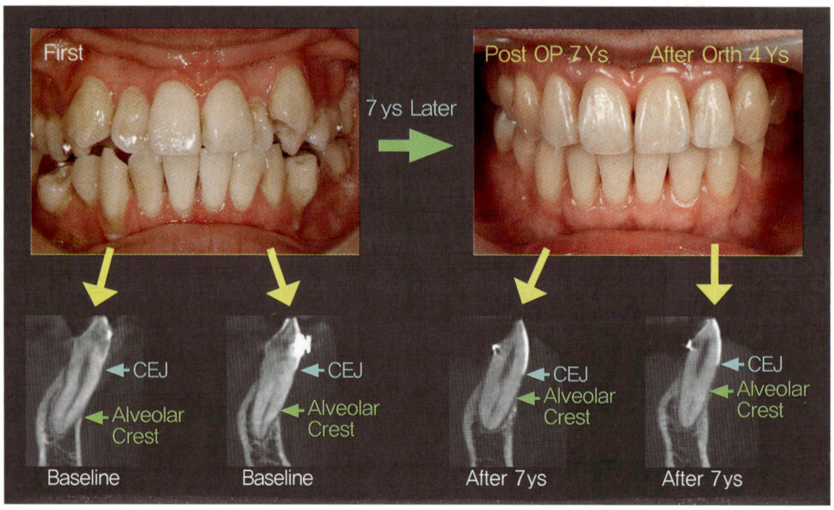

그림 20. 이 증례에서 가장 위중한 부위였던 #43(치은퇴축 부위)과 #33(골열개 부위)을 치주조직 재생술 후 7년이 지난 시점에서 비교했는데 치조골 정상의 레벨 개선을 동반하는 bone housing의 개선이 CT에서 확인되었다. 교정 이동이 예정된 치주조직 재생술에서는 술식·타이밍의 양쪽에서 교정 이동과 조직 재생의 최적화를 얻을 수 있는, 예전에는 없었던 배려나 궁리가 필요하다고 생각한다.

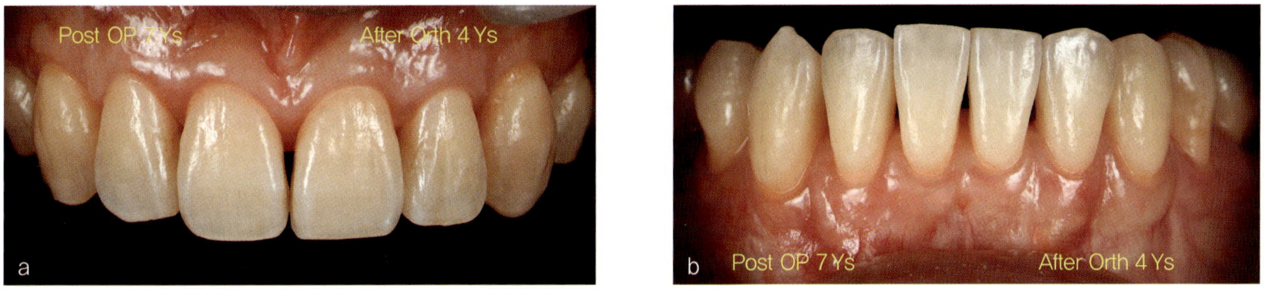

그림 21. 교합의 안정과 동시에 상 · 하악 모두 안정된 치주조직을 얻을 수 있어, 교합의 안정을 위해서는 자연치 주위의 안정된 충분한 양의 치주조직이 필요하다.

울 필요가 있다'라고 이야기한 것처럼, 교정치료를 통해 안정된 교합을 얻으려면 자연치 주위의 치주조직도 충분할 필요가 있다고 생각한다.

증례 3: 교정치료와 보철치료에서 교합의 조화

증례 3은 교정치료와 전치부 임플란트치료가 포함된 치료이다. 이 증례를 보면서 필자가 생각하는 교합의 안정성을 살펴보고자 한다. 근래 한 시기의 임플란트 지상주의적인 생각으로부터 자연치가 가지는 장기 안정성이나 치근막 등은 임플란트로는 결코 대용할 수 없는 자연치 독자의 기능이라는 사실이 재검토되어, 잔존 자연치를 효과적으로 이용한 치료 계획을 최우선으로 생각하게 되었다.

사회 전체에서도 자연치를 조금이라도 남기고 싶다는 희망이 매우 높아지고 있다고 느낀다. 또한 치과의사 측에서도 포괄적 치과치료에서 교정치료를 검토하지 않는 것은 용인할 수 없다는 기운마저 감돌고 있다. 그러나 치료 목표에서 본 교합은 앞에서 서술한 것처럼 보철치료와 교정치료 사이에는 비슷하면서도 다른 성장 내력이 있다는 것을 알 수 있다. 반복하지만 변화에 너그러운 교정치료의 교합과 변화에 엄격한 보철치료의 교합을 잘 조화시키는 것은 실제로 치료를 해 보면 상상 이상으로 어렵다. 이 증례에서는 교정치료와 보철치료의 교합에 초점을 두고 살펴보려고 한다.

치료 계획 수립에서 주의할 점

이 증례처럼 교정치료와 보철치료가 복잡하게 얽힌 치료 계획을 수립할 때는 사전의 셋업 모형과 왁스업 모형 제작이 꼭 필요하다. 특히 치관 폭을 보철로 수정할 예정일 때는 사전에 교정의와 보철의가 이미지를 명확하게 하는 것이 매우 중요하다. 하지만 포괄적 치료일수록 꽤 고도이면서 섬세한 기술이 필요한 한편, 고도의 치료일수록 의견 일치를 얻기 어렵고 과학적 근거도 적다. 복잡한 치료일수록 진단 · 치료 선택에는 다양한 개념이 있어 개인의 지식이나 그간의 경험, 기호에 따라 진단 및 치료 방법이 다른 것이다.

이러한 문제는 팀으로 포괄적 치료를 할 때는 누구나가 경험하는 가장 큰 문제이다. 이러한 문제를 해결하는 유일한 방법은 서로 신뢰할 수 있는 소수 정예의 팀을 구성해 함께 성공과 반성의 경험을 공유하면서 오랜 세월에 걸쳐 통일된 생각을 확립시켜 가는 길 이외에는 없다고 생각한다. 이 증례는 교정, 외과, 보철 등 모든 치과치료를 필자가 시행하고 거기에 2명의 치과기공사(교정, 보철)와 담당 치과위생사(전임자의 퇴직으로 현재는 세 번째 담당자가 유지관리를 하고 있음)의 4명이 작은 팀이 되어 시행한 증례이다.

이 증례에서는 크게 11개의 치과적 문제를 추출해 각각의 문제를 해결하는 치료 방법을 미리 명확하게 함으로써 각 분야의 치료에서 조화를 얻을 수 있었다고 생각한다. 교합 등의 기능적 문제 이외에도 심미적 문제도 크게 개선할 필요가 있어 치료가 꽤 복잡하기는 했지만, 심미적인 개선은 이번 주제와는 다르므로 다음 기회에 서술하겠다. 이 증례를 통해 말하고 싶은 것은 보철치료로 교정치료의 불충분한 부분을 보충하는 게 아니라, 원칙은 증례 1과 증례 2처럼 필자가 생각하는 13항목의 포괄적 교정치료의 요건(그림 2 참조)을 채우는 것이 필수라는 점이다.

증례의 개요(그림 22~24)

이 증례는 gummy smile을 동반하는 골격성 Ⅲ급 개방교합으로, 상악 양측 측절치 및 #17에 선천성 결손이 있고 #11, 13, 21, 23이 왜소치이며 그 밖에도 매우 많은 기능적 · 심미적 문제를 가진 환자였다.

정보 공유의 중요성(그림 25~27)

보철을 시행하는 부위와 종류, 교정치료 계획, 경 · 연조직의 재생 및 증대 부분을 사전에 명확히 하여 치료에 종사하는 팀 내의 공유뿐만 아니라 환자도 어느 정도 이해할 수 있는 형태로 기록에 남길 필요가 있다. 포괄적 치료에서는 환자도 치료에 종사하는 팀의 일원이므로 치료를 담당하는 구성원과 환자의 신뢰 관계 구축이 필요하다고 생각한다. 교정치료 후에 래미네이트 베니어로 수복하는 것이 예정된 왜소치는 될 수 있으면 복합레진(CR)이나 provisional restoration으로 바꿔 놓는 것이

증례 3: 초진 상태

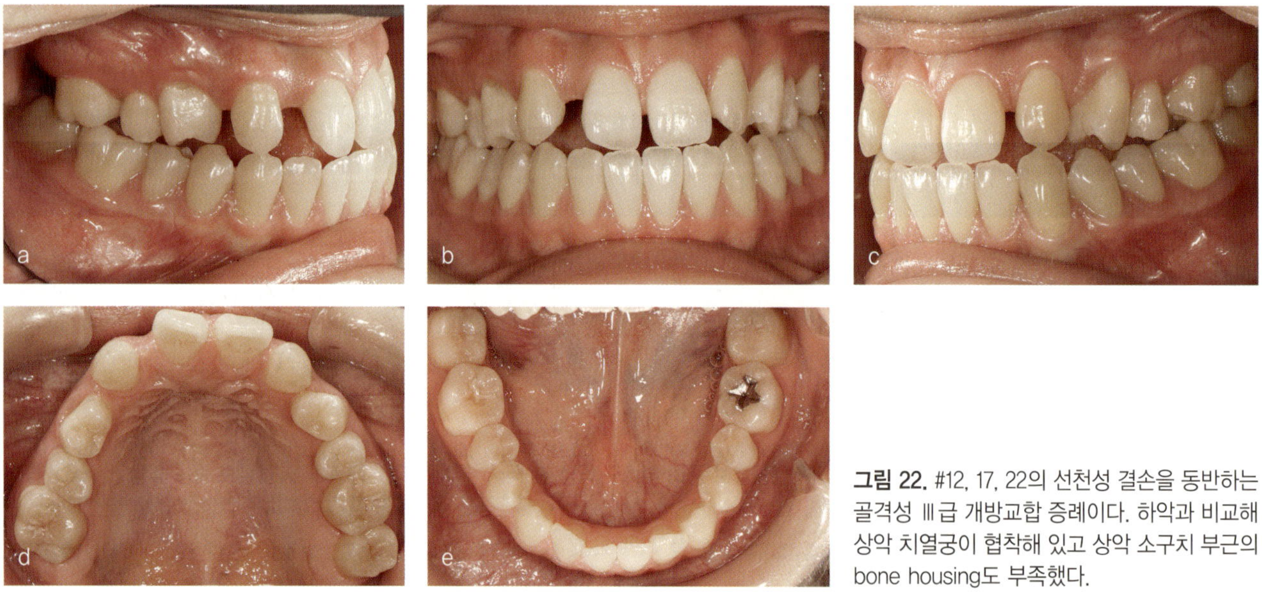

그림 22. #12, 17, 22의 선천성 결손을 동반하는 골격성 Ⅲ급 개방교합 증례이다. 하악과 비교해 상악 치열궁이 협착해 있고 상악 소구치 부근의 bone housing도 부족했다.

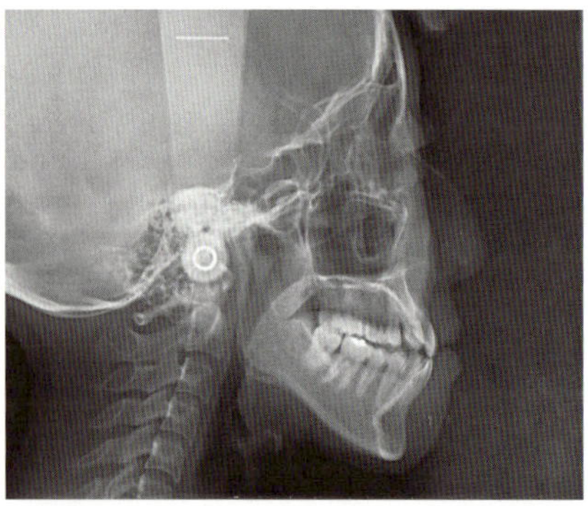

그림 23. 초진 세팔로그램에서도 골격성 Ⅲ급으로 폐구할 때에 하순의 돌출과 긴장이 보였다.

Interdisciplinary Solution for 11 problems

Solution	Problems				
Orthodontics	Gummy Smile	Open Bite	Skeletal Cl3	Mandibular Asymmetry	Tonge Habit
Surgical Regeneration & Augmentation	Narrow Maxillary Arch	Thin Bio Type	Skeletal Cl3	Periodontal Intradony Defect	
Laminate Veneer	Microdont	Distorted Occlusal Plane			
Implant	Congenital Missing Teeth				

그림 24. 포괄적 치과치료에서는 치료 전에 치과적 문제점과 치료의 선택지를 정리해 두는 것이 필수이다. 이 증례에서는 11개의 문제가 있었다.

증례 3: 정보 공유의 중요성

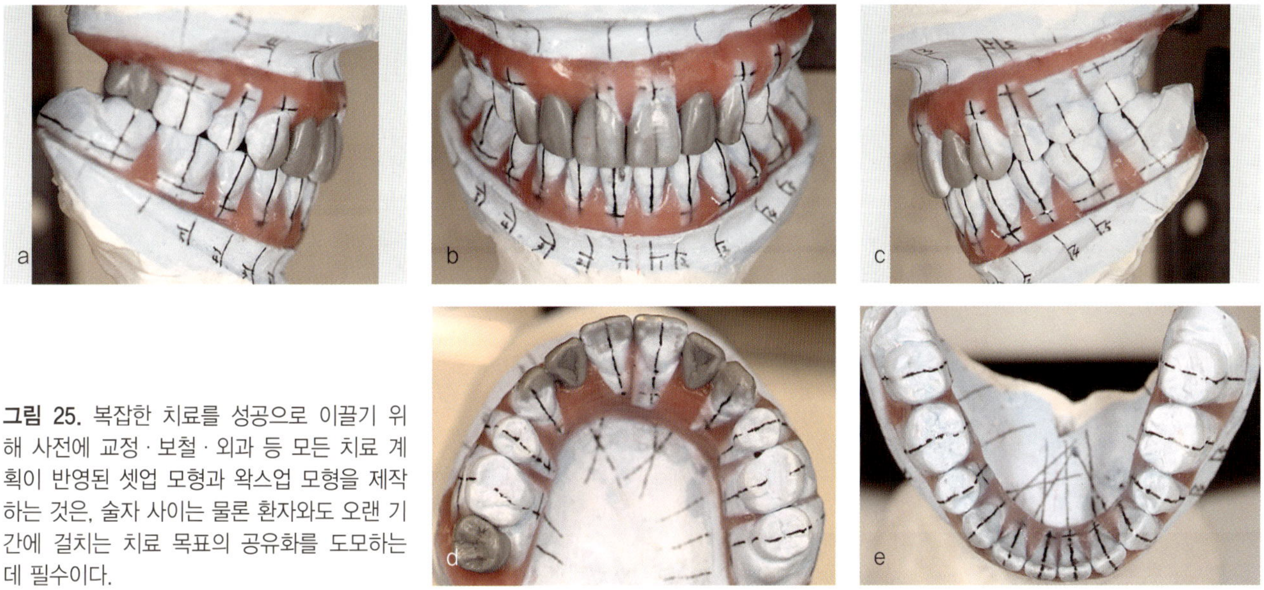

그림 25. 복잡한 치료를 성공으로 이끌기 위해 사전에 교정 · 보철 · 외과 등 모든 치료 계획이 반영된 셋업 모형과 왁스업 모형을 제작하는 것은, 술자 사이는 물론 환자와도 오랜 기간에 걸치는 치료 목표의 공유화를 도모하는 데 필수이다.

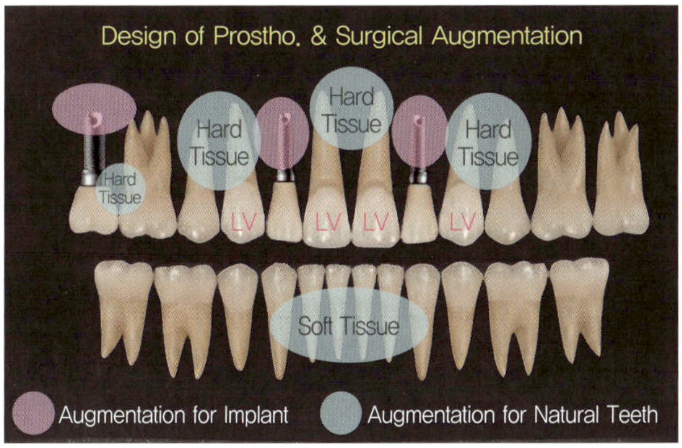

그림 26. 교정 후의 보철 디자인과 외과적 치주조직 재생 · 증대 부분과 종류를 임플란트 주위 및 자연치 주변으로 나눈 모식도. LV: 래미네이트 베니아.

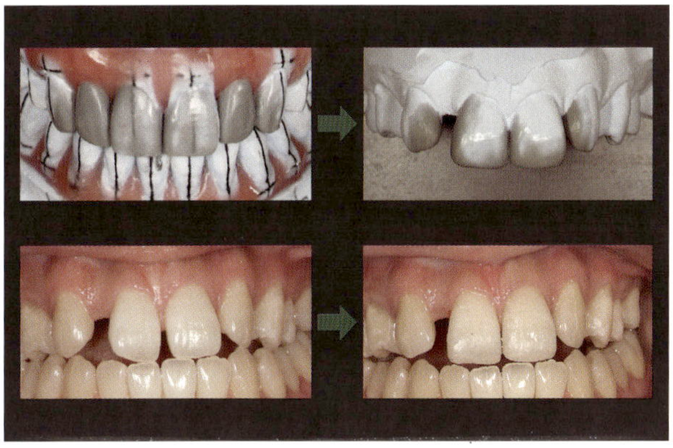

그림 27. 교정 후에 래미네이트 베니아를 이용해 치관 수복이 예정된 왜소치에 관해서는 교정 시작 전에 가능하면 셋업 모형과 왁스업 모형을 반영해 복합레진으로 형태를 수정하는 것도 필요하다.

팀 구성원(술자, 치과기공사, 치과위생사, 환자) 사이의 이해를 얻기 쉽다.

치료 경과 및 결과(그림 28~36)

그림 2에 보인 '포괄적 교정치료에서 13항목의 목표 기준'을 채우도록 교정을 완성하는 것이 그 후의 보철치료를 성공으로 이끌기 위해서는 꼭 필요하지만, 그림 36의 정중이개를 봐도 알 수 있듯이 사전에 복합레진으로 빌드업 해 치관 폭을 변경시켰다고 해도 치근 근접 등의 문제나 절치관의 존재 등으로 예정 외의 공간 조절이 필요할 때도 있다. 그 때문에 교정의도 최종적인 형태를 이미지할 수 있도록 해 두거나 보철의나 치과기공사가 정기적으로 확인하는 체제를 갖추는 것이 중요하다.

이 증례처럼 안정을 얻기 어려운 개방교합 증례에서는 교정치료 후의 보정 기간을 1년 정도 가지는 것이 그 후 보철치료의 예지성을 생각하면 매우 중요하다고 생각한다. 이 증례에서는 환자의 이해와 보철치료 비용의 문제도 있어 1년 6개월의 충분한 보정 기간을 가질 수 있었다. 보

증례 3: 상악 치열의 확대와 bone housing의 증대

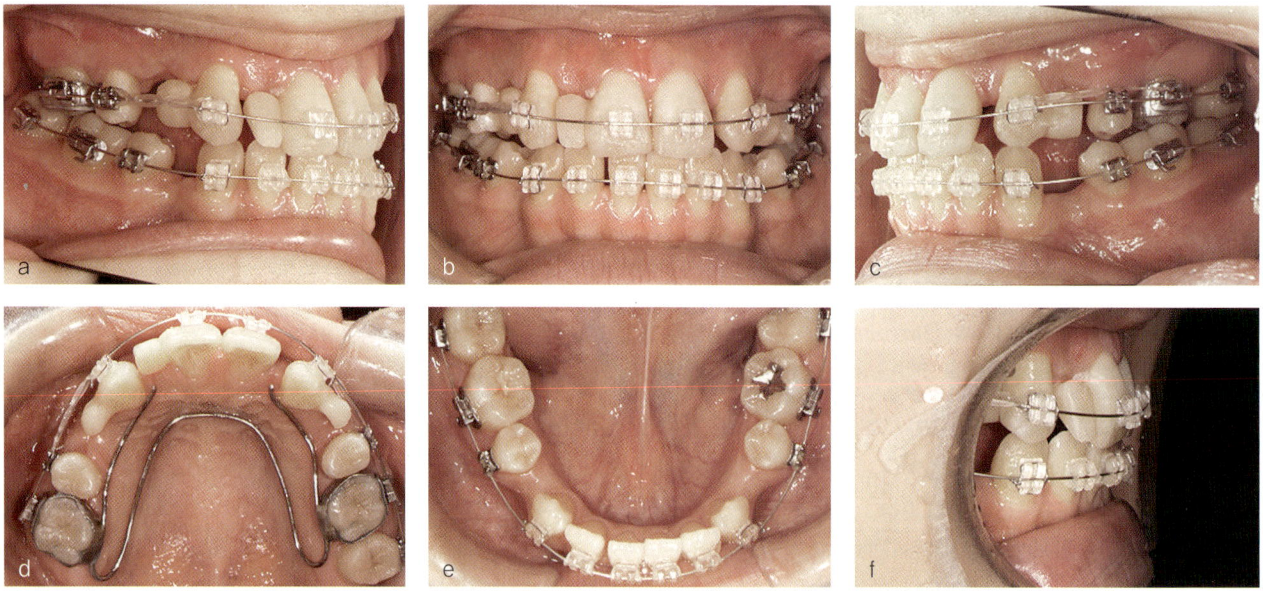

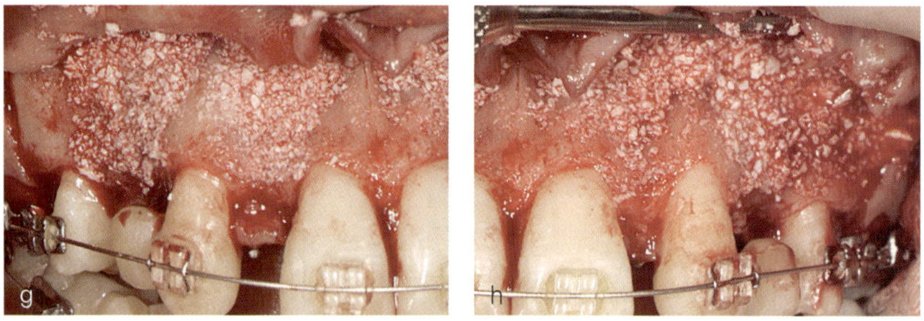

그림 28. 이 증례에서는 상악의 치열 확대가 필요한데, 확대로 인해 상악 측방치 부근에 치은퇴축을 유발할 위험이 예상되었기 때문에, bone housing의 증대를 시행했다. **d:** 구개측에 치열궁 확대장치를 장착했다. **g, h:** 치주조직 재생술을 응용한 경조직 증대를 시행했다.

증례 3: 교정치료가 끝났을 때

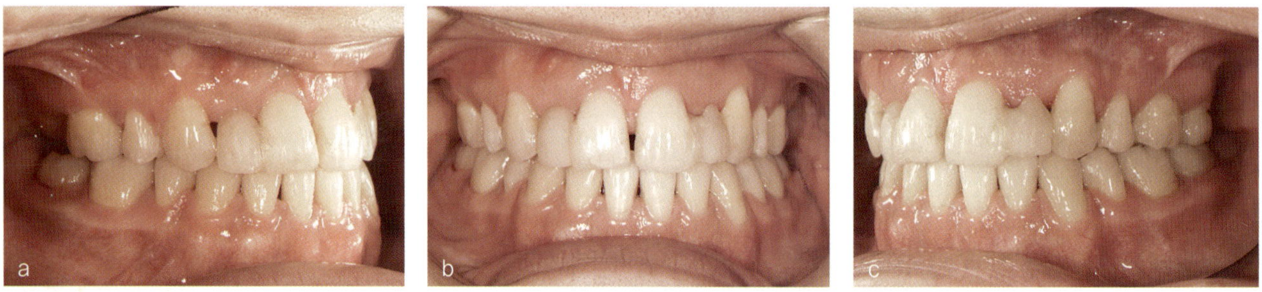

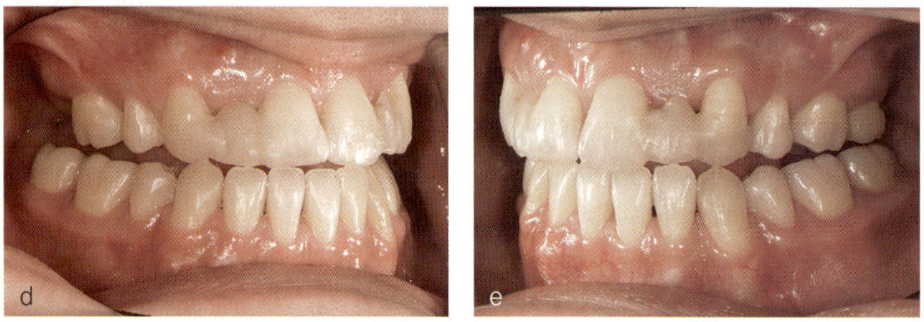

그림 29. 셋업과 거의 같은 결과를 얻을 수 있었다. **d, e:** 양측 견치는 래미네이트 베니아가 예정되어 있지만 이 시점에서도 될 수 있으면 견치 가이드의 확립을 이미지해 두는 것이 필요하다.

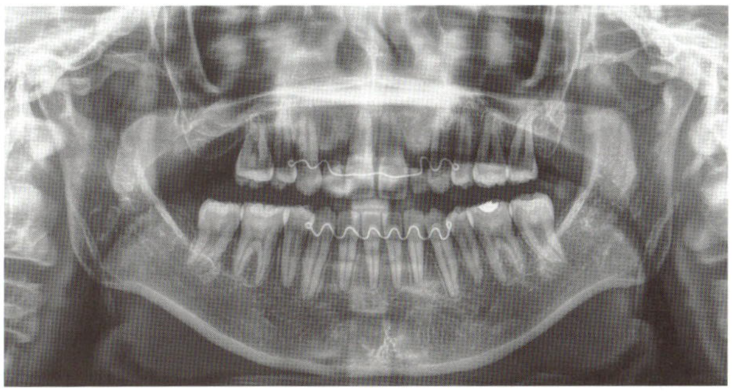

그림 30. 교정치료 직후의 파노라마 방사선사진. 앞에서 서술한 것처럼 교정치료를 통해 자연치 치근의 평행성과 치조골의 평탄화를 전략적으로 의도하는 것이 중요하다. #16 원심부의 intrabony defect(골내 결손)는 교정치료 시작 전에 깊은 치주낭이 없었으므로 임플란트를 식립할 때에 동시에 재생 처치를 시행하기로 계획했다.

증례 3: 보철치료(임플란트 · 래미네이트 베니아)의 최종 계획 수립

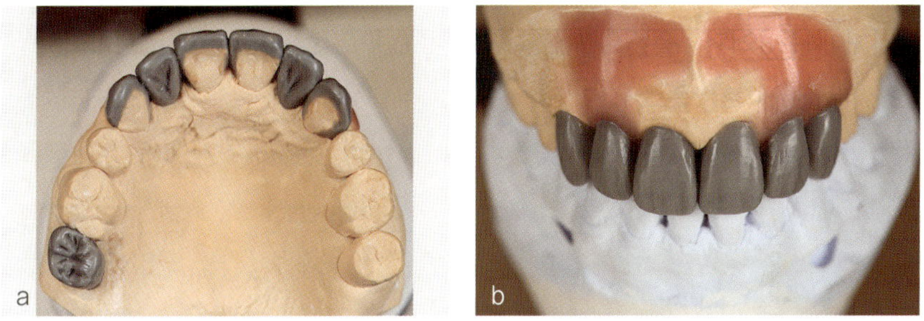

그림 31. 이 시점에서 임플란트 및 래미네이트 베니아의 최종 형태 결정과 조직 증대 부위를 확인한다. 파라핀 왁스 부위는 조직 증대 예정 부위를 나타낸다.

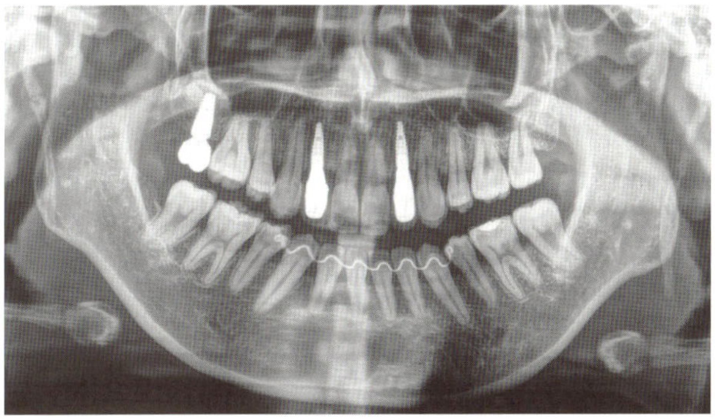

그림 32. 보철치료가 끝났을 때의 파노라마 방사선사진.

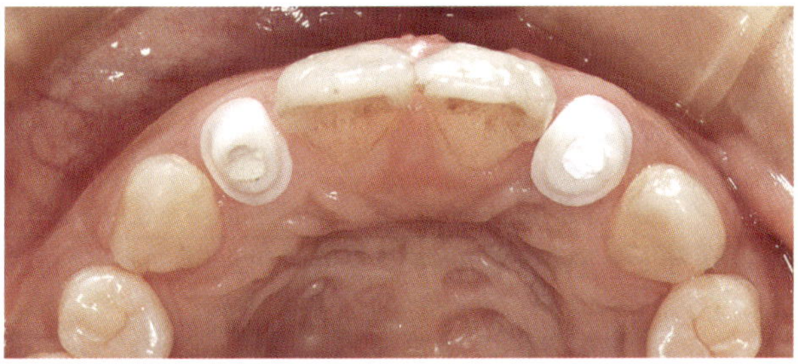

그림 33. 상악 측절치는 임플란트 식립 공간이 가장 제한을 받는 부분이기 때문에 정확한 임플란트 식립은 물론 한층 더 치밀한 교정치료가 필요하다.

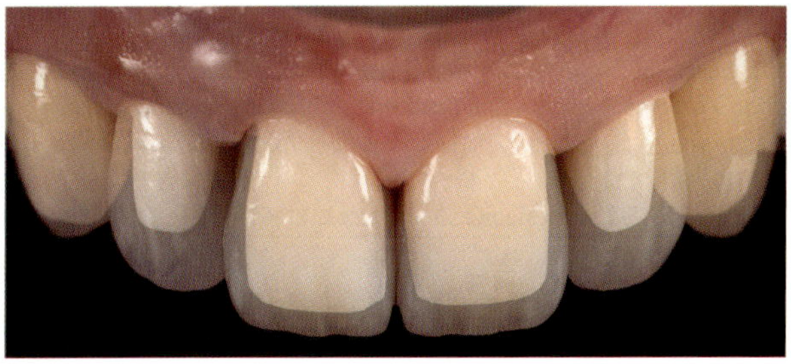

그림 34. 이상적인 정중선을 설정하고 심미적인 치은선을 얻기 위해서는 모든 치료를 고차원으로 조화시키는 것이 중요하다.

증례 3: 보철물을 장착했을 때의 구강내 및 안모

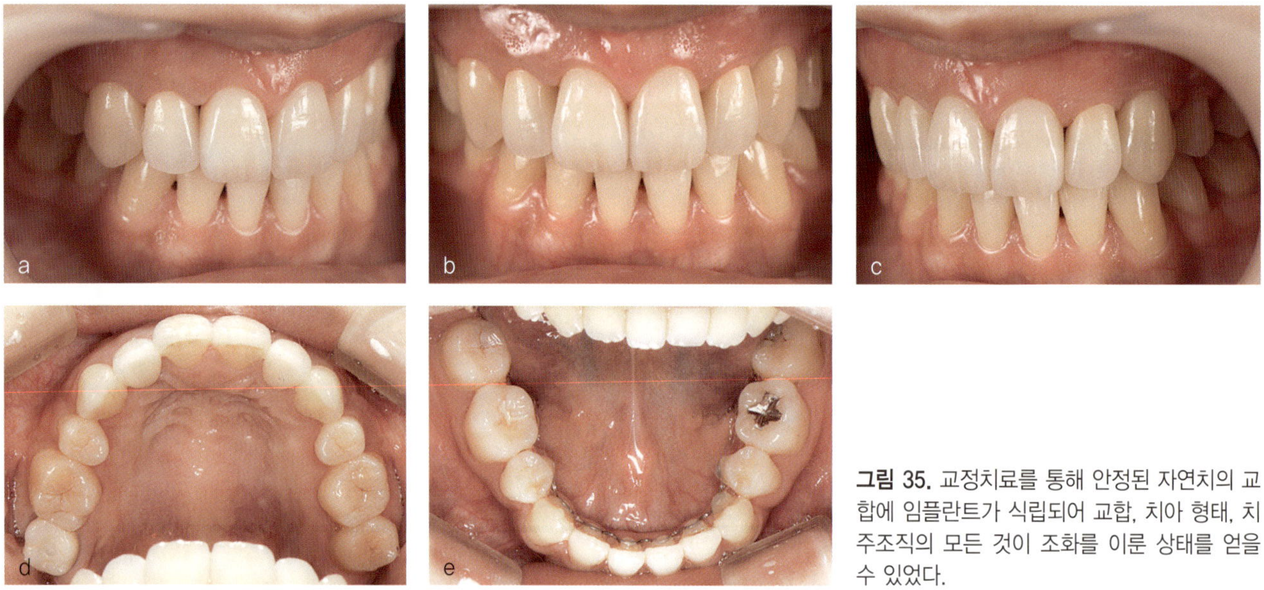

그림 35. 교정치료를 통해 안정된 자연치의 교합에 임플란트가 식립되어 교합, 치아 형태, 치주조직의 모든 것이 조화를 이룬 상태를 얻을 수 있었다.

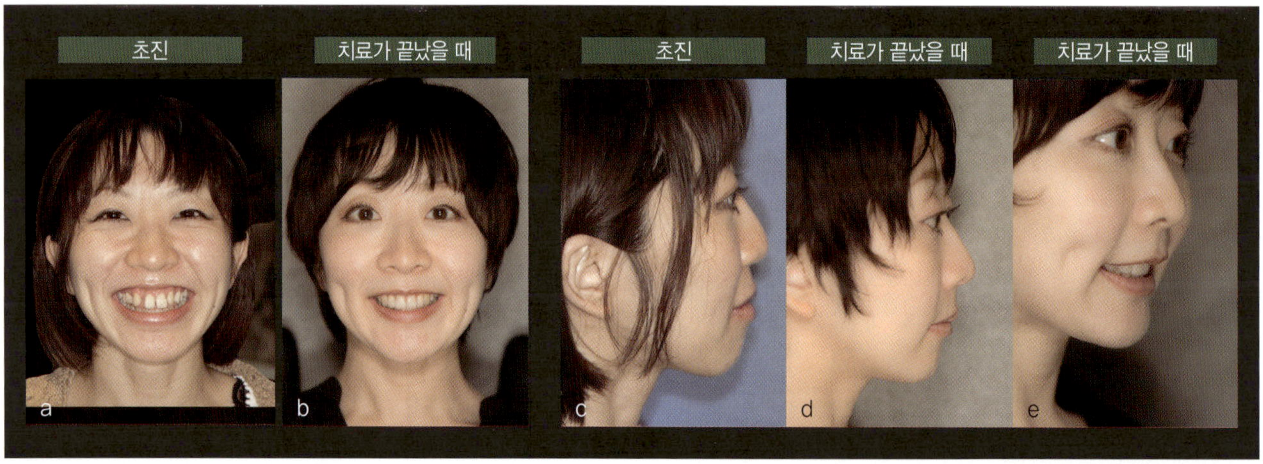

그림 36. 이 증례에서는 하악골의 돌출과 좌측 편위 및 상 · 하악 교합평면의 왜곡을 외과 교정을 이용하지 않고 교정치료 · 보철치료 · 치주조직 재생 증대술을 궁리해 조합하는 것으로 심미 조화와 기능적 교합 획득의 양립을 얻을 수 있었다.

정 기간 중에는 최종적으로 가철성 유지장치를 거의 사용하지 않아도 변화가 적은 안정된 교합을 얻을 수 있었다.

보철치료와 임플란트치료를 기능적 · 심미적 성공으로 이끌기 위해서는 교정치료를 통한 자연치의 정밀한 배열이 필요하다. 조화를 이룬 교정치료, 임플란트치료, 보철치료, 치주조직 재생 · 증대 요법은 교합의 안정을 가져올 뿐만 아니라 안모와 조화를 이룬 심미적인 결과를 가져온다.

정리

변화에 너그러운 교정치료 교합과 변화에 엄격한 보철치료 교합의 조화에서 성공의 포인트는 '치료 전에 명확한 치료 목표를 구현화하는 것'이다. 하지만 교정치료의 목표 설정은 보철치료와 같이 충분한 의견 일치가 되지 않아 명확하지 않다. 한편 교정학에는 100년 이상의 역사가 있어 이것은 임플란트 보철치료와 비교해 2배 이상의 긴 역사와 지식의 축적이 있다고 생각할 수도 있다.

그리고 교정학 임상 연구에서 가장 많이 이용되어 온 방법이 세팔로 분석이다. 세팔로 분석에는 다양한 방법이 있어서 교정학의 역사에 이름을 남긴 뛰어난 교정 임상가들은 각각 독자적인 세팔로 분석법을 개발해 지금도 체계화한 교정치료를 교육하고 있다. 그 때문에 자칫하면 안정된 교합=교정치료의 결과=세팔로 분석으로 생각하기 쉽다.

그러나 근대 교정학의 권위자인 Wiliam R. Proffit은 어떠한 세팔로 분석도 명확한 치료 목표를 보여줄 수는 없다고 했다. 세팔로 분석이 우리 임상가에게 매우 많은 식견을 가르쳐 준다는 것에 의혹의 여지는 없다. 그러나 환자는 저마다 치주조직, 턱관절, 구강주위근의 부조화 등 세팔로 분석으로는 파악할 수 없는 문제를 가지고 있다는 것을 잊어서는 안 된다. 또한 이러한 문제는 교정치료 후의 교합의 안정을 생각하는 데 있어서, 세팔로 분석으로 알 수 있는 데이터와 마찬가지로 매우 중요한 요인이라고 생각한다.

참고문헌

1. Proffit WR(著). 高田健治(訳). 新版 プロフィトの現代歯科矯正学. 東京:クインテッセンス出版, 2004.
2. D'Amico A. Canine teeth-normal functional relation of the natural teeth of man. J South California Dent Assoc 1958;26:6-23, 49-60, 127-142, 175-182, 194-208, 239-241.
3. Andrews LF. The six keys to normal occlusion. Am J Orthod 1972; 62(3):296-309.
4. Greenlee GM, Huang GJ, Chen SS, Chen J, Koepsell T, Hujoel P. Stability of treatment for anterior open-bite malocclusion：A meta-analysis. Am J Orthod Dentofacial Orthop 2011;139(2):154-169.
5. Medeiros RB, de Araújo LFC, Nelson Mucha J, Motta AT. Stability of open-bite treatment in adult patients:A systematic review. J World Fed Orthod 1 2012;e97-e101.
6. Lundström AF. Malocclusion of the teeth regarded as a problem in connection with the apical base. Am J Orthod Dentofacial Orthop 1925;11(11):1022-1042.
7. Renkema AM, Fudalej PS, Renkema A, Kiekens R, Katsaros C. Development of labial gingival recessions in orthodontically treated patients. Am J Orthod Dentofacial Orthop 2013;143(2):206-212.